高等医药院校教材

针 灸 学

(供中医专业用)

主 编 邱茂良

副主编 张善忱

编 委 余仲权 周行晓 高镇五

(以姓氏笔画为序)

上海科学技术出版社

图书在版编目(CIP)数据

针灸学/邱茂良主编. —上海：上海科学技术出版社，1985.10(2025.10 重印)

高等医药院校教材. 供中医专业用

ISBN 978-7-5323-0218-5

Ⅰ. 针…　Ⅱ. 邱…　Ⅲ. 针灸学—高等学校—教材
Ⅳ. R245

中国版本图书馆 CIP 数据核字(2007)第 110312 号

针灸学

主编　邱茂良

上海世纪出版(集团)有限公司
上海科学技术出版社　出版、发行
(上海市闵行区号景路 159 弄 A 座 9F-10F)
邮政编码 201101　　www.sstp.cn
上海中华印刷有限公司印刷
开本 787×1092　1/16　印张 21.75
字数 506 千字
1985 年 10 月第 1 版　2025 年 10 月第 70 次印刷
ISBN 978-7-5323-0218-5/R·58K
定价：50.00 元

本书如有缺页、错装或坏损等严重质量问题，请向印刷厂联系调换

绪 言

针灸学是以中医理论为指导，运用针刺和艾灸防治疾病的一门临床学科。它是祖国医学的重要组成部分，其内容包括经络、腧穴、针灸方法及临床治疗等部分。

针灸具有适应证广、疗效明显、操作方便、经济安全等优点，数千年来深受广大劳动人民的欢迎，对中华民族的繁衍昌盛作出了巨大的贡献。

针灸是我国历代劳动人民及医学家在长期与疾病作斗争中创造和发展起来的一种医学。历史悠久，其起源已难稽考，但从文献记载、出土文物、社会发展规律等方面探索，远在文字创造前即已萌芽。

根据《灵枢·九针十二原》说："余欲勿使被毒药，无用砭石，欲以微针通其经脉，调其血气……"可知针的前身是砭石。《说文解字》记载："砭，以石刺病也。"《山海经·东山经》："高氏之山，其上多玉，其下多箴石。"郭璞注曰："可以为砥（砭）针治痈肿者。"这是砭术的较早记载。古人生活于洪荒大地，与鸷鸟猛兽相搏食，不能无病。一旦患病，除祈祷鬼神外，往往会本能地用手或石片抚摩、捶击体表某一部位，有时竟使疾病获得缓解。通过长期的经验积累，逐步形成砭石治病的方法。1963年，内蒙古自治区多伦旗头道洼在新石器时代遗址出土了一根磨制的石针，据鉴定，认为是针法的原始工具砭石。因此，砭石的起源，可远溯到距今一万至四千年前的新石器时代，甚至可能更早些。

随着冶金术的发明，针具也得到不断地改进，至《黄帝内经》著作年代，才由古代的石针、骨针、竹针而改变为铜针、铁针、金针、银针等金属制针，代替砭石之法，直到现在改进为不锈钢针。1978年，在内蒙古自治区达拉特旗树林召公社的出土文物中首次发现一根"青铜砭针"。1968年在河北满城发掘的西汉刘胜墓，内有金制、银制医针九根，制作颇为精细，证明了金属制针的不断进步。

灸法的产生是在火的发现与使用以后，人们发现身体某一部位的病痛受到火的烘烤而感到舒适或缓解，通过长期的实践，从各种树枝施灸发展到艾灸，形成了灸法。《素问·异法方宜论》说："藏寒生满病，其治宜灸焫。"即指此言，随着后世医学的进步发展为多种多样的灸法。

由于针灸用具、材料的逐步改革，扩大了针灸治疗的范围，提高了治疗效果，有力地促进了针灸学术的发展。

针灸学术的发展经历了一个漫长的过程。1973年在湖南长沙市马王堆三号汉墓出土的医学帛书中，有两种古代经脉的著作，即"足臂十一脉灸经""阴阳十一脉灸经"。其中叙述了十一脉的循行分布、病候表现及灸法治疗。经初步考证，其著作年代早于《黄帝内经》，经络学说的早期面貌于此可见一斑。

《黄帝内经》对经络、腧穴、针灸方法以及适应证、禁忌证等，都作了比较详细的论述，其中尤以《灵枢》所载针灸理论更为丰富而有系统，故《灵枢》又称"针经"。可见当时针灸学已经比较成熟，为后世针灸学术的发展奠定了理论基础。

现存最早的针灸专著除《灵枢》外，首推晋代皇甫谧的《针灸甲乙经》。作者参考《黄帝内经》、《明堂孔穴治要》（已佚），论述了脏腑经络学说，依照头、面、胸、腹、背等部位记述腧穴，在《内经》的基础上发展和确定的349个腧穴的位置、主治及操作，介绍了针灸手法、宜忌和常见病的治疗。这是继《内经》之后针灸学的又一次总结，在针灸发展史上起了承先启后的作用。东晋葛洪著《肘后备急方》所录针灸医方109条，其中99条是灸方，引起了人们对灸法的重视，使灸法与针法一样得到了发展。唐代孙思邈在《千金方》中说明了"阿是穴"的取法和应用，并绘制了"明堂三人图"，分别把人体正面、背面及侧面的十二经脉，奇经八脉用不同颜色绘出，尤其值得推崇的是提出灸法预防疾病的方法，为预防医学作出了贡献。

此后王焘在其所著的《外台秘要》中，全面介绍了灸法，为推广灸法起到积极作用。隋唐设"太医署"，掌管医学教育，针灸成为其中一个专门学科，内设针博士、针助教、针师等从事教学工作，足见当时对针灸的重视。北宋王惟一编撰了《铜人腧穴针灸图经》，叙述了经络、腧穴等内容，并考证了354个腧穴，全书曾刻在石碑上，树立于汴京（今河南开封），供学习针灸者拓印和阅读。次年，还设计铸造了两座铜人，是我国最早的针灸模型，对辨认经穴与教学起了很大作用。元代滑伯仁认为任督二脉虽属奇经，但有专穴，宜与十二经并论，总结为十四经，著《十四经发挥》，系统阐述了经络的循行路线和有关腧穴，对后人研究经脉很有裨益。明代是针灸学发展昌盛的时期。杨继洲以家传《卫生针灸玄机秘要》为基础，汇集了历代针灸著作，并结合实践经验撰写了《针灸大成》，内容丰富，是继《内经》、《甲乙经》之后对针灸学的又一次总结，直到今天它仍是学习针灸的主要参考著作。当时还有陈会的《神应经》、徐凤的《针灸大全》、高武的《针灸聚英发挥》、汪机的《针灸问对》、李时珍的《奇经八脉考》等，蔚为大观，诸家各有所长，形成不同流派，相互争鸣，促进了针灸的发展。到了清代虽然也有吴谦等编著的《医宗金鉴·刺灸心法》及廖润鸿的《针灸集成》等书问世，但少有新义，至清代末叶，针灸乃走向衰落。

流传几千年的针灸医学虽然不断有所发展，但由于历史条件的限制，其速度比较缓慢，特别是清朝统治阶级因拘于封建礼教，于1822年竟以"针刺火灸，究非奉君所宜"的荒谬理由，下令停止太医院使用针灸，废止针灸科，一般"儒医"也注重汤药轻针灸。鸦片战争失败以后，帝国主义入侵，在各地设立教会医院和医学院校，排斥、攻击中国医药学，使中医事业包括针灸学更趋衰落，几至一蹶不振。然而由于针灸经济、方便、有效，深受劳动人民的欢迎，尽管国民党政府力图扼杀，但在民间，仍得到应用与流传。同时各地有志之士，创办学社、学校，培养人才，为发扬针灸，做出了一定的贡献。

新中国成立后，由于党的中医政策的实施，祖国医学获得了新生，带来了针灸事业的复兴与繁荣。全国各地先后成立了中医学院、中医院，设置了针灸专业和专科，并建立了专门研究机构，使针灸在教学、医疗和科研等方面都获得了巨大的成就。

三十多年来编撰出版了大量针灸著作。全国高等医药院校使用了统一的针灸教材，开展了对《内经》《难经》《甲乙经》《针灸大成》的校释工作，在全国各报刊发表的针灸论文资料不下万篇。为学习针灸创造了良好的条件，大大丰富了针灸医学的内容。

针灸的临床工作有较大的进展，治疗病种不断扩大。临床实践表明，针灸对内、外、妇、儿等科300多种病症的治疗有不同程度的效果,对其中100种左右的病症有较好或很好的疗效。针灸治疗心脑血管疾病、胆道结石、细菌性痢疾等,不仅用科学的方法肯定了疗效,而且用现代生理学、生化学、微生物学、免疫学等阐明其作用原理,积累了大量的资料。六十年代以来,我国医学界采用针刺麻醉,成功地进行了多种外科手术,为麻醉方法增加了新的内容,引起了世界各国学者的普遍重视,推动了针灸医学的发展。

近年通过多学科的大协作,深入研究了针灸治病原理。证明针灸对机体各系统功能有调整作用,能增强机体的抗病能力。针灸镇痛原理的研究已深入到神经细胞、电生理学和神经递质如脑腓肽等分子生化学水平。

经络的研究经过大量普查,不仅肯定了循经感传的客观存在,而且从循经感传现象出现的规律、客观指标及测定方法等方面进行了研究,为经络实质的探讨提供了重要的线索。同时,不少地区还开展了对针刺手法的研究工作,并取得了初步的成绩。

几千年来,针灸医学不仅对我国人民的保健事业起过重大的作用,而且很早就流传到国外,对其他一些国家的医疗保健事业也作出了一定的贡献。约在公元六世纪,针灸医学传入朝鲜,并以《针灸甲乙经》等书为教材。公元562年,我国吴人知聪携带《明堂图》、《针灸甲乙经》到日本。公元701年,日本在医学教育中开始设置针灸科,至今还开办针灸大专学校,深受日本人士的欢迎。公元17世纪末叶,针灸又传到了欧洲。有些国家除设有针灸专科外,还成立了研究针灸医学的专门机构,并多次召开国际针灸学术会议。我国一些省市设立了国际针灸培训基地,为世界各国培训了大批针灸医生。目前全世界已有一百多个国家正在使用和研究针灸。我国独特的针灸医学已成为世界医学的重要组成部分,并将产生积极的、广泛的影响。

继承和发扬祖国医学遗产,除运用中医理论,广泛开展教学、医疗、科研等工作外,并应用现代科学研究经络的实质与针灸治病的原理,使针灸学的内容更丰富与完善,无疑是有志于研究祖国医学者的重要任务。只要我们努力运用辩证唯物主义观点,勇于实践,针灸医学必然会取得更丰硕的成果,为人类的保健事业作出更大的贡献。

目　　录

上篇　经络腧穴

1 经络总论 ………………………………… 2
　1·1 经络学说的形成 ……………………… 2
　　1·1·1 "针感"等传导的观察 ………… 2
　　1·1·2 腧穴疗效的总结 ……………… 2
　　1·1·3 体表病理现象的推理 ………… 2
　　1·1·4 解剖、生理知识的启发 ……… 2
　1·2 经络系统的组成 ……………………… 3
　　1·2·1 十二经脉 ………………………… 4
　　1·2·2 奇经八脉 ………………………… 4
　　1·2·3 十五络 …………………………… 5
　　1·2·4 十二经别 ………………………… 6
　　1·2·5 十二经筋 ………………………… 7
　　1·2·6 十二皮部 ………………………… 7
　1·3 经络的根结、标本与气街、
　　　 四海 …………………………………… 7
　　1·3·1 根结与标本 ……………………… 7
　　1·3·2 气街与四海 ……………………… 8
　1·4 经络的生理功能及经络学
　　　 说在临床上的运用 …………………… 9
　　1·4·1 经络的生理功能 ………………… 9
　　1·4·2 经络学说的临床应用 …………… 9
2 腧穴总论 ………………………………… 11
　2·1 腧穴的发展与分类 ………………… 11
　2·2 腧穴的命名 ………………………… 11
　　2·2·1 依据所在部位 ………………… 12
　　2·2·2 依据治疗作用 ………………… 12
　　2·2·3 结合中医学理论 ……………… 12
　　2·2·4 利用地貌天体 ………………… 12
　　2·2·5 参照动植物名称 ……………… 12
　　2·2·6 借助建筑物名称 ……………… 12
　2·3 腧穴的治疗作用 …………………… 12
　　2·3·1 近治作用 ……………………… 12
　　2·3·2 远治作用 ……………………… 12
　　2·3·3 特殊作用 ……………………… 12
　2·4 特定穴的意义 ……………………… 14
　　2·4·1 五输穴 ………………………… 14
　　2·4·2 原穴、络穴 …………………… 14
　　2·4·3 俞穴、募穴 …………………… 15
　　2·4·4 八会穴 ………………………… 15
　　2·4·5 郄穴 …………………………… 15
　　2·4·6 下合穴 ………………………… 17
　　2·4·7 八脉交会穴、交会穴 ………… 17
　2·5 腧穴的定位方法 …………………… 17
　　2·5·1 骨度分寸定位法 ……………… 17
　　2·5·2 自然标志取穴法 ……………… 19
　　2·5·3 手指同身寸取穴法 …………… 19
　　2·5·4 简便取穴法 …………………… 21
3 经络腧穴各论 …………………………… 22
　3·1 十二经脉 …………………………… 22
　　3·1·1 手太阴肺经(11穴) …………… 22
　　　3·1·1·1 经脉循行 ………………… 23
　　　3·1·1·2 主要病候 ………………… 23
　　　3·1·1·3 主治概要 ………………… 23
　　　(一)中府 ………………………… 23
　　　(二)云门 ………………………… 23
　　　(三)天府 ………………………… 23
　　　(四)侠白 ………………………… 24
　　　(五)尺泽 ………………………… 24
　　　(六)孔最 ………………………… 24
　　　(七)列缺 ………………………… 24
　　　(八)经渠 ………………………… 24

(九) 太渊 …………………… 25	(十二) 缺盆 …………………… 37
(十) 鱼际 …………………… 25	(十三) 气户 …………………… 37
(十一) 少商 ………………… 25	(十四) 库房 …………………… 37
3·1·2 手阳明大肠经(20穴) …… 26	(十五) 屋翳 …………………… 38
3·1·2·1 经脉循行 …………… 26	(十六) 膺窗 …………………… 38
3·1·2·2 主要病候 …………… 27	(十七) 乳中 …………………… 38
3·1·2·3 主治概要 …………… 27	(十八) 乳根 …………………… 38
(一) 商阳 …………………… 27	(十九) 不容 …………………… 38
(二) 二间 …………………… 28	(二十) 承满 …………………… 38
(三) 三间 …………………… 28	(二十一) 梁门 ………………… 38
(四) 合谷 …………………… 28	(二十二) 关门 ………………… 39
(五) 阳溪 …………………… 28	(二十三) 太乙 ………………… 39
(六) 偏历 …………………… 29	(二十四) 滑肉门 ……………… 39
(七) 温溜 …………………… 29	(二十五) 天枢 ………………… 39
(八) 下廉 …………………… 29	(二十六) 外陵 ………………… 39
(九) 上廉 …………………… 29	(二十七) 大巨 ………………… 39
(十) 手三里 ………………… 29	(二十八) 水道 ………………… 40
(十一) 曲池 ………………… 29	(二十九) 归来 ………………… 40
(十二) 肘髎 ………………… 30	(三十) 气冲 …………………… 40
(十三) 手五里 ……………… 30	(三十一) 髀关 ………………… 40
(十四) 臂臑 ………………… 30	(三十二) 伏兔 ………………… 41
(十五) 肩髃 ………………… 31	(三十三) 阴市 ………………… 41
(十六) 巨骨 ………………… 31	(三十四) 梁丘 ………………… 41
(十七) 天鼎 ………………… 31	(三十五) 犊鼻 ………………… 41
(十八) 扶突 ………………… 31	(三十六) 足三里 ……………… 41
(十九) 口禾髎 ……………… 32	(三十七) 上巨虚 ……………… 42
(二十) 迎香 ………………… 32	(三十八) 条口 ………………… 42
3·1·3 足阳明胃经(45穴) ……… 33	(三十九) 下巨虚 ……………… 42
3·1·3·1 经脉循行 …………… 33	(四十) 丰隆 …………………… 42
3·1·3·2 主要病候 …………… 34	(四十一) 解溪 ………………… 43
3·1·3·3 主治概要 …………… 34	(四十二) 冲阳 ………………… 43
(一) 承泣 …………………… 35	(四十三) 陷谷 ………………… 43
(二) 四白 …………………… 35	(四十四) 内庭 ………………… 43
(三) 巨髎 …………………… 35	(四十五) 厉兑 ………………… 43
(四) 地仓 …………………… 35	3·1·4 足太阴脾经(21穴) ………… 46
(五) 大迎 …………………… 36	3·1·4·1 经脉循行 …………… 46
(六) 颊车 …………………… 36	3·1·4·2 主要病候 …………… 46
(七) 下关 …………………… 36	3·1·4·3 主治概要 …………… 46
(八) 头维 …………………… 36	(一) 隐白 …………………… 46
(九) 人迎 …………………… 36	(二) 大都 …………………… 46
(十) 水突 …………………… 36	(三) 太白 …………………… 47
(十一) 气舍 ………………… 37	(四) 公孙 …………………… 48

（五）商丘 …… 48	（九）肩贞 …… 59
（六）三阴交 …… 48	（十）臑俞 …… 59
（七）漏谷 …… 48	（十一）天宗 …… 60
（八）地机 …… 49	（十二）秉风 …… 60
（九）阴陵泉 …… 49	（十三）曲垣 …… 60
（十）血海 …… 49	（十四）肩外俞 …… 60
（十一）箕门 …… 50	（十五）肩中俞 …… 60
（十二）冲门 …… 50	（十六）天窗 …… 60
（十三）府舍 …… 50	（十七）天容 …… 61
（十四）腹结 …… 50	（十八）颧髎 …… 61
（十五）大横 …… 50	（十九）听宫 …… 62
（十六）腹哀 …… 50	3·1·7 足太阳膀胱经（67穴）…… 63
（十七）食窦 …… 51	3·1·7·1 经脉循行 …… 63
（十八）天溪 …… 51	3·1·7·2 主要病候 …… 64
（十九）胸乡 …… 51	3·1·7·3 主治概要 …… 64
（二十）周荣 …… 51	（一）睛明 …… 64
（二十一）大包 …… 52	（二）攒竹 …… 64
3·1·5 手少阴心经（9穴）…… 53	（三）眉冲 …… 64
3·1·5·1 经脉循行 …… 53	（四）曲差 …… 65
3·1·5·2 主要病候 …… 53	（五）五处 …… 65
3·1·5·3 主治概要 …… 54	（六）承光 …… 65
（一）极泉 …… 54	（七）通天 …… 65
（二）青灵 …… 54	（八）络却 …… 65
（三）少海 …… 54	（九）玉枕 …… 65
（四）灵道 …… 54	（十）天柱 …… 65
（五）通里 …… 55	（十一）大杼 …… 66
（六）阴郄 …… 55	（十二）风门 …… 66
（七）神门 …… 55	（十三）肺俞 …… 66
（八）少府 …… 56	（十四）厥阴俞 …… 67
（九）少冲 …… 56	（十五）心俞 …… 67
3·1·6 手太阳小肠经（19穴）…… 57	（十六）督俞 …… 67
3·1·6·1 经脉循行 …… 57	（十七）膈俞 …… 67
3·1·6·2 主要病候 …… 57	（十八）肝俞 …… 67
3·1·6·3 主治概要 …… 57	（十九）胆俞 …… 68
（一）少泽 …… 58	（二十）脾俞 …… 68
（二）前谷 …… 58	（二十一）胃俞 …… 68
（三）后溪 …… 58	（二十二）三焦俞 …… 68
（四）腕骨 …… 58	（二十三）肾俞 …… 68
（五）阳谷 …… 59	（二十四）气海俞 …… 68
（六）养老 …… 59	（二十五）大肠俞 …… 69
（七）支正 …… 59	（二十六）关元俞 …… 69
（八）小海 …… 59	（二十七）小肠俞 …… 69

(二十八) 膀胱俞 …… 69	3·1·8·2 主要病候 …… 81
(二十九) 中膂俞 …… 69	3·1·8·3 主治概要 …… 81
(三十) 白环俞 …… 69	(一) 涌泉 …… 81
(三十一) 上髎 …… 70	(二) 然谷 …… 81
(三十二) 次髎 …… 70	(三) 太溪 …… 81
(三十三) 中髎 …… 70	(四) 大钟 …… 82
(三十四) 下髎 …… 70	(五) 水泉 …… 82
(三十五) 会阳 …… 70	(六) 照海 …… 82
(三十六) 承扶 …… 70	(七) 复溜 …… 82
(三十七) 殷门 …… 70	(八) 交信 …… 82
(三十八) 浮郄 …… 71	(九) 筑宾 …… 83
(三十九) 委阳 …… 71	(十) 阴谷 …… 83
(四十) 委中 …… 71	(十一) 横骨 …… 83
(四十一) 附分 …… 71	(十二) 大赫 …… 83
(四十二) 魄户 …… 72	(十三) 气穴 …… 84
(四十三) 膏肓 …… 72	(十四) 四满 …… 84
(四十四) 神堂 …… 72	(十五) 中注 …… 84
(四十五) 譩譆 …… 72	(十六) 肓俞 …… 84
(四十六) 膈关 …… 72	(十七) 商曲 …… 84
(四十七) 魂门 …… 72	(十八) 石关 …… 84
(四十八) 阳纲 …… 73	(十九) 阴都 …… 85
(四十九) 意舍 …… 73	(二十) 腹通谷 …… 85
(五十) 胃仓 …… 73	(二十一) 幽门 …… 85
(五十一) 肓门 …… 73	(二十二) 步廊 …… 86
(五十二) 志室 …… 73	(二十三) 神封 …… 86
(五十三) 胞肓 …… 73	(二十四) 灵墟 …… 86
(五十四) 秩边 …… 73	(二十五) 神藏 …… 86
(五十五) 合阳 …… 73	(二十六) 彧中 …… 86
(五十六) 承筋 …… 74	(二十七) 俞府 …… 86
(五十七) 承山 …… 74	3·1·9 手厥阴心包经(9穴) …… 88
(五十八) 飞扬 …… 74	3·1·9·1 经脉循行 …… 88
(五十九) 跗阳 …… 74	3·1·9·2 主要病候 …… 88
(六十) 昆仑 …… 75	3·1·9·3 主治概要 …… 88
(六十一) 仆参 …… 75	(一) 天池 …… 89
(六十二) 申脉 …… 75	(二) 天泉 …… 89
(六十三) 金门 …… 75	(三) 曲泽 …… 89
(六十四) 京骨 …… 75	(四) 郄门 …… 90
(六十五) 束骨 …… 75	(五) 间使 …… 90
(六十六) 足通谷 …… 76	(六) 内关 …… 90
(六十七) 至阴 …… 76	(七) 大陵 …… 91
3·1·8 足少阴肾经(27穴) …… 80	(八) 劳宫 …… 91
3·1·8·1 经脉循行 …… 81	(九) 中冲 …… 91

3·1·10 手少阳三焦经(23穴) …… 92
  3·1·10·1 经脉循行 …………… 92
  3·1·10·2 主要病候 …………… 92
  3·1·10·3 主治概要 …………… 92
    (一) 关冲 …………………… 92
    (二) 液门 …………………… 92
    (三) 中渚 …………………… 93
    (四) 阳池 …………………… 93
    (五) 外关 …………………… 94
    (六) 支沟 …………………… 94
    (七) 会宗 …………………… 94
    (八) 三阳络 ………………… 94
    (九) 四渎 …………………… 95
    (十) 天井 …………………… 95
    (十一) 清冷渊 ……………… 95
    (十二) 消泺 ………………… 95
    (十三) 臑会 ………………… 95
    (十四) 肩髎 ………………… 95
    (十五) 天髎 ………………… 96
    (十六) 天牖 ………………… 96
    (十七) 翳风 ………………… 96
    (十八) 瘈脉 ………………… 97
    (十九) 颅息 ………………… 97
    (二十) 角孙 ………………… 97
    (二十一) 耳门 ……………… 98
    (二十二) 耳和髎 …………… 98
    (二十三) 丝竹空 …………… 98

3·1·11 足少阳胆经(44穴) …… 99
  3·1·11·1 经脉循行 …………… 99
  3·1·11·2 主要病候 …………… 99
  3·1·11·3 主治概要 ………… 100
    (一) 瞳子髎 ……………… 100
    (二) 听会 ………………… 101
    (三) 上关(客主人) ……… 101
    (四) 颔厌 ………………… 101
    (五) 悬颅 ………………… 101
    (六) 悬厘 ………………… 101
    (七) 曲鬓 ………………… 101
    (八) 率谷 ………………… 101
    (九) 天冲 ………………… 102
    (十) 浮白 ………………… 102
    (十一) 头窍阴 …………… 102
    (十二) 完骨 ……………… 102
    (十三) 本神 ……………… 103
    (十四) 阳白 ……………… 103
    (十五) 头临泣 …………… 103
    (十六) 目窗 ……………… 103
    (十七) 正营 ……………… 103
    (十八) 承灵 ……………… 103
    (十九) 脑空 ……………… 104
    (二十) 风池 ……………… 104
    (二十一) 肩井 …………… 104
    (二十二) 渊腋 …………… 104
    (二十三) 辄筋 …………… 105
    (二十四) 日月 …………… 105
    (二十五) 京门 …………… 105
    (二十六) 带脉 …………… 105
    (二十七) 五枢 …………… 105
    (二十八) 维道 …………… 106
    (二十九) 居髎 …………… 106
    (三十) 环跳 ……………… 106
    (三十一) 风市 …………… 106
    (三十二) 中渎 …………… 107
    (三十三) 膝阳关 ………… 107
    (三十四) 阳陵泉 ………… 107
    (三十五) 阳交 …………… 107
    (三十六) 外丘 …………… 108
    (三十七) 光明 …………… 108
    (三十八) 阳辅 …………… 108
    (三十九) 悬钟(绝骨) …… 108
    (四十) 丘墟 ……………… 109
    (四十一) 足临泣 ………… 109
    (四十二) 地五会 ………… 109
    (四十三) 侠溪 …………… 110
    (四十四) 足窍阴 ………… 110

3·1·12 足厥阴肝经(14穴) …… 112
  3·1·12·1 经脉循行 ………… 112
  3·1·12·2 主要病候 ………… 112
  3·1·12·3 主治概要 ………… 112
    (一) 大敦 ………………… 112
    (二) 行间 ………………… 112
    (三) 太冲 ………………… 112
    (四) 中封 ………………… 113
    (五) 蠡沟 ………………… 114

（六）中都 …… 114	3·2·2　任脉(24穴) …… 125
（七）膝关 …… 114	3·2·2·1　经脉循行 …… 125
（八）曲泉 …… 114	3·2·2·2　主要病候 …… 125
（九）阴包 …… 115	3·2·2·3　主治概要 …… 125
（十）足五里 …… 115	（一）会阴 …… 125
（十一）阴廉 …… 115	（二）曲骨 …… 126
（十二）急脉 …… 115	（三）中极 …… 126
（十三）章门 …… 116	（四）关元 …… 126
（十四）期门 …… 116	（五）石门 …… 126
3·2　奇经八脉 …… 117	（六）气海 …… 126
3·2·1　督脉(28穴) …… 117	（七）阴交 …… 127
3·2·1·1　经脉循行 …… 117	（八）神阙 …… 127
3·2·1·2　主要病候 …… 117	（九）水分 …… 127
3·2·1·3　主治概要 …… 117	（十）下脘 …… 127
（一）长强 …… 117	（十一）建里 …… 127
（二）腰俞 …… 117	（十二）中脘 …… 127
（三）腰阳关 …… 118	（十三）上脘 …… 128
（四）命门 …… 118	（十四）巨阙 …… 128
（五）悬枢 …… 118	（十五）鸠尾 …… 128
（六）脊中 …… 119	（十六）中庭 …… 128
（七）中枢 …… 119	（十七）膻中 …… 129
（八）筋缩 …… 119	（十八）玉堂 …… 129
（九）至阳 …… 120	（十九）紫宫 …… 129
（十）灵台 …… 120	（二十）华盖 …… 129
（十一）神道 …… 120	（二十一）璇玑 …… 129
（十二）身柱 …… 120	（二十二）天突 …… 129
（十三）陶道 …… 120	（二十三）廉泉 …… 130
（十四）大椎 …… 120	（二十四）承浆 …… 130
（十五）哑门 …… 121	3·2·3　冲脉 …… 132
（十六）风府 …… 121	3·2·4　带脉 …… 132
（十七）脑户 …… 121	3·2·5　阴维脉 …… 132
（十八）强间 …… 121	3·2·6　阳维脉 …… 133
（十九）后顶 …… 121	3·2·7　阴跷脉 …… 133
（二十）百会 …… 121	3·2·8　阳跷脉 …… 134
（二十一）前顶 …… 122	3·3　十五络穴 …… 135
（二十二）囟会 …… 122	3·3·1　手太阴——列缺 …… 135
（二十三）上星 …… 122	3·3·2　手少阴——通里 …… 135
（二十四）神庭 …… 122	3·3·3　手厥阴——内关 …… 135
（二十五）素髎 …… 122	3·3·4　手太阳——支正 …… 135
（二十六）水沟(人中) …… 122	3·3·5　手阳明——偏历 …… 135
（二十七）兑端 …… 123	3·3·6　手少阳——外关 …… 135
（二十八）龈交 …… 123	

3·3·7 足太阳——飞扬 ………… 135
3·3·8 足少阳——光明 ………… 135
3·3·9 足阳明——丰隆 ………… 135
3·3·10 足太阴——公孙 ………… 135
3·3·11 足少阴——大钟 ………… 135
3·3·12 足厥阴——蠡沟 ………… 136
3·3·13 任脉——尾翳 …………… 136
3·3·14 督脉——长强 …………… 136
3·3·15 脾之大络——大包 ……… 136
3·4 奇穴 ……………………………… 136
 3·4·1 头颈部 ……………………… 136
  (一) 四神聪 …………………… 136
  (二) 印堂 ……………………… 136
  (三) 鱼腰 ……………………… 137
  (四) 上明 ……………………… 137
  (五) 太阳 ……………………… 137
  (六) 球后 ……………………… 137
  (七) 鼻通 ……………………… 137
  (八) 金津、玉液 ……………… 137
  (九) 夹承浆 …………………… 137
  (十) 牵正 ……………………… 137
  (十一) 翳明 …………………… 138
  (十二) 安眠 …………………… 139
 3·4·2 躯干部 ……………………… 139
  (一) 颈臂 ……………………… 139
  (二) 三角灸 …………………… 139
  (三) 提托 ……………………… 139
  (四) 子宫穴 …………………… 139

(五) 定喘 ……………………… 140
(六) 结核穴 …………………… 140
(七) 夹脊(华佗夹脊) ………… 140
(八) 胃管下俞 ………………… 140
(九) 痞根 ……………………… 140
(十) 腰眼 ……………………… 140
(十一) 十七椎 ………………… 141
3·4·3 四肢部 ……………………… 141
(一) 十宣 ……………………… 141
(二) 四缝 ……………………… 141
(三) 中魁 ……………………… 141
(四) 八邪 ……………………… 142
(五) 落枕穴 …………………… 142
(六) 腰痛穴 …………………… 142
(七) 中泉 ……………………… 142
(八) 二白 ……………………… 142
(九) 臂中 ……………………… 142
(十) 肘尖 ……………………… 143
(十一) 肩前(肩内陵) ………… 143
(十二) 环中 …………………… 143
(十三) 四强 …………………… 143
(十四) 百虫窝 ………………… 144
(十五) 鹤顶 …………………… 144
(十六) 膝眼 …………………… 144
(十七) 胆囊穴 ………………… 144
(十八) 阑尾穴 ………………… 144
(十九) 八风 …………………… 144
(二十) 独阴 …………………… 145
(二十一) 里内庭 ……………… 145

中篇 刺灸方法

1 毫针刺法 …………………………… 150
 1·1 毫针的构造、规格和修藏 ……… 150
  1·1·1 毫针的构造和规格 ………… 150
  1·1·2 毫针的修藏 ………………… 151
 1·2 针刺练习 ……………………… 151
  1·2·1 纸垫练针法 ………………… 151
  1·2·2 棉团练针法 ………………… 152
 1·3 针刺前的准备 ………………… 152

  1·3·1 选择针具 …………………… 152
  1·3·2 选择体位 …………………… 152
  1·3·3 消毒 ………………………… 153
 1·4 毫针刺法 ……………………… 154
  1·4·1 进针法 ……………………… 154
  1·4·2 针刺的角度和深度 ………… 155
  1·4·3 行针与得气 ………………… 156
  1·4·4 针刺补泻 …………………… 158

1·4·5	留针与出针 …………… 159		针的适应证 …………… 173
1·5	异常情况的处理及预防…… 160	3·4·4	注意事项 ……………… 174
1·5·1	晕针 …………………… 160	3·5	水针 ……………………… 174
1·5·2	滞针 …………………… 160	3·5·1	常用药物 ……………… 174
1·5·3	弯针 …………………… 161	3·5·2	治疗方法 ……………… 175
1·5·4	断针 …………………… 161	3·5·3	注意事项 ……………… 175
1·5·5	血肿 …………………… 161	4 头针、耳针	……………………… 176
1·6	针刺注意事项 ……………… 162	4·1	头针 ……………………… 176
2 灸法(附: 拔罐)	……………… 163	4·1·1	刺激区的部位和主治
2·1	常用灸法 ………………… 163		作用 …………………… 176
2·1·1	艾炷灸 ………………… 163	4·1·2	操作方法 ……………… 178
2·1·2	艾卷灸 ………………… 165	4·1·3	适应范围 ……………… 179
2·1·3	温针灸 ………………… 166	4·1·4	注意事项 ……………… 179
2·1·4	温灸器灸 ……………… 166	4·2	耳针 ……………………… 179
2·2	其他灸法 ………………… 166	4·2·1	耳与经络脏腑的联系 … 180
2·2·1	灯草灸 ………………… 166	4·2·2	耳郭表面解剖 ………… 180
2·2·2	白芥子灸 ……………… 166	4·2·3	耳穴的分布 …………… 181
2·3	注意事项 ………………… 166	4·2·4	常用耳穴的定位和主治 … 181
2·4	施灸的禁忌 ……………… 167	4·2·5	耳针的临床应用 ……… 187
2·5	灸后的处理 ……………… 167	4·2·6	注意事项 ……………… 190
【附】	拔罐法 ………………… 167	5 针刺麻醉	………………………… 191
3 其他针法	…………………………… 170	5·1	针麻的特点 ……………… 191
3·1	三棱针 …………………… 170	5·2	针刺麻醉的方法 ………… 191
3·1·1	操作方法 ……………… 170	5·2·1	术前准备 ……………… 191
3·1·2	适应范围 ……………… 171	5·2·2	选穴原则 ……………… 191
3·1·3	注意事项 ……………… 171	5·3	辅助用药 ………………… 193
3·2	皮肤针 …………………… 171	5·4	针麻的适应范围 ………… 193
3·2·1	操作方法 ……………… 171	5·5	常用针麻处方举例 ……… 193
3·2·2	叩刺部位 ……………… 171	5·5·1	内翻倒睫矫正术 ……… 193
3·2·3	适应范围 ……………… 172	5·5·2	拔牙术 ………………… 193
3·2·4	注意事项 ……………… 172	5·5·3	扁桃体摘除术 ………… 193
3·3	皮内针 …………………… 172	5·5·4	甲状腺手术 …………… 193
3·3·1	操作方法 ……………… 172	5·5·5	颅脑手术 ……………… 193
3·3·2	适应范围 ……………… 172	5·5·6	肺切除术 ……………… 193
3·3·3	注意事项 ……………… 172	5·5·7	两尖瓣分离术 ………… 194
3·4	电针 ……………………… 173	5·5·8	胃次全切除术 ………… 194
3·4·1	电针器的选择 ………… 173	5·5·9	输卵管结扎术(腹式) … 194
3·4·2	操作方法 ……………… 173	5·5·10	剖宫产术 ……………… 194
3·4·3	脉冲电流的作用和电	5·6	注意事项 ………………… 194

下篇 治 疗

1 治疗总论 ………………………… 197
 1·1 脏腑经络证治 ………………… 197
  1·1·1 肺与大肠 ………………… 197
  1·1·2 脾与胃 …………………… 198
  1·1·3 心与小肠 ………………… 198
  1·1·4 肾与膀胱 ………………… 199
  1·1·5 心包与三焦 ……………… 200
  1·1·6 肝与胆 …………………… 200
 1·2 针灸治疗原则 ………………… 200
  1·2·1 阴阳 ……………………… 201
  1·2·2 表里 ……………………… 201
  1·2·3 寒热 ……………………… 201
  1·2·4 虚实 ……………………… 201
 1·3 配穴处方 ……………………… 201
  1·3·1 处方组成规律 …………… 202
  1·3·2 处方的变化规律 ………… 202
  1·3·3 常用配穴法 ……………… 203
  1·3·4 特定穴的应用 …………… 204
2 治疗各论 ……………………… 212
 2·1 内科病证 ……………………… 212
  (一)中风 ……………………… 212
  (二)眩晕(附:高血压) ……… 214
  (三)头痛(附:三叉神经痛) … 215
  (四)面瘫 ……………………… 217
  (五)痹证(附:肩关节周围炎 坐
    骨神经痛) ………………… 218
  (六)腰痛 ……………………… 221
  (七)胁痛 ……………………… 222
  (八)痿证 ……………………… 223
  (九)痫证 ……………………… 224
  (十)癫狂 ……………………… 225
  (十一)不寐 …………………… 226
  (十二)脏躁 …………………… 227
  (十三)惊悸、怔忡 …………… 228
  (十四)疟疾 …………………… 229
  (十五)感冒 …………………… 229
  (十六)咳嗽 …………………… 230
  (十七)哮喘 …………………… 232
  (十八)肺痨 …………………… 233
  (十九)呕吐 …………………… 234
  (二十)胃痛 …………………… 235
  (二十一)腹痛 ………………… 236
  (二十二)黄疸 ………………… 237
  (二十三)泄泻 ………………… 238
  (二十四)痢疾 ………………… 239
  (二十五)脚气 ………………… 240
  (二十六)便秘 ………………… 241
  (二十七)脱肛 ………………… 242
  (二十八)癃闭 ………………… 242
  (二十九)水肿 ………………… 243
  (三十)遗精 …………………… 244
  (三十一)阳痿 ………………… 245
  (三十二)疝气 ………………… 246
 2·2 妇、儿科病症 ………………… 246
  (一)月经不调 ………………… 246
  (二)痛经 ……………………… 247
  (三)经闭 ……………………… 248
  (四)崩漏 ……………………… 249
  (五)带下 ……………………… 250
  (六)胎位不正 ………………… 251
  (七)滞产 ……………………… 251
  (八)乳少 ……………………… 252
  (九)阴挺 ……………………… 253
  (十)急惊风 …………………… 253
  (十一)遗尿 …………………… 254
  (十二)疳疾 …………………… 255
  (十三)小儿麻痹后遗症 ……… 255
 2·3 外科病症 ……………………… 256
  (一)风疹 ……………………… 256
  (二)疔疮 ……………………… 257
  (三)痄腮 ……………………… 258
  (四)乳痈(附:乳癖) ………… 258
  (五)肠痈 ……………………… 260
  (六)痔疮 ……………………… 260
  (七)扭伤(附:落枕) ………… 261
  (八)肘劳 ……………………… 262

（九）腱鞘囊肿	263	（七）咽喉肿痛	268
（十）丹毒	263	（八）近视	269
（十一）蛇丹	264	2·5 急症	270
2·4 五官科病症	264	（一）晕厥	270
（一）目赤肿痛	264	（二）虚脱	270
（二）麦粒肿	265	（三）高热	271
（三）聤耳	266	（四）抽搐	271
（四）耳鸣、耳聋	266	（五）急痛	271
（五）鼻渊	267	（六）出血	273
（六）牙痛	268		

附篇　参考资料

1 针灸文献节录 …… 276
　1·1 《灵枢·九针十二原》 …… 276
　1·2 《灵枢·小针解》 …… 277
　1·3 《灵枢·本输》 …… 278
　1·4 《灵枢·官针》 …… 279
　1·5 《素问·缪刺论》 …… 280
2 针灸歌赋辑要 …… 282
　2·1 《标幽赋》 …… 282
　2·2 《百症赋》 …… 283
　2·3 《玉龙歌》 …… 284
　2·4 《肘后歌》 …… 285
　2·5 《通玄指要赋》 …… 286
　2·6 《金针赋》 …… 287
　2·7 《十二穴主治杂病歌》 …… 288

3 子午流注针法 …… 290
　3·1 子午流注的意义 …… 290
　3·2 子午流注针法的组成 …… 290
　3·3 子午流注针法临床运用 …… 296
4 灵龟八法（附：飞腾八法） …… 302
　4·1 灵龟八法的组成 …… 302
　4·2 灵龟八法的应用 …… 303
　　【附】飞腾八法 …… 305
5 古代体表部位名词解释 …… 306
6 经络针灸近代研究简介 …… 313
　6·1 关于经络实质的研究 …… 313
　6·2 关于针灸作用及其原理的研究 …… 321

上篇 经络腧穴

1 经络总论

经络学说是研究人体经络系统的循行分布、生理功能、病理变化及其与脏腑相互关系的一种理论学说。它是祖国医学理论体系的重要组成部分。经络学说是古代医家在长期的医疗实践中产生和发展起来的,多少年来一直指导着中医各科的诊断和治疗,其与针灸学科关系尤为密切。

经络是经脉和络脉的总称。经,有路径的含义,经脉贯通上下,沟通内外,是经络系统中的主干;络,有网络的含义,络脉是经脉别出的分支,较经脉细小,纵横交错,遍布全身。《灵枢·脉度》说:"经脉为里,支而横者为络,络之别者为孙。"

经络内属于脏腑,外络于肢节,沟通于脏腑与体表之间,将人体脏腑组织器官联系成为一个有机的整体;并借以行气血,营阴阳,使人体各部的功能活动得以保持协调和相对的平衡。针灸临床治疗时的辨证归经,循经取穴,针刺补泻等,无不以经络理论为依据。所以《灵枢·经别》说:"夫十二经脉者,人之所以生,病之所以成,人之所以治,病之所以起。学之所始,工之所止也。"说明经络对生理、病理、诊断、治疗等方面的重要意义,而为历代医家所重视。

1·1 经络学说的形成

经络学说是我国劳动人民通过长期的医疗实践,不断观察总结而逐步形成的。到《内经》创作时代已初步形成了系统的理论,经历代医家不断地充实而逐步趋于完整。据文献记载分析,经络学说的形成,可能通过以下途径:

1·1·1 "针感"等传导的观察

针刺时会产生酸、麻、重、胀等感应,称为"针感",这种"针感"常沿着一定路线向远部传导。如《灵枢·邪气藏府病形》指出:"中气穴,则针游于巷。"温灸时也会有热感由施灸部位向远处扩散。古代医学家经过长期观察,逐步理解到人体各部有复杂而又有规律的联系通路,从而提出经络分布的轮廓。

1·1·2 腧穴疗效的总结

通过长期的针灸实践,发现主治范围相似的腧穴往往有规律地排列在一条路线上,如分布于上肢外侧前缘的腧穴都能治疗头面病症,分布于上肢内侧前缘的腧穴,虽与上述腧穴距离很近,但却以治疗喉、胸、肺病症为主。古代医学家把作用相似的穴位归纳分类,逐步形成经络的连线。

1·1·3 体表病理现象的推理

在临床实践中,有时发现某一脏器发生病变,在体表相应部位可有压痛、结节、皮疹、色泽改变等现象。对体表部位病理现象以观察分析也是发现经络系统的途径之一。

1·1·4 解剖、生理知识的启发

古代医学家通过解剖,在一定程度上认识了内脏的位置、形态及某些生理功能。观察到

人体分布着许多管状和条索状结构,并与四肢联系,观察到某些脉管内血液流动的现象等等,这些观察对认识经络有一定的启发。

以上几点表明,发现经络的途径是多方面的,各种认识又可相互启发,相互佐证,相互补充,从而使人们对经络的认识逐步完善。从现存的医学文献资料来看,经络学说在两千多年前已基本形成。

1·2 经络系统的组成

经络系统是由经脉和络脉组成的。其中经脉包括十二经脉和奇经八脉,以及附属于十二经脉的十二经别、十二经筋、十二皮部。络脉有十五络、浮络、孙络等。其基本内容见表1-1。

表1-1 经络系统表

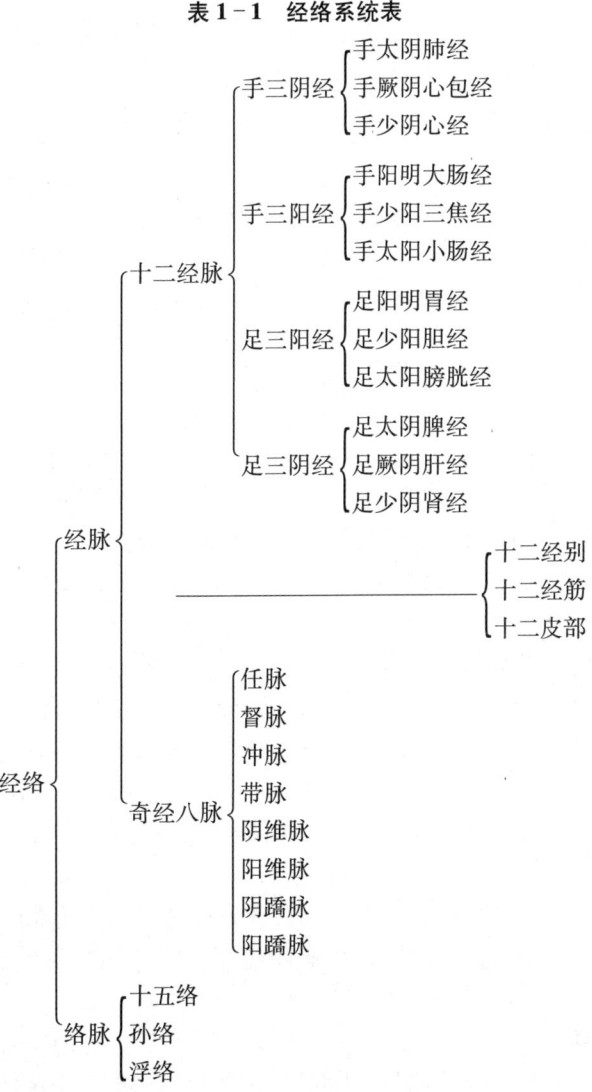

1.2.1 十二经脉

十二经脉即手三阴经(肺、心包、心)、手三阳经(大肠、三焦、小肠)、足三阳经(胃、胆、膀胱)、足三阴经(脾、肝、肾)的总称。它们是经络系统的主体，故又称为"正经"。

十二经脉的名称是根据脏腑、手足、阴阳而定的。它们分别隶属于十二脏腑，各经都用其所属脏腑的名称，结合循行于手足、内外、前中后的不同部位，根据阴阳学说而给予不同名称，如将其中隶属于六腑、循行于四肢外侧的经脉称为阳经。并根据阴阳衍化的道理分为三阴三阳，这样就定出了手太阴肺经、手阳明大肠经等十二经脉名称。

十二经脉在体表的分布规律：它们左右对称地分布于头面、躯干和四肢，纵贯全身。六条阴经分布于四肢的内侧和胸腹，其中上肢的内侧是手三阴经，下肢的内侧是足三阴经；六条阳经分布于四肢的外侧和头面、躯干，其中上肢的外侧是手三阳经，下肢的外侧是足三阳经。手、足三阳经在四肢的排列是阳明在前，少阳在中，太阳在后。手三阴经在上肢的排列是太阴在前、厥阴在中、少阴在后。足三阴经在小腿下半部及足背，其排列是厥阴在前、太阴在中，少阴在后，至内踝上八寸处足厥阴经同足太阴经交叉后，循行在太阴与少阴之间，便成为太阴在前，厥阴在中，少阴在后。

十二经脉的表里属络关系：十二经脉内属于脏腑，脏与腑有表里相合的关系，阴经与阳经有表里属络关系。即手太阴肺经与手阳明大肠经相表里；足阳明胃经与足太阴脾经相表里；手少阴心经与手太阳小肠经相表里；足太阳膀胱经与足少阴肾经相表里；手厥阴心包经与手少阳三焦经相表里；足少阳胆经与足厥阴肝经相表里。互为表里的阴经与阳经在体内有属络关系，即阴经属脏络腑，阳经属腑络脏，如手太阴肺经属肺络大肠，手阳明大肠经属大肠络肺等等；在四肢又通过络脉的衔接加强了表里经之间的联系。这样在脏腑、阴阳、经脉之间就形成了六组表里络属关系。互为表里的经脉在生理上密切联系，病变时相互影响，治疗时相互为用。

十二经脉的循行走向与交接。循行走向是：手三阴经从胸走手，手三阳经从手走头，足三阳经从头走足，足三阴经从足走腹(胸)。正如《灵枢·逆顺肥瘦》所载："手之三阴从藏走手，手之三阳从手走头，足之三阳从头走足，足之三阴从足走腹。"十二经脉的交接：① 阴经与阳经多在四肢部衔接。如手太阴肺经在食指与手阳明大肠经交接，手少阴心经在小指与手太阳小肠经交接，手厥阴心包经在无名指与手少阳三焦经交接，足阳明胃经在足大趾与足太阴脾经交接，足太阳膀胱经从足小趾斜趋足心与足少阴肾经交接，足少阳胆经从足跗上斜趋足大趾丛毛处与足厥阴肝经交接。② 阳经与阳经(指同名经)在头面部相接。如手阳明大肠经和足阳明胃经都过于鼻旁，手太阳小肠经与足太阳膀胱经均通于目内眦，手少阳三焦经和足少阳胆经均通于目外眦。③ 阴经与阴经(即手足三阴经)在胸部交接。如足太阴脾经与手少阴心经交接于心中，足少阴肾经与手厥阴心包经交接于胸中，足厥阴肝经与手太阴肺经交接于肺中。

由于十二经脉通过手足阴阳表里经的连接而逐经相传，所以就构成了一个周而复始、如环无端的传注系统，气血通过经脉，内到脏腑器官，外达肌表，营养全身。其流注次序列见表1-2。

1.2.2 奇经八脉

奇经八脉是督脉、任脉、冲脉、带脉、阴维脉、阳维脉、阴蹻脉、阳蹻脉的总称。它们与十二正经不同，既不直属脏腑，又无表里配合关系，"别道奇行"，故称"奇经"。

表1-2 十二经脉流注概况表

(← ……→示络属、表里，→示传注)

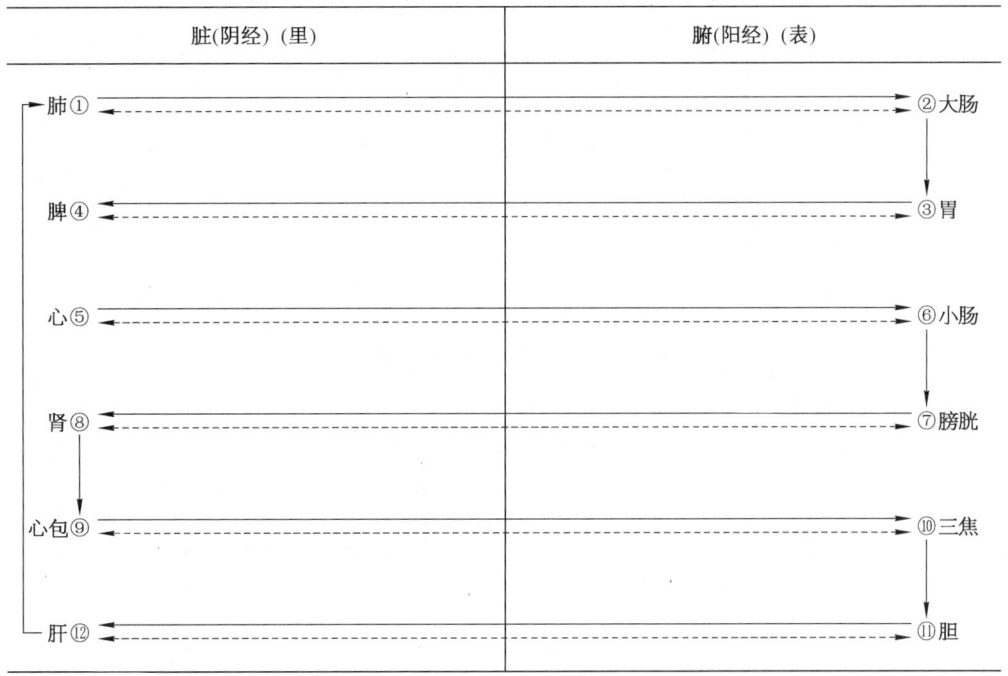

八脉中的督、任、冲脉皆起于胞中，同出会阴，称为"一源三歧"，其中督脉行于腰背正中，上至头面；任脉行于胸腹正中，上抵颏部；冲脉与足少阴肾经相并上行，环绕口唇。带脉起于胁下，环行腰间一周。阴维脉起于小腿内侧，沿腿股内侧上行，至咽喉与任脉会合。阳维脉起于足跗外侧，沿腿膝外侧上行，至项后与督脉会合。阴跷脉起于足跟内侧，随足少阴等经上行，至目内眦与阳跷脉会合。阳跷脉起于足跟外侧，伴足太阳等经上行，至目内眦与阴跷脉会合，沿足太阳经上额，于项后会合足少阳经。

奇经八脉交错地循行分布于十二经之间，其作用主要体现于两方面。其一，沟通了十二经脉之间的联系。奇经八脉将部位相近、功能相似的经脉联系起来，达到统摄有关经脉气血、协调阴阳的作用。督脉与六阳经有联系，称为"阳脉之海"，具有调节全身阳经经气的作用；任脉与六阴经有联系，称为"阴脉之海"，具有调节全身诸阴经经气的作用；冲脉与任、督脉，足阳明、少阴等经有联系，故有"十二经之海""血海"之称，具有含蓄十二经气血的作用；带脉约束联系了纵行躯干部的诸条足经；阴阳维脉联系阴经与阳经，分别主管一身之表里；阴阳跷脉主持阳动阴静，共司下肢运动与寤寐。其二，奇经八脉对十二经气血有蓄积和渗灌的调节作用。当十二经脉及脏腑气血旺盛时，奇经八脉能加以蓄积，当人体功能活动需要时，奇经八脉又能渗灌供应。

冲、带、跷、维六脉腧穴，都寄附于十二经与任、督脉之中，惟任、督二脉各有其所属腧穴，故与十二经相提并论，合称为"十四经"。十四经具有一定的循行路线、病候及所属腧穴，是经络系统的主要部分，在临床上是针灸治疗及药物归经的基础。十四经循行分布如图1。

1·2·3 十五络

十二经脉和任督二脉各自别出一络，加上脾之大络，共计十五条，称为"十五络"，分别以

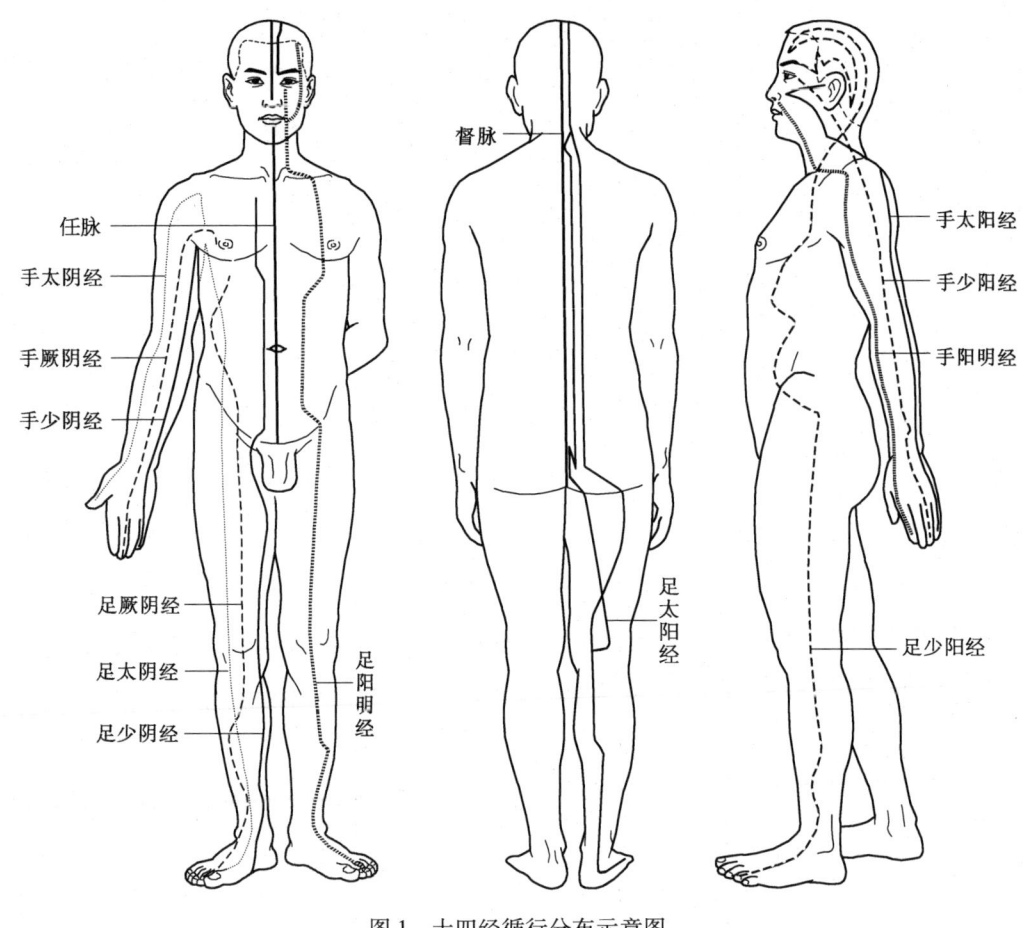

图 1　十四经循行分布示意图

图例　——手足太阳、少阴经　------手足少阳、厥阴经　……手足阳明、太阴经

十五络所发出的腧穴命名。

十二经脉的别络在四肢肘膝关节以下本经络穴分出后,均走向其表里经脉;任脉的别络从鸠尾分出后,散布于腹部;督脉别络从长强分出后,散布于头部,左右别走足太阳经;脾之大络从大包分出,散布于胸胁。全身络脉中,十五络较大,络脉中浮行于浅表部位的称为"浮络"。络脉中最细小的分支称为"孙络",遍布全身,难以计数。

十二经别络加强了阴阳表里经之间的联系;任脉别络沟通了腹部经气;督脉别络沟通了背部经气;脾之大络沟通了侧胸部经气。孙络细小密布,其作用主要是输布气血以濡养全身组织。

1·2·4　十二经别

十二经别是十二正经离入出合的别行部分,是正经别行深入体腔的支脉。

十二经别多从四肢肘膝上下的正经离别,再深入胸腹。阳经经别在进入胸腹后都与其经脉所属络的脏腑联系,然后均在头项部浅出体表。阳经经别合于阳经经脉;阴经经别合于相表里的阳经经脉,故有"六合"之称。足太阳、足少阴经别,从腘部分出,入走肾与膀胱,上出于项,合于足太阳膀胱经;足少阳、足厥阴经别从下肢分出,行至毛际,入走肝胆,上系于目,合于足少阳胆经;足阳明、足太阴经别从髀部分出,入走脾胃,上出鼻𬱖,合于足阳明胃经;手太阳、手少阴经别从腋部分出,入走心与小肠,上出目内眦,合于手太阳小肠经;手少阳、手厥阴经分别从所属正经分出,进入胸中,入走三焦,上出耳后,合于手少阳三焦经;手阳明、手太阴经别从所属正经分出,入走肺与大肠,上出缺盆,合于手阳明大肠经。

通过经别离、入、出、合的循行分布,加强了脏腑之间的联系,使十二经脉对人体各部分的联系更趋周密,扩大了经穴主治的范围。例如,阴经经别在头项部合于与其相表里的阳经经脉,这样就加强了阴经经脉同头面部的联系,手足三阴经腧穴之所以能治头面、五官的疾病,是与阴经的经别同头面部有其内在的联系作用分不开的,如偏、正头痛,可取太渊、列缺治疗;牙痛、喉病,可取太溪、照海治疗等。

1·2·5 十二经筋

十二经筋是十二经脉之气结聚于筋肉关节的体系,是十二经脉的外周连属部分。

十二经筋的分布与十二经脉的体表通路基本一致,其循行走向均从四肢末端走向头身,行于体表,不入内脏,结聚于关节、骨骼部。足三阳经筋起于足趾,循股外上行结于顑(面部);足三阴经筋起于足趾,循股内上行结于阴器(腹部);手三阳经筋起于手指,循臑外上行结于角(头部);手三阴经筋起于手指,循臑内上行结于贲(胸部)。各经筋在循行途中还在踝、腘、膝、股、髀、腕、肘、臂、腋、肩、颈等关节或骨骼处结聚,特别是足厥阴经筋,除结于阴器,并能总络诸筋。

经筋的作用主要是约束骨骼,利于关节屈伸活动,以保持人体正常的运动功能,如《素问·痿论》所说:"宗筋主束骨而利机关也。"

1·2·6 十二皮部

十二皮部是十二经脉功能活动反映于体表的部位,也是络脉之气散布之所在。《素问·皮部论》说:"凡十二经络脉者,皮之部也。"

十二皮部的分布区域,是以十二经脉体表的分布范围为依据的,《素问·皮部论》指出:"欲知皮部,以经脉为纪者,诸经皆然。"

由于皮部居于人体最外层,所以是机体的卫外屏障。

上述十二经脉、奇经八脉、十五络、十二经别、十二经筋和十二皮部等共同组成经络系统,成为不可分割的整体。

1·3 经络的根结、标本与气街、四海

经络学说除了前面介绍的内容外,还有根结、标本与气街、四海等理论也是经络学说的重要内容。

1·3·1 根结与标本

《灵枢·根结》指出,足六经的"根"在四肢末端井穴,"结"则在头、胸、腹的一定部位(见表1-3)。窦汉卿《标幽赋》则进一步指出十二经脉的"四根""三结",即十二经脉以四肢为"根",以头、胸、腹三部为"结"。

《灵枢·卫气》论述了十二经的标与本,大体上"本"在四肢,"标"在头面躯干,其范围较"根""结"为广(见表1-4)。

十二经脉的"根"与"本","结"与"标"位置相近或相同,它们的意义也相似。根者,本者,部位在下,皆经气始生始发之地,为经气之所出;结者,标者,部位在上,皆为经气归结之所。

表1-3 足六经根结表

经脉	根	结
太阳	至阴	命门(目)
阳明	厉兑	颡大(钳耳)
少阳	窍阴	窗笼(耳中)
太阴	隐白	太仓
少阴	涌泉	廉泉
厥阴	大敦	玉英

表1-4 十二经标本部位表

经脉		本部	标部
足三阳	太阳	跟以上五寸中	命门(目)
	少阳	窍阴之间	窗笼(耳)之前
	阳明	厉兑	人迎、颊、颃颡
足三阴	少阴	内踝下上三寸中	背腧与舌下两脉
	厥阴	行间上五寸所	背腧
	太阴	中封前上四寸之中	背腧与舌本
手三阳	太阳	外踝之后	命门之上一寸
	少阳	小指次指之间上二寸	耳后上角下外眦
	阳明	肘骨中上至别阳	颜下合钳上
手三阴	太阴	寸口之中	腋内动脉
	少阴	锐骨之端	背腧
	厥阴	掌后两筋之间二寸中	腋下三寸

标本根结的理论补充说明了经气的流注运行情况。《灵枢·经脉》、《灵枢·逆顺肥瘦》、《灵枢·营气》等篇所阐述的十二经脉逐经循环传注的体系,使气血环流不息,营养全身;而标本根结理论不仅说明了人体四肢与头身的密切联系,而且更强调四肢为经气的根与本。在临床上,针刺这些部位的腧穴易于激发经气、调节脏腑经络的功能,所以四肢肘膝关节以下的腧穴主治病症的范围较远较广,不仅能治局部病,而且能治远离腧穴部位的脏腑病、头面五官病等。

1·3·2 气街与四海

气街是指经气聚集通行的共同道路。《灵枢·卫气》说:"胸气有街,腹气有街,头气有街,胫气有街。"《灵枢·动输》又说:"四街者,气之径路也。"说明了胸、腹、头、胫部是经脉之气聚集循行的部位。

因十二经脉气血"皆上于面而走空窍",故《灵枢·卫气》说"气在头者,止之于脑";十二经脉脏腑之气集聚于胸腹背脊等部位,故说"气在胸者,止之膺与背俞;气在腹者,止之背俞,与冲脉于脐左右之动脉者"；下肢经脉的经气多汇集在少腹气街（气冲）部位，故说"气在胫者，止之于气街"。

气街部位多为"结"与"标"的部位，基于这一理论，分布于头身的腧穴可以治疗局部和内脏疾患，部分腧穴又可治疗四肢病症。

《灵枢·海论》提出人身有四海：脑为髓海，膻中为气海，胃为水谷之海，冲脉为十二经之海，又称血海。

四海的部位与气街类似，髓海位于头部；气海位于胸部；水谷之海位于上腹部；血海位于下腹部。各部相互联系，主持全身气血津液。

脑部髓海，为神气的本源，脏腑、经络功能活动的主宰；胸部为气海，宗气所聚之处，推动肺的呼吸和心血的运行；胃为水谷之海，是营气、卫气的化源；冲脉起于胞宫，伴足少阴经上行，《难经》称"脐下，肾间动气者"，为十二经之根本，是为原气，原气以三焦为通道分布全身，是人体生命活动的原动力。宗气、营气、卫气、原气共同构成人身的真气（正气），真气行于经络者称作"经气"或"脉气"，因此四海的理论进一步明确了经气的组成和来源。

1·4 经络的生理功能及经络学说在临床上的运用

1·4·1 经络的生理功能

经络具有联系脏腑和肢体的作用。人体的五脏六腑、四肢百骸、五官九窍、皮肉筋骨等组织器官，虽各有不同的生理功能，但又共同进行着有机的整体活动，使机体的内外上下保持着协调统一，构成一个有机的整体。而这种相互联系、有机配合主要是依靠经络系统的联络沟通作用实现的。由于十二经脉及其分支纵横交错、入里出表、通上达下联系了脏腑器官，奇经八脉沟通于十二经之间，经筋皮部联结了肢体筋肉皮肤，从而使人体的各脏腑组织器官有机地联系起来，如《灵枢·海论》说："夫十二经脉者，内属于府藏，外络于肢节。"

经络具有运行气血、濡养周身、抗御外邪、保卫机体的作用。人体的各个脏腑组织器官均需要气血的温养濡润，才能够发挥其正常作用。气血是人体生命活动的物质基础，必须依赖经络的传注，才能输布周身，以温养濡润全身各脏腑组织器官，维持机体的正常功能，如营气之和调于五脏，洒陈于六腑，这就为五脏藏精，六腑传化的功能活动提供了物质条件。所以《灵枢·本藏》说："经脉者，所以行血气而营阴阳，濡筋骨，利关节者也。"这就指明了经络具有运行气血、调节阴阳和濡养全身的作用。由于经络能"行血气而营阴阳"，营气运行于脉中，卫气行于脉外，使营卫之气密布于周身，加强了机体的防御能力，起到了抗御外邪、保卫机体的作用。故《灵枢·本藏》说："卫气和则分肉解利，皮肤调柔，腠理致密矣。"

1·4·2 经络学说的临床应用

1·4·2·1 说明病理变化　在正虚邪乘的情况下，经络又是病邪传注的途径。当体表受到病邪侵袭时，可通过经络由表及里、由浅入深。如外邪侵袭肌表，初见发热、恶寒、头痛身疼等症，由于肺合皮毛，外邪循经内舍于肺，继而可见咳嗽、喘促、胸闷、胸痛等肺的病症。《素问·缪刺论》说："夫邪之客于形也，必先舍于皮毛，留而不去，入舍于孙脉，留而不去，入舍于络脉，留而不去，入舍于经脉，内连五脏，散于肠胃。"指出了经络是外邪从皮毛腠理内传于脏腑的传变途径。此外，经络也是脏腑之间、脏腑与体表组织器官之间病变相互影响的渠道。例如，心移热于小肠，肝病影响到胃，胃病影响到脾等，这是脏腑病变通过经络传注而相互影响的结果。内脏病变又可通过经络反映到体表组织器官，如肝病胁痛，肾病腰痛，心火上炎可致舌部生疮,大肠、胃腑有热可致牙龈肿痛等,都说明经络是病邪传注的途径。

1·4·2·2 指导辨证归经　由于经络有一定的循行部位和脏腑络属,它可以反映所属脏腑的病证,因而在临床上,就可以根据疾病所出现的症状,结合经络循行的部位及所联系的脏腑,作为辨证归经的依据。例如,头痛一证,即可根据经脉在头部的循行分布而辨别,其痛在前额者多与阳明经有关,痛在两侧者多与少阳经有关,痛在颈项者多与太阳经有关,痛在巅顶者多与厥阴经有关。又如胁肋与少腹是肝经所过,故两胁疼痛或少腹痛,多与肝经有关。此外,某些疾病的过程中常发现在经络循行通路上,或在经气聚集的某些穴位上,有明显的压痛、结节、条索状等反应物和皮肤形态变化、皮肤温度、电阻改变等,也有助于对疾病的诊断。如肠痈患者,有时在足阳明胃经的上巨虚出现压痛;长期消化不良的病人,有时可在脾俞穴见到异常变化。临床上采用循经诊察、扪穴诊察、经络电测定等方法检查有关经络、腧穴的变化,可作诊断参考。

1·4·2·3 指导针灸治疗　针灸治病是通过刺灸腧穴,以疏通经气,恢复调节人体脏腑气血的功能,从而达到治病的目的。针灸选穴,一般是在明确辨证的基础上,除选用局部腧穴外,通常以循经取穴为主,即某一经络或脏腑有病,便选用该经或该脏腑的所属经络或相应经脉的远部腧穴来治疗。《四总穴歌》所说"肚腹三里留,腰背委中求,头项寻列缺,面口合谷收",就是循经取穴的很好说明,临床应用非常广泛。例如,胃痛循经远取足三里、梁丘;胁痛循经远取阳陵泉、太冲等。又如头痛,因前头痛与阳明经有关,可循经远取上肢的合谷穴,下肢的内庭穴治疗等。此外,根据皮部与经络脏腑的密切联系,临床上用皮肤针叩刺皮肤、皮内针埋藏皮内来治疗脏腑经脉的病症;根据菀陈则除之的理论,又可通过刺络出血的方法来治疗一些常见病,如目赤肿痛刺太阳出血,咽喉肿痛刺少商出血,急性腰扭伤刺委中出血等等;经筋的病候,多表现为拘挛、强直和抽搐等症,治疗多以局部取穴,所谓"以痛为输"。这些都是经络学说在针灸治疗方面的体现。

经络不仅在人体生理功能上有重要作用,而且是临床上说明病理变化,指导辨证归经和针灸治疗的重要理论依据,故《灵枢·经脉》说:"经脉者,所以能决死生,处百病,调虚实,不可不通。"

2 腧穴总论

腧穴是人体脏腑经络之气输注于体表的部位。腧与"输"通,有转输的含义,"穴"即孔隙的意思。在历代文献中,腧穴有"砭灸处""节""会""骨孔""气穴""穴位"等不同名称。《灵枢·九针十二原》在论述腧穴时说:"节之交,三百六十五会……所言节者,神气之所游行出入也。"《灵枢·小针解》进一步作了解释说:"节之交,三百六十五会者,络脉之渗灌诸节者也。"说明经络与腧穴是密切相连的。人体的腧穴均分别归属于各经络,而经络又隶属于一定脏腑,这样就使腧穴——经络——脏腑间的相互联系成为不可分割的关系。

腧穴是针灸施术的部位,在临床上要正确运用针灸治疗疾病,必须要掌握好腧穴的定位、归经、主治等基本知识。

2·1 腧穴的发展与分类

腧穴是我国劳动人民长期与疾病作斗争的过程中,陆续发现逐步积累起来的。它的发展大致经历了无定位、定名、定位及系统分类等阶段。最初,人们主要在病痛局部按摩、捶击或针灸,即"以痛为输"。随着对体表施术部位及其治疗作用的深入了解,才对这些施术部位作了固定和命名。以后,通过历代医学家的整理及分类,并由于经络学说的逐步形成,人们不再把腧穴看成体表孤立的、散在的部位,而是认识到它们相互之间及与脏腑之间的特定联系,经历次考订后,分别归属各经。

腧穴分为十四经穴、奇穴、阿是穴三类。

十四经穴简称"经穴",即分布于十二经脉及任、督二脉上的腧穴。经穴具有主治本经病症的共同作用,因此以类相从地分别归纳于十四经系统中,它们是腧穴的主要部分,现有的361个经穴中,绝大部分是晋代以前发现的。

奇穴是指既有一定的穴名,又有明确的位置,但尚未列入十四经系统的腧穴,又称"经外奇穴"。这些腧穴对某些病症具有特殊的治疗作用。奇穴与经络系统有一定联系,其中一部分逐步列入了经穴。

阿是穴又称压痛点、天应穴、不定穴等。这一类腧穴既无具体名称,又无固定位置,而是以压痛点或其他反应点作为针灸部位。阿是穴多位于病变的附近,也可在与其距离较远的部位。

2·2 腧穴的命名

腧穴名称是针灸学名词术语的重要组成部分。《千金翼方》指出:"凡诸孔穴,名不徒设,皆有深意。"腧穴命名不仅有其医学意义,也是古代灿烂文化的一部分。了解腧穴命名的意义,有助于熟悉腧穴的部位及治疗作用。腧穴名称是古人以其部位及作用为基础,结合自然界多种事物及医学理论等,采用取类比象的方法而制定的。兹将穴位名称择要分类说明如下:

2.2.1 依据所在部位

部分腧穴是根据腧穴所在部位解剖名称或相关部位的特点而命名的,如腕旁的腕骨、乳下的乳根、脊间的脊中等。

2.2.2 依据治疗作用

部分腧穴是根据其对某种病症的特殊治疗作用而命名的,如治目疾的睛明、光明;治水肿的水分、水道;治脏腑疾患的肺俞、心俞、肝俞等。

2.2.3 结合中医学理论

部分腧穴是根据其部位或治疗作用,结合阴阳、脏腑、经络、气血等中医学理论来命名的。如上肢外侧的阳溪、阳池、阳谷,内侧的阴郄;肺俞、心俞之旁的魄户、神堂;三阴交、百会;气海、血海等穴。

2.2.4 利用地貌天体

人体许多腧穴是利用自然地理的名称,如山、陵、丘、墟、谷、溪、沟、渎、海、泽、池、泉等,结合腧穴所在部位的形象或气血流注的情况而命名的。如承山、大陵、商丘、水沟等。

部分腧穴假借日、月、星、辰等天体名称,结合腧穴位置而命名。如上星、日月、太乙等。

2.2.5 参照动植物名称

部分腧穴的命名与动植物名称有关,以此形容腧穴的局部形象。如膝下的犊鼻,胸腹部的鸠尾,眉端的攒竹等。

2.2.6 借助建筑物名称

部分腧穴借用建筑物有关的名称来命名,如门、户、关、枢、堂、室、窗、宫、庭、阙、府、房、舍、仓、井等,用以比喻这些腧穴的所在部位或作用的特点。如神阙、印堂、志室、库房等。

2.3 腧穴的治疗作用

2.3.1 近治作用

这是一切腧穴主治作用所具有的共同特点。这些腧穴均能治疗该穴所在部位及邻近组织、器官的病症。如眼区的睛明、承泣、四白、瞳子髎各穴,均能治疗眼病;耳区的听宫、听会、耳门、翳风诸穴,皆能治疗耳病;胃部的中脘、建里、梁门诸穴,皆能治疗胃病等。

2.3.2 远治作用

这是十四经腧穴主治作用的基本规律。在十四经腧穴中,尤其是十二经脉在四肢肘、膝关节以下的腧穴,则不仅能治局部病症,而且还可治疗本经循行所及的远隔部位的脏腑、组织、器官的病症,有的甚至具有影响全身的作用。例如合谷穴,不仅能治疗手腕部病症,而且还能治疗颈部和头面部病症,同时,还能治疗外感病的发热;足三里穴不仅能治疗下肢病症,而且对调整整个消化系统的功能,甚至对人体防卫、免疫反应方面都具有很大的作用。

2.3.3 特殊作用

临床实践证明,针刺某些腧穴对机体的不同状态,可起着双相的良性调整作用。例如泄泻时,针刺天枢能止泻;便秘时,针刺天枢又能通便。此外,腧穴的治疗作用还具有相对的特异性,如大椎退热、至阴矫正胎位等,均是其特殊的治疗作用。

总之,十四经穴的主治作用,归纳起来大体是,本经腧穴能治本经病,表里经腧穴能相互治疗表里两经病,邻近经穴能配合治疗局部病。各经腧穴的主治既有其特殊性,又有其共同性。兹将各经腧穴主治的异同,分经列表(表1-5),分部绘图(图2),简介于下:

表1-5 十四经腧穴主治异同表

手 三 阴 经

经名\主治	本经特点	二经相同	三经相同
手太阴经	肺、喉病		
手厥阴经	心、胃病	神志病	胸部病
手少阴经	心病		

手 三 阳 经

经名\主治	本经特点	二经相同	三经相同
手阳明经	前头、鼻、口、齿病		
手少阳经	侧头、胁肋病	目病、耳病	咽喉病,热病
手太阳经	后头、肩胛病,神志病		

足 三 阳 经

经名\主治	本经特点	三经相同
足阳明经	前头、口齿、咽喉病,胃肠病	
足少阳经	侧头、耳病,胁肋病	眼病,神志病,热病
足太阳经	后头、背腰病(背俞并治脏腑病)	

足 三 阴 经

经名\主治	本经特点	三经相同
足太阴经	脾胃病	
足厥阴经	肝病	前阴病,妇科病
足少阴经	肾病,肺病,咽喉病	

任 督 二 脉

经名\主治	本经特点	三经相同
任脉	回阳,固脱,有强壮作用	神志病,脏腑病,妇科病
督脉	中风,昏迷,热病,头面病	

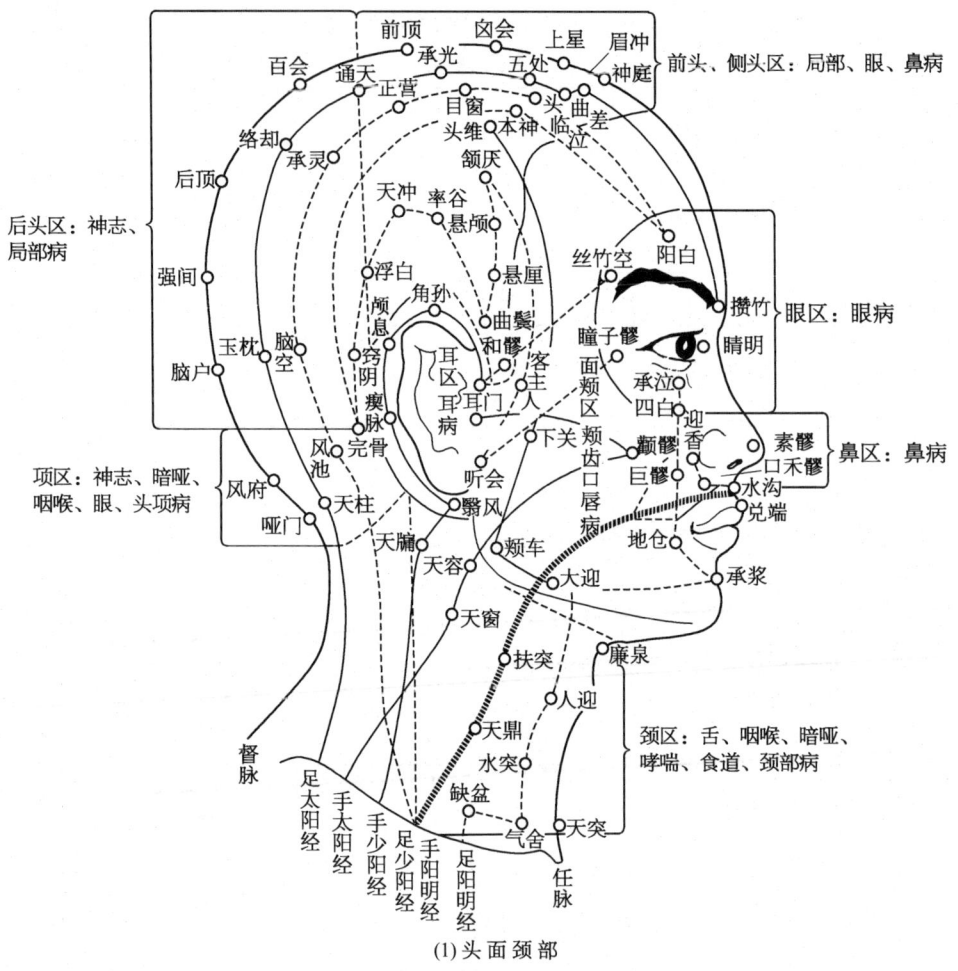

(1) 头面颈部

图 2 十四经腧穴主治分部示意图

2·4 特定穴的意义

特定穴是指若干类具有特殊治疗作用的经穴。由于它们的主治功能不同,因此各有特定的名称和含义。

2·4·1 五输穴

五输穴即十二经脉分布在肘、膝关节以下的井、荥、输、经、合穴,简称"五输",其分布次序是根据标本根结的理论,从四肢末端向肘膝方向排列的。古代医家把经气在经脉中运行的情况,比作自然界的水流,以说明经气的出入和经过部位的深浅及其不同作用。如经气所出,象水的源头,称为"井";经气所溜,象刚出的泉水微流,称为"荥";经气所注,象水流由浅入深,称为"输";经气所行,象水在通畅的河中流过,称为"经";最后经气充盛,由此深入,进而汇合于脏腑,恰象百川汇合入海,称为"合"。

2·4·2 原穴、络穴

"原"即本源,原气之义。原穴是脏腑原气经过和留止的部位。十二经脉在四肢各有一个原穴,又名"十二原"。在六阳经,原穴单独存在,排列在输穴之后,六阴经则以输为原。"络"即联络之意,络脉从经脉分出的部位各有一个腧穴叫作络穴。络穴具有联络表里两经

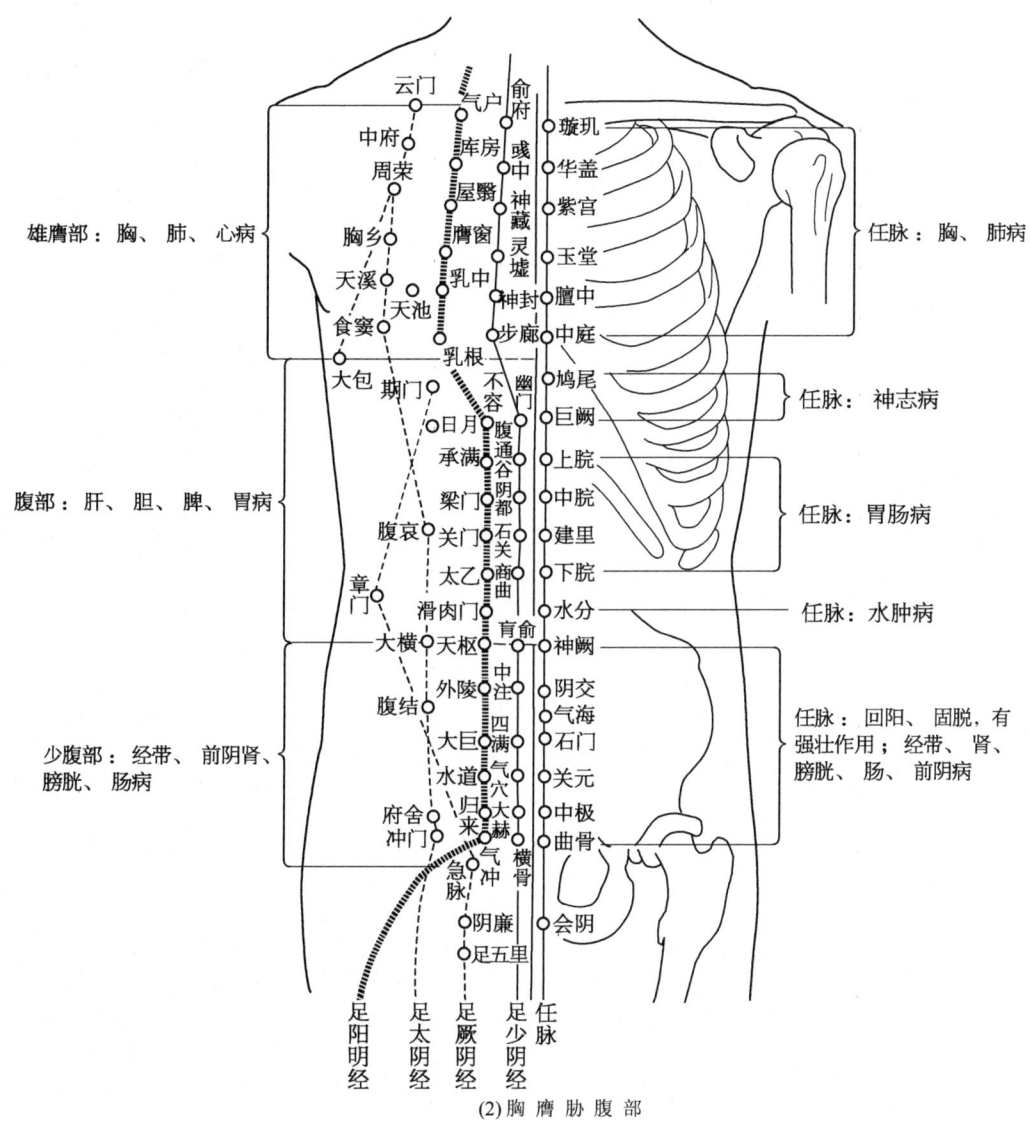

(2) 胸膺胁腹部

图2 十四经腧穴主治分部示意图(续)

的作用。

十二经的络穴皆位于四肢肘、膝关节以下,加之任脉络穴鸠尾位于腹,督脉络穴长强位于尾骶部,脾之大络大包穴位于胸胁,共十五穴,故称为"十五络穴"。

2·4·3 俞穴、募穴

俞穴是脏腑经气输注于背腰部的腧穴;募穴是脏腑经气汇聚于胸腹部的腧穴。它们均分布于躯干部,与脏腑有密切关系。

2·4·4 八会穴

"会"即聚会之义,八会穴即脏、腑、气、血、筋、脉、骨、髓的精气聚会的八个腧穴,故称八会穴,分布于躯干部和四肢部。

2·4·5 郄穴

"郄"有空隙之义,郄穴是各经经气深集的部位。十二经脉及阴阳跷、阴阳维脉各有一个

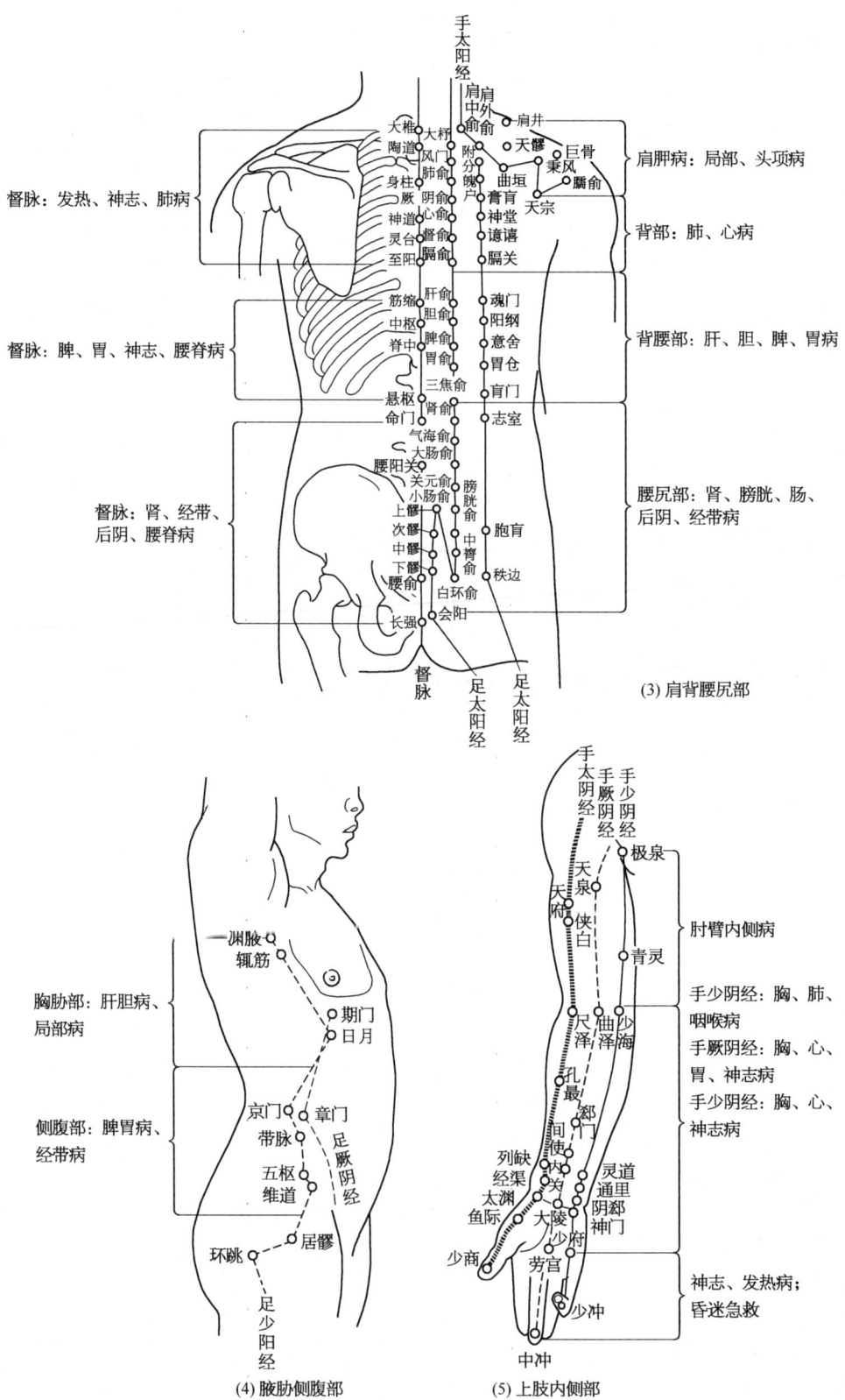

图 2 十四经腧穴主治分部示意图(续)

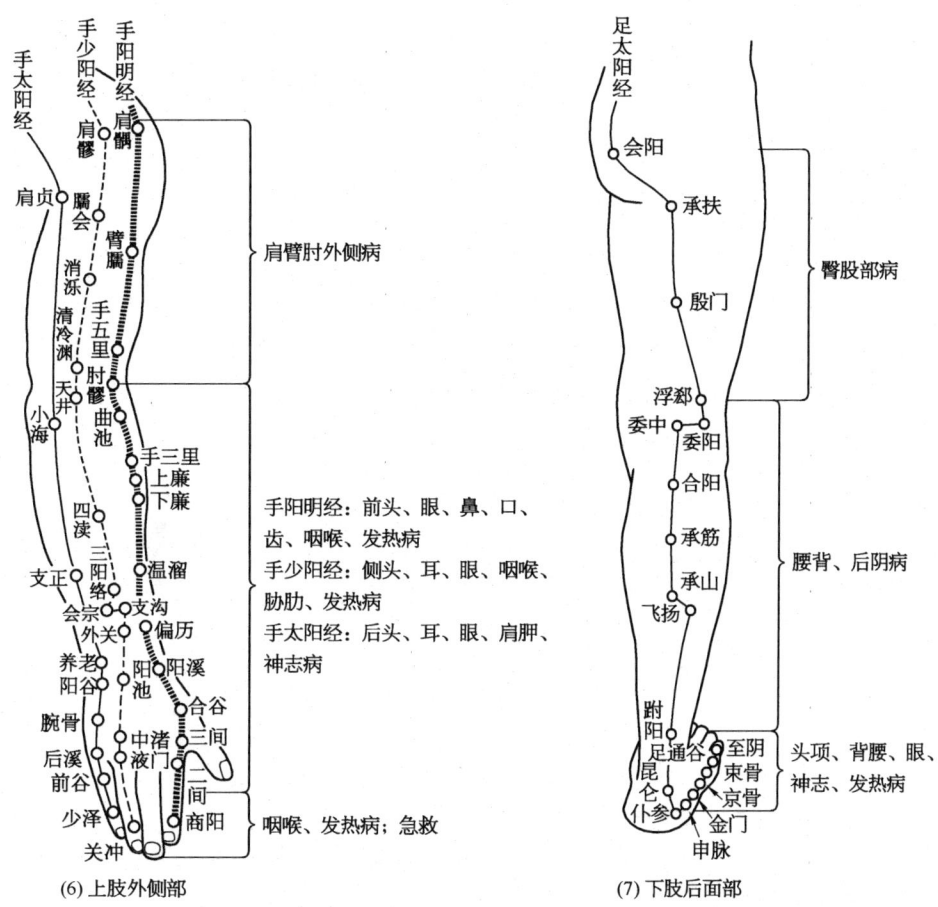

图 2　十四经腧穴主治分部示意图（续）

郄穴，共十六个郄穴。多分布于四肢肘、膝关节以下。

2·4·6　下合穴

下合穴是指手足三阳六腑之气下合于足三阳经的六个腧穴，故称下合穴。主要分布于下肢膝关节附近。

2·4·7　八脉交会穴、交会穴

八脉交会穴是指奇经八脉与十二经脉之气相交会的八个腧穴，故称"八脉交会穴"。它们分布于腕、踝关节的上下。

交会穴是指两经以上的经脉相交或会合处的腧穴，多分布于躯干部。

2·5　腧穴的定位方法

在临床上，治疗效果与取穴位置是否正确，有着密切的关系。为了定准腧穴，必须掌握定位方法。

2·5·1　骨度分寸定位法

《灵枢·骨度》记述了人体各部的骨节尺寸。以后各篇所载的尺寸经后人补充修改，被用作定取腧穴的折算长度，不论男女、老少、高矮、胖瘦均可按这一标准测量。常用的骨度分寸以图表（表1-6、图3）说明如下。

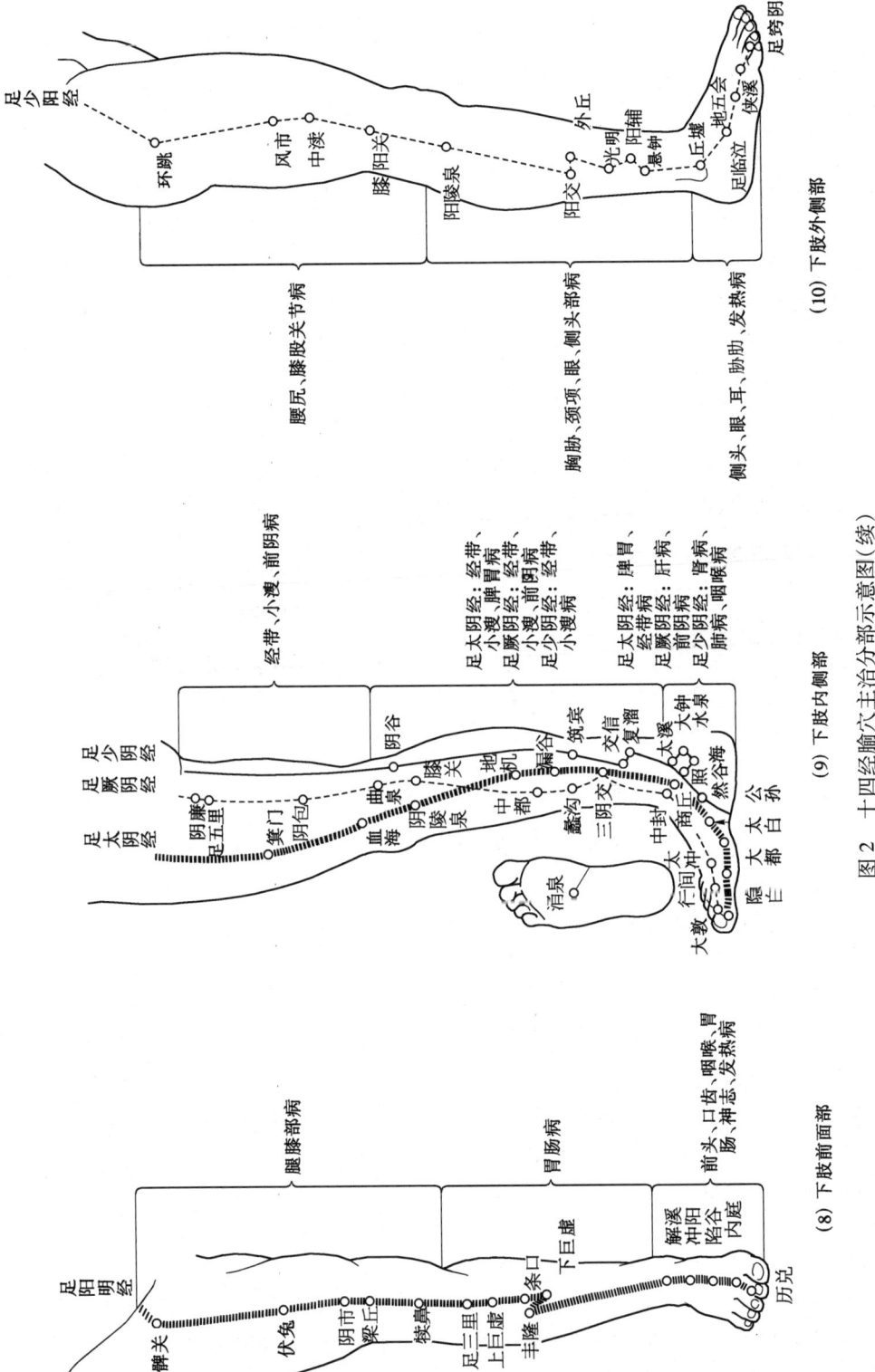

图 2 十四经腧穴主治分部示意图（续）

表 1-6 常用骨度分寸表

分部	部位起止点	常用骨度	度量法	说明
头部	前发际至后发际	12寸	直寸	如前后发际不明,从眉心量至大椎穴作18寸。眉心至前发际3寸,大椎穴至后发际3寸
	耳后两完骨(乳突)之间	9寸	横寸	用于量头部的横寸
胸腹部	天突至歧骨(胸剑联合)	9寸	直寸	1. 胸部与胁肋部取穴直寸,一般根据肋骨计算,每一肋骨折作1寸6分 2. "天突"指穴名的部位
	歧骨至脐中	8寸		
	脐中至横骨上廉(耻骨联合上缘)	5寸		
	两乳头之间	8寸	横寸	胸腹部取穴的横寸,可根据两乳头之间的距离折量。女性可用左右缺盆穴之间的宽度来代替两乳头之间的横寸
背腰部	大椎以下至尾骶	21椎	直寸	背部腧穴根据脊椎定穴。一般临床取穴,肩胛骨下角相当第七(胸)椎,髂嵴相当第16椎(第4腰椎棘突)
	两肩胛骨脊柱缘之间	6寸	横寸	
上肢部	腋前纹头(腋前皱襞)至肘横纹	9寸	直寸	用于手三阴、手三阳经的骨度分寸
	肘横纹至腕横纹	12寸		
侧胸部	腋以下至季胁	12寸	直寸	"季胁"指第11肋端
侧腹部	季胁以下至髀枢	9寸	直寸	"髀枢"指股骨大转子
下肢部	横骨上廉至内辅骨上廉(股骨内髁上缘)	18寸	直寸	用于足三阴经的骨度分寸
	内辅骨下廉(胫骨内髁下缘)至内踝高点	13寸		
	髀枢至膝中	19寸	直寸	1. 用于足三阳经的骨度分寸 2. "膝中"的水平线:前面相当于犊鼻穴,后面相当于委中穴
	臀横纹至膝中	14寸		
	膝中至外踝高点	16寸		
	外踝高点至足底	3寸		

〔附注〕 根据《灵枢·骨度》篇记载:发以下至颐长一尺,两颧之间相去七寸,结喉以下至缺盆中长四寸,足长一尺二寸等。现代临床折量,多以自然标志取穴,或以手指同身寸代之。

临床常按取穴部位骨度的全长,用手指划分为若干等分,称作"指测等分定位法"。如取间使穴,可将腕横纹至肘横纹的十二寸划分为两个等分,再将近腕的一等分又划分为两个等分,这样,腕上三寸的间使穴便可迅速而准确地定位。

2·5·2 自然标志取穴法

根据人体自然标志而定取穴位的方法称"自然标志定位法"。人体自然标志有两种:一种是不受人体活动影响而固定不移的标志,如五官、指(趾)甲、乳头、肚脐等,称作"固定标志";一种是需要采取相应的动作姿势才会出现的标志,包括皮肤的皱襞、肌肉部的凹陷、肌腱的显露以及某些关节间隙等,称作"活动标志"。自然标志定位法是临床常用的取穴方法,如两乳中间取膻中、握拳在掌后横纹头取后溪等。

2·5·3 手指同身寸取穴法

以患者的手指为标准来定取穴位的方法称为"手指同身寸取穴法"。因各人手指的长度

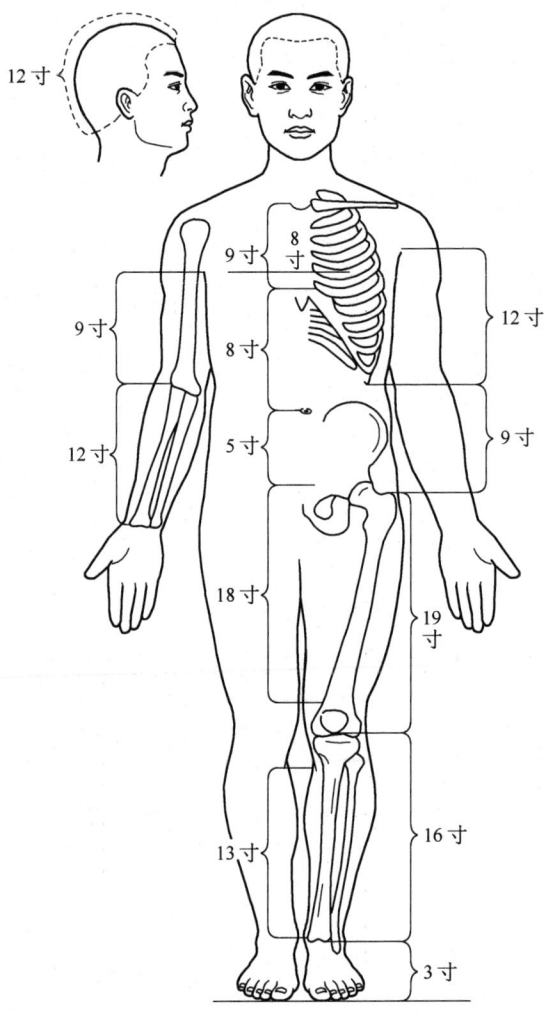

图 3　常用骨度分寸示意图

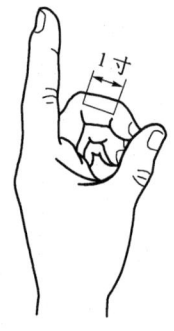

图 4　中指同身寸法

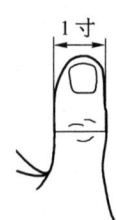

图 5　拇指同身寸法

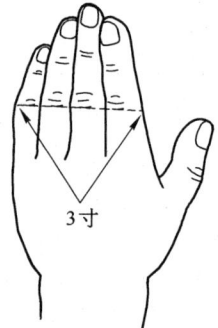

图 6　横指同身寸法

和宽度与其他部位有着一定的比例,所以可用患者本人的手指来测量定穴,医者或根据病人高矮胖瘦作出伸缩,也可用自己的手指来测定穴位。本法种类很多,各有一定的适用范围。

2·5·3·1　中指同身寸　是以患者的中指中节屈曲时内侧两端纹头之间作为一寸,可用于四肢部取穴的直寸和背部取穴的横寸(图4)。

2·5·3·2　拇指同身寸　是以患者拇指指关节的横度作为一寸,亦适用于四肢部的直寸取穴(图5)。

2·5·3·3　横指同身寸　又名"一夫法",是令患者将食指、中指、无名指和小指并拢,以中指中节横纹处为准,四指横量作为3寸(图6)。

2·5·4　简便取穴法

简便取穴法是临床一种简便易行的方法。如垂手中指端取风市,两手虎口自然平直交叉,在食指端到达处取列缺等。

3 经络腧穴各论

经脉主要包括十二经脉与奇经八脉。每一条经脉都有一定的循行路线,经脉的循行分布与该经腧穴主治有内在的联系。了解经脉的循行分布,就能更好地了解腧穴主治范围,特别有助于掌握肘、膝关节以下腧穴的主治。十二经脉及奇经八脉中的督脉、任脉各有所属腧穴,冲、带、蹻、维脉的腧穴均交会于十四经。腧穴是针灸治病的特定部位,掌握它们的定位及主治才能为针灸临床打下基础。

3·1 十二经脉

3·1·1 手太阴肺经(11穴)

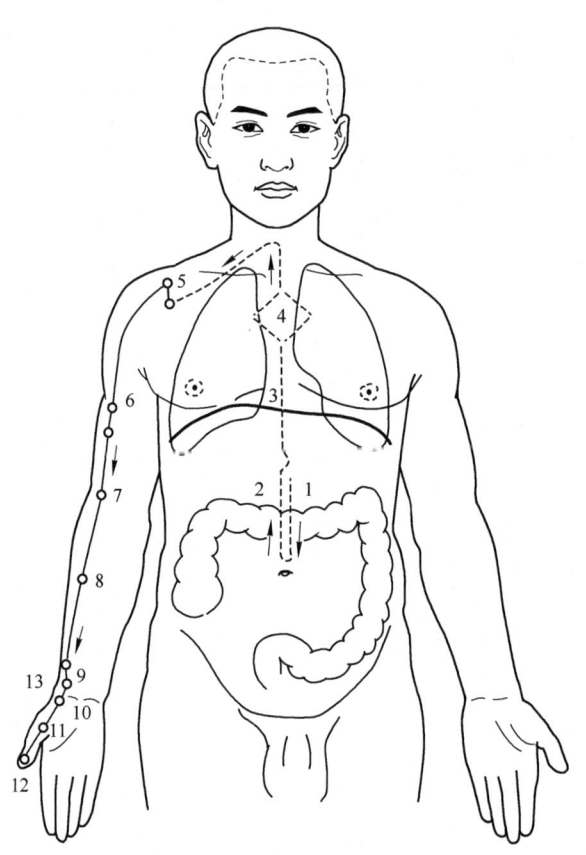

图7 手太阴肺经脉循行示意图

1. 起于中焦,下络大肠 2. 还循胃口 3. 上膈 4. 属肺 5. 从肺系横出腋下 6. 下循臑内,行少阴、心主之前 7. 下肘中 8. 循臂内上骨下廉 9. 入寸口 10. 上鱼 11. 循鱼际 12. 出大指之端 13. 其支者,从腕后直出次指内廉,出其端

图例 ——本经有穴通络 ----本经无穴通路 ○本经腧穴 △他经腧穴

3·1·1·1 经脉循行(图7) 起于中焦,向下联络大肠,回绕过来沿着胃的上口,通过横膈,属于肺脏,从"肺系"(肺与喉咙相连系的部位)横行出来(中府),向下沿上臂内侧,行于手少阴经和手厥阴经的前面,下行到肘窝中,沿着前臂内侧前缘,进入寸口,经过鱼际,沿着鱼际的边缘,出拇指内侧端(少商)。

手腕后方的支脉:从列缺处分出,一直走向食指内侧端(商阳),与手阳明大肠经相接。

3·1·1·2 主要病候 咳嗽、气喘、少气不足以息,咳血,伤风,胸部胀满,咽喉肿痛,缺盆部及手臂内侧前缘痛,肩背部寒冷、疼痛等证。

3·1·1·3 主治概要 本经腧穴主治喉、胸、肺病,以及经脉循行部位的其他病证(表1-7)。

(一) 中府 Zhōngfǔ

[定位] 胸前壁外上方,前正中线旁开6寸,平第一肋间隙处(图8)。

[解剖] 当胸大肌、胸小肌处,内侧深层为第一肋间内、外肌;上外侧有腋动、静脉,胸肩峰动、静脉;布有锁骨上神经中间支,胸前神经分支及第一肋间神经外侧皮支。

[主治] 咳嗽,气喘,肺胀满,胸痛,肩背痛。

[操作] 向外斜刺或平刺0.5~0.8寸,不可向内深刺,以免伤及肺脏。

说明:各穴的[操作],除禁针穴外,一般仅介绍毫针的常规针法。灸法则在中篇第二章及下篇治疗各论有关部分中讲述,这里仅介绍有特殊作用的灸法,余不一一列示。

[附注] 肺的募穴;手、足太阴经交会穴。

(二) 云门 Yúnmén

[定位] 胸前壁外上方,距前正中线旁开6寸,当锁骨外端下缘凹陷中取穴(图8)。

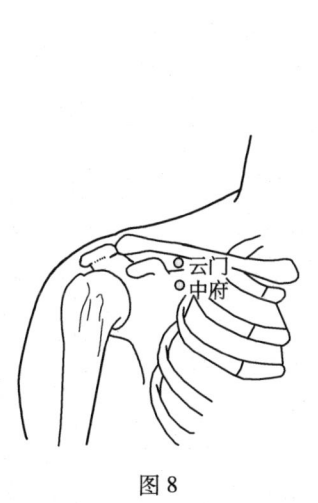

图8

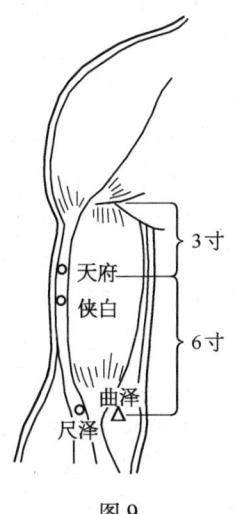

图9

[解剖] 胸肌三角之外侧;有头静脉、胸肩峰动、静脉,内下方有腋动脉;布有锁骨上神经中后支,胸前神经分支,臂丛外侧束。

[主治] 咳嗽,气喘,胸痛,肩痛。

[操作] 向外斜刺0.5~0.8寸,不可向内侧深刺,以免伤及肺脏。

(三) 天府 Tiānfǔ

[定位] 腋前皱襞上端水平线下3寸,肱二头肌外缘(图9)。

[解剖]　肱二头肌外侧沟中;有头静脉及肱动、静脉分支;分布着臂外侧皮神经及肌皮神经。
　　[主治]　气喘,鼻衄,瘿气,臑痛。
　　[操作]　直刺 0.5~1 寸。

(四) 侠白 Xiábái
　　[定位]　天府穴下 1 寸,肘横纹上 5 寸(图 9)。
　　[解剖]　肱二头肌外侧沟中;有头静脉及桡动、静脉分支;分布有臂外侧皮神经,当肌皮神经经过处。
　　[主治]　咳嗽,气喘,干呕,烦满,臑痛。
　　[操作]　直刺 0.5~1 寸。

(五) 尺泽 Chǐzé
　　[定位]　肘横纹中,肱二头肌腱桡侧缘(图 9)。
　　[解剖]　在肘关节,当肘二头肌腱之外方,肱桡肌起始部;有桡侧返动、静脉分支及头静脉;布有前臂外侧皮神经,直下为桡神经。
　　[主治]　咳嗽,气喘,咳血,潮热,胸部胀满,咽喉肿痛,小儿惊风,吐泻,肘臂挛痛。
　　[操作]　直刺 0.8~1.2 寸;或点刺出血。
　　[附注]　手太阳经所入为"合"。

(六) 孔最 Kǒngzuì
　　[定位]　尺泽穴与太渊穴连线上,腕横纹上 7 寸处(图 10)。
　　[解剖]　有肱桡肌,在旋前圆肌上端之外缘,桡侧腕长、短伸肌的内缘;有头静脉,桡动、静脉;布有前臂外侧皮神经,桡神经浅支。
　　[主治]　咳嗽,气喘,咳血,咽喉肿痛,肘臂挛痛,痔疾。
　　[操作]　直刺 0.5~1 寸。
　　[附注]　手太阴经郄穴。

(七) 列缺 Lièquē
　　[定位]　桡骨茎突上方,腕横纹上 1.5 寸(图 10)。
　　[简便取穴法]　两手虎口自然平直交叉,一手食指按在另一手桡骨茎突上,指尖下凹陷中是穴(图 11)。
　　[解剖]　在肱桡肌腱与拇长展肌腱之间,桡侧腕长伸肌腱内侧;有头静脉,桡动、静脉分支;布有前臂外侧皮神经和桡神经浅支的混合支。
　　[主治]　伤风,头痛,项强,咳嗽,气喘,咽喉肿痛,口眼㖞斜,齿痛。
　　[操作]　向上斜刺 0.3~0.5 寸。
　　[附注]　手太阴经络穴;八脉交会穴之一,通于任脉。

(八) 经渠 Jīngqú
　　[定位]　桡骨茎突内侧,腕横纹上 1 寸,桡动脉桡侧凹陷中(图 10)。
　　[解剖]　桡侧腕屈肌腱的外侧,有旋前方肌;当桡动、静脉外侧处;布有前臂外侧皮神经和桡神经浅支混合支。
　　[主治]　咳嗽,气喘,胸痛,咽喉肿痛,手腕痛。
　　[操作]　避开桡动脉,直刺 0.3~0.5 寸。

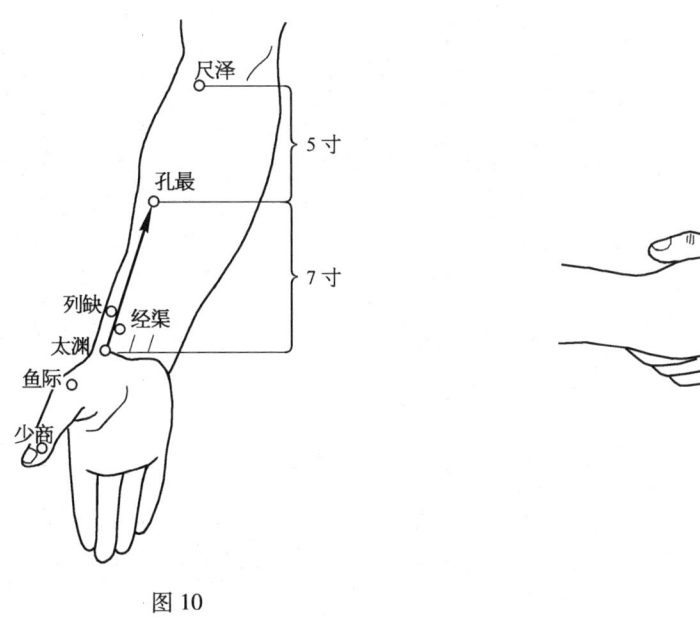

图 10　　　　　　　　　　图 11

[附注]　（1）手太阴经所行为"经"。（2）《甲乙经》：不可灸。

（九）太渊 Tàiyuān

[定位]　掌后腕横纹桡侧端，桡动脉的桡侧凹陷中（图 10）。

[解剖]　桡侧腕屈肌腱的外侧，拇展长肌腱内侧；有桡动、静脉；布有前臂外侧皮神经和桡神经浅支混合支。

[主治]　咳嗽，气喘，咳血，胸痛，咽喉肿痛，腕臂痛，无脉症。

[操作]　避开桡动脉，直刺 0.3~0.5 寸。

[附注]　手太阴经所注为"输"；肺经原穴；脉会太渊。

（十）鱼际 Yújì

[定位]　第一掌骨中点，赤白肉际处（图 12）。

[解剖]　有拇短展肌和拇指对掌肌；血管当拇指静脉回流支；布有前臂外侧皮神经和桡神经浅支混合支。

[主治]　咳嗽，咳血，咽喉肿痛，失声，发热。

[操作]　直刺 0.5~0.8 寸。

[附注]　手太阴经所溜为"荥"。

（十一）少商 Shàoshāng

[定位]　拇指桡侧指甲角旁约 0.1 寸（图 12）。

[解剖]　有指掌固有动、静脉所形成的动、静脉网；布有前臂外侧皮神经和桡神经浅支混合支，正中神经的掌侧固有神经的末梢神经网。

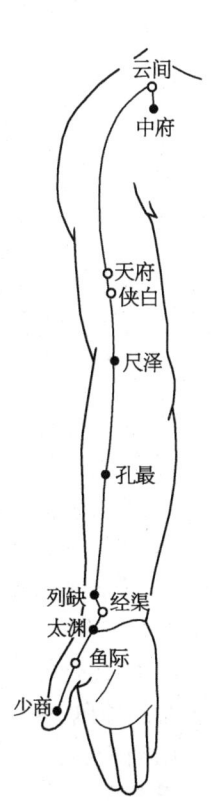

图 12　手太阴肺经腧穴总图
图例　● 常用腧穴　○ 一般腧穴

[主治] 咽喉肿痛,咳嗽,鼻衄,发热,昏迷,癫狂。
[操作] 浅刺 0.1 寸,或点刺出血。
[附注] 手太阴经所出为"井"。

表 1-7 手太阴肺经腧穴主治提要表

穴 名	部 位	主 治 1	2
中 府*	胸	咳嗽,气喘,胸痛	
云 门	胸	咳嗽,气喘,胸痛	

胸部:胸、肺疾患

穴 名	部 位	主 治 1	2
天 府	上 臂	气喘,鼻衄	
侠 白	上 臂	咳嗽	
尺 泽*	肘	咳嗽,咳血,气喘,胸满	潮热,小儿惊风
孔 最*	前 臂	咳嗽,咳血,胸痛	
列 缺*	前 臂	咳嗽,咽喉肿痛	头痛,口㖞
经 渠	前 臂	咳嗽,咽喉肿痛	
太 渊*	腕关节	咳嗽,咽喉肿痛	无脉症
鱼 际*	掌	咳血,咽喉肿痛	发热,失声
少 商*	拇指端	咽喉肿痛,咳嗽	发热,昏迷,癫狂

手臂部:喉、胸、肺疾患

注:穴后有"*"者为常用穴。主治栏中"1"为腧穴主治的本经及脏腑重点病症;"2"为腧穴所兼治的其他特殊病症。

【附】 手太阴肺经穴分寸歌

中府乳上三肋间,上行寸六云门安,云在璇玑旁六寸,天府腋三动脉求,侠白肘上五寸主,尺泽肘中约纹是,孔最腕侧七寸处,列缺腕上一寸半,经渠寸口陷中取,太渊掌后横纹头,鱼际节后散脉里,少商大指内侧端(图 12)。

3·1·2 手阳明大肠经(20 穴)

3·1·2·1 经脉循行(图 13) 起于食指末端(商阳),沿着食指内(桡)侧向上,通过第一、二掌骨之间(合谷),向上进入两筋(拇长伸肌腱与拇短伸肌腱)之间的凹陷处,沿前臂前方,至肘部外侧,再沿上臂外侧前缘,上走肩端(肩髃),沿肩峰前缘,向上出于颈椎"手足三阳经聚会处"(大椎,属督脉),再向下进入缺盆(锁骨上窝)部,联络肺脏,通过横膈,属于大肠。

缺盆部支脉:上走颈部,通过面颊,进入下齿龈,回绕至上唇,交叉于人中,左脉向右,右脉向左,分布在鼻孔两侧(迎香),与足阳明胃经相接。

3·1·2·2　**主要病候**　腹痛,肠鸣,泄泻,便秘,痢疾,咽喉肿痛,齿痛,鼻流清涕或出血,本经循行部位疼痛,热肿或寒冷等症。

3·1·2·3　**主治概要**　本经腧穴主治头面,五官,咽喉病,热病及经脉循行部位的其他病证(表1-8)。

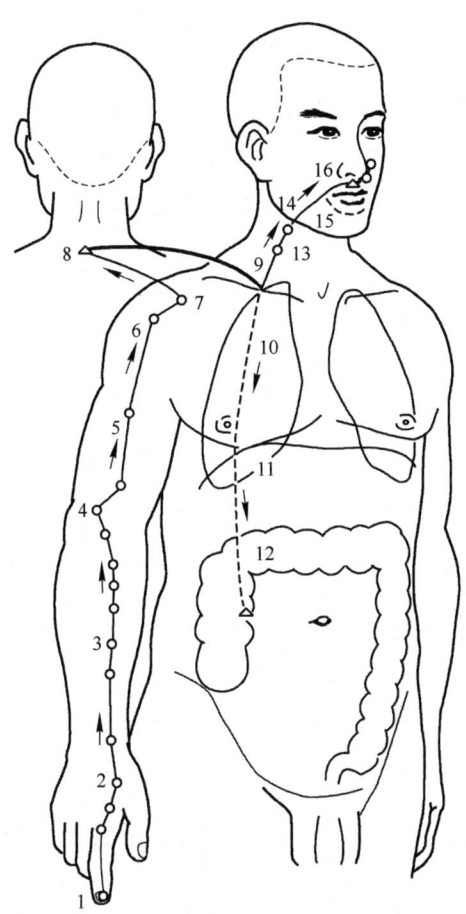

图 13　手阳明大肠经脉循行示意图

1. 起于大指次指之端　2. 循指上廉出合谷两骨间,上入两筋之中　3. 循臂上廉
4. 入肘外廉　5. 上臑外前廉　6. 上肩　7. 出髃骨之前廉　8. 上出于柱骨之会上
9. 下入缺盆　10. 络肺　11. 下膈　12. 属大肠　13. 其支者,从缺盆上颈　14. 贯颊
15. 入下齿中　16. 还出挟口,交人中,左之右,右之左,上挟鼻孔

(一) 商阳 Shāngyáng

[定位]　食指桡侧指甲角旁约 0.1 寸(图 14)。

[解剖]　有指及掌背动、静脉网;布有来自正中神经的指掌侧固有神经,桡神经的指背侧神经。

[主治]　耳聋,齿痛,咽喉肿痛,颔肿,青盲,手指麻木,热病,昏迷。

[操作]　浅刺 0.1 寸,或点刺出血。

[附注]　手阳明经所出为"井"。

(二) 二间 Erjiān

［定位］ 握拳,当食指桡侧掌指关节前凹陷中(图14)。

［解剖］ 有指屈浅、深肌腱;有来自桡动脉的指背及掌侧动、静脉,布有桡神经的指背侧固有神经,正中神经的指掌侧固有神经。

［主治］ 目昏,鼻衄,齿痛,口㖞,咽喉肿痛,热病。

［操作］ 直刺0.2~0.3寸。

［附注］ 手阳明经所溜为"荥"。

(三) 三间 Sānjiān

［定位］ 握拳,当第二掌骨小头桡侧后凹陷中(图14)。

［解剖］ 第二掌骨小头后方,有第一骨间背侧肌,拇收肌;有手背静脉网,指掌侧固有动脉;布有桡神经浅支。

［主治］ 目痛,齿痛,咽喉肿痛,身热,腹满,肠鸣。

［操作］ 直刺0.5~0.8寸。

［附注］ 手阳明经所注为"输"。

(四) 合谷 Hégǔ

［定位］ 手背,第一、二掌骨之间,约平第二掌骨中点处(图14)。

简便取穴：以一手的拇指指骨关节横纹,放在另一手拇、食指之间的指蹼缘上,当拇指尖下是穴(图15)。

［解剖］ 在第一、二掌骨之间,第一骨间背侧肌中,深层有拇收肌横头;有手背静脉网,为头静脉的起部,腧穴近侧正当桡动脉从手背穿向手掌之处;布有桡神经浅支的掌背侧神经,深部有正中神经的指掌侧固有神经。

［主治］ 头痛,目赤肿痛,鼻衄,齿痛,牙关紧闭,口眼㖞斜,耳聋,痄腮,咽喉肿痛,热病无汗,多汗,腹痛,便秘,经闭,滞产。

［操作］ 直刺0.5~1寸。

［附注］ (1)手阳明经所过为"原"。(2)《神应经》：孕妇不宜针。别名：虎口。

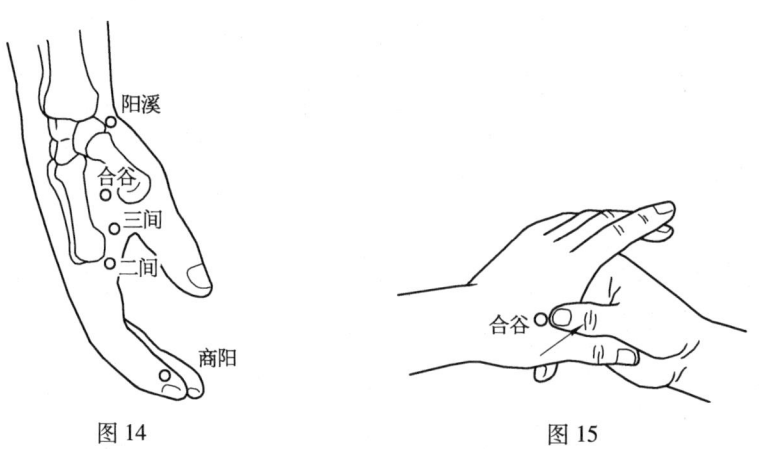

图14　　　　图15

(五) 阳溪 Yángxī

［定位］ 腕背横纹桡侧端,拇短伸肌腱与拇长伸肌腱之间的凹陷中(图14)。

［解剖］　当拇短、长伸肌腱之间；有头静脉、桡动脉的腕背支；布有桡神经浅支。
［主治］　头痛，目赤肿痛，耳聋，耳鸣，齿痛，咽喉肿痛，手腕痛。
［操作］　直刺 0.5~0.8 寸。
［附注］　手阳明经所行为"经"。

（六）偏历 Piānlì

［定位］　在阳溪穴与曲池穴连线上，阳溪穴上 3 寸处（图 16）。
［解剖］　在桡骨远端，桡侧腕伸肌腱与拇长展肌腱之间；有头静脉；掌侧为前臂外侧皮神经和桡神经浅支，背侧为前臂背侧皮神经和前臂骨间背侧神经。
［主治］　目赤，耳鸣，鼻衄，喉痛，手臂酸痛，水肿。
［操作］　直刺或斜刺 0.5~0.8 寸。
［附注］　手阳明经络穴。

（七）温溜 Wēnliū

［定位］　在阳溪穴与曲池穴连线上，阳溪穴上 5 寸处（图 16）。
［解剖］　在桡侧腕伸肌肌腹与拇长展肌之间；有桡动脉分支及头静脉；布有前臂背侧皮神经与桡神经深支。
［主治］　头痛，面肿，咽喉肿痛，疔疮，肩背酸痛，肠鸣腹痛。
［操作］　直刺 0.5~1 寸。
［附注］　手阳明经郄穴。

（八）下廉 Xiàlián

［定位］　在阳溪穴与曲池穴连线上，曲池穴下 4 寸处（图 16）。
［解剖］　在桡骨的桡侧，桡侧有腕短伸肌及腕长伸肌，深层有旋后肌；有桡动脉分支；布有前臂背侧皮神经及桡神经深支。
［主治］　头痛，眩晕，目痛，肘臂痛，腹胀，腹痛。
［操作］　直刺 0.5~1 寸。

（九）上廉 Shànglián

［定位］　在阳溪穴与曲池穴连线上，曲池穴下 3 寸处（图 16）。
［解剖］　同下廉穴。
［主治］　头痛，肩膀酸痛，半身不遂，手臂麻木，肠鸣腹痛。
［操作］　直刺 0.5~1 寸。

（十）手三里 Shǒusānlǐ

［定位］　在阳溪穴与曲池穴连线上，曲池穴下 2 寸处（图 16）。
［解剖］　肌肉、神经同下廉穴，血管为桡返动脉的分支。
［主治］　齿痛颊肿，上肢不遂，腹痛，腹泻。
［操作］　直刺 0.8~1.2 寸。

（十一）曲池 Qūchí

［定位］　屈肘，成直角，当肘横纹外端与肱骨外上髁连线的中点（图 16）。
［解剖］　桡侧腕长伸肌起始部，肱桡肌的桡侧；有桡返动脉的分支；布有前臂背侧皮神经，内侧深层为桡神经本干。

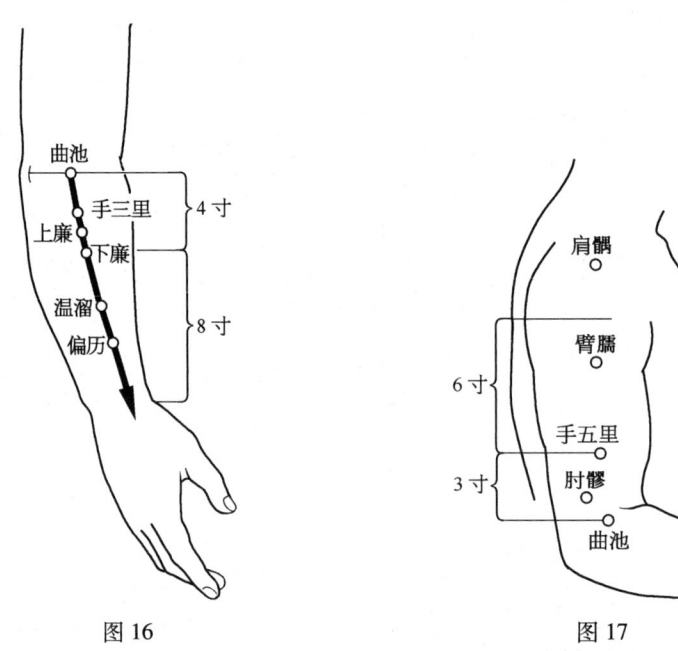

图 16　　　　　　　　图 17

[主治]　咽喉肿痛,齿痛,目赤痛,瘰疬,瘾疹,热病,上肢不遂,手臂肿痛,腹痛吐泻,高血压,癫狂。

[操作]　直刺 1~1.5 寸。

[附注]　(1) 手阳明经所入为"合"。(2) 参考资料:据报道,在犬阑尾壁内直接注射 β-链球菌和金黄色葡萄球菌的混合菌液以引起实验性阑尾炎,用强刺激手法针刺"曲池"和"阑尾"穴,证明对实验性阑尾炎有肯定的治疗作用。

(十二) **肘髎** Zhǒuliáo

[定位]　屈肘,曲池穴外上方 1 寸,肱骨边缘(图 17)。

[解剖]　在桡骨外上髁上缘肱肌起始部,肱三头肌外缘;有桡侧副动脉;布有前臂背侧皮神经及桡神经。

[主治]　肘臂部疼痛,麻木,挛急。

[操作]　直刺 0.5~1 寸。

(十三) **手五里** Shǒuwǔlǐ

[定位]　在曲池穴与肩髃穴的连线上,曲池穴上 3 寸处(图 17)。

[解剖]　在肱骨桡侧,为肱桡肌起点,外侧为肱三头肌前缘;稍深为桡侧副动脉;布有前臂背侧皮神经,深层内侧为桡神经。

[主治]　肘臂挛痛,瘰疬。

[操作]　避开动脉,直刺 0.5~1 寸。

(十四) **臂臑** Bìnào

[定位]　在曲池穴与肩髃穴连线上,曲池穴上七寸处,当三角肌下端(图 17)。

[解剖]　在肱骨桡侧,三角肌下端,肱三头肌外侧头的前缘;有旋肱后动脉的分支及肱深动脉;布有前臂背侧皮神经,深层有桡神经本干。

［主治］ 肩臂痛,颈项拘挛,瘰疬,目疾。
［操作］ 直刺或向上斜刺0.8~1.5寸。

(十五) 肩髃 Jiānyú
［定位］ 肩峰端下缘,当肩峰与肱骨大结节之间,三角肌上部中央。肩平举时,肩部出现两个凹陷,前方的凹陷中(图17)。
［解剖］ 有旋肱后动、静脉;布有锁骨上神经,腋神经。
［主治］ 肩臂挛痛不遂,瘾疹,瘰疬。
［操作］ 直刺或向下斜刺0.8~1.5寸。
［附注］ 手阳明经与阳跷脉交会穴。

(十六) 巨骨 Jùgǔ
［定位］ 锁骨肩峰端与肩胛冈之间凹陷中(图18)。
［解剖］ 在斜方肌与冈上肌中;深层有肩胛上动、静脉;布有锁骨上神经分支,副神经分支,深层有肩胛上神经。
［主治］ 肩臂挛痛不遂,瘰疬,瘿气。
［操作］ 直刺,微斜向外下方,进针0.5~1寸。
［附注］ 手阳明经与阳跷脉交会穴。

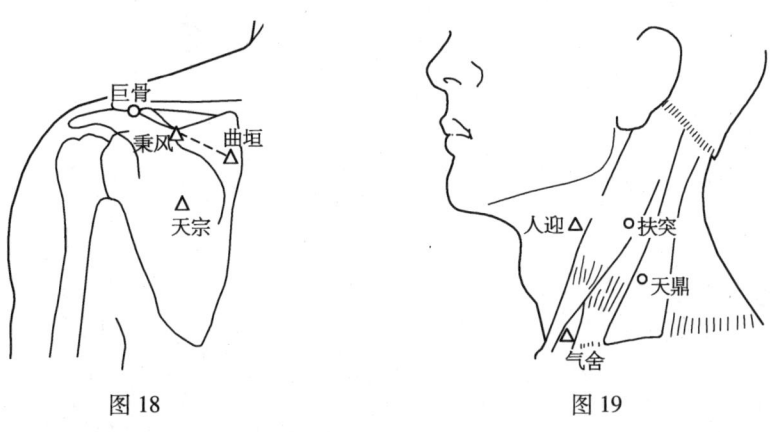

图18　　　　　　　　　图19

(十七) 天鼎 Tiāndǐng
［定位］ 扶突穴直下1寸,胸锁乳突肌后缘(图19)。
［解剖］ 在胸锁乳突肌下部后缘,浅层为颈阔肌,深层为中斜角肌起点;有颈外浅静脉;为副神经、颈皮神经在胸锁乳突肌后缘穿出处,深层为膈神经的起点。
［主治］ 暴瘖气梗,咽喉肿痛,瘰疬,瘿气。
［操作］ 直刺0.5~0.8寸。

(十八) 扶突 Fútū
［定位］ 喉结旁开3寸,当胸锁乳突肌的胸骨头与锁骨头之间(图19)。
［解剖］ 在胸锁乳突肌胸骨头间颈阔肌中,深层为肩胛提肌起始点;深层内侧有颈升动脉;布有耳大神经、颈皮神经、枕小神经及副神经。
［主治］ 咳嗽,气喘,咽喉肿痛,暴瘖,瘰疬,瘿气。
［操作］ 直刺0.5~0.8寸。

(十九) 口禾髎 Kǒuhéliáo

[定位] 水沟穴旁 0.5 寸,当鼻孔外缘直下,与水沟穴相平处取穴(图 20)。

[解剖] 在上颌骨犬齿窝部,上唇方肌止端;有面动、静脉的上唇支;布有面神经、三叉神经第二支下支与眶下神经的吻合丛。

[主治] 鼻塞,衄衊,口㖞,口噤。

[操作] 直刺或斜刺 0.3~0.5 寸。

(二十) 迎香 Yíngxiāng

[定位] 鼻翼外缘中点,旁开 0.5 寸,当鼻唇沟中(图 20)。

[解剖] 在上唇方肌中,深部为梨状孔的边缘;有面动、静脉及眶下动、静脉分支;布有面神经与眶下神经的吻合丛。

[主治] 鼻塞,衄衊,口㖞,面痒,胆道蛔虫症。

[操作] 斜刺或平刺 0.3~0.5 寸。

[附注] (1) 手、足阳明经交会穴。(2)《外台》:不宜灸。

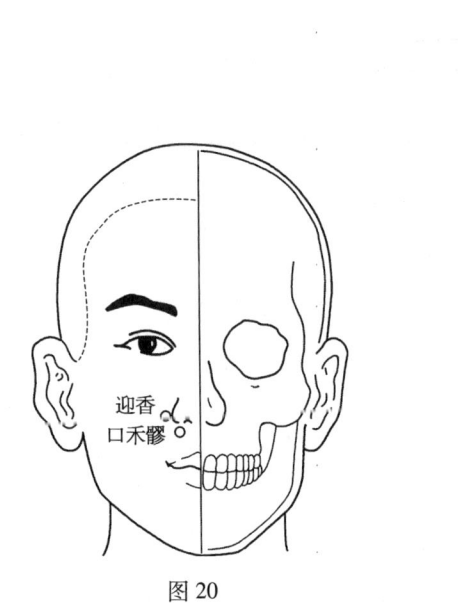

图 20

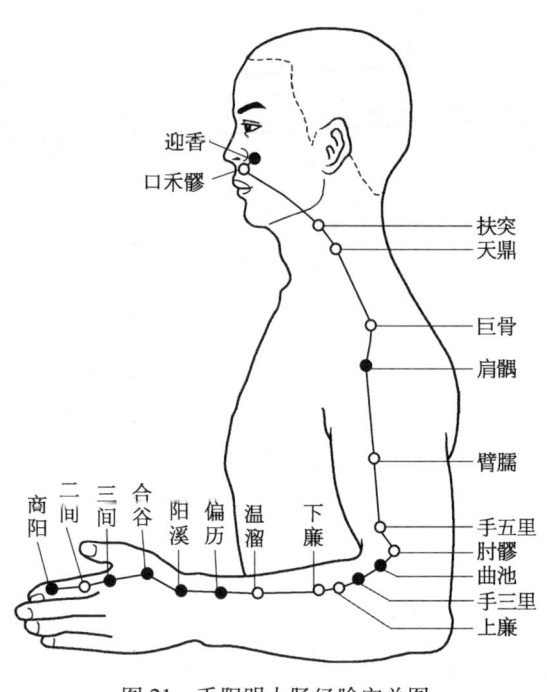

图 21 手阳明大肠经腧穴总图

表 1-8 手阳明大肠经腧穴主治提要表

穴 名	部 位	主 治	
		1	2
商 阳*	食指端	耳聋,齿痛,颌肿,咽喉肿痛	昏迷,热病
二 间	指	目昏,鼻衄,齿痛,口㖞	
三 间*	指	下齿痛,咽喉肿痛	
合 谷*	手背	头痛,鼻衄,耳聋,齿痛,口㖞,咽喉肿痛	热病,多汗

(续表)

穴 名	部 位	主 治	
		1	2
阳 溪*	腕关节	头痛,目赤,耳聋,齿痛	
偏 历*	前 臂	鼻衄	水肿
温 溜	前 臂	头痛,面肿,咽喉肿痛	肠鸣,腹痛
下 廉	前 臂	肘臂痛	腹痛
上 廉	前 臂	上肢不遂	肠鸣,腹痛
手 三 里*	前 臂	齿痛,颊肿,上肢不遂	腹痛,腹泻
曲 池*	肘	咽喉肿痛,上肢不遂	热病,瘾疹,腹痛,吐泻
手、肘部:头面、目、耳鼻、口、齿疾患,热病			
肘 髎	上 臂	肘臂痛	
手 五 里	上 臂	肘臂痛	
臂 臑*	上 臂	臂痛	目疾
肩 髃	肩胛关节	肩臂痛,上肢不遂	
巨 骨	肩	肩臂痛	
上臂、肩部:局部疾患为主			
天 鼎	颈	暴瘖,咽喉肿痛	
扶 突*	颈	暴瘖,咽喉肿痛	
颈部:咽喉疾患			
口 禾 髎	面	鼻塞,鼻衄,口㖞	
迎 香*	面	鼻塞,鼻渊,鼻衄,口㖞	
面部:鼻疾患			

【附】 手阳明大肠经穴分寸歌

商阳食指内侧边,二间寻来本节前,三间节后陷中取,合谷虎口岐骨间,阳溪腕上筋间是,偏历腕后三寸安,温溜腕后去五寸,池前四寸下廉寻,池前三寸上廉中,池前二寸三里逢,曲池曲肘纹头尽,肘髎大骨外廉近,若问五里何处寻,肘上三寸向里行,臂臑肘上七寸量,肩髃肩端举臂取,巨骨肩尖端上行,天鼎扶下一寸真,扶突人迎后寸五,禾髎水沟旁五分,鼻翼中点外迎香,大肠经穴是分明(图21)。

3·1·3 足阳明胃经(45穴)

3·1·3·1 经脉循行(图22) ① 起于鼻翼两侧(迎香),下行到鼻根部,② 与旁侧足太阳经交会,③ 向下沿着鼻的外侧(承泣),④ 进入上齿龈内,⑤ 回出环绕口唇,⑥ 向下交会于颏唇沟承浆(任脉)处,⑦ 再向后沿着口腮后下方,出于下颌大迎处,⑧ 沿着下颌角颊车,⑨ 上行耳前,经过上关(足少阳经),⑩ 沿着发际,⑪ 到达前额(神庭)。

⑫ 面部支脉:从大迎前下走人迎,沿着喉咙,⑬ 进入缺盆部,⑭ 向下通过横膈,⑮ 属于胃,联络脾脏。

⑯ 缺盆部直行的脉：经乳头，⑰ 向下挟脐旁，进入少腹两侧气冲。
⑱ 胃下口部支脉：沿着腹里向下到气冲会合，⑲ 再由此下行至髀关，⑳ 直抵伏兔部，㉑ 下至膝盖，㉒ 沿着胫骨外侧前缘，㉓ 下经足跗，㉔ 进入第二足趾外侧端（厉兑）。
㉕ 胫部支脉：从膝下3寸（足三里）处分出，㉖ 进入足中趾外侧。
㉗ 足跗部支脉：从跗上（冲阳）分出，进入足大趾内侧端（隐白），与足太阴脾经相接。

3·1·3·2 主要病候　肠鸣腹胀，水肿，胃痛，呕吐或消谷善饥，口渴，咽喉肿痛，鼻衄，胸部及膝髌等本经循行部位疼痛，热病，发狂等证。

3·1·3·3 主治概要　本经腧穴主治胃肠病，头面、目、鼻、口、齿痛，神志病及经脉循行部位的其他病证（表1-9）。

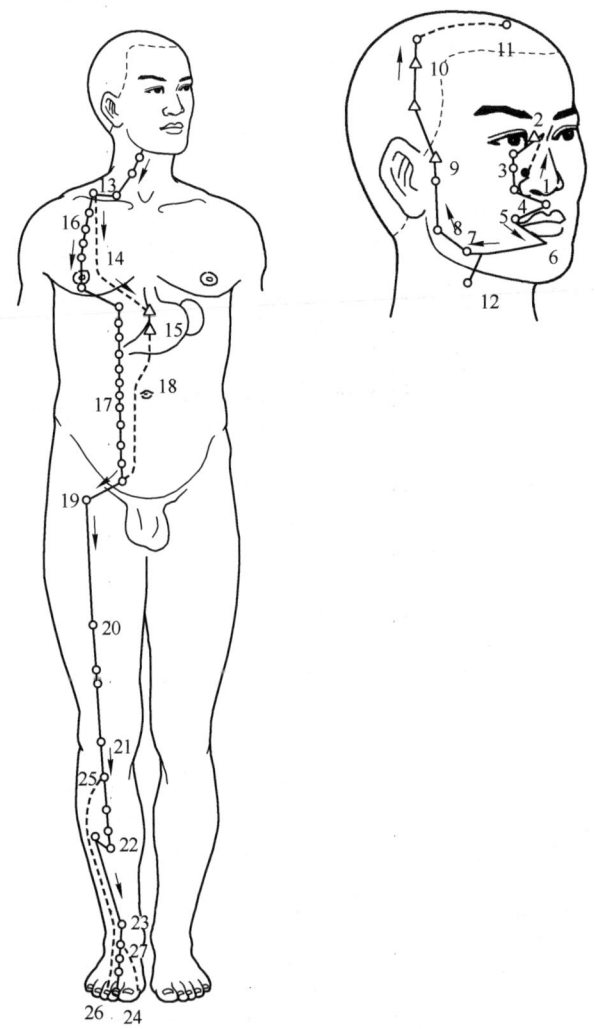

图22　足阳明胃经脉循行示意图

1. 起于鼻之交頞中　2. 旁纳太阳之脉　3. 下循鼻外　4. 入上齿中　5. 还出挟口环唇　6. 下交承浆　7. 却循颐后下廉出大迎　8. 循颊车　9. 上耳前，过客主人　10. 循发际　11. 至额颅　12. 其支者，从大迎前，下人迎，循喉咙　13. 入缺盆　14. 下膈　15. 属胃络脾　16. 其直者，从缺盆下乳内廉　17. 下挟脐入气街中　18. 其支者，起于胃口，下循腹里，下至气街中而合　19. 以下髀关　20. 抵伏兔　21. 下膝髌中　22. 下循胫外廉　23. 下足跗　24. 入中指（按：指应作趾，以下足经均同）内间（按：应作次指外间）　25. 其支者，下廉三寸而别　26. 下入中指外间　27. 其支者，别跗上，入大指间，出其端

（一）承泣 Chéngqì

［定位］ 目正视,瞳孔直下,当眶下缘与眼球之间(图23)。

［解剖］ 在眶下缘上方,眼轮匝肌中,深层眶内有眼球下直肌,下斜肌;有眶下动、静脉分支,眼动、静脉的分支;布有眶下神经分支及动眼神经下支的肌支,面神经分支。

［主治］ 目赤肿痛,流泪,夜盲,眼睑瞤动,口眼㖞斜。

［操作］ 以左手拇指向上轻推眼球,紧靠眶缘缓慢直刺0.5~1.5寸,不宜提插,以防刺破血管引起血肿。

［附注］ 足阳明经、阳蹻、任脉交会穴。

（二）四白 Sìbái

［定位］ 目正视,瞳孔直下,当眶下孔凹陷中(图23)。

［解剖］ 在眶下孔处,当眼轮匝肌和上唇方肌之间;有面动、静脉分支,眶下动、静脉;布有面神经分支,当眶下神经处。

［主治］ 目赤痛痒,目翳,眼睑瞤动,口眼㖞斜,头痛眩晕。

［操作］ 直刺或斜刺0.3~0.5寸,不可深刺。

（三）巨髎 Jùliáo

［定位］ 目正视,瞳孔直下,平鼻翼下缘处(图23)。

［解剖］ 浅层为上唇方肌,深层为犬齿肌;有面动、静脉及眶下动、静脉;布有面神经及眶下神经的分支。

［主治］ 口眼㖞斜,眼睑瞤动,鼻衄,齿痛,唇颊肿。

［操作］ 斜刺或平刺0.3~0.5寸。

［附注］ 足阳明胃经与阳蹻脉交会穴。

（四）地仓 Dìcāng

［定位］ 口角旁0.4寸。巨髎穴直下取之(图23)。

［解剖］ 在口轮匝肌中,深层为颊肌;有面动、静脉;布有面神经和眶下神经分支,深层为颊肌神经的末支。

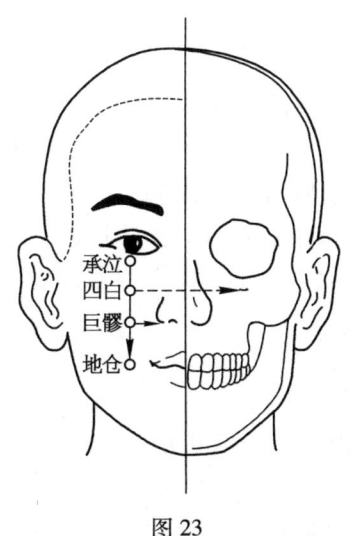

图23

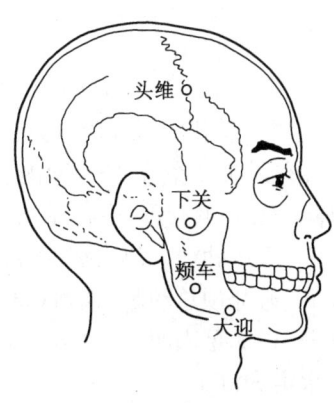

图24

［主治］　口㖞,流涎,眼睑瞤动。
［操作］　斜刺或平刺 0.5~0.8 寸。
［附注］　手足阳明经,阳蹻脉交会穴。

（五）大迎 Dàyíng

［定位］　下颌角前 1.3 寸凹陷中,咬肌附着部前缘,闭口鼓气时即出现一沟形凹陷,即于凹陷下端取之（图 24）。
［解剖］　在咬肌附着部前缘；前方有面动、静脉；布有面神经及颊神经。
［主治］　口㖞,口噤,颊肿,齿痛。
［操作］　避开动脉,斜刺或平刺 0.3~0.5 寸。

（六）颊车 Jiáchē

［定位］　下颌角前上方一横指凹陷中,咀嚼时咬肌隆起最高点处（图 24）。
［解剖］　在下颌角前方,有咬肌；有咬肌动、静脉；布有耳大神经,面神经及咬肌神经。
［主治］　口㖞,齿痛,颊肿,口噤不语。
［操作］　直刺 0.3~0.5 寸,平刺 0.5~1 寸。

（七）下关 Xiàguān

［定位］　颧弓下缘,下颌骨髁状突之前方,切迹之间凹陷中。合口有孔,张口即闭（图 24）。
［解剖］　当颧弓下缘,皮下有腮腺,为咬肌起始部；有面横动、静脉,最深层为上颌动、静脉；正当面神经颧眶支及耳颞神经分支,最深层为下颌神经。
［主治］　耳聋,耳鸣,聤耳,齿痛,口噤,口眼㖞斜。
［操作］　直刺 0.5~1 寸。
［附注］　足阳明、足少阳经交会穴。

（八）头维 Tóuwéi

［定位］　额角发际直上 0.5 寸（图 24）。
［解剖］　在颞肌上缘帽状腱膜中；有颞浅动、静脉的额支；布有耳颞神经的分支及面神经额颞支。
［主治］　头痛,目眩,口痛,流泪,眼睑瞤动。
［操作］　平刺 0.5~1 寸。
［附注］　(1) 足阳明、足少阳经与阳维脉交会穴。(2)《甲乙》：禁不可灸。

（九）人迎 Rényíng

［定位］　喉结旁 1.5 寸,当颈总动脉之后,胸锁乳突肌前缘（图 25）。
［解剖］　有颈阔肌,在胸锁乳突肌前缘与甲状软骨接触部；有甲状腺上动脉；当颈内、外动脉分歧处,有颈前浅静脉,外为颈内静脉；布有颈皮神经,面神经颈支,深层颈动脉球,最深层为交感神经干,外侧有舌下神经降支及迷走神经。
［主治］　咽喉肿痛,气喘,瘰疬,瘿气,高血压。
［操作］　避开颈总动脉,直刺 0.3~0.8 寸。
［附注］　(1) 足阳明、足少阳经交会穴。(2)《甲乙》：禁不可灸。

（十）水突 Shuǐtū

［定位］　人迎穴至气舍穴连线的中点,当胸锁乳突肌前缘（图 25）。

[解剖] 有颈阔肌,在甲状软骨外侧,胸锁乳突肌与肩胛舌骨肌上腹的交叉点;外侧为颈总动脉;布有颈皮神经,深层为交感神经发出的心上神经及交感干。

[主治] 咽喉肿痛,咳嗽,气喘。

[操作] 直刺0.3~0.8寸。

(十一) 气舍 Qìshè

[定位] 人迎穴直下,锁骨上缘,在胸锁乳突肌的胸骨头与锁骨头之间(图25)。

[解剖] 有颈阔肌,胸锁乳突肌起始部;有颈前浅静脉,深部为颈总动脉;布有锁骨上神经前支,舌下神经的分支。

[主治] 咽喉肿痛,气喘,呃逆,瘿瘤,瘰疬,颈项强。

[操作] 直刺0.3~0.5寸。

[附注] 本经气保至乳根诸穴,深部有大动脉及肺、肝等重要脏器。不可深刺。

(十二) 缺盆 Quēpén

[定位] 锁骨上窝中央,前正中线旁开4寸(图25)。

[解剖] 在锁骨上窝之中点,有颈阔肌,肩胛舌骨肌;上方有颈横动脉;布有锁骨上神经中支,深层正当肩丛的锁骨上部。

[主治] 咳嗽,气喘,咽喉肿痛,缺盆中痛,瘰疬。

[操作] 直刺或斜刺0.3~0.5寸。

[附注] 《图翼》:孕妇禁针。

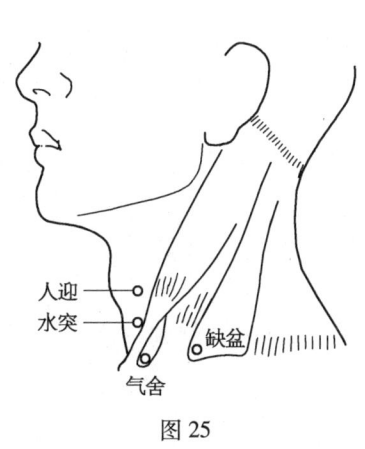

图25

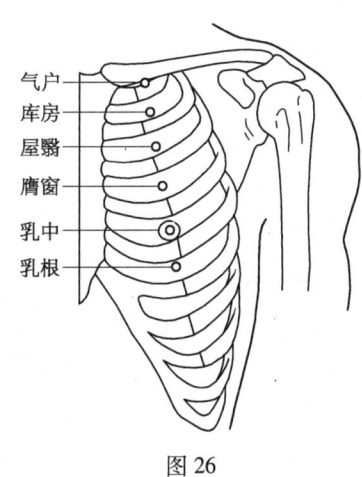

图26

(十三) 气户 Qìhù

[定位] 锁骨下缘,前正中线旁开4寸(图26)。

[解剖] 在锁骨下方,胸大肌起始部,深层上方的锁骨下肌;有胸肩峰动、静脉分支,外上方为锁骨下静脉;为锁骨上神经,胸前神经分支分布处。

[主治] 咳嗽,气喘,呃逆,胸胁支满,胸痛。

[操作] 斜刺或平刺0.5~0.8寸。

(十四) 库房 Kùfáng

[定位] 第一肋间隙,前正中线旁开4寸(图26)。

[解剖] 在第一肋间隙有胸大肌、胸小肌,深层为肋间内、外肌;有胸肩峰动、静脉及胸

外侧动、静脉分支;布有胸前神经分支。

[主治] 咳嗽,气喘,咳唾脓血,胸肋胀痛。

[操作] 斜刺或平刺 0.5~0.8 寸。

(十五) 屋翳 Wūyì

[定位] 第二肋间隙,前正中线旁开 4 寸(图 26)。

[解剖] 在第二肋间隙,有胸大肌,胸小肌,深层为肋间内外肌;有胸肩峰动、静脉分支;布有胸前神经分支。

[主治] 咳嗽,气喘,咳唾脓血,胸肋胀痛,乳痈。

[操作] 斜刺或平刺 0.5~0.8 寸。

(十六) 膺窗 Yīngchuāng

[定位] 第三肋间隙,前正中线旁开 4 寸(图 26)。

[解剖] 第三肋间隙,有胸大肌,深层为肋间内、外肌;有胸外侧动、静脉;布有胸前神经分支。

[主治] 咳嗽,气喘,胸肋胀痛,乳痈。

[操作] 斜刺或平刺 0.5~0.8 寸。

(十七) 乳中 Rǔzhōng

[定位] 乳头中央(图 26)。

[附注] 本穴不针不灸,只作胸腹部腧穴的定位标志。

(十八) 乳根 Rǔgēn

[定位] 第五肋间隙,乳头直下(图 26)。

[解剖] 在第五肋间隙,胸大肌下部,深层有肋间内、外肌;有肋间动脉,胸壁浅静脉;有第五肋间神经外侧皮支,深层为肋间神经干。

[主治] 咳嗽,气喘,呃逆,胸痛,乳痈,乳汁少。

[操作] 斜刺或平刺 0.5~0.8 寸。

(十九) 不容 Bùróng

[定位] 脐上 6 寸,前正中线旁开 2 寸(图 27)。

[解剖] 当腹直肌及其鞘处,深层为腹横肌;有第七肋间动、静脉分支及腹壁上动、静脉;当第七肋间神经分支处。

[主治] 呕吐,胃痛,食欲不振,腹胀。

[操作] 直刺 0.5~0.8 寸。

(二十) 承满 Chéngmǎn

[定位] 脐上 5 寸,前正中线旁开 2 寸(图 27)。

[解剖] 当腹直肌及其鞘处,深层为腹横肌;有第七肋间动、静脉分支及腹壁上动、静脉分布;当第七肋间神经分支处。

[主治] 胃痛,吐血,食欲不振,腹胀。

[操作] 直刺 0.8~1 寸。

(二十一) 梁门 Liángmén

[定位] 脐上 4 寸,前正中线旁开 2 寸(图 27)。

[解剖] 当腹直肌及其鞘处,深层为腹横肌;有第七肋间动、静脉分支及腹壁上动、静

脉;当第八肋间神经分支处(右侧深部当肝下缘,胃幽门部)。

[主治]　胃痛,呕吐,食欲不振,腹胀,泄泻。

[操作]　直刺 0.8~1.2 寸。

(二十二) 关门 Guānmén

[定位]　脐上 3 寸,前正中线旁开 2 寸(图 27)。

[解剖]　当腹直肌及其鞘处;有第八肋间动、静脉分支及腹壁上动、静脉分支;布有第八肋间神经分支(内部为横结肠)。

[主治]　腹胀,腹痛,肠鸣泄泻,水肿。

[操作]　直刺 0.8~1.2 寸。

(二十三) 太乙 Tàiyǐ

[定位]　脐上 2 寸,前正中线旁开 2 寸(图 27)。

[解剖]　当腹直肌及其鞘处;有第八肋间动、静脉分支及其腹壁下动、静脉分支;布有第八肋间神经分支(内部为横结肠)。

[主治]　胃痛,心烦,癫狂。

[操作]　直刺 0.8~1.2 寸。

(二十四) 滑肉门 Huáròumén

[定位]　脐上 1 寸,前正中线旁开 2 寸(图 27)。

[解剖]　当腹直肌及其鞘处;有第九肋间动、静脉分支及腹壁下动、静分支;布有第九肋间神经分支(内部为小肠)。

[主治]　胃痛,呕吐,癫狂。

[操作]　直刺 0.8~1.2 寸。

(二十五) 天枢 Tiānshū

[定位]　脐旁 2 寸(图 27)。

[解剖]　当腹直肌及其鞘处;有第九肋间动、静脉分支及腹壁下动、静脉分支;布有第十肋间神经分支(内部为小肠)。

[主治]　腹胀肠鸣,绕脐痛,便秘,泄泻,痢疾,月经不调,癥瘕。

[操作]　直刺 1~1.5 寸。

[附注]　(1) 大肠的募穴;(2)《千金》:孕妇不可灸。

(二十六) 外陵 Wàilíng

[定位]　脐下 1 寸,前正中线旁开 2 寸(图 27)。

[解剖]　当腹直肌及其鞘处;布有第十肋间动、静脉分支及腹壁下动、静脉分支;布有第十肋间神经分支(内部为小肠)。

[主治]　腹痛,疝气,痛经。

[操作]　直刺 1~1.5 寸。

(二十七) 大巨 Dàjù

[定位]　脐下 2 寸,前正中线旁开 2 寸(图 27)。

[解剖]　当腹直肌及其鞘处;有第十一肋间动、静脉分支,外侧为腹壁下动、静脉;布有第十一肋间神经(内部为小肠)。

[主治]　小腹胀满,小便不利,疝气,遗精,早泄。

［操作］ 直刺 1~1.5 寸。

（二十八）水道 Shuǐdào

［定位］ 脐下 3 寸,前正中线旁开 2 寸(图 27)。

［解剖］ 当腹直肌及其鞘处;有第十二肋间动、静脉分支,外侧为腹壁下动、静脉;布有第十二肋间神经(内部为小肠)。

［主治］ 小腹胀满,小便不利,痛经,不孕,疝气。

［操作］ 直刺 1~1.5 寸。

（二十九）归来 Guīlái

［定位］ 脐下 4 寸,前正中线旁开 2 寸(图 27)。

［解剖］ 在腹直肌外缘,有腹内斜肌,腹横肌腱膜;外侧有腹壁下动、静脉;布有髂腹下神经。

［主治］ 腹痛,疝气,月经不调,白带,阴挺。

［操作］ 直刺 1~1.5 寸。

（三十）气冲 Qìchōng

［定位］ 脐下 5 寸,前正中线旁开 2 寸(图 27)。

［解剖］ 在耻骨结节外上方,有腹外斜肌腱膜,在腹内斜肌、腹膜肌下部;有腹壁浅动、静脉分支,外壁为腹壁下动、静脉;布有髂腹股沟神经。

［主治］ 肠鸣腹痛,疝气,月经不调,不孕,阳痿,阴肿。

［操作］ 直刺 0.5~1 寸。

［附注］ 冲脉所起。

（三十一）髀关 Bìguān

［定位］ 髂前上棘与髌骨外缘连线上,平臀沟处(图 28)。

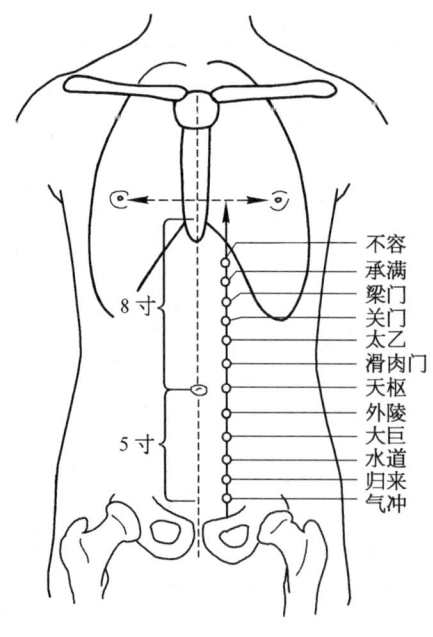

图 27

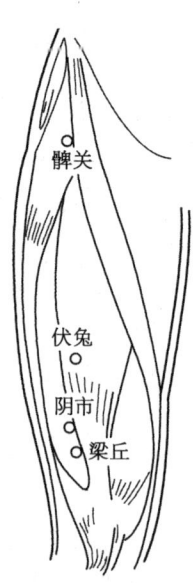

图 28

［解剖］ 在缝匠肌和阔筋膜张肌之间；深层有旋股外侧动、静脉分支；布有股外侧皮神经。

［主治］ 腰痛膝冷，痿痹，腹痛。

［操作］ 直刺1～2寸。

(三十二) 伏兔 Fútù

［定位］ 在髂前上棘与髌骨外缘连线上，髌骨外上缘上6寸(图28)。

［解剖］ 在股直肌的肌腹中；有旋股外侧动、静脉分支；布有股前皮神经，股外侧皮神经。

［主治］ 腰痛膝冷，下肢麻痹，疝气，脚气。

［操作］ 直刺1～2寸。

(三十三) 阴市 Yīnshì

［定位］ 在髂前上棘与髌骨外缘连线上，髌骨外上缘上3寸(图28)。

［解剖］ 在股直肌和股外侧肌之间；有旋股外侧动脉降支；布有股前皮神经，股外侧皮神经。

［主治］ 腿膝痿痹、屈伸不利，疝气，腹胀腹痛。

［操作］ 直刺1～1.5寸。

(三十四) 梁丘 Liángqiū

［定位］ 在髂前上棘与髌骨外缘连线上，髌骨外上缘上2寸(图28)。

［解剖］ 同阴市穴。

［主治］ 膝肿痛，下肢不遂，胃痛，乳痈，血尿。

［操作］ 直刺1～1.2寸。

［附注］ 足阳明经郄穴。

(三十五) 犊鼻 Dúbí

［定位］ 髌骨下缘，髌韧带外侧凹陷中(图29)。

［解剖］ 在髌韧带外缘；有膝关节动、静脉网；布有腓肠外侧皮神经及腓总神经关节支。

［主治］ 膝痛，下股麻痹，屈伸不利，脚气。

［操作］ 向后内斜刺0.5～1寸。

(三十六) 足三里 Zúsānlǐ

［定位］ 犊鼻穴下3寸，胫骨前嵴外一横指处(图29)。

［解剖］ 在胫骨前肌，趾长伸肌之间；有胫前动、静脉；为腓肠外侧皮神经及隐神经的皮支分布处，深层当腓深神经。

［主治］ 胃痛，呕吐，噎膈，腹胀，泄泻，痢疾，便秘，乳痈，肠痈，下肢痹痛，水肿，癫狂，脚气，虚劳羸瘦。

［操作］ 直刺1～2寸。

［附注］ (1) 足阳明经所入为"合"。(2) 本穴有强壮作用，为保健要穴。(3) 参考资料：① 据报道，针刺健康人和胃病患者的足三里与手三里，观察发现胃弛缓时针刺使收缩加强，胃紧张时变为弛缓，并可解除幽门痉挛。② 据报道，针刺单纯性消化不良和中毒性消化不良患儿的足三里、合谷、三阴交，可使原来低下的胃游离酸、总酸度、胃蛋白酶和胃脂肪酶活性迅速升高。③ 据报道：针刺人及家兔的足三里，发现裂解素(主要是裂解含有大量多糖体的革兰阴性杆菌，也能灭活某些病毒)都有增加，人增加17.85单位，兔增加62.1单位，两

者均在针后 12 小时增加最显。④ 据报道：针刺家兔的"足三里""大椎"可使其调理素明显增加,从而促进白细胞吞噬指数的上升,增强其免疫能力。

(三十七) 上巨虚 Shàngjùxū

[定位] 足三里穴下 3 寸(图 29)。

[解剖] 在胫骨前肌中;有胫前动、静脉;布有腓肠外侧皮神经及隐神经的皮支,深层当腓深神经。

[主治] 肠鸣,腹痛,泄泻,便秘,肠痈,下肢痿痹,脚气。

[操作] 直刺 1~2 寸。

[附注] 大肠经下合穴。

(三十八) 条口 Tiáokǒu

[定位] 上巨虚穴下 2 寸(图 29)。

[解剖] 同上巨虚穴。

[主治] 脘腹疼痛,下肢痿痹,转筋,跗肿,肩臂痛。

[操作] 直刺 1~1.5 寸。

(三十九) 下巨虚 Xiàjùxū

[定位] 上巨虚穴下 3 寸(图 29)。

[解剖] 在胫骨前肌与趾长伸肌之间,深层为踇长伸肌;有胫前动、静脉;布有腓浅神经分支,深层为腓深神经。

[主治] 小腹痛,泄泻,痢疾,乳痈,下肢痿痹,腰脊痛引睾丸。

[操作] 直刺 1~1.5 寸。

[附注] 小肠经下合穴。

(四十) 丰隆 Fēnglóng

[定位] 外踝高点上 8 寸,条口穴外 1 寸(图 29)。

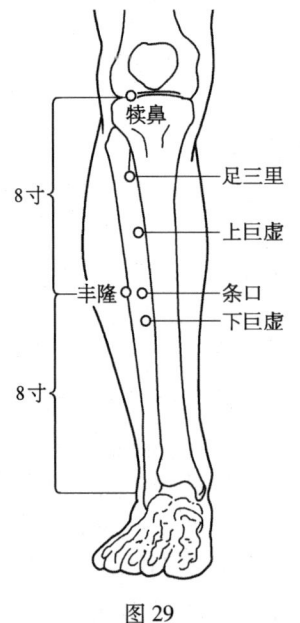
图 29

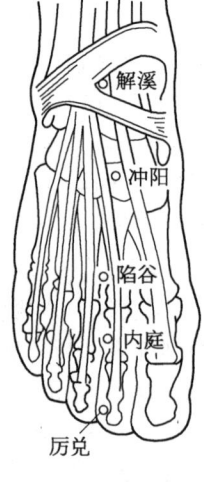
图 30

［解剖］ 在趾长伸肌外侧和腓骨短肌之间；有胫前动脉分支；当腓浅神经处。
［主治］ 头痛,眩晕,痰多咳嗽,呕吐,便秘,水肿,癫狂痫,下肢痿痹。
［操作］ 直刺1～1.5寸。
［附注］ 足阳明经络穴。

(四十一) 解溪 Jiěxī
［定位］ 足背踝关节横纹的中央,踇长伸肌腱与趾长伸肌腱之间(图30)。
［解剖］ 在踇长伸肌腱与趾长伸肌腱之间；有胫前动、静脉；浅部当腓浅神经,深层当腓深神经。
［主治］ 头痛,眩晕,癫狂,腹胀,便秘,下肢痿痹。
［操作］ 直刺0.5～1寸。
［附注］ 足阳明经所行为"经"。

(四十二) 冲阳 Chōngyáng
［定位］ 在解溪穴下方,踇长伸肌腱和趾长伸肌腱之间,当第二、三跖骨与楔状骨间,足背动脉搏动处(图30)。
［解剖］ 在趾长伸肌腱外侧；有足背动、静脉及足背静脉网；当腓浅神经的足背内侧皮神经第二支本干处,深层为腓深神经。
［主治］ 口眼㖞斜,面肿,齿痛,癫狂痫,胃痛,足痿无力。
［操作］ 避开动脉,直刺0.3～0.5寸。
［附注］ 足阳明经所过为"原"。

(四十三) 陷谷 Xiàngǔ
［定位］ 足背第二、三跖趾关节后凹陷中(图30)。
［解剖］ 在第二跖骨间隙间,有骨间肌；有足背静脉网,深层有第二跖背动脉；布有腓浅神经足背支。
［主治］ 面浮身肿,目赤肿痛,肠鸣腹痛,热病,足背肿痛。
［操作］ 直刺或斜刺0.5～1寸。
［附注］ 足阳明经所注为"输"。

(四十四) 内庭 Nèitíng
［定位］ 足背第二、三趾间缝纹端(图30)。
［解剖］ 有足背静脉网；布有腓浅神经足背支。
［主治］ 齿痛,咽喉肿痛,口㖞,鼻衄,胃痛吐酸,腹胀,泄泻,痢疾,便秘,热病,足背肿痛。
［操作］ 直刺或斜刺0.5～0.8寸。
［附注］ 足阳明经所溜为"荥"。

(四十五) 厉兑 Lìduì
［定位］ 第二趾外侧趾甲角旁约0.1寸(图30)。
［解剖］ 有趾背动脉形成的动脉网；布有腓浅神经的足背支。
［主治］ 鼻衄,齿痛,咽喉肿痛,腹胀,热病,多梦,癫狂。
［操作］ 浅刺0.1寸。
［附注］ 足阳明经所出为"井"。

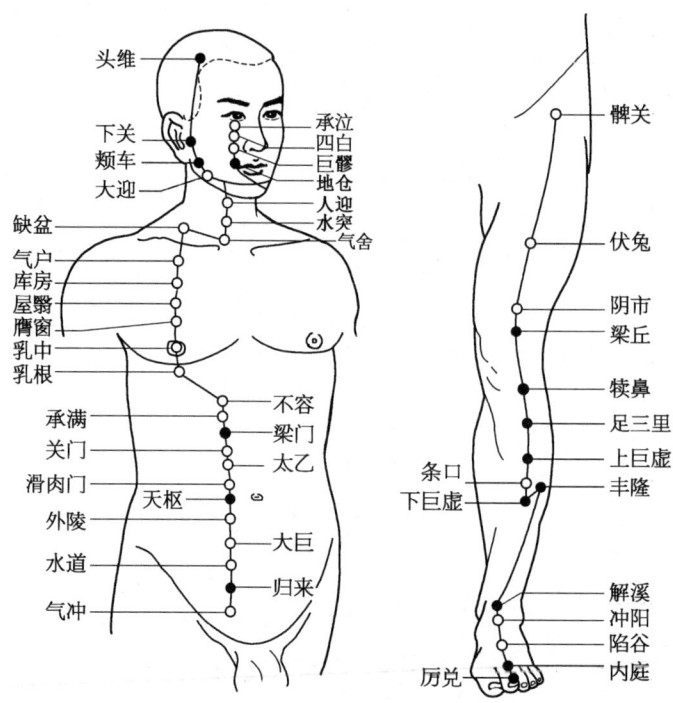

图 31 足阳明胃经腧穴总图

表 1-9 足阳明胃经腧穴主治提要表

穴 名	部 位	主 治 1	2
承 泣*	面	目赤肿痛	
四 白*	面	目赤肿痛,口眼㖞斜	
巨 髎	面	口眼㖞斜,鼻衄,齿痛	
地 仓*	面	口㖞	
大 迎	面	口㖞,颊肿,齿痛	
颊 车*	面	口㖞,颊肿,齿痛,牙关紧闭	
下 关*	面	口㖞,齿痛,耳聋,牙关紧闭	
头 维*	侧 头	头痛,目疾	
头面部：头面、目、鼻、口、齿病			
人 迎	颈	咽喉肿痛,气喘	
水 突	颈	咽喉肿痛,气喘	
气 舍	颈	咽喉肿痛	
缺 盆	胸	咳喘,咽喉肿痛	
气 户	胸	咳喘	
库 房	胸	咳嗽,胸胁胀痛	

(续表)

穴 名	部 位	主 治 1	2
屋 翳	胸	咳嗽,乳痈	
膺 窗	胸	咳嗽,乳痈,胸胁胀痛	
乳 中	胸	(禁针灸)	
乳 根	胸	咳嗽,胸痛,乳汁少	
颈胸部:喉、胸、肺疾患			
不 容	上 腹	胃痛,呕吐,腹胀	
承 满	上 腹	肠鸣,腹胀,胃痛	
梁 门*	上 腹	食欲不振,胃痛	
关 门	上 腹	肠鸣,泄泻,腹痛	
太 乙	上 腹	胃痛	癫狂
滑肉门	上 腹	呕吐	癫狂
天 枢*	上 腹	痢疾,肠鸣,腹胀,绕脐痛	
上腹部:胃肠痛,神志病			
外 陵	下 腹	腹痛	疝气
大 巨	下 腹	小腹胀痛,小便不利	疝气
水 道	下 腹	小便不利	疝气
归 来*	下 腹	月经不调	疝气
气 冲	下 腹	月经不调,阳痿	疝气
下腹部:前阴病,妇科病			
髀 关	大 腿	下肢痿痹	
伏 兔*	大 腿	下肢痿痹	
梁 丘*	大 腿	胃痛,膝痛	
犊 鼻	膝	膝痛麻木	
膝上部:下肢局部疾患			
足三里*	小 腿	胃痛,腹胀,泄泻,便秘,膝胫疼痛	全身性强壮要穴
上巨虚*	小 腿	肠鸣,泄泻,腹胀	肠痈
条 口	小 腿	下肢痿痹	
下巨虚*	小 腿	小腹痛,下肢痿痹	乳痈
丰 隆*	小 腿	呕吐,便秘	痰多,咳嗽,眩晕,癫狂
小腿部:胃肠病及神志病			
解 溪*	踝关节	头痛	癫狂
冲 阳	足 背	口眼㖞斜	

（续表）

穴　名	部　位	主　治 1	主　治 2
陷　谷	足　背	目赤肿痛，肠鸣腹痛	热病
内　庭*	足　背	口㖞，齿痛，咽喉肿痛，腹胀，痢疾	热病
厉　兑*	趾　端	齿痛，咽喉肿痛，腹胀	热病，多梦，癫狂
足部：头面、目、鼻、口、齿、咽喉病，胃肠病，神志病，热病			

【附】　足阳明胃经穴分寸歌

胃之经兮足阳明，承泣目下七分寻，四白目下一寸取，巨髎鼻孔旁八分，地仓挟吻四分近，大迎颔前寸三分，颊车耳下曲颊陷，下关耳前颧弓下，头维神庭旁四五，人迎喉旁寸五真，水突筋前迎下在，气舍突下穴相乘，缺盆舍外横骨内，相去中行四寸明，气户璇玑旁四寸，至乳六寸四分，库房屋翳膺窗近，乳中正在乳头心，次有乳根出乳下，各一寸六不相侵，却去中行须四寸，以前穴道为君陈，不容巨阙旁二寸，却近幽门寸五新，其下承满与梁门，关门太乙滑肉门，上下一寸无多少，共去中行二寸寻，天枢脐旁二寸间，枢下一寸即外陵，枢下二寸大巨穴，枢下三寸水道在，水下一寸归来好，距离中行二寸边，气冲鼠蹊上一寸，又距曲骨二寸间，髀关膝上有尺二，伏兔膝上六寸是，阴市膝上方三寸，梁丘膝上二寸记，膝膑陷中犊鼻存，膝下三寸三里穴，膝下六寸名上廉，膝下八寸条口位，膝下九寸下廉看，踝上八寸丰隆量，解溪跗上系鞋处，就在踝横纹中央，冲阳跗上五寸唤，陷谷庭后二寸间，内庭次趾外间陷，厉兑大次趾外端（图 31）。

3·1·4　足太阴脾经（21 穴）

3·1·4·1　经脉循行（图 32）　① 起于足大趾末端（隐白），沿着大趾内侧赤白肉际，② 经过大趾本节后的第一跖趾关节后面，③ 上行至内踝前面，④ 再上腿肚，⑤ 沿着胫骨后面，⑥ 交出足厥阴经的前面，⑦ 经膝股部内侧前缘 ⑧ 进入腹部 ⑨ 属于脾脏，联络胃，⑩ 通过横膈上行，⑪ 挟咽部两旁，⑫ 连系舌根，分散于舌下。

⑬ 胃部支脉：向上通过横膈，⑭ 流注于心中，与手少阴心经相接。

3·1·4·2　主要病候　胃脘痛，食则呕，嗳气，腹胀便溏，黄疸，身重无力，舌根强痛，下肢内侧肿胀，厥冷。

3·1·4·3　主治概要　本经腧穴主治脾胃病，妇科，前阴病及经脉循行部位的其他病证（表 1-10）。

(一) 隐白 Yǐnbái

[定位]　跨趾内侧趾甲角旁约 0.1 寸（图 33）。

[解剖]　有趾背动脉；为腓浅神经的足背支及足底内侧神经。

[主治]　腹胀，便血，尿血，月经过多，崩漏，癫狂，多梦，惊风。

[操作]　浅刺 0.1 寸。

[附注]　足太阴经所出为"井"。

(二) 大都 Dàdū

[定位]　跨趾内趾，第一跖趾关节前缘，赤白肉际（图 33）。

[解剖]　在跨展肌止点；有足底内侧动、静脉的分支；布有足底内侧神经的足底固有神经。

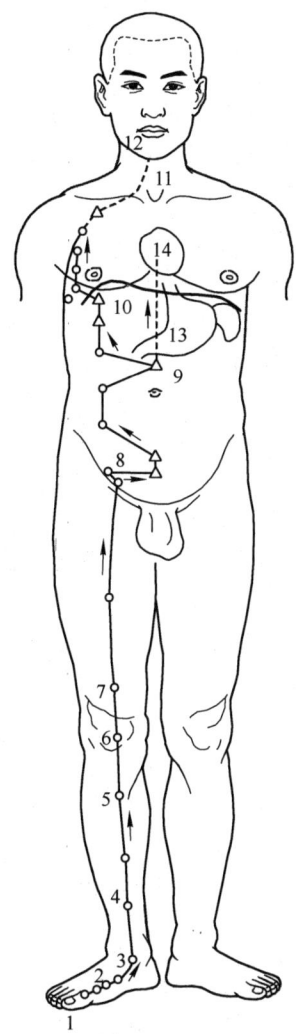

图 32　足太阴脾经脉循行示意图
1. 起于大指之端，循指内侧白肉际　2. 过核骨后　3. 上内踝前廉　4. 上踹（按：踹应作"腨"）内
5. 循胫骨后　6. 交出厥阴之前　7. 上膝股内前廉　8. 入腹　9. 属脾络胃　10. 上膈　11. 挟咽
12. 连舌本散舌下　13. 其支者，复从胃别上膈　14. 注心中

[主治]　腹胀，胃痛，呕吐，泄泻，便秘，热病。

[操作]　直刺 0.3～0.5 寸。

[附注]　足太阴经所溜为"荥"。

(三) 太白 Tàibái

[定位]　第一跖骨小头后缘，赤白肉际（图 33）。

[解剖]　在𬂩展肌中；有足背静脉网，足底内侧动脉及足跗内侧动脉分支；布有隐神经及腓浅神经分支。

[主治]　胃痛，腹胀，肠鸣，泄泻，便秘，痔漏，脚气，体重节痛。

[操作]　直刺 0.5～0.8 寸。

[附注]　足太阴经所注为"输"；脾经原穴。

（四）公孙 Gōngsūn

［定位］　第一跖骨基底部的前下缘,赤白肉际(图33)。
［解剖］　在𧿹展肌中;有跗内侧动脉分支及足背静脉网;布有隐神经及腓浅神经分支。
［主治］　胃痛,呕吐,腹痛,泄泻,痢疾。
［操作］　直刺0.6~1.2寸。
［附注］　足太阴经络穴;八脉交会穴之一,通于冲脉。

参考资料:① 据报道,对消化性溃疡病人进行X线胃肠检查时,观察到针刺内关、足三里对胃蠕动多有增强作用,尤以足三里为明显,而针刺公孙则胃蠕动多减弱。② 据报道,针刺公孙、内关、梁丘等穴有抑制胃酸的分泌作用。

（五）商丘 Shāngqiū

［定位］　内踝前下方凹陷中(图33)。
［解剖］　有跗内侧动脉,大隐静脉;布有隐神经及腓浅神经分支丛。
［主治］　腹胀,泄泻,便秘,黄疸,足踝痛。
［操作］　直刺0.5~0.8寸。
［附注］　足太阴经所行为"经"。

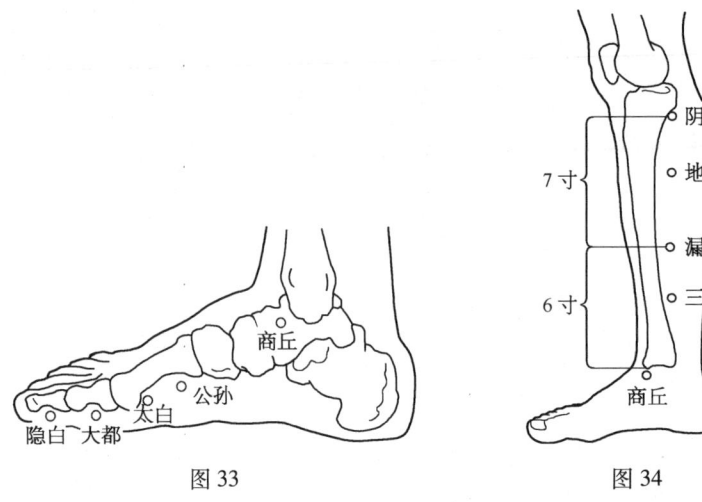

图33　　　　　　图34

（六）三阴交 Sānyīnjiāo

［定位］　内踝高点上3寸,胫骨内侧面后缘(图34)。
［解剖］　在胫骨后缘和比目鱼肌之间,深层有趾长屈肌;有大隐静脉,胫后动、静脉;布有小腿内侧皮神经,深层后方有胫神经。
［主治］　肠鸣腹胀,泄泻,月经不调,带下,阴挺,不孕,滞产,遗精,阳痿,遗尿,疝气,失眠,下肢痿痹,脚气。
［操作］　直刺1~1.5寸。
［附注］　(1)足太阴、少阴、厥阴经交会穴。(2)孕妇禁针。

（七）漏谷 Lòugǔ

［定位］　三阴交穴上3寸(图34)。
［解剖］　在胫骨后缘与比目鱼肌之间,深层有趾长屈肌;有大隐静脉,胫后动、静脉;布

有小腿内侧皮神经,深层内侧后方有胫神经。

[主治] 腹胀,肠鸣,小便不利,遗精,下肢痿痹。

[操作] 直刺 1~1.5 寸。

(八) 地机 Dìjī

[定位] 阴陵泉穴下 3 寸(图 34)。

[解剖] 在胫骨后缘与比目鱼肌之间;前方有大隐静脉及膝最上动脉的末支,深层有胫后动、静脉;布有小腿内侧皮神经,深层后方有胫神经。

[主治] 腹痛,泄泻,小便不利,水肿,月经不调,痛经,遗精。

[操作] 直刺 1~1.5 寸。

[附注] 足太阴经郄穴。

(九) 阴陵泉 Yīnlíngquán

[定位] 胫骨内侧髁下缘凹陷中(图 34)。

[解剖] 在胫骨后缘和腓肠肌之间,比目鱼肌起点上;前方有大隐静脉,膝最上动脉,最深层有胫后动、静脉;布有小腿内侧皮神经本干,最深层有胫神经。

[主治] 腹胀,泄泻,水肿,黄疸,小便不利或失禁,膝痛。

[操作] 直刺 1~2 寸。

[附注] 足太阴经所入为"合"。

(十) 血海 Xuèhǎi

[定位] 髌骨内上缘上 2 寸(图 35)。

[简便取穴法] 患者屈膝,医者以左手掌心按于患者右膝髌骨上缘,第二至五指向上伸直,拇指约呈 45°斜置,拇指尖下是穴。对侧取法仿此。

[解剖] 在股骨内上髁上缘,股内侧肌中间;有股动、静脉肌支;布有股前皮神经及股神经肌支。

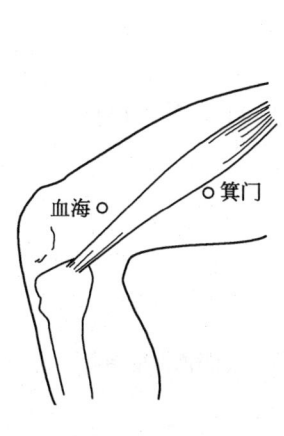

图 35

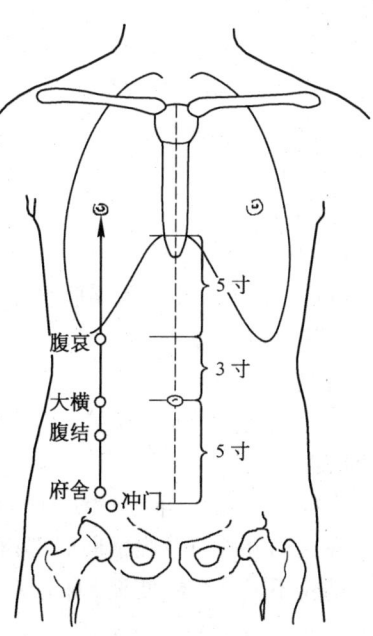

图 36

［主治］ 月经不调,崩漏,经闭,瘾疹,湿疹,丹毒。
［操作］ 直刺 1~1.5 寸。

(十一) 箕门 Jīmén
［定位］ 血海穴与冲门穴的连线上,血海穴直上 6 寸(图 35)。
［解剖］ 在缝匠肌内侧缘,深层有大收肌;有大隐静脉,深层之外方有股动、静脉;布有股前皮神经,深部有隐神经。
［主治］ 小便不利,遗尿,腹股沟肿痛。
［操作］ 避开动脉,直刺 0.5~1 寸。

(十二) 冲门 Chōngmén
［定位］ 耻骨联合上缘中点旁开 3.5 寸(图 36)。
［解剖］ 在腹股沟韧带中点外侧的上方,在腹外斜肌腱膜及腹内斜肌下部;内侧为股动、静脉;布有股神经。
［主治］ 腹痛,疝气,崩漏,带下。
［操作］ 避开动脉,直刺 0.5~1 寸。
［附注］ 足太阴、厥阴经交会穴。

(十三) 府舍 Fǔshè
［定位］ 冲门穴外上方 0.7 寸,前正中线旁开 4 寸(图 36)。
［解剖］ 在腹股沟韧带上方外侧,腹外斜肌腱膜及腹内斜肌下部,深层为腹横肌下部;布有腹壁浅动脉,肋间动、静脉;布有髂腹股沟神经(右当盲肠下部,左当乙状结肠下部)。
［主治］ 腹痛,疝气,积聚。
［操作］ 直刺 1~1.5 寸。
［附注］ 足太阴、厥阴经与阴维脉交会穴。

(十四) 腹结 Fùjié
［定位］ 府舍穴上 3 寸,大横穴下 1.3 寸(图 36)。
［解剖］ 在腹内、外斜肌及腹横肌肌部;有第十一肋间动、静脉;布有第十一肋间神经。
［主治］ 腹痛,泄泻,疝气。
［操作］ 直刺 1~2 寸。

(十五) 大横 Dàhéng
［定位］ 脐中旁开 4 寸(图 36)。
［解剖］ 在腹外斜肌肌部及腹横肌肌部;布有第十一肋间动、静脉;布有第十二肋间神经。
［主治］ 泄泻,便秘,腹痛。
［操作］ 直刺 1~2 寸。
［附注］ 足太阴与阴维脉交会穴。

(十六) 腹哀 Fùāi
［定位］ 大横穴上 3 寸,前正中线旁开 4 寸(图 36)。
［解剖］ 在腹内外斜肌及腹横肌肌部;布有第八肋间动、静脉;布有第八肋间神经。
［主治］ 消化不良,腹痛,便秘,痢疾。
［操作］ 直刺 1~1.5 寸。
［附注］ 足太阴与阴维脉交会穴。

（十七）食窦 Shídòu

[定位] 第五肋间隙中，前正中线旁开6寸（图37）。

[解剖] 在第五肋间隙，前锯肌中，深层有肌间内、外肌；布有胸外侧动、静脉，胸腹壁动、静脉；布有第五肋间神经外侧皮支。

[主治] 胸胁胀痛，噫气，反胃，腹胀，水肿。

[操作] 斜刺或向外平刺0.5~0.8寸。

[附注] 本经食窦至大包诸穴，深部为肺脏，不可深刺。

（十八）天溪 Tiānxī

[定位] 第四肋间隙中，前正中线旁开6寸（图37）。

[解剖] 在第四肋间隙，胸大肌外下缘，下层为前锯肌，再深层为肋间内、外肌；有胸外侧动、静脉分支，胸腹壁动、静脉；第四肋间动、静脉；布有第四肋间神经。

[主治] 胸胁疼痛，咳嗽，乳痈，乳汁少。

[操作] 斜刺或向外平刺0.5~0.8寸。

（十九）胸乡 Xiōngxiāng

[定位] 第三肋间隙中，前正中线旁开6寸（图37）。

[解剖] 在第三肋间隙，胸大肌、胸小肌外缘，前锯肌中，下层为肋间内、外肌；有胸外侧动、静脉，第三肋间动、静脉；布有第三肋间神经。

[主治] 胸胁胀痛。

[操作] 斜刺或向外平刺0.5~0.8寸。

（二十）周荣 Zhōuróng

[定位] 第二肋间隙中，前正中线旁开6寸（图37）。

[解剖] 在第二肋间隙，胸大肌中，下层为胸小肌，肋间内、外肌；有胸外侧动、静脉，第二肋间动、静脉；布有胸前神经分支，正当第二肋间神经。

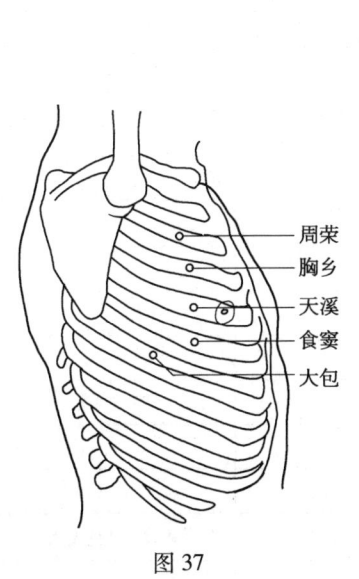

图37

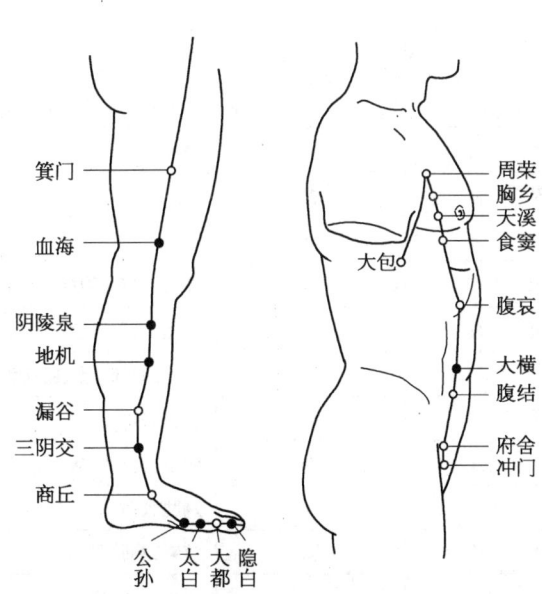

图38 足太阴脾经腧穴总图

［主治］ 咳嗽,气逆,胸胁胀满。
［操作］ 斜刺或向外平刺0.5~0.8寸。

(二十一) 大包 Dàbāo

［定位］ 腋中线上,第六肋间隙中(图37)。
［解剖］ 在第六肋间隙,前锯肌中;有胸背动、静脉及第六肋间动、静脉;布有第六肋间神经,当胸长神经直系的末端。
［主治］ 气喘,胸胁痛,全身疼痛,四肢无力。
［操作］ 斜刺或向后平刺0.5~0.8寸。
［附注］ 脾之大络。

表1-10 足太阴脾经腧穴主治提要表

穴 名	部 位	主 治	
		1	2
隐 白*	趾 端	腹胀,月经过多	癫狂
大 都	趾	腹胀,胃痛	热病
太 白*	足	腹胀,泄泻,胃痛	
公 孙*	足	胃痛,呕吐,泄泻,腹痛	痢疾
商 丘	踝关节	腹胀,泄泻,便秘,足踝痛	
三阴交*	小 腿	肠鸣,腹胀,月经不调,遗精,小便不利,遗尿	失眠
漏 谷	小 腿	腹胀,肠鸣,下肢痿痹	
地 机*	小 腿	腹痛,泄泻,小便不利,月经不调,痛经,遗精	
阴陵泉*	小 腿	腹胀,泄泻,小便不利,膝痛	水肿
血 海*	小 腿	月经不调	瘾疹、湿疹
箕 门	小 腿	小便不利,遗尿	
下肢部:脾胃病为主,其次为妇科、前阴疾患			
冲 门	腹	腹痛	疝气
府 舍	腹	腹痛	疝气
腹 结	腹	腹痛	疝气
大 横*	腹	便秘,泄泻,腹痛	
腹 哀	腹	腹痛,消化不良,便秘,痢疾	
腹部:胃、肠病为主			
食 窦	胸	胸胁胀痛	
天 溪	胸	咳嗽,胸部疼痛,乳痈	
胸 乡	胸	胸胁胀痛	
周 荣	胸	咳嗽,胸胁胀满	
大 包*	胸	气喘,胸胁痛	全身疼痛,四肢无力
胸部:胸、肺疾患			

【附】 足太阴脾经穴分寸歌

大趾内侧端隐白,节前陷中求大都,太白节后白肉际,节后一寸公孙呼,商丘踝前陷中遭,踝上三寸三阴交,踝上六寸漏谷是,膝下五寸地机朝,膝下内侧阴陵泉,血海膝髌上内廉,箕门穴在鱼腹取,动脉应手越筋间,冲门横骨两端同,去腹中行三寸半,冲上七分是府舍,舍上三寸腹结算,结上寸三是大横,却与脐平莫胡乱,建里之旁四寸取,便是腹哀分一段,中庭旁六食窦穴,膻中去六是天溪,再上寸六胸乡穴,周荣相去亦同然,大包腋下有六寸,渊腋之下三寸绊(图38)。

3·1·5 手少阴心经(9穴)

3·1·5·1 经脉循行(图39) ① 起于心中,出属"心系"(心与其他脏器相连系的部位),② 通过横膈,联络小肠。

③ "心系"向上的脉:④ 挟着咽喉上行,⑤ 连系于"目系"(眼球连系于脑的部位)。

⑥ "心系"直行的脉:上行于肺部,再向下出于腋窝部(极泉),⑦ 沿着上臂内侧后缘,行于手太阴经和手厥阴经的后面,⑧ 到达肘窝,沿前臂内侧后缘,⑨ 至掌后豌豆骨部,⑩ 进入掌内,⑪ 沿小指内侧至末端(少冲),与手太阳小肠经相接。

3·1·5·2 主要病候 心痛,咽干,口渴,目黄,胁痛,上臂内侧痛,手心发热等证。

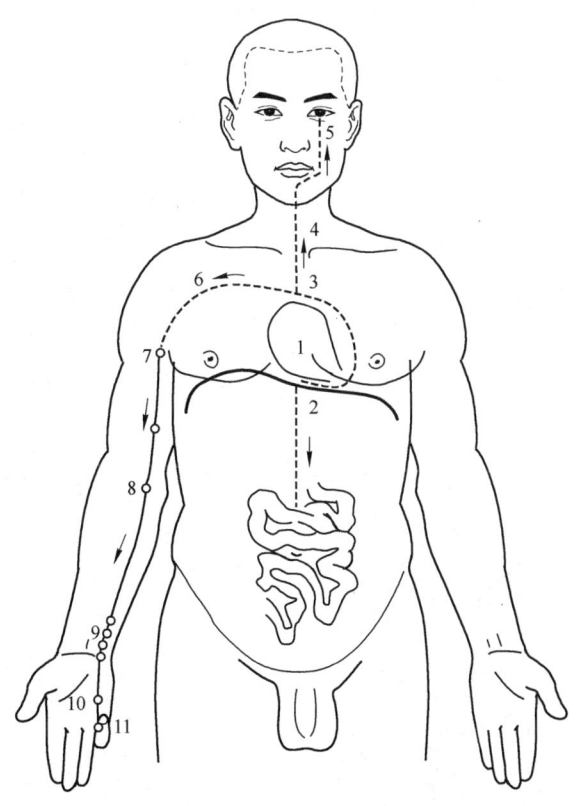

图39 手少阴心经脉循行示意图

1. 起于心中,出属心系 2. 下膈,络小肠 3. 其支者,从心系 4. 上挟咽 5. 系目系 6. 其直者,复从心系却上肺,下出腋下 7. 下循臑内后廉,行太阴、心主之后 8. 下肘内,循臂内后廉 9. 抵掌后锐骨之端 10. 入掌内后廉 11. 循小指之内,出其端

3·1·5·3 主治概要　本经腧穴主治心、胸、神志病以及经脉循行部位的其他病证(表1-11)。

(一) 极泉 Jíquán

[定位]　腋窝正中,腋动脉搏动处(图40)。

[解剖]　在胸大肌的外下缘,深层为喙肱肌;外侧为腋动脉;布有尺神经,正中神经,前臂内侧皮神经及臂内侧皮神经。

[主治]　心痛,咽干烦渴,胁肋疼痛,瘰疬,肩臂疼痛。

[操作]　避开腋动脉,直刺或斜刺0.3~0.5寸。

(二) 青灵 Qīnglíng

[定位]　少海穴与极泉穴的连线上,少海穴上3寸,肱二头肌的内侧沟中(图40)。

[解剖]　当肱二头肌内侧沟处,有肱三头肌;有贵要静脉、尺侧上副动脉;布有前臂内侧皮神经,尺神经。

[主治]　头痛振寒,目黄,胁痛,肩臂疼痛。

[操作]　直刺0.5~1寸。

(三) 少海 Shàohǎi

[定位]　屈肘,当肘横纹内端与肱骨内上髁连线之中点(图40)。

[解剖]　有旋前圆肌,肱肌;有贵要静脉,尺侧上下副动脉,尺返动脉;布有前臂内侧皮神经,外前方有正中神经。

[主治]　心痛,肘臂挛痛,瘰疬,头项痛,腋胁痛。

[操作]　直刺0.5~1寸。

[附注]　手少阴经所入为"合"。

(四) 灵道 Língdào

[定位]　腕横纹上1.5寸,尺侧腕屈肌腱的桡侧(图41)。

[解剖]　在尺侧腕屈肌与指浅屈肌之间,深层为指深屈肌;有尺动脉通过;布有前臂内侧皮神经,尺侧为尺神经。

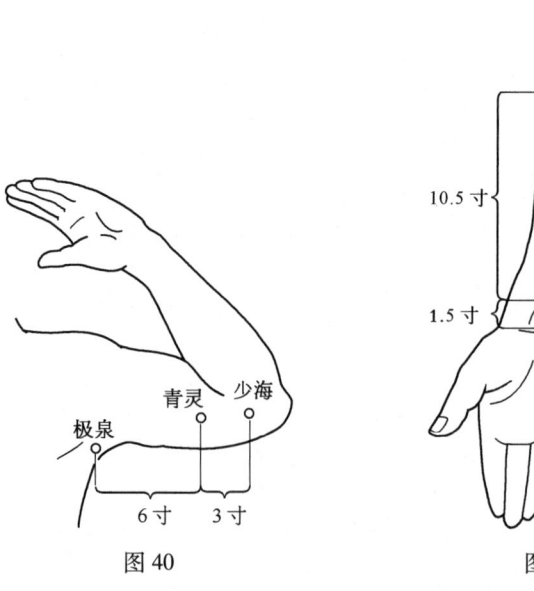

图40　　　　　图41

[主治]　心痛,瘛疭,暴喑,肘臂挛痛。
[操作]　直刺 0.3~0.5 寸。
[附注]　手少阴经所行为"经"。

(五) **通里** Tōnglǐ
[定位]　腕横纹上 1 寸,尺侧腕屈肌腱的桡侧(图 41)。
[解剖]　同灵道穴。
[主治]　心悸,怔忡,暴喑,舌强不语,腕臂痛。
[操作]　直刺 0.3~0.5 寸。
[附注]　手少阴经络穴。

(六) **阴郄** Yīnxì
[定位]　腕横纹上 0.5 寸,尺侧腕屈肌腱的桡侧(图 41)。
[解剖]　同灵道穴。
[主治]　心痛,惊悸,骨蒸盗汗,吐血、衄血,暴喑。
[操作]　直刺 0.3~0.5 寸。
[附注]　手少阴经郄穴。

(七) **神门** Shénmén
[定位]　腕横纹尺侧端,尺侧腕屈肌腱的桡侧凹陷中(图 41)。
[解剖]　同灵道穴。
[主治]　心痛,心烦,惊悸,怔忡,健忘,失眠,癫狂痫,胸胁痛。

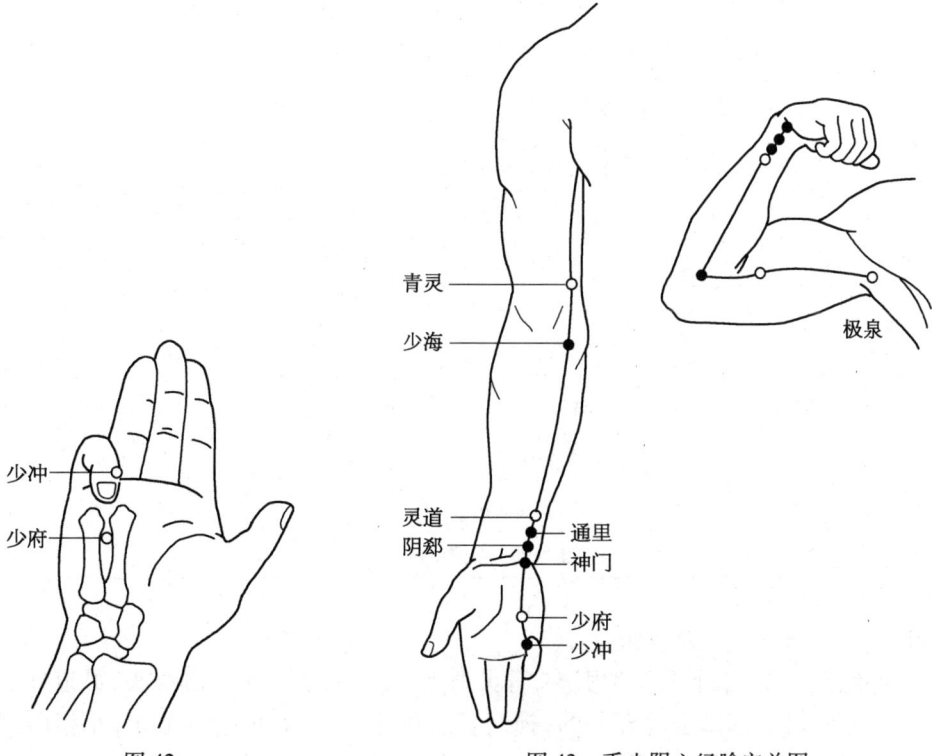

图 42　　　　　图 43　手少阴心经腧穴总图

［操作］ 直刺 0.3~0.5 寸。

［附注］ 手少阴经所注为"输"，心经原穴。

参考资料：① 据报道，给犬注射垂体素造成垂体性高血压，针刺"神门"穴有明显的降压作用；② 据报道，针刺癫痫病人的神门、阴郄、通里、百会、大陵等穴，可使部分癫痫大发患者脑电图趋向规则或使病理性脑电波电位降低。

（八）少府 Shàofǔ

［定位］ 第四、五掌骨之间，握拳，当小指端与无名指端之间（图42）。

［解剖］ 在第四、五掌骨间，有第四蚓状肌，指浅、深屈肌腱，深部为骨间肌；有指掌侧总动、静脉；布有第四指掌侧固有神经。

［主治］ 心悸，胸痛，小便不利，遗尿，阴痒痛，小指挛痛。

［操作］ 直刺 0.3~0.5 寸。

［附注］ 手少阴经所溜为"荥"。

（九）少冲 Shàochōng

［定位］ 小指桡侧指甲角旁约 0.1 寸（图42）。

［解剖］ 有指掌侧固有动、静脉所形成的动、静脉网；布有指掌侧固有神经。

［主治］ 心悸，心痛，胸胁痛，癫狂，热病，昏迷。

［操作］ 浅刺 0.1 寸或点刺出血。

［附注］ 手少阴经所出为"井"。

表 1-11 手少阴心经腧穴主治提要表

穴 名	部 位	主 治 1	2
极 泉*	腋 中	心痛，胁肋疼痛	瘰疬
青 灵	上 臂	胁痛，肩臂疼痛	
少 海*	肘	心痛，肘臂挛痛	瘰疬
灵 道	前 臂	心痛，肘臂挛痛	瘛疭
通 里*	前 臂	心悸，怔忡	舌强不语，暴瘖
阴 郄*	前 臂	心痛，惊悸	盗汗
神 门*	腕关节	心痛，心烦，怔忡，健忘，失眠，癫狂痫，胸胁痛	
少 府	掌	心悸，胸痛	小便不利，阴痒痛
少 冲*	指 端	心悸，心痛，胸胁痛，癫狂	昏迷，热病

上肢部：心、胸、神志病

【附】 手少阴心经穴分寸歌

少阴心经极泉中，腋下筋间动引胸，青灵肘上三寸觅，少海屈肘横纹头，灵道掌后一寸半，通里腕后一寸同，阴郄去腕五分的，神门掌后锐骨逢，少府小指本节末，小指内侧是少冲（图43）。

3.1.6 手太阳小肠经(19穴)

3.1.6.1 经脉循行(图44) ① 起于手小指外侧端(少泽),② 沿着手背外侧至腕部,出于尺骨茎突,③ 直上沿着前臂外侧后缘,经尺骨鹰嘴与肱骨内上髁之间,④ 沿上臂外侧后缘,⑤ 出于肩关节,⑥ 绕行肩胛部,⑦ 交会于大椎(督脉),⑧ 向下进入缺盆部,⑨ 联络心脏,⑩ 沿着食管,⑪ 通过横膈,⑫ 到达胃部,⑬ 属于小肠。

⑭ 缺盆部支脉:⑮ 沿着颈部,⑯ 上达面颊,⑰ 至目外眦,⑱ 转入耳中(听宫)。

⑲ 颊部支脉:上行目眶下,抵于鼻旁,⑳ 至目内眦(睛明),与足太阳膀胱经相接,而又斜行络于颧骨部。

3.1.6.2 主要病候 少腹痛,腰脊痛引睾丸,耳聋,目黄,颊肿,咽喉肿痛,肩臂外侧后缘痛等证。

3.1.6.3 主治概要 本经腧穴主治头、项、耳、目、咽喉病,热病,神志病以及经脉循行部位的其他病证(表1-12)。

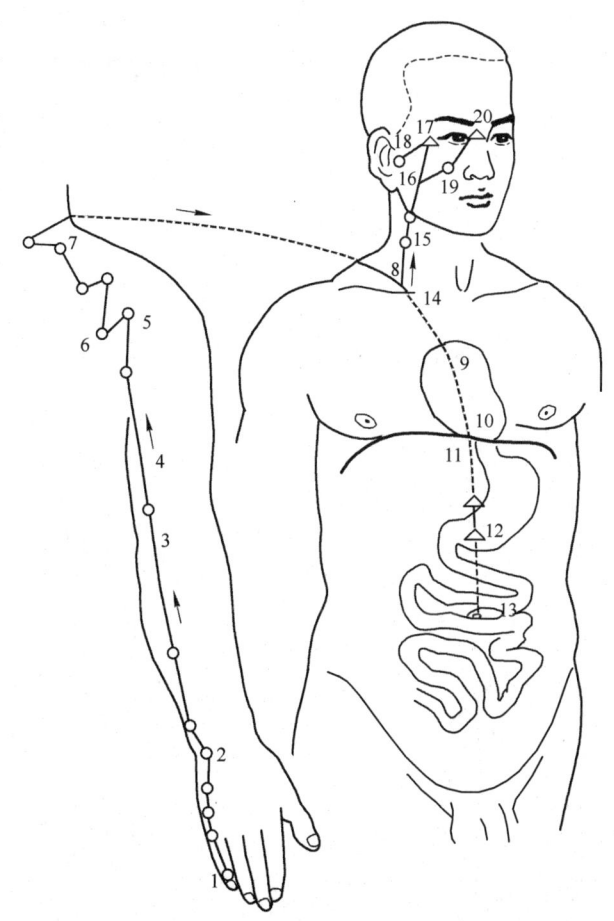

图44 手太阳小肠经脉循行示意图

1. 起于小指之端 2. 循手外侧上腕,出踝中 3. 直上循臂骨下廉,出肘内侧两筋之间 4. 上循臑外后廉 5. 出肩解 6. 绕肩胛 7. 交肩上 8. 入缺盆 9. 络心 10. 循咽 11. 下膈 12. 抵胃 13. 属小肠 14. 其支者,从缺盆 15. 循颈 16. 上颊 17. 至目锐眦 18. 却入耳中 19. 其支者,别颊上䪼,抵鼻 20. 至目内眦,斜络于颧

(一) 少泽 Shàozé

[定位] 小指尺侧指甲角旁约 0.1 寸(图 45)。

[解剖] 有指掌侧固有动、静脉,指背动脉形成的动、静脉网;布有尺神经手背支。

[主治] 头痛,目翳,咽喉肿痛,乳痈,乳汁少,昏迷,热病。

[操作] 浅刺 0.1 寸或点刺出血。

[附注] 手太阳经所出为"井"。

(二) 前谷 Qiángǔ

[定位] 握拳第五指掌关节前尺侧,横纹头赤白肉际(图 45)。

[解剖] 有指背动、静脉;布有尺神经手背支。

[主治] 头痛,目痛,耳鸣,咽喉肿痛,乳少,热病。

[操作] 直刺 0.3~0.5 寸。

[附注] 手太阳经所溜为"荥"。

(三) 后溪 Hòuxī

[定位] 握拳,第五指掌关节后尺侧,横纹头赤白肉际(图 45)。

[解剖] 在小指尺侧,第五掌骨小头后方,当小指展肌起点外缘;有指背动、静脉,手背静脉网;布有尺神经手背支。

[主治] 头项强痛,目赤,耳聋,咽喉肿痛,腰背痛,癫狂痫,疟疾,手指及肘臂挛痛。

[操作] 直刺 0.5~1 寸。

[附注] 手太阳经所注为"输";八脉交会穴之一,通督脉。

(四) 腕骨 Wàngǔ

[定位] 后溪穴直上,于第五掌骨基底与三角骨之间赤白肉际取之(图 45)。

[解剖] 在手背尺侧,小指展肌起点外缘;有腕背侧动脉(尺动脉分支),手背静脉网;布有尺神经手背支。

[主治] 头项强痛,耳鸣,目翳,黄疸,热病,疟疾,指挛腕痛。

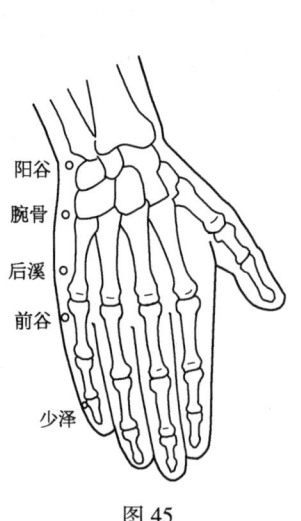

图 45

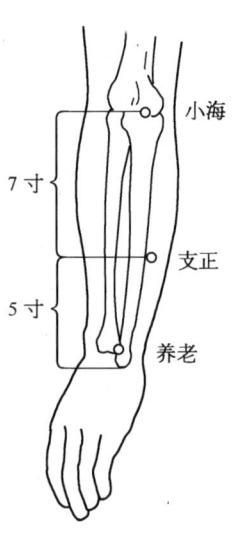

图 46

［操作］　直刺 0.3~0.5 寸。

［附注］　手太阳经所过为"原"。

（五）阳谷 Yánggǔ

［定位］　腕背横纹尺侧端，尺骨茎突前凹陷中（图 45）。

［解剖］　当尺侧腕伸肌腱的尺侧缘；有腕背侧动脉；布有尺神经手背支。

［主治］　头痛，目眩，耳鸣，耳聋，热病，癫狂痫，腕痛。

［操作］　直刺 0.3~0.5 寸。

［附注］　手太阳经所行为"经"。

（六）养老 Yǎnglǎo

［定位］　以掌向胸，当尺骨茎突桡侧缘凹陷中（图 46）。

［解剖］　左尺骨背面，尺骨茎突上方，尺侧腕伸肌腱和小指固有伸肌腱之间；布有前臂骨间背侧动、静脉的末支，腕静脉网；有前臂背侧皮神经和尺神经。

［主治］　目视不明，肩、背、肘、臂痠痛。

［操作］　直刺或斜刺 0.5~0.8 寸。

［附注］　手太阳经郄穴。

（七）支正 Zhīzhèng

［定位］　阳谷穴与小海穴的连线上，阳谷穴上 5 寸（图 46）。

［解剖］　在尺骨背面，尺侧腕伸肌的尺侧缘；布有骨间背侧动、静脉；布有前臂内侧皮神经分支。

［主治］　头痛，目眩，热病，癫狂，项强，肘臂痠痛。

［操作］　直刺或斜刺 0.5~0.8 寸。

［附注］　手太阳经络穴。

（八）小海 Xiǎohǎi

［定位］　屈肘，当尺骨鹰嘴与肱骨内上髁之间凹陷中（图 46）。

［解剖］　尺神经沟中，为尺侧腕屈肌的起始部；有尺侧上、下副动脉和副静脉以及尺返动、静脉；布有前臂内侧皮神经，尺神经本干。

［主治］　肘臂疼痛，癫痫。

［操作］　直刺 0.3~0.5 寸。

［附注］　手太阳经所入为"合"。

（九）肩贞 Jiānzhēn

［定位］　腋后皱襞上 1 寸（图 47）。

［解剖］　在肩关节后下方，肩胛骨外侧缘，三角肌后缘，下层是大圆肌；有旋肩胛动、静脉；布有腋神经分支，最深部上方为桡神经。

［主治］　肩臂疼痛，瘰疬，耳鸣。

［操作］　直刺 1~1.5 寸。

（十）臑俞 Nàoshū

［定位］　腋后皱襞直上，肩胛骨下缘凹陷中（图 47）。

［解剖］　在肩胛骨关节窝后方三角肌中，深层为冈下肌；有旋肱后动、静脉；布有腋神经，深层为肩胛上神经。

[主治] 肩臂疼痛,瘰疬。
[操作] 直刺或斜刺 0.5~1.5 寸。
[附注] 手、足太阳,阳维脉与阳跷脉交会穴。

(十一) **天宗** Tiānzōng
[定位] 肩胛骨冈下窝的中央(图 47)。
[解剖] 在冈下窝中央冈下肌中;有旋肩胛动、静脉肌支;布有肩胛上神经。
[主治] 肩胛疼痛,气喘,乳痈。
[操作] 直刺或斜刺 0.5~1 寸。

(十二) **秉风** Bǐngfēng
[定位] 肩胛骨冈上窝中,天宗穴直上(图 47)。
[解剖] 在肩胛冈上缘中央,表层为斜方肌,再下为冈上肌;有肩胛动、静脉;布有锁骨上神经和副神经,深层为肩胛上神经。
[主治] 肩胛疼痛,上肢酸麻。
[操作] 直刺或斜刺 0.5~1 寸。
[附注] 手三阳与足少阳经交会穴。

(十三) **曲垣** Qūyuán
[定位] 肩胛骨冈上窝内侧端,约当臑俞与第二胸椎棘突连线的中点取之(图 47)。
[解剖] 在肩胛冈上缘,斜方肌和冈上肌中;有颈横动、静脉降支,深层为肩胛上动、静脉肌支;布有第二胸神经后支外侧皮支、副神经,深层为肩胛上神经肌支。
[主治] 肩胛疼痛。
[操作] 直刺或斜刺 0.5~1 寸。

(十四) **肩外俞** Jiānwàishū
[定位] 第一胸椎棘突下旁开 3 寸(图 47)。
[解剖] 在肩胛骨内侧角边缘,表层为斜方肌,深层为肩胛提肌和菱形肌;有颈横动、静脉;布有第一胸神经后支内侧皮支,肩胛背神经和副神经。
[主治] 肩背疼痛,颈项强急。
[操作] 斜刺 0.5~0.8 寸。

(十五) **肩中俞** Jiānzhōngshū
[定位] 第七颈椎棘突下旁开 2 寸(图 47)。
[解剖] 在第一胸椎横突端,肌肉、血管、神经同肩外俞穴。
[主治] 咳嗽,气喘,肩背疼痛,目视不明。
[操作] 斜刺 0.5~0.8 寸。

(十六) **天窗** Tiānchuāng
[定位] 喉结旁开 3.5 寸,在胸锁乳突肌之后缘(图 48)。
[解剖] 在斜方肌前缘,肩胛提肌后缘,深层为头夹肌;有耳后动、静脉及枕动、静脉分支;布有颈皮神经,正当耳大神经丛的发出部及枕小神经。
[主治] 耳鸣,耳聋,咽喉肿痛,颈项强痛,暴喑。
[操作] 直刺 0.5~1 寸。

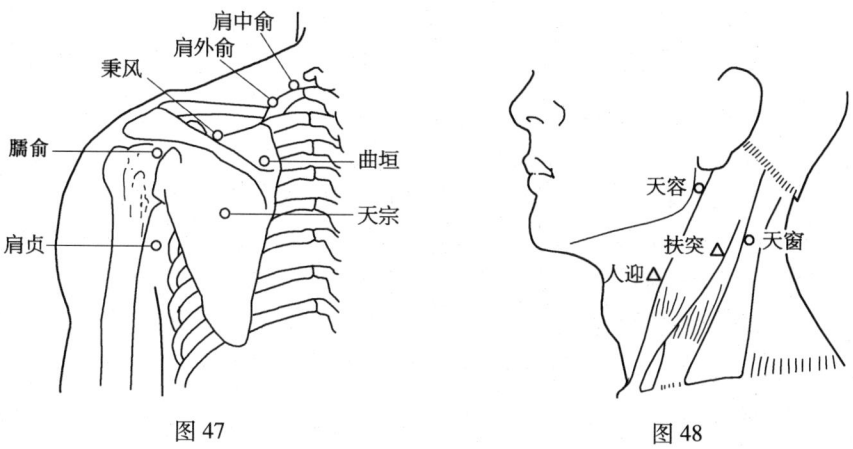

图47　　　　　　　　图48

（十七）天容 Tiānróng

［定位］　下颌角后，胸锁乳突肌前缘（图48）。

［解剖］　在下颌角后方，胸锁乳突肌停止部前缘，二腹肌后腹的下缘；前方有颈外浅静脉、颈内动、静脉；布有耳大神经的前支、面神经的颈支、副神经，其深层为交感神经干的颈上神经节。

［主治］　耳鸣，耳聋，咽喉肿痛，颈项肿痛。

［操作］　直刺0.5～1寸。

（十八）颧髎 Quánliáo

［定位］　目外眦直下，颧骨下缘凹陷中（图49）。

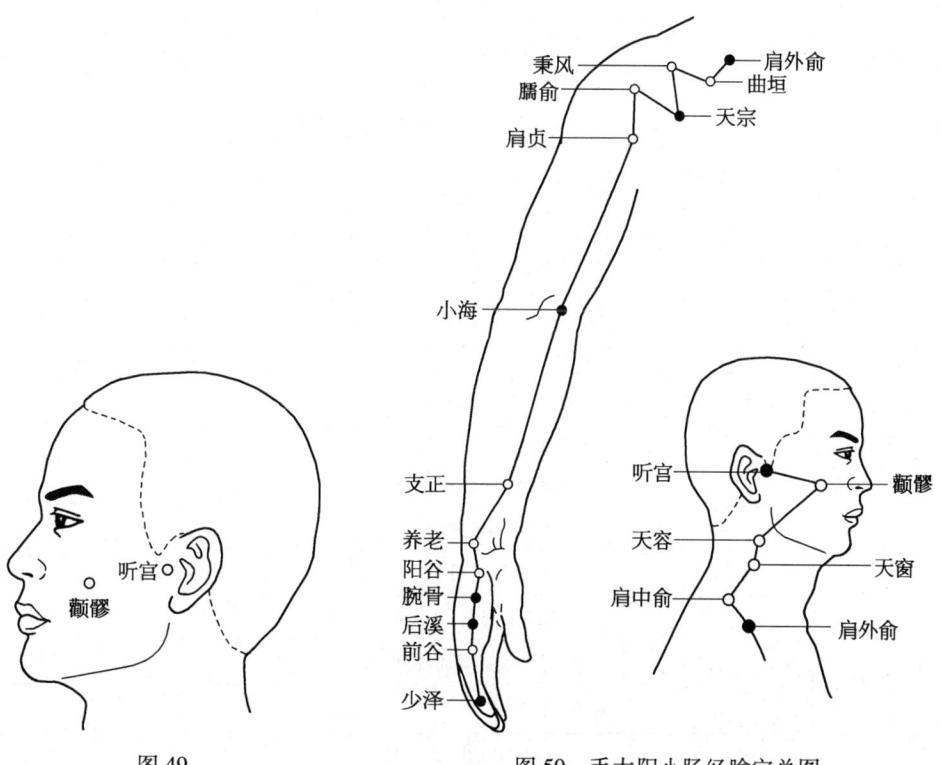

图49　　　　　　图50　手太阳小肠经腧穴总图

［解剖］ 在颧骨下颌突的后下缘稍后,咬肌的起始部,颧肌中;有面横动、静分支;布有面神经及眶下神经。

［主治］ 口眼㖞斜,眼睑瞤动,齿痛,颊肿。

［操作］ 直刺0.3~0.5寸,斜刺或平刺0.5~1寸。

［附注］ （1）手少阳、太阳经交会穴；（2）《图翼》：禁灸。

（十九）听宫 Tīnggōng

［定位］ 耳屏前,下颌骨髁状突的后缘,张口呈凹陷处（图49）。

［解剖］ 有颞浅动、静脉的耳前支;布有面神经及三叉神经的第三支的耳颞神经。

［主治］ 耳鸣,耳聋,聤耳,齿痛,癫狂痫。

［操作］ 张口,直刺1~1.5寸。

［附注］ 手、足少阳与手太阳经交会穴。

表1-12 手太阳小肠经腧穴主治提要表

穴 名	部 位	主 治	
少 泽*	指 端	头痛,目翳,咽喉肿痛	乳汁少,昏迷,热病
前 谷	指	头痛,目痛,咽喉肿痛	热病
后 溪*	掌 侧	头项强痛,目赤耳聋,手指、肘臂挛痛	癫狂痫
腕 骨*	腕 前	头项强痛,耳鸣目翳,指挛腕痛	黄疸,热病
阳 谷	腕	头痛目眩,耳鸣,耳聋,腕痛	癫狂痫
养 老	前 臂	目视不明	
支 正*	前 臂	项强,肘挛	癫狂,热病
小 海	肘	肘臂疼痛	癫狂
手肘部：头、项、耳、目、咽喉疾患,热病,神志病			
肩 贞	肩 胛	肩臂疼痛	
臑 俞	肩 胛	肩臂疼痛	
天 宗*	肩 胛	肩胛疼痛	乳痈
秉 风	肩 胛	肩胛疼痛	
曲 垣	肩 胛	肩胛疼痛	
肩 外 俞	肩 胛	肩背疼痛、颈项强急	
肩 中 俞	背	肩背疼痛	
肩胛部：肩胛疾患			
天 窗	颈	耳鸣、耳聋,咽喉肿痛	
天 容	颈	耳鸣、耳聋,咽喉肿痛	
颈部：咽喉、耳疾患			
颧 髎*	面	口眼㖞斜,眼睑瞤动,齿痛	
听 宫*	耳	耳鸣、耳聋	
面部：口、齿、耳疾患			

【附】手太阳小肠经穴分寸歌

小指端外为少泽,前谷外侧节前觅,节后握拳取后溪,腕骨腕前骨陷侧,锐骨下陷阳谷讨,腕后锐上觅养老,支正腕后五寸量,小海肘后五分好,肩贞腋上一寸找,臑俞大骨下陷保,天宗秉风下窝中,秉风岗上举有空,曲垣肩中曲肩陷,外俞去脊三寸从,中俞二寸大椎旁,天窗扶突后陷详,天容耳下曲颊后,颧髎面颊锐端量,听宫耳中大如菽,此为小肠手太阳(图50)。

3·1·7 足太阳膀胱经(67穴)

3·1·7·1 经脉循行(图51) ① 起于目内眦(睛明),② 上额③ 交会于巅顶(百会,属督脉)。

④ 巅顶部支脉;从头顶到颞颥部。

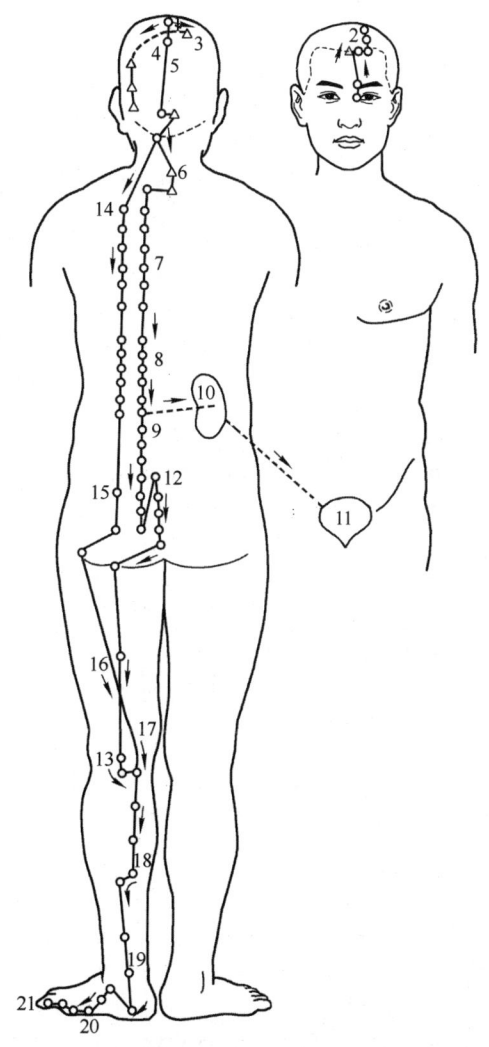

图51 足太阳膀胱经脉循行示意图

1. 起于目内眦 2. 上额 3. 交巅 4. 其支者,从巅至耳上角 5. 其直者,从巅入络脑 6. 还出别下项 7. 循肩膊内,挟脊 8. 抵腰中 9. 入循膂 10. 络肾 11. 属膀胱 12. 其支者,从腰中下挟脊贯臀 13. 入腘中 14. 其支者,从髆内左右,别下贯胛,挟脊内 15. 过髀枢 16. 循髀外从后廉 17. 下合腘中 18. 以下贯踹内 19. 出外踝之后 20. 循京骨 21. 至小指外侧

⑤ 巅顶部直行的脉：从头顶入里联络于脑，⑥ 回出分开下行项后，⑦ 沿着肩胛部内侧，挟着脊柱，⑧ 到达腰部，⑨ 从脊旁肌肉进入体腔，⑩ 联络肾脏，⑪ 属于膀胱。

⑫ 腰部的支脉：向下通过臀部，⑬ 进入腘窝中。

⑭ 后项的支脉：通过肩胛骨内缘直下，⑮ 经过臀部（环跳，属足少阳胆经）下行，⑯ 沿着大腿后外侧，⑰ 与腰部下来的支脉会合于腘窝中，⑱ 从此向下，通过腓肠肌，⑲ 出于外踝的后面。⑳ 沿着第五跖骨粗隆，㉑ 至小趾外侧端（至阴）与足少阴经相接。

3·1·7·2　**主要病候**　小便不通，遗尿，癫狂，疟疾，目痛，见风流泪，鼻塞多涕，鼻衄，头痛，项、背、腰、臀部以及下肢后侧本经循行部位疼痛等证。

3·1·7·3　**主治概要**　本经腧穴主治头、项、目、背、腰、下肢部病证以及神志病，背部第一侧线的背俞穴及第二侧线相平的腧穴，主治与其相关的脏腑病证和有关的组织器官病证（表1-13）。

（一）睛明 Jīngmíng

［定位］　目内眦旁 0.1 寸（图 52）。

［解剖］　在眶内缘睑内侧韧带中，深部为眼内直肌；有内眦动、静脉和滑车上下动、静脉，深层上方有眼动、静脉本干；布有滑车上、下神经，深层为眼神经，上方为鼻睫神经。

［主治］　目赤肿痛，流泪，视物不明，目眩，近视，夜盲，色盲。

［操作］　嘱患者闭目，医者左手轻推眼球向外侧固定，左手缓慢进针，紧靠眶缘直刺 0.5~1 寸。不捻转，不提插（或只轻微地捻转和提插）。出针后按压针孔片刻，以防出血。本穴禁灸。

［附注］　手足太阳、足阳明、阴跷、阳跷五脉交会穴。（《素问·气府论·注》）

（二）攒竹 Cuánzhú(Zǎnzhú)

［定位］　眉头凹陷中（图 52）。

［解剖］　有额肌及皱眉肌；当额动、静脉处；布有额神经内侧支。

［主治］　头痛，口眼㖞斜，目视不明，流泪，目赤肿痛，眼睑瞤动，眉棱骨痛，眼睑下垂。

［操作］　平刺 0.5~0.8 寸。禁灸。

（三）眉冲 Méichōng

［定位］　攒竹穴直上，入发际 0.5 寸（图 53）。

［解剖］　有额肌；当额动、静脉处；布有额神经内侧支。

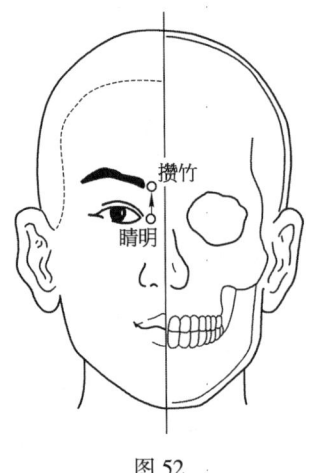

图 52

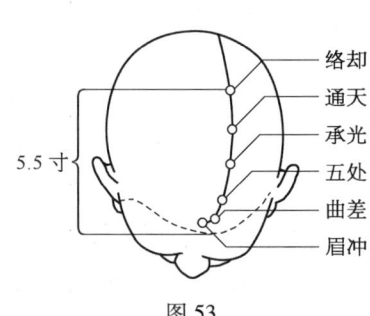

图 53

［主治］ 头痛,眩晕,鼻塞,癫痫。
［操作］ 平刺 0.3~0.5 寸。

（四）曲差 Qūchā(Qūchāi)
［定位］ 神庭穴（督脉）旁 1.5 寸,当神庭穴与头维穴连线的内 1/3 与 2/3 连接点取之（图 53）。
［解剖］ 同眉冲穴。
［主治］ 头痛,鼻塞,鼽衄,目视不明。
［操作］ 平刺 0.5~0.8 寸。

（五）五处 Wǔchù
［定位］ 曲差穴上 0.5 寸,距头部正中线 1.5 寸（图 53）。
［解剖］ 同眉冲穴。
［主治］ 头痛,目眩,癫痫。
［操作］ 平刺 0.5~0.8 寸。

（六）承光 Chéngguāng
［定位］ 五处穴后 1.5 寸（图 53）。
［解剖］ 有帽状腱膜；有额动、静脉,颞浅动、静脉及枕动、静脉的吻合网；当额神经外侧支和枕大神经会合支处。
［主治］ 头痛,目眩,鼻塞,热病。
［操作］ 平刺 0.3~0.5 寸。

（七）通天 Tōngtiān
［定位］ 承光穴后 1.5 寸（图 53）。
［解剖］ 有帽状腱膜；有颞浅动、静脉和枕动、静脉的吻合网；布有枕大神经分支。
［主治］ 头痛,眩晕,鼻塞,鼻衄,鼻渊。
［操作］ 平刺 0.3~0.5 寸。

（八）络却 Luòquè
［定位］ 通天穴后 1.5 寸（图 53）。
［解剖］ 在枕肌停止处；有枕动、静脉分支；布有枕大神经分支。
［主治］ 头晕,目视不明,耳鸣,癫狂。
［操作］ 平刺 0.3~0.5 寸。

（九）玉枕 Yùzhěn
［定位］ 后发际正中直上 2.5 寸,旁开 1.3 寸（图 54）。
［解剖］ 有枕肌；有枕动、静脉；布有枕大神经分支。
［主治］ 头项痛,目痛,鼻塞。
［操作］ 平刺 0.3~0.5 寸。

（十）天柱 Tiānzhù
［定位］ 后发际正中直上 0.5 寸,旁开 1.3 寸,当斜方肌外缘凹陷中（图 54）。
［解剖］ 在斜方肌起部,深层为头半棘肌；有枕动、静脉干；布有枕大神经干。
［主治］ 头痛,项强,鼻塞,癫狂痫,肩背痛,热病。
［操作］ 直刺或斜刺 0.5~0.8 寸,不可向内上方深刺,以免伤及延髓。

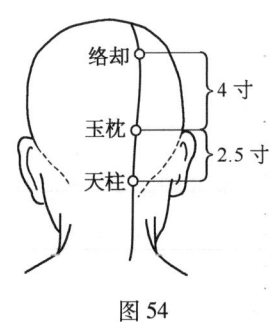

图 54

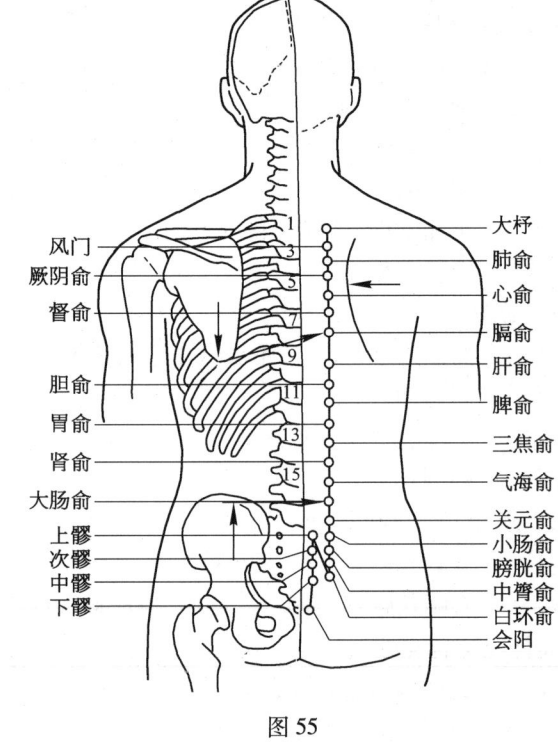

图 55

(十一) 大杼 Dàzhù

［定位］　第一胸椎棘突下,旁开1.5寸(图55)。

［解剖］　有斜方肌、菱形肌、上后锯肌,最深层为最长肌;有第一肋间动、静脉后支;布有第一胸神经后支的皮支,深层为第一胸神经后支外侧支。

［主治］　咳嗽,发热,项强,肩背痛。

［操作］　斜刺0.5~0.8寸。

［附注］　(1)八会穴之一,骨会大杼;手足太阳经交会穴。(2)本经背部诸穴,不宜深刺,以免伤及内部重要脏器。

(十二) 风门 Fēngmén

［定位］　第二胸椎棘突下,旁开1.5寸(图55)。

［解剖］　有斜方肌、菱形肌、上后锯肌,深层为最长肌;有第二肋间动、静脉后支;布有第二、三胸神经后支的皮支,深层为第三胸神经后支外侧支。

［主治］　伤风,咳嗽,发热头痛,项强,胸背痛。

［操作］　斜刺0.5~0.8寸。

［附注］　足太阳经与督脉交会穴。

(十三) 肺俞 Fèishū

［定位］　第三胸椎棘突下,旁开1.5寸(图55)。

［解剖］　有斜方肌、菱形肌,深层为最长肌;有第三肋间动、静脉后支;布有第三或第四胸神经后支的皮支,深层为第三胸神经后支外侧支。

[主治] 咳嗽,气喘,吐血,骨蒸,潮热,盗汗,鼻塞。

[操作] 斜刺 0.5~0.8 寸。

[附注] 肺的背俞穴。

(十四) 厥阴俞 Juéyīnshū

[定位] 第四胸椎棘突下,旁开 1.5 寸(图 55)。

[解剖] 有斜方肌、菱形肌,深层为最长肌,布有第四肋间动、静脉后支;正当第四或第五胸神经后支的皮支,深层为第四胸神经后支外侧支。

[主治] 咳嗽,心痛,胸闷,呕吐。

[操作] 斜刺 0.5~0.8 寸。

[附注] 心包的背俞穴。

(十五) 心俞 Xīnshū

[定位] 第五胸椎棘突下,旁开 1.5 寸(图 55)。

[解剖] 有斜方肌、菱形肌,深层为最长肌;有第五肋间动、静脉后支;布有第五或第六胸神经后支的皮支,深层为第五胸神经后支外侧支。

[主治] 心痛,惊悸,咳嗽,吐血,失眠,健忘,盗汗,梦遗,癫痫。

[操作] 斜刺 0.5~0.8 寸。

[附注] 心的背俞穴。

(十六) 督俞 Dūshū

[定位] 第六胸椎棘突下,旁开 1.5 寸(图 55)。

[解剖] 有斜方肌、背阔肌肌腱、最长肌;有第六肋间动、静脉后支,颈横动脉降支;布有肩胛背神经,第六或第七胸神经后支的皮支,深层为第六胸神经后支外侧支。

[主治] 心痛,胸闷,腹痛,寒热,气喘。

[操作] 斜刺 0.5~0.8 寸。

(十七) 膈俞 Géshū

[定位] 第七胸椎棘突下,旁开 1.5 寸(图 55)。

[解剖] 在斜方肌下缘,有背阔肌、最长肌;布有第七肋间动,静脉后支;布有第七或第八胸神经后支的皮支,深层为第七胸神经后支外侧支。

[主治] 呕吐,呃逆,气喘,咳嗽,吐血,潮热,盗汗。

[操作] 斜刺 0.5~0.8 寸。

[附注] (1) 八会穴之一,血会膈俞。(2) 参考资料:据报道,用人工放血造成家兔的贫血状态(红细胞在 400 万/mm^3 以下,血红蛋白在 65% 以下),针刺"膈俞""膏肓",结果与对照组相比,大大提前纠正了贫血状态,迅速恢复正常。

(十八) 肝俞 Gānshū

[定位] 第九胸椎棘突下,旁开 1.5 寸(图 55)。

[解剖] 在背阔肌、最长肌和髂肋肌之间;有第九肋间动、静脉后支;布有第九或第十胸神经后支的皮支,深层为第九胸神经后支外侧支。

[主治] 黄疸,胁痛,吐血,目赤,目眩,雀目,癫狂痫,脊背痛。

[操作] 斜刺 0.5~0.8 寸。

[附注] 肝的背俞穴。

（十九）胆俞 Dǎnshū

[定位]　第十胸椎棘突下,旁开1.5寸(图55)。

[解剖]　在背阔肌、最长肌和髂肋肌之间;有第十肋间动、静脉后支;布有第十胸神经后支的皮支,深层为第十胸神经后支的外侧支。

[主治]　黄疸,口苦,胁痛,肺痨,潮热。

[操作]　斜刺0.5~0.8寸。

[附注]　胆的背俞穴。

（二十）脾俞 Píshū

[定位]　第十一胸椎棘突下,旁开1.5寸(图55)。

[解剖]　在背阔肌、最长肌和髂肋肌之间;有第十一肋间动、静脉后支;布有第十一胸神经后支的皮支,深层为第十一胸神经后支肌支。

[主治]　腹胀,黄疸,呕吐,泄泻,痢疾,便血,水肿,背痛。

[操作]　斜刺0.5~0.8寸。

[附注]　脾的背俞穴。

（二十一）胃俞 Wèishū

[定位]　第十二胸椎棘突下,旁开1.5寸(图55)。

[解剖]　在腰背筋膜、最长肌和髂肋肌之间,有肋下动、静脉后支;布有第十二胸神经后支的皮支,深层为第十二胸神经后支外侧支。

[主治]　胸胁痛,胃脘痛,呕吐,腹胀,肠鸣。

[操作]　斜刺0.5~0.8寸。

[附注]　胃的背俞穴。

（二十二）三焦俞 Sānjiāoshū

[定位]　第一腰椎棘突下,旁开1.5寸(图55)。

[解剖]　在腰背筋膜、最长肌和髂肋肌之间;有第一腰动、静脉后支;布有第十胸神经后支的皮支,深层为第一腰神经后支外侧支。

[主治]　肠鸣,腹胀,呕吐,泄泻,痢疾,水肿,腰背强痛。

[操作]　直刺0.5~1寸。

[附注]　三焦背俞穴。

（二十三）肾俞 Shènshū

[定位]　第二腰椎棘突下,旁开1.5寸(图55)。

[解剖]　在腰背筋膜、最长肌和髂肋肌之间;有第二腰动、静脉后支;布有第一腰神经后支的外侧支,深层为第一腰丛。

[主治]　遗尿,遗精,阳痿,月经不调,白带,水肿;耳鸣,耳聋,腰痛。

[操作]　直刺0.5~1寸。

[附注]　(1)肾的背俞穴。(2)据实验观察针刺对正常人水负荷后肾脏泌尿功能的影响,发现在大多数情况下,针刺肾俞或京门穴时可抑制肾脏的泌尿功能。

（二十四）气海俞 Qìhǎishū

[定位]　第三腰椎棘突下,旁开1.5寸(图55)。

[解剖]　在腰背筋膜、最长肌和髂肋肌之间;有第二腰动、静脉后支;布有第二腰神经后

支的外侧支,深层为第一腰丛。

［主治］ 肠鸣腹胀,痔漏,痛经,腰痛。

［操作］ 直刺 0.5~1 寸。

（二十五）大肠俞 Dàchángshū

［定位］ 第四腰椎棘突下,旁开 1.5 寸（图 55）。

［解剖］ 在腰背筋膜、最长肌和髂肋肌之间,有第四腰动、静脉后支;布有第三腰神经皮支,深层为腰丛。

［主治］ 腹胀,泄泻,便秘,腰痛。

［操作］ 直刺 0.8~1.2 寸。

［附注］ 大肠背俞穴。

（二十六）关元俞 Guānyuánshū

［定位］ 第五腰椎棘突下,旁开 1.5 寸（图 55）。

［解剖］ 有骶棘肌,有腰最下动、静脉后支的内侧支;布有第五腰神经后支。

［主治］ 腹痛,泄泻,小便频数或不利,遗尿,腰痛。

［操作］ 直刺 0.8~1.2 寸。

（二十七）小肠俞 Xiǎochángshū

［定位］ 第一骶椎棘突下,旁开 1.5 寸（图 55）。

［解剖］ 在骶棘肌起始部和臀大肌起部之间;有骶外侧动、静脉后支;布有第五腰神经后支。

［主治］ 腹痛,泄泻,痢疾,遗尿,尿血,痔疾,遗精,白带,腰痛。

［操作］ 直刺或斜刺 0.8~1.2 寸。

［附注］ 小肠的背俞穴。

（二十八）膀胱俞 Pángguāngshū

［定位］ 第二骶椎棘突下,旁开 1.5 寸（图 55）。

［解剖］ 在骶棘肌起部和臀大肌起部之间;有骶外侧动、静脉后支;布有臀中皮神经分支。

［主治］ 小便不利,遗尿,泄泻,便秘,腰脊强痛。

［操作］ 直刺或斜刺 0.8~1.2 寸。

［附注］ 膀胱的背俞穴。

（二十九）中髎俞 Zhōnglǚshū

［定位］ 第三骶椎棘突下,旁开 1.5 寸（图 55）。

［解剖］ 有臀大肌,深层为骶结节韧带起始部;当臀下动、静脉的分支处;布有臀下皮神经。

［主治］ 泄泻,疝气,腰脊强痛。

［操作］ 直刺 1~1.5 寸。

（三十）白环俞 Báihuánshū

［定位］ 第四骶椎棘突下,旁开 1.5 寸（图 55）。

［解剖］ 在臀大肌、骶结节韧带下内缘;有臀下动、静脉,深层为阴部内动、静脉;布有臀下皮神经,深层为阴部神经。

［主治］ 遗尿,疝气,遗精,月经不调,白带,腰骶疼痛。

[操作] 直刺 1~1.5 寸。

(三十一) 上髎 Shàngliáo

[定位] 第一骶后孔中,约当髂后上棘与督脉的中点(图 55)。

[解剖] 在骶棘肌起始部及臀大肌起如部;当骶外侧动、静脉后支外;布有第一骶神经后支。

[主治] 大小便不利,月经不调,带下,阴挺,遗精,阳痿,腰痛。

[操作] 直刺 1~1.5 寸。

(三十二) 次髎 Cìliáo

[定位] 第二骶后孔中,约当髂后上棘下与督脉的中点(图 55)。

[解剖] 在臀大肌起始部;当骶外侧动、静脉后支处;为第二骶神经后支通过处。

[主治] 疝气,月经不调,痛经,带下,小便不利,遗精,腰痛,下肢痿痹。

[操作] 直刺 1~1.5 寸。

(三十三) 中髎 Zhōngliáo

[定位] 第三骶后孔中,约当中膂俞与督脉之间(图 55)。

[解剖] 在臀大肌起始部;当骶外侧动、静脉后支处;为第三骶神经后支通过处。

[主治] 便秘,泄泻,小便不利,月经不调,带下,腰痛。

[操作] 直刺 1~1.5 寸。

(三十四) 下髎 Xiàliáo

[定位] 第四骶后孔中,约当白环俞与督脉之间(图 55)。

[解剖] 在臀大肌起始部;有臀下动、静脉分支;当第四骶神经后支通过处。

[主治] 腹痛,便秘,小便不利,带下,腰痛。

[操作] 直刺 1~1.5 寸。

(三十五) 会阳 Huìyáng

[定位] 尾骨尖旁开 0.5 寸(图 55)。

[解剖] 有臀大肌;有臀下动、静脉分支;布有尾骨神经;深部有阴部神经干。

[主治] 泄泻,便血,痔疾,阳痿,带下。

[操作] 直刺 1~1.5 寸。

(三十六) 承扶 Chéngfú

[定位] 臀横纹中央(图 56)。

[解剖] 在臀大肌下缘;有坐骨神经伴行的动、静脉;布有股后皮神经,深层为坐骨神经。

[主治] 腰骶臀股部疼痛,痔疾。

[操作] 直刺 1~2 寸。

(三十七) 殷门 Yīnmén

[定位] 承扶穴与委中穴连线上,承扶穴下 6 寸(图 56)。

[解剖] 在半腱肌与股二头肌之间,深层为大收肌;外侧为股深动、静脉第三穿支;布有股后皮神经,深层正当坐骨神经。

[主治] 腰痛,下肢痿痹。

[操作] 直刺 1~2 寸。

（三十八）浮郄 Fúxì

[定位]　委阳穴上1寸，在股二头肌腱内侧（图56）。

[解剖]　在股二头肌腱内侧；有膝上外侧动、静脉；布有股后皮神经，正当腓总神经处。

[主治]　便秘，股腘部疼痛，麻木。

[操作]　直刺1~1.5寸。

（三十九）委阳 Wěiyáng

[定位]　腘横纹外端，股二头肌腱内缘（图56）。

[解剖]　同浮郄穴。

[主治]　腹满，小便不利，腰脊强痛，腿足挛痛。

[操作]　直刺1~1.5寸。

[附注]　三焦经下合穴。

（四十）委中 Wěizhōng

[定位]　腘横纹中央（图56）。

[解剖]　在腘窝正中，有腘筋膜；皮下有股腘静脉，深层内侧为腘静脉，最深层为腘动脉；有股后皮神经，正当胫神经处。

[主治]　腰痛，下肢痿痹，腹痛，吐泻，小便不利，遗尿，丹毒。

[操作]　直刺1~1.5寸，或用三棱针点刺腘静脉出血。

[附注]　足太阳经所入为"合"。

（四十一）附分 Fùfēn

[定位]　第二胸椎棘突下，旁开3寸（图57）。

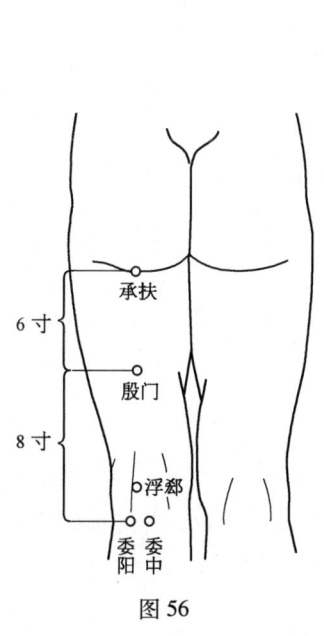

图56

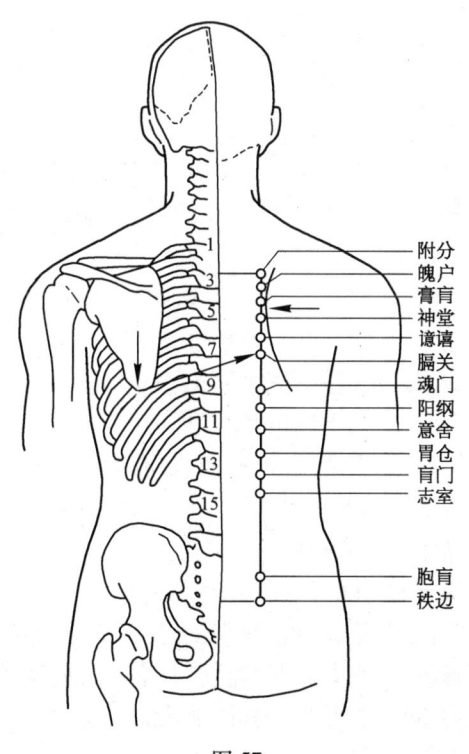

图57

[解剖] 在肩胛岗内端边缘,有斜方肌、菱形肌,深层为髂肋肌;有颈横动脉降支,当第二肋间动、静脉后支;布有第二胸神经后支。

[主治] 颈项强痛,肩背拘急,肘臂麻木。

[操作] 斜刺 0.5~0.8 寸。

[附注] 手、足太阳经交会穴。

(四十二) 魄户 Pòhù

[定位] 第三胸椎棘突下,旁开 3 寸(图 57)。

[解剖] 在肩胛骨脊柱缘,有斜方肌、菱形肌,深层为髂肋肌;有第三肋间动、静脉背侧支,颈横动脉降支;布有第二、三胸神经后支。

[主治] 咳嗽,气喘,肺痨,项强,肩背痛。

[操作] 斜刺 0.5~0.8 寸。

(四十三) 膏肓 Gāohuāng

[定位] 第四胸椎棘突下,旁开 3 寸(图 57)。

[解剖] 在肩胛骨脊柱缘,有斜方肌、菱形肌,深层为髂肋肌;有第四肋间动、静脉背侧支及颈横动脉降支;布有第三、四胸神经后支。

[主治] 咳嗽,气喘,肺痨,健忘,遗精,完谷不化。

[操作] 斜刺 0.5~0.8 寸。

(四十四) 神堂 Shéntáng

[定位] 第五胸椎棘突下,旁开 3 寸(图 57)。

[解剖] 在肩胛骨脊柱缘,有斜方肌、菱形肌,深层为髂肋肌;有第五肋间动、静脉背侧支及颈横动脉降支;布有第四、五胸神经后支。

[主治] 咳嗽,气喘,胸闷,脊背强痛。

[操作] 斜刺 0.5~0.8 寸。

(四十五) 譩譆 Yìxǐ

[定位] 第六胸椎棘突下,旁开 3 寸(图 57)。

[解剖] 在斜方肌外缘,有髂肋肌;有第六肋间动、静脉背侧支;布有第五、六胸神经后支。

[主治] 咳嗽,气喘,疟疾,热病,肩背痛。

[操作] 斜刺 0.5~0.8 寸。

(四十六) 膈关 Géguān

[定位] 第七胸椎棘突下,旁开 3 寸(图 57)。

[解剖] 有背阔肌、髂肋肌;有第七肋间动、静脉背侧支;布有第六胸神经后支。

[主治] 胸闷,嗳气,呕吐,脊背强痛。

[操作] 斜刺 0.5~0.8 寸。

(四十七) 魂门 Húnmén

[定位] 第九胸椎棘突下,旁开 3 寸(图 57)。

[解剖] 有背阔肌、髂肋肌;有第九肋间动、静脉背侧支;布有第八、九胸神经后支。

[主治] 胸胁痛,呕吐,泄泻,背痛。

[操作] 斜刺 0.5~0.8 寸。

（四十八）阳纲 Yánggāng

［定位］　第十胸椎棘突下，旁开3寸（图57）。

［解剖］　有背阔肌、髂肋肌，有第十肋间动、静脉背侧支；布有第九、十胸神经后支。

［主治］　肠鸣，腹痛，泄泻，黄疸，消渴。

［操作］　斜刺0.5~0.8寸。

（四十九）意舍 Yìshè

［定位］　第十一胸椎棘突下，旁开3寸（图57）。

［解剖］　有背阔肌、髂肋肌，有第十一肋间动、静脉背侧支；布有第十、十一胸神经后支。

［主治］　腹胀，肠鸣，呕吐，泄泻。

［操作］　斜刺0.5~0.8寸。

（五十）胃仓 Wèicāng

［定位］　第十二胸椎棘突下，旁开3寸（图57）。

［解剖］　有背阔肌、髂肋肌；有肋下动、静脉背侧支；布有第十二、十三胸神经后支。

［主治］　胃脘痛，腹胀，小儿食积，水肿，背脊痛。

［操作］　斜刺0.5~0.8寸。

（五十一）肓门 Huāngmén

［定位］　第一腰椎棘突下，旁开3寸（图57）。

［解剖］　有背阔肌、髂肋肌；有第一腰动、静脉背侧支；布有第十二胸神经后支。

［主治］　腹痛，便秘，痞块，乳疾。

［操作］　斜刺0.5~0.8寸。

（五十二）志室 Zhìshì

［定位］　第二腰椎棘突下，旁开3寸（图57）。

［解剖］　有背阔肌、髂肋肌；有第二腰动、静脉背侧支；布有第十二胸神经后支外侧支，第一腰神经外侧支。

［主治］　遗精，阳痿，小便不利，水肿，腰脊强痛。

［操作］　斜刺0.5~0.8寸。

（五十三）胞肓 Bāohuāng

［定位］　第二骶椎棘突下，旁开3寸（图57）。

［解剖］　有臀大肌、臀中肌及臀小肌，正当臀上动、静脉；布有臀上皮神经，深层为臀上神经。

［主治］　肠鸣，腹胀，便秘，癃闭，腰脊强痛。

［操作］　直刺1~1.5寸。

（五十四）秩边 Zhìbiān

［定位］　第四骶椎棘突下，旁开3寸（图57）。

［解剖］　有臀大肌，在梨状肌下缘；正当臀下动、静脉；深层当臀下神经及股后皮神经，外侧为坐骨神经。

［主治］　小便不利，便秘，痔疾，腰骶痛，下肢痿痹。

［操作］　直刺1.5~2寸。

（五十五）合阳 Héyáng

［定位］　委中穴直下2寸（图58）。

［解剖］ 在腓肠肌二头之间；有小隐静脉，深层为腘动、静脉；布有腓肠肌内侧皮神经，深层为胫神经。

［主治］ 腰脊强痛，下肢痿痹，疝气，崩漏。

［操作］ 直刺 1~2 寸。

（五十六）承筋 Chéngjīn

［定位］ 合阳穴与承山穴连线的中点（图58）。

［解剖］ 在腓肠肌两肌腹之间；有小隐静脉，深层为胫后动、静脉；布有腓肠内侧皮神经，深层为胫神经。

［主治］ 痔疾，腰腿拘急疼痛。

［操作］ 直刺 1~1.5 寸。

（五十七）承山 Chéngshān

［定位］ 腓肠肌两肌腹之间凹陷的顶端（图58）。

［解剖］ 在腓肠肌两肌腹交界下端；有小隐静脉，深层为胫后动、静脉；布有腓肠内侧皮神经，深层为胫神经。

［主治］ 痔疾，脚气，便秘，腰腿拘急疼痛。

［操作］ 直刺 1~2 寸。

（五十八）飞扬 Fēiyáng

［定位］ 昆仑穴直上七寸，承山穴外下方（图58）。

［解剖］ 有腓肠肌及比目鱼肌；布有腓肠外侧皮神经。

［主治］ 头痛，目眩，衄䶪，腰腿疼痛，痔疾。

［操作］ 直刺 1~1.5 寸。

［附注］ 足太阳经络穴。

（五十九）跗阳 Fūyáng

［定位］ 昆仑穴直上3寸（图58）。

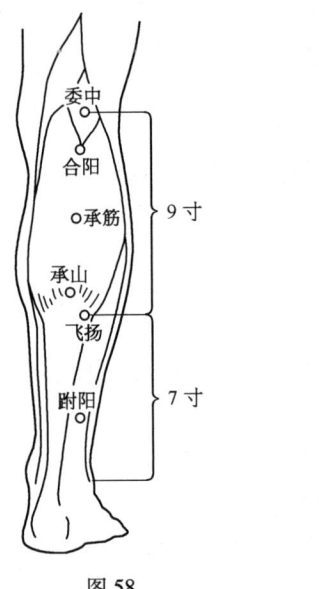

图 58

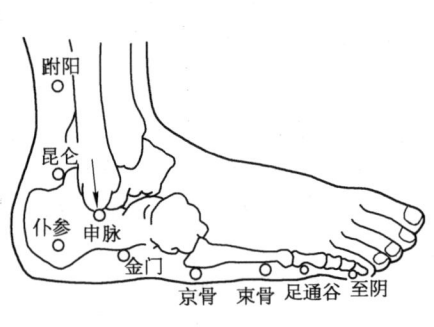

图 59

[解剖] 在腓骨的后部,跟腱外前缘,深层为𬌗长屈肌;有小隐静脉,深层为腓动脉末支;布有腓肠神经。

[主治] 头痛,腰骶疼痛,下肢痿痹,外踝肿痛。

[操作] 直刺 0.8~1.2 寸。

[附注] 阳蹻脉郄穴。

(六十) 昆仑 Kūnlún

[定位] 外踝高点与跟腱之间凹陷中(图 59)。

[解剖] 有腓骨短肌;有小隐静脉及外踝后动、静脉;布有腓肠神经。

[主治] 头痛,项强,目眩,鼻衄,癫痫,难产,腰骶疼痛,脚跟肿痛。

[操作] 直刺 0.5~0.8 寸。

[附注] (1) 足太阳经所行为"经"。(2)《针灸大成》:"妊妇刺之落胎。"

(六十一) 仆参 Púcān (Púshēn)

[定位] 昆仑穴直下,赤白肉际处(图 59)。

[解剖] 有腓动、静脉的跟骨外侧支;布有腓肠神经跟骨外侧支。

[主治] 下肢痿痹,足跟痛,癫痫。

[操作] 直刺 0.3~0.5 寸。

(六十二) 申脉 Shēnmài

[定位] 外踝下缘凹陷中(图 59)。

[解剖] 在腓骨长短肌腱上缘;有外踝动脉网及小隐静脉;布有腓肠神经的足背外侧皮神经分支。

[主治] 头痛,眩晕,癫狂痫,腰腿痠痛,目赤痛,失眠。

[操作] 直刺 0.3~0.5 寸。

[附注] 八脉交会穴之一,通阳蹻脉。

(六十三) 金门 Jīnmén

[定位] 申脉穴与京骨穴连线中点,当骰骨外侧凹陷中(图 59)。

[解剖] 在腓骨长肌腱和小趾外展肌之间;有足底外侧动、静脉;布有足背外侧皮神经,深层为足底外侧神经。

[主治] 头痛,癫痫,小儿惊风,腰痛,下肢痿痹,外踝痛。

[操作] 直刺 0.3~0.5 寸。

[附注] 足太阳经郄穴。

(六十四) 京骨 Jīnggǔ

[定位] 第五跖骨粗隆下,赤白肉际(图 59)。

[解剖] 在小趾外展肌下方;有足底外侧动、静脉;布有足背外侧皮神经,深层为足底外侧神经。

[主治] 头痛,项强,目翳,癫痫,腰痛。

[操作] 直刺 0.3~0.5 寸。

[附注] 足太阳经所过为"原"。

(六十五) 束骨 Shùgǔ

[定位] 第五跖骨小头后缘,赤白肉际(图 59)。

［解剖］ 在小趾外展肌下方；有第四趾跖侧总动、静脉；有第四趾跖侧神经及足背外侧皮神经分布。

［主治］ 头痛,项强,目眩,癫狂,腰腿痛。

［操作］ 直刺 0.3~0.5 寸。

［附注］ 足太阳经所注为"输"。

（六十六）足通谷 Zútōnggǔ

［定位］ 第五跖趾关节前缘,赤白肉际(图 59)。

［解剖］ 有趾跖侧动、静脉；布有趾跖侧固有神经及足背外侧皮神经。

［主治］ 头痛,项强,目眩,鼻衄,癫狂。

［操作］ 直刺 0.2~0.3 寸。

［附注］ 足太阳经所溜为"荥"。

（六十七）至阴 Zhìyīn

［定位］ 足小趾外侧趾甲角旁约 0.1 寸(图 59)。

［解剖］ 有趾背动脉及趾跖侧固有动脉形成的动脉网；布有趾跖侧固有神经及足背外侧皮神经。

［主治］ 头痛,目痛,鼻塞,鼻衄,胎位不正,难产。

［操作］ 浅刺 0.1 寸。胎位不正用灸法。

［附注］ 足太阳经所出为"井"。

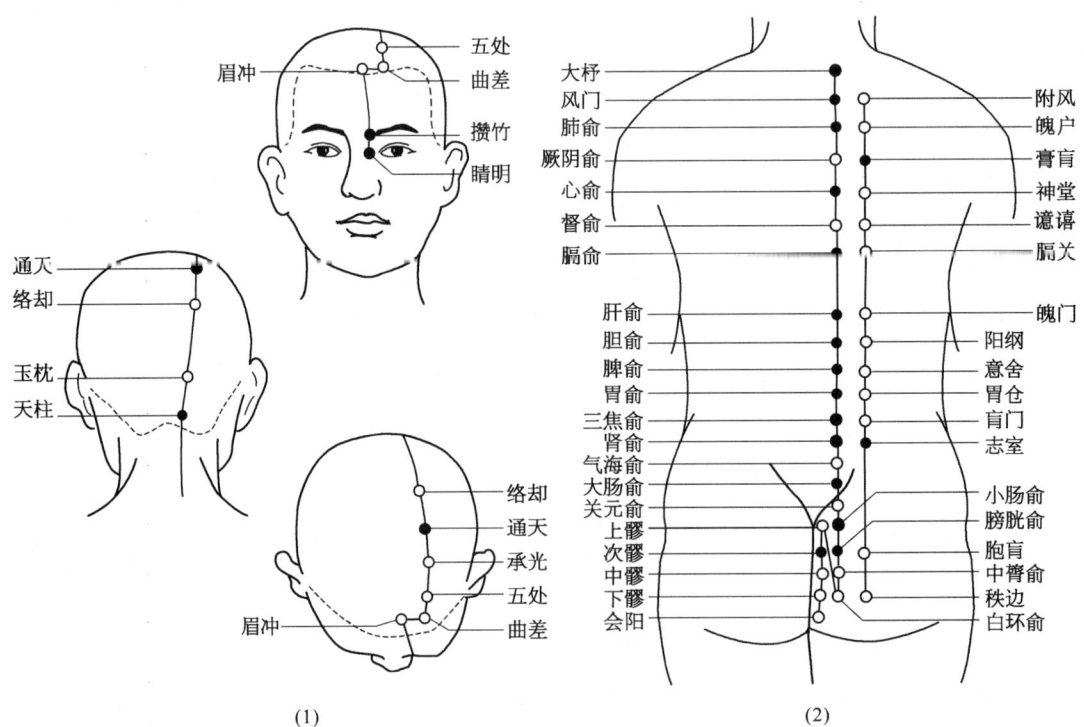

图 60　足太阳膀胱经腧穴总图

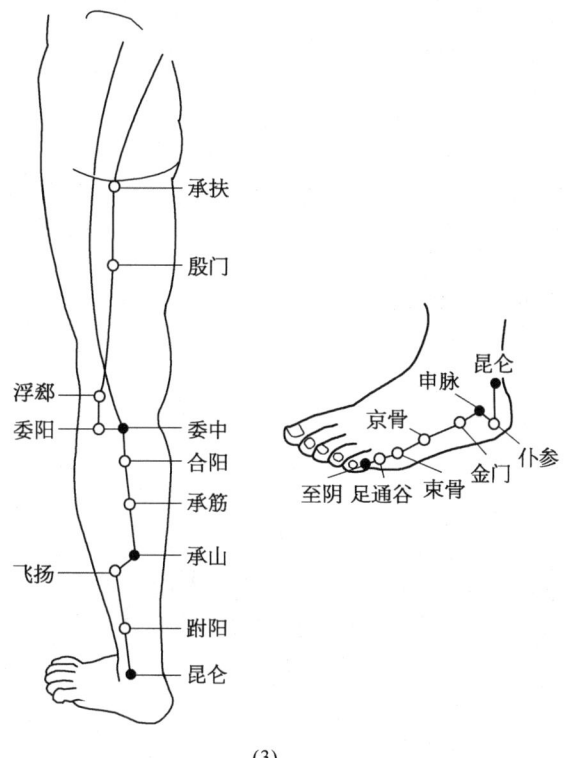

(3)

图60 足太阳膀胱经腧穴总图(续)

表1-13 足太阳膀胱经腧穴主治提要表

穴 名	部 位	主 治 1	2
睛 明*	内 眦	目疾	
攒 竹*	眉 头	头痛,目赤肿痛	
眉 冲	前 头	头痛,眩晕,鼻塞	癫痫
曲 差	前 头	头痛,鼻塞,鼻衄	
五 处	前 头	头痛,眩晕	癫痫
承 光	前 头	头痛,鼻塞	
通 天	前 头	头痛,眩晕,鼻塞,鼻衄	
络 却	后 头	头晕,耳鸣	癫狂
玉 枕	后 头	头项痛,目痛,鼻塞	
天 柱*	项	头痛,项强,鼻塞	
头项部:头、项、目、鼻疾患,神志病			
大 杼	背	咳嗽,发热,项强,肩背痛	
风 门*	背	伤风,咳嗽,项强,胸背痛	
肺 俞*	背	咳嗽,气喘,吐血,骨蒸	鼻塞

穴 名	部 位	主 治 1	2
厥阴俞	背	咳嗽,心痛	
心 俞*	背	咳嗽,吐血,心痛	惊悸,健忘,癫痫
督 俞	背	心痛	
膈 俞*	背	咳嗽,吐血,呕吐	
1~7椎侧第一行:心、肺疾患为主			
肝 俞*	背	胁痛,吐血,目眩	黄疸,癫狂痫
胆 俞*	背	胁痛	黄疸
脾 俞*	背	腹胀,泄泻,痢疾	水肿,背痛
胃 俞*	背	胃脘痛,呕吐,肠鸣	
三焦俞	腰	肠鸣,腹胀,呕吐,腰背强痛	
9~13椎侧第一行:胃肠疾患为主,胸肺疾患次之			
肾 俞*	腰	遗尿,遗精,阳痿,月经不调,腰痛	水肿,耳鸣,耳聋
气海俞	腰	肠鸣,腹胀,痛经,腰痛	
大肠俞*	腰	腹胀,泄泻,便秘,腰痛	
关元俞	臀	泄泻,腰痛	
小肠俞	臀	腹痛,泄泻,遗尿	
膀胱俞*	臀	遗尿,腰脊强痛	
中膂俞	臀	泄泻,腰脊强痛	
白环俞	臀	遗精,月经不调,白带,腰骶疼痛	
上 髎	骶	小便不利,带下,阴挺,腰痛	
次 髎*	骶	月经不调,带下,小便不利,遗精,腰痛	
中 髎*	骶	月经不调,带下,小便不利,腰痛	
下 髎	骶	小便不利,带下,便秘	
会 阳	臀	泄泻,痔疮,带下	
14椎~臀部侧第一行:肠及妇科、前阴病			
承 扶	大腿	腰骶臀股部疼痛	
殷 门	大腿	腰痛,下肢痿痹	
浮 郄	大腿	股腘部疼痛,麻木	
委 阳*	膝腘	腹满,小便不利,腿足挛痛	
委 中*	膝腘	小便不利,遗尿,腰痛,下肢痿痹	腹痛,吐泻
腘以上:局部疾患及肠疾患			
附 分	背	项强,肩背拘急	
魄 户	背	咳嗽,肺痨,项强,肩背痛	

(续表)

穴 名	部 位	主 治 1	2
膏肓*	背	咳嗽,气喘,肺痨	健忘,遗精
神 堂	背	咳嗽,气喘,胸闷	
谚 谴	背	咳嗽,肩背痛	疟疾,热病
膈 关	背	胸闷,嗳气,呕吐	
1~7椎侧第二行:胸、肺疾患			
魂 门	背	胸胁痛,呕吐,背痛	
阳 纲	背	肠鸣,腹痛,泄泻	黄疸
意 舍	背	腹胀,呕吐,泄泻	
胃 仓	腰	胃脘痛,腹胀	
肓 门	腰	腹痛,便秘	
9~13椎侧第二行:胃、肠疾患			
志 室*	腰	遗精,小便不利,腰脊强痛	
胞 肓	臀	便秘,癃闭,腰脊强痛	
秩 边*	臀	小便不利,痔疾,腰骶痛	
14~21椎侧第二行:肠及妇科、前阴病			
合 阳	小 腿	腰脊强痛	
承 筋	小 腿	痔疾,腰腿拘急疼痛	
承 山*	小 腿	便秘,痔疾,腰腿拘急疼痛	
飞 扬*	小 腿	头痛,目眩,腰腿疼痛	
跗 阳	小 腿	头痛,腰骶疼痛,下肢痿痹	
昆 仑*	踝关节	头痛,项强,目眩,腰痛	难产,癫痫
仆 参	足	足跟痛	癫狂病
申 脉*	足	目赤,失眠,头痛,眩晕,腰腿酸痛	癫狂病
金 门	足	头痛	癫痫
京 骨	足	头痛,项强,腰腿痛	癫痫
束 骨*	足	头痛,项强,目眩,腰腿痛	癫狂
足通谷	足	头痛,项强,目眩,鼻衄	癫狂
至 阴*	趾 端	头痛,目痛,鼻塞,鼻衄	难产,胎位不正
胫、足部:头、项、目、鼻、背、腰疾患,痔疾,神志病,以及下肢后侧疾患			

【附】 足太阳膀胱经穴分寸歌

足太阳是膀胱经,目内眦角始睛明,眉毛内侧攒竹取,眉冲直上旁神庭,曲差入发五分际,神庭旁开寸五分,五处旁开亦寸半,细算却与上星平,承光通天络却穴,相去寸半调匀看,玉枕夹脑一寸三,入发二五枕骨取,天柱项后发际取,大筋外廉陷中献,自此夹脊开寸五,第一大杼二风门,三椎肺俞厥阴四,心五督六椎下论,膈七肝九十胆俞,十一脾俞十二胃,十三三焦十四肾,气海俞在十五椎,大肠十六椎下取,十七关元俞可推。小肠十八胱十九,中膂俞穴二十椎,白环廿一椎下当,以上各穴可推之,更有上次中下髎,一二三四腰空好,会阳阴尾尻骨旁,第一侧线诸穴了,再从脊旁开三寸,第二椎下为附分,三椎魄户四膏肓,第五椎下寻神堂,第六谚语膈关七,第九魂门十阳纲,十一椎下意舍存,十二胃仓穴已分,十三肓门端正在,十四志室不须论,十九胞肓廿一秩,第二侧线诸穴匀,继向臀部横纹取,承扶居下陷中央,殷门扶下方六寸,委阳腘外两筋乡,浮郄实居委阳上,相去只有一寸长,委中在腘约纹里,向下二寸寻合阳,承筋合阳直下取,穴在腨肠之中央,承山腨下分肉间,外踝七寸上飞扬,跗阳外踝上三寸,昆仑后跟陷中央,仆参跟下脚边上,申脉踝下五分张,金门申前墟后取,京骨外侧骨际量,束骨本节后肉际,通谷节前陷中强,至阴却在小趾侧,太阳之穴始周详(图60)。

3·1·8 足少阴肾经(27穴)

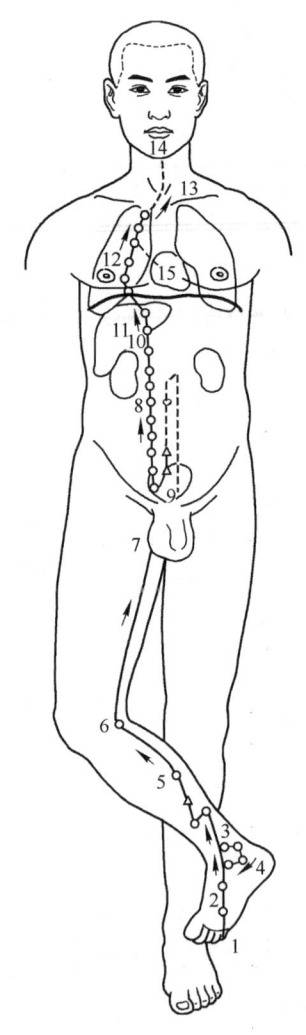

图61 足少阴肾经脉循行示意图

1. 起于小指之下,邪走足心 2. 出于然谷之下 3. 循内踝之后 4. 别入跟中 5. 以上踹(按:踹应作"腨")内 6. 出腘内廉 7. 上股内后廉 8. 贯脊属肾 9. 络膀胱 10. 其直者,从肾11. 上贯肝膈 12. 入肺中 13. 循喉咙 14. 挟舌本 15. 其支者,从肺出络心,注胸中

3·1·8·1 经脉循行（图61） ①起于足小趾之下,斜向足心（涌泉）,②出于舟骨粗隆下,③沿内踝后,④进入足跟,⑤再向上行于腿肚内侧,⑥出腘窝的内侧,⑦向上行股内后缘,⑧通向脊柱（长强,属督脉）,属于肾脏（腧穴通路：还出于前,向上行腹部前正中线旁开0.5寸,胸部前正中线旁开2寸,终止于锁骨下缘俞府穴）,⑨联络膀胱。

⑩肾脏部直行的脉：⑪从肾向上通过肝和横膈,⑫进入肺中,⑬沿着喉咙,⑭挟于舌根部。

⑮肺部支脉：从肺部出来,联络心脏,流注于胸中,与手厥阴心包经相接。

3·1·8·2 主要病候 咳血,气喘,舌干,咽喉肿痛,水肿,大便秘结,泄泻,腰痛,脊股内后侧痛,痿弱无力,足心热等证。

3·1·8·3 主治概要 本经腧穴主治妇科,前阴病,肾、肺、咽喉病及经脉循行部位的其他病证（表1-14）。

（一）涌泉 Yǒngquán

[定位] 于足底（去趾）前1/3处,足趾跖屈时呈凹陷（图62）。

[解剖] 在足底第二、三跖骨之间,足底腱膜中,内有趾短屈肌腱,趾长屈肌腱,第二蚓状肌,深层为骨间肌；深层有来自胫前动脉的足底弓；布有足底内侧神经分支。

[主治] 头痛,头昏,失眠,目眩,咽喉肿痛,失声,便秘,小便不利,小儿惊风,癫狂,昏厥。

[操作] 直刺0.5~1寸。

[附注] 足少阴经所出为"井"。

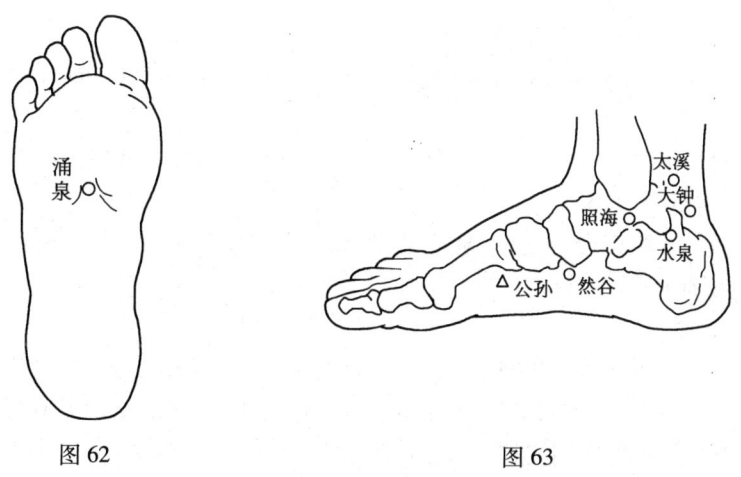

图62　　　　　图63

（二）然谷 Rángǔ

[定位] 足舟骨粗隆下缘凹陷中（图63）。

[解剖] 在踇趾外展肌中；有足底内侧动脉；布有足底内侧神经。

[主治] 月经不调,带下,遗精,消渴,泄泻,咳血,咽喉肿痛,小便不利,小儿脐风,口噤。

[操作] 直刺0.5~1寸。

[附注] 足少阴经所溜为"荥"。

（三）太溪 Tàixī

[定位] 内踝高点与跟腱之间凹陷中（图63）。

［解剖］ 前方有胫后动、静脉；布有小腿内侧皮神经，当胫神经经过处。
［主治］ 月经不调，遗精，阳痿，小便频数，便秘，消渴，咳血，气喘，咽喉肿痛，齿痛，失眠，腰痛，耳聋，耳鸣。
［操作］ 直刺 0.5~1 寸。
［附注］ 足少阴经所注为"输"；肾经原穴。

（四）大钟 Dàzhōng

［定位］ 太溪穴下 0.5 寸稍后，跟腱内缘（图 63）。
［解剖］ 在跟腱附着部的内前缘；有胫后动脉的跟内侧支；布有小腿内侧皮神经，当胫神经的跟骨内侧神经经过处。
［主治］ 癃闭，遗尿，便秘，咳血，气喘，痴呆，足跟痛。
［操作］ 直刺 0.3~0.5 寸。
［附注］ 足少阴经络穴。

（五）水泉 Shuǐquán

［定位］ 太溪穴直下 1 寸（图 63）。
［解剖］ 同大钟穴。
［主治］ 月经不调，痛经，经闭，阴挺，小便不利。
［操作］ 直刺 0.3~0.5 寸。
［附注］ 足少阴经郄穴。

（六）照海 Zhàohǎi

［定位］ 内踝下缘凹陷中（图 63）。
［解剖］ 在内踝下方，踇趾外展肌止点；后下方为胫后动、静脉；布有小腿内侧皮神经，深部为胫神经本干。
［主治］ 月经不调，带下，阴挺，小便频数，癃闭，便秘，咽喉干痛，癫痫，失眠。
［操作］ 直刺 0.3~0.5 寸。
［附注］ （1）八脉交会穴之一，通于阴跷脉。（2）参考资料：据报道针刺健康人照海穴，有明显促进泌尿作用。

（七）复溜 Fùliū

［定位］ 太溪穴上 2 寸（图 64）。
［解剖］ 在胫骨后方，比目鱼肌下方移行于跟腱处之内侧；深层前方有胫后动、静脉；布有腓肠内侧皮神经和小腿内侧皮神经，深层前方为胫神经。
［主治］ 水肿，腹胀，泄泻，盗汗，热病汗不出，下肢痿痹。
［操作］ 直刺 0.6~1 寸。

（八）交信 Jiāoxìn

［定位］ 复溜穴前约 0.5 寸（图 64）。
［解剖］ 在胫骨内缘后方，趾长屈肌中；深层为胫后动、静脉；布有小腿内侧皮神经，深部为胫神经本干。
［主治］ 月经不调，崩漏，阴挺，疝气，泄泻，便秘。
［操作］ 直刺 0.6~1.2 寸。
［附注］ 阴跷脉郄穴。

（九）筑宾 Zhùbīn

[定位]　太溪穴上 5 寸，在太溪与阴谷的连线上（图 64）。

[解剖]　在腓肠肌内侧肌腹下方移行于跟腱处，下方为比目鱼肌；深部有胫后动、静脉；布有腓肠内侧皮神经和小腿内侧皮神经，深层为胫神经本干。

[主治]　癫狂，疝气，呕吐，小腿疼痛。

[操作]　直刺 1~1.5 寸。

[附注]　阴维脉郄穴。

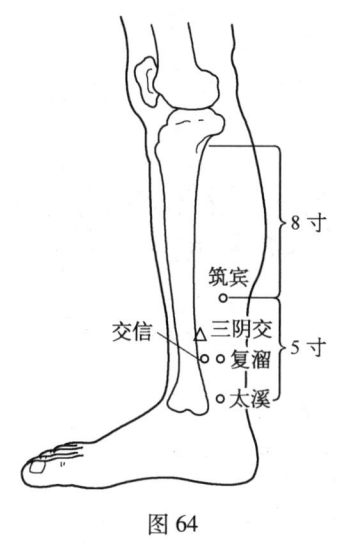

图 64

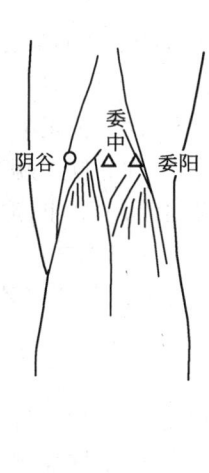

图 65

（十）阴谷 Yīngǔ

[定位]　屈膝，腘窝内侧，当半腱肌腱与半膜肌腱之间（图 65）。

[解剖]　在胫骨内髁后方，半腱肌腱和半膜肌腱之间；有膝上内侧动、静脉；布有股内侧皮神经。

[主治]　阳痿，疝气，崩漏，小便不利，膝腘痠痛。

[操作]　直刺 1~1.5 寸。

[附注]　足少阴经所入为"合"。

（十一）横骨 Hénggǔ

[定位]　脐下 5 寸，耻骨联合上际，前正中线旁开 0.5 寸（图 66）。

[解剖]　有腹内外斜肌腱膜、腹横肌腱膜及腹直肌，当锥状肌外缘；有腹壁下动、静脉；布有髂腹下神经分支（内为小肠及膀胱底）。

[主治]　少腹胀痛，小便不利，遗尿，遗精，阳痿，疝气。

[操作]　直刺 1~1.5 寸。

[附注]　足少阴经与冲脉交会穴。

（十二）大赫 Dàhè

[定位]　脐下 4 寸，前正中线旁开 0.5 寸（图 66）。

[解剖]　在腹内、外斜肌腱膜，腹横肌腱膜及腹直肌中；有腹壁下动、静脉的肌支；布有

第十二肋间神经及髂腹下神经的分支(内为小肠,膀胱充盈时其底亦可到此位置)。

[主治]　遗精,阳痿,阴挺,带下。

[操作]　直刺1~1.5寸。

[附注]　足少阴经与冲脉交会穴。

(十三) 气穴 Qìxué

[定位]　脐下3寸,前正中线旁开0.5寸(图66)。

[解剖]　肌肉、血管同大赫穴。布有第十二肋间神经(内部有小肠)。

[主治]　月经不调,带下,小便不利,泄泻。

[操作]　直刺1~1.5寸。

[附注]　足少阴经与冲脉交会穴。

(十四) 四满 Sìmǎn

[定位]　脐下2寸,前正中线旁开0.5寸(图66)。

[解剖]　肌肉、血管同大赫穴。布有第十一肋间神经(内部为小肠)。

[主治]　月经不调,带下,遗尿,遗精,疝气,便秘,腹痛,水肿。

[操作]　直刺1~1.5寸。

[附注]　足少阴经与冲脉交会穴。

(十五) 中注 Zhōngzhù

[定位]　脐下1寸,前正中线旁开0.5寸(图66)。

[解剖]　肌肉、血管同大赫穴。布有第十肋间神经(内部为小肠)。

[主治]　月经不调,腹痛,便秘,泄泻。

[操作]　直刺1~1.5寸。

[附注]　足少阴经与冲脉交会穴。

(十六) 肓俞 Huāngshū

[定位]　脐旁0.5寸(图66)。

[解剖]　肌肉、血管同大赫穴。布有第十肋间神经(内部为小肠)。

[主治]　腹痛,腹胀,呕吐,便秘,泄泻。

[操作]　直刺1~1.5寸。

[附注]　足少阴经与冲脉交会穴。

(十七) 商曲 Shāngqū

[定位]　脐上2寸,前正中线旁开0.5寸(图66)。

[解剖]　在腹直肌内缘;有腹壁上、下动静脉分支;布有第九肋间神经(左右各当胃幽门部)。

[主治]　腹痛,泄泻,便秘。

[操作]　直刺1~1.5寸。

[附注]　足少阴经与冲脉交会穴。

(十八) 石关 Shíguān

[定位]　脐上3寸,前正中线旁开0.5寸(图66)。

[解剖]　同商曲穴。

[主治]　呕吐,腹痛,便秘,不孕。

［操作］　直刺 1～1.5 寸。

［附注］　足少阴经与冲脉交会穴。

（十九）阴都 Yīndū

［定位］　脐上 4 寸,前正中线旁开 0.5 寸（图 66）。

［解剖］　在腹直肌内缘；有腹壁上动、静脉分支；布有第八肋间神经。

［主治］　腹胀,腹痛,便秘,不孕。

［操作］　直刺 1～1.5 寸。

［附注］　足少阴经与冲脉交会穴。

（二十）腹通谷 Fùtōnggǔ

［定位］　脐上 5 寸,前正中线旁开 0.5 寸（图 66）。

［解剖］　同阴都穴。

［主治］　腹胀,腹痛,呕吐。

［操作］　直刺 0.5～1 寸。

［附注］　足少阴经与冲脉交会穴。

（二十一）幽门 Yōumén

［定位］　脐上 6 寸,前正中线旁开 0.5 寸（图 66）。

［解剖］　肌肉、血管同腹通谷穴。布有第七肋间神经。

［主治］　腹痛,腹胀,呕吐,泄泻。

［操作］　直刺 0.5～1 寸。

［附注］　（1）足少阴经与冲脉交会穴。（2）不可深刺,以免伤及肝脏。

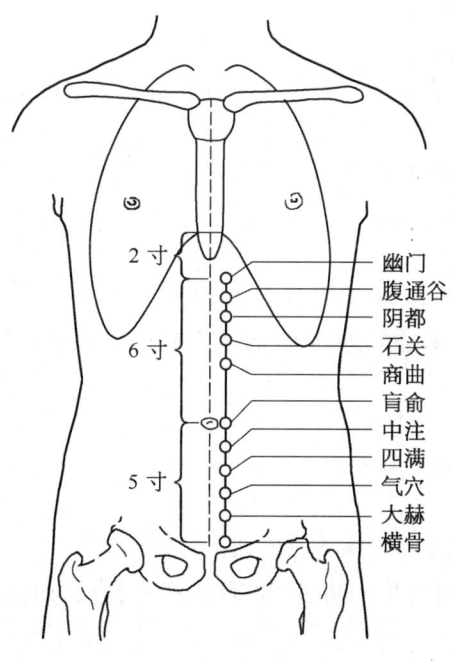

图 66

（二十二）步廊 Bùláng

[定位]　第五肋间隙，前正中线旁开2寸（图67）。

[解剖]　在胸大肌起始部，有肋间外韧带及肋间内肌；有第五肋间动、静脉分布；布有第五肋间神经皮支，深部为第五肋间神经。

[主治]　咳嗽，气喘，胸胁胀满，呕吐。

[操作]　斜刺或平刺0.5~0.8寸。

[附注]　本经胸部诸穴，不可深刺，以免伤及心、肺。

（二十三）神封 Shénfēng

[定位]　第四肋间隙，前正中线旁开2寸（图67）。

[解剖]　在胸大肌中，有肋间外韧带及肋间内肌；有第四肋间动、静脉；布有第四肋间神经皮支，深部为第四肋间神经。

[主治]　咳嗽，气喘，腹胁胀满，呕吐，乳痈。

[操作]　斜刺或平刺0.5~0.8寸。

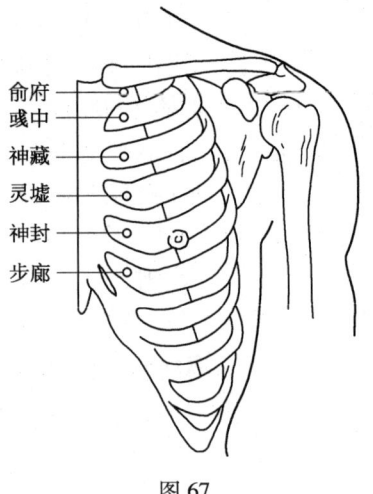

图67

（二十四）灵墟 Língxū

[定位]　第三肋间隙，前正中线旁开2寸（图67）。

[解剖]　在胸大肌中，有肋间外韧带、肋间内肌；有第三肋间动、静脉；布有第三肋间神经皮支，深层为第三肋间神经。

[主治]　咳嗽，气喘，腹胁胀满，呕吐，乳痈。

[操作]　斜刺或平刺0.5~0.8寸。

（二十五）神藏 Shéncáng

[定位]　第二肋间隙，前正中线旁开2寸（图67）。

[解剖]　在胸大肌中，有肋间外韧带、肋间内肌；有第二肋间动、静脉；布有第二肋间神经皮支，深层正当第二肋间神经。

[主治]　咳嗽，气喘，胸痛，呕吐。

[操作]　斜刺或平刺0.5~0.8寸。

（二十六）彧中 Yùzhōng

[定位]　第一肋间隙，前正中线旁开2寸（图67）。

[解剖]　在胸大肌中，有肋间外韧带、肋间内肌；有第一肋间动、静脉；布有第一肋间神经皮支，深层为第一肋间神经。

[主治]　咳嗽，气喘，胸胁胀满。

[操作]　斜刺或平刺0.5~0.8寸。

（二十七）俞府 Shūfǔ

[定位]　锁骨下缘，前正中线旁开2寸（图67）。

[解剖]　在锁骨胸骨端与第一肋之间的胸大肌中；有胸内动、静脉的前穿支；布有锁骨上神经的前支。

[主治]　咳嗽，气喘，胸痛，呕吐。

[操作]　斜刺或平刺0.5~0.8寸。

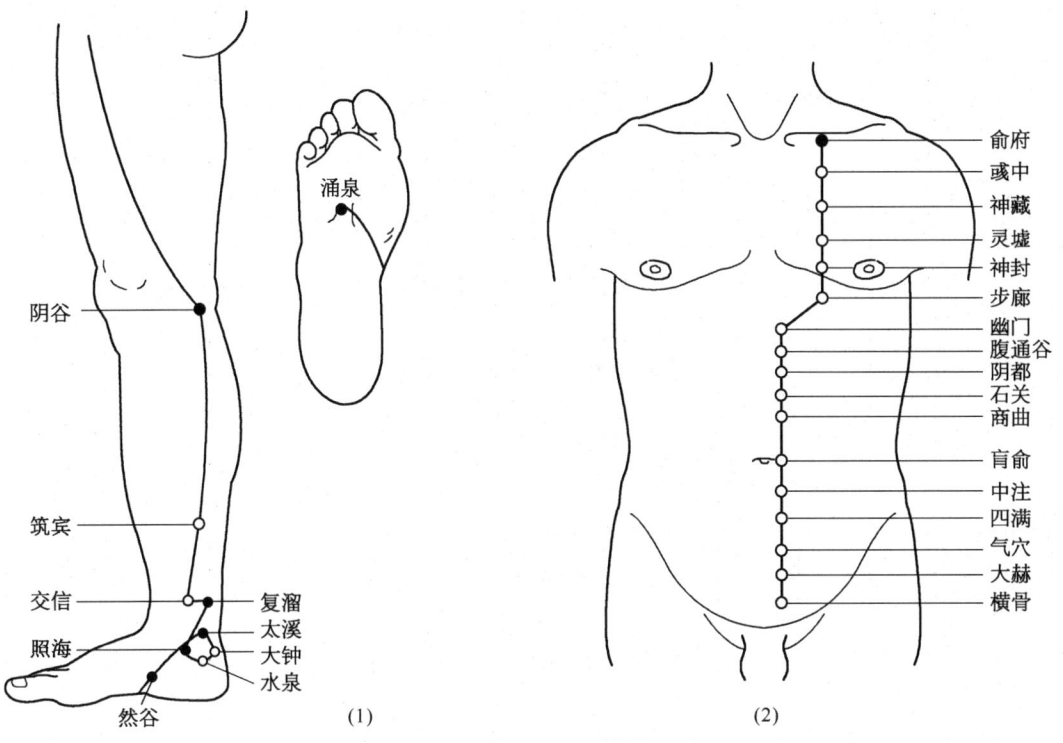

图 68　足少阴肾经腧穴总图

表 1-14　足少阴肾经腧穴主治提要表

穴　名	部　位	主治 1	主治 2
涌　泉*	足心	咽喉肿痛,小便不利,便秘,昏厥	头痛,目眩,小儿惊风,癫狂
然　谷*	足	月经不调,遗精,咳血	消渴
太　溪*	足	咽喉肿痛,咳血,月经不调	齿痛,失眠,耳鸣
大　钟*	足	癃闭,遗尿,便秘,足跟痛	痴呆
水　泉	足	月经不调,痛经,小便不利	
照　海*	足	咽喉干痛,月经不调,便秘	癫狂,失眠
足部:妇科、前阴、肠、肺及咽喉疾患			
复　溜*	小腿	腹胀,泄泻,水肿	盗汗,热病汗不出
交　信	小腿	月经不调,阴挺	
筑　宾	小腿	疝气,呕吐,小腿疼痛	癫狂
阴　谷	膝腘	阳痿,崩漏,小便不利	
小腿部:妇科、前阴、肠疾患			
横　骨	下腹	遗精,小便不利	
大　赫	下腹	遗精,带下	

（续表）

穴　名	部　位	主　治 1	2
气　穴	下　腹	月经不调,泄泻	
四　满	下　腹	月经不调,疝气,腹痛	
中　注	下　腹	月经不调,便秘	
下腹部：妇科、前阴、肠疾患			
肓　俞	上　腹	腹痛,便秘	
商　曲	上　腹	腹痛,便秘,泄泻	
石　关	上　腹	呕吐,腹痛	
阴　都	上　腹	腹胀痛	
腹通谷	上　腹	呕吐,腹痛	
幽　门	上　腹	腹痛,呕吐,泄泻	
上腹部：胃肠疾患			
步　廊	胸	咳嗽,气喘,胸胁胀满	
神　封	胸	咳嗽,气喘,胸胁胀满	
灵　墟	胸	咳嗽,气喘,胸胁胀满	
神　藏	胸	咳嗽,气喘,胸痛	
彧　中	胸	咳嗽,气喘,胸胁胀满	
俞　府*	胸	咳嗽,气喘,胸痛	
胸部：胸、肺疾患			

【附】　足少阴肾经穴分寸歌

足掌心中是涌泉,然谷踝前大骨边,太溪踝后跟骨上,照海踝下四分安,水泉溪下一寸觅,大钟跟后踵筋间,复溜溪上二寸取,交信溜前五分骈,二穴只隔筋前后,太阴之后少阴前,筑宾内踝上腨分,阴谷膝内两筋间,上从任脉开半寸,横骨平取曲骨边,大赫气穴并四满,中生肓俞亦相连,六穴上行皆一寸,俱距中行半寸间,商曲又平下脘取,石关阴都通谷联,幽门适当巨阙侧,五穴分寸量同前,再从中行开二寸,步廊却在中庭边,神封灵墟及神藏,彧中俞府璇玑旁,每穴上行皆寸六,旁开二寸仔细量(图68)。

3·1·9　手厥阴心包经(9穴)

3·1·9·1　经脉循行(图69)　①起于胸中,出属心包络,②向下通过横膈,③从胸至腹依次联络上、中、下三焦。

④胸部支脉：沿着胸中,⑤出于胁部,至腋下三寸处(天池),⑥上行到腋窝中,⑦沿上臂内侧,行于手太阴和手少阴之间,⑧进入肘窝中,⑨向下行于前臂两筋(掌长肌腱与桡侧腕屈肌腱)的中间,⑩进入掌中,⑪沿着中指到指端(中冲)。

⑫掌中支脉：从劳宫分出,沿着无名指到指端(关冲),与手少阳三焦经相接。

3·1·9·2　主要病候　心痛、胸闷、心悸、心烦、癫狂、腋肿、肘臂挛急、掌心发热等证。

3·1·9·3　主治概要　本经腧穴主治心、胸、胃、神志病以及经脉循行部位的其他病证(表1-15)。

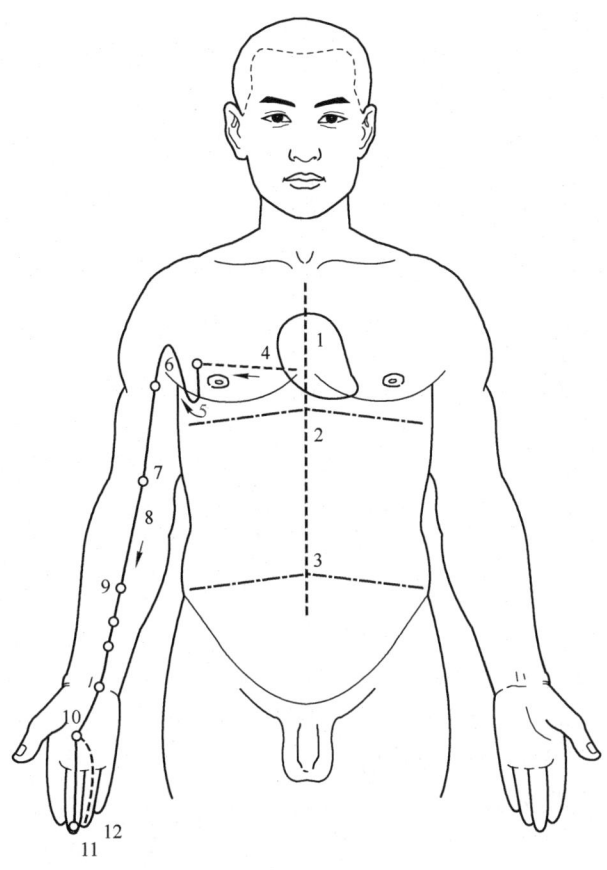

图 69 手厥阴心包经脉循行示意图

1. 起于胸中,出属心包络 2. 下膈 3. 历络三焦 4. 其支者,循胸 5. 出胁,下腋三寸
6. 上抵腋下 7. 循臑内,行太阴少阴之间 8. 入肘中 9. 下臂,行两筋之间 10. 入掌中
11. 循中指,出其端 12. 其支者,别掌中,循小指次指,出其端

(一) 天池 Tiānchí

[定位] 第四肋间隙,乳头外侧1寸(图70)。

[解剖] 在胸大肌外下部,胸小肌下部起端,深层为第四肋间内、外肌;有胸腹壁静脉,胸外侧动、静脉分支;布有胸前神经分支及第四肋间神经。

[主治] 咳嗽,气喘,胸闷,胁肋疼痛,瘰疬,乳痈。

[操作] 斜刺或平刺0.3~0.5寸。

[附注] (1) 手厥阴、足少阳经交会穴。(2) 不可深刺,以免伤及肺脏。

(二) 天泉 Tiānquán

[定位] 上臂掌侧,腋前皱襞下端水平线2寸,肱二头肌长、短头之间(图71)。

[解剖] 在肱二头肌长、短头之间;有肱动、静脉肌支;布有臂内侧皮神经及肌皮神经。

[主治] 心痛,咳嗽,胸胁胀痛,臂痛。

[操作] 直刺1~1.5寸。

(三) 曲泽 Qūzé

[定位] 肘横纹中,肱二头肌腱尺侧(图71)。

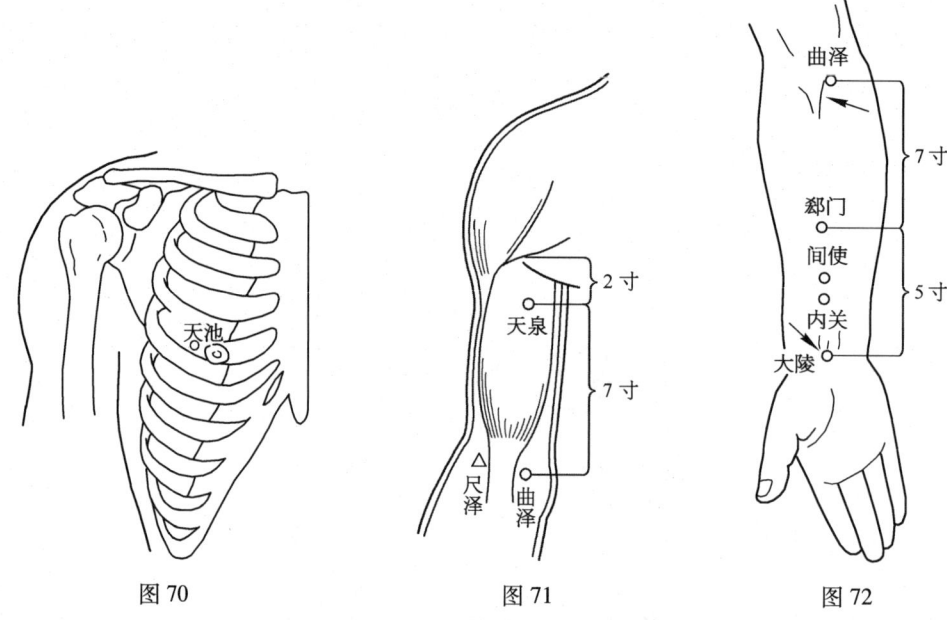

图 70　　　　　图 71　　　　　图 72

[解剖]　在肱二头肌腱尺侧；当肱动、静处；布有正中神经本干。
[主治]　心痛,心悸,胃痛,呕吐,泄泻,热病,肘臂挛痛。
[操作]　直刺 1~1.5 寸,或点刺出血。
[附注]　手厥阴经所入为"合"。

（四）郄门 Xìmén
[定位]　腕横纹上 5 寸,掌长肌腱与桡侧腕屈肌腱之间（图 72）。
[解剖]　有指浅屈肌,深部为指深屈肌；有前臂正中动、静脉,深层为前臂掌侧骨间动、静脉；布有前臂内侧皮神经,下为正中神经,深层有前臂掌侧骨间神经。
[主治]　心痛,心悸,呕血,咳血,疔疮,癫痫。
[操作]　直刺 0.8~1.2 寸。
[附注]　手厥阴经郄穴。

（五）间使 Jiānshǐ
[定位]　腕横纹上 3 寸,掌长肌腱与桡侧腕屈肌腱之间（图 72）。
[解剖]　同郄门穴。
[主治]　心痛,心悸,胃痛,呕吐,热病,疟疾,癫狂痫。
[操作]　直刺 0.5~1 寸。
[附注]　手厥阴经所行为"经"。

（六）内关 Nèiguān
[定位]　腕横纹上 2 寸,掌长肌腱与桡侧腕屈肌腱之间（图 72）。
[解剖]　同郄门穴。
[主治]　心痛,心悸,胸闷,胃痛,呕吐,癫痫,热病,上肢痹痛,偏瘫,失眠,眩晕,偏头痛。
[操作]　直刺 0.5~1 寸。
[附注]　(1) 手厥阴经络穴。(2) 八脉交会穴之一,通阴维脉。(3) 参考资料：据报

道,电针刺激正常人内关、合谷、足三里等穴,血清淀粉酶并无明显改变,但针治急性胰腺炎患者时,其血清淀粉酶常能迅速下降。

(七) 大陵 Dàlíng

[定位] 腕横纹中央,掌长肌腱与桡侧腕屈肌腱之间(图72)。

[解剖] 在掌长肌腱和桡侧腕屈肌腱之间,有拇长屈肌和指深屈肌肌腱;有腕掌侧动、静脉网;当正中神经本干,前臂内侧皮神经。

[主治] 心痛,心悸,胃痛,呕吐,癫狂,疮疡,胸胁痛。

[操作] 直刺0.5~0.8寸。

[附注] 手厥阴经所注为"输";心包经原穴。

(八) 劳宫 Láogōng

[定位] 第二、三掌骨之间,握拳,中指尖下是穴(图73)。

[解剖] 在第二、三掌骨间,下为掌腱膜,第二蚓状肌及指浅、深屈肌腱,深层为拇收肌横头的起端,有骨间肌,有指掌侧总动脉;布有正中神经。

[主治] 心痛,呕吐,癫狂痫,口疮,口臭。

[操作] 直刺0.3~0.5寸。

[附注] 手厥阴经所溜为"荥"。

(九) 中冲 Zhōngchōng

[定位] 中指尖端的中央(图73)。

《针灸甲乙经》:在手中指之端,去爪甲(《素问》王冰注:去爪甲角)如韭叶陷者中。《针灸大全》:手中指端内廉。《素问·缪刺论》:刺中指爪甲上与肉交者(王注:谓中冲穴)。有人据此定中冲穴在中指桡侧指甲角,并认为《甲乙》"在手中指之端"的"端"字,是指末端,而非尖端,因《甲乙》走厉兑、关冲、窍阴、大敦等穴均在"指端"云。

[解剖] 有指掌侧固有动、静脉所形成的动、静脉网;布有正中神经的指掌侧固有神经。

[主治] 心痛,昏迷,舌强肿痛,热病,小儿夜啼,中暑,昏厥。

[操作] 浅刺0.1寸或点刺出血。

[附注] 手厥阴经所出为"井"。

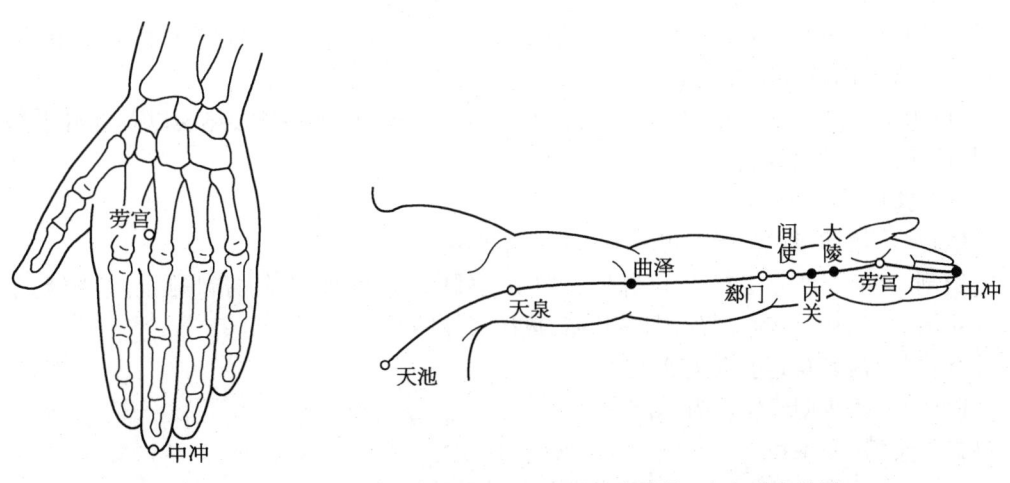

图73　　　　　　　　　图74　手厥阴心包经腧穴总图

表 1-15　手厥阴心包经腧穴主治提要表

穴　名	部　位	主　治 1	2
天　池*	胸	胸闷,瘰疬	
天　泉	上　臂	心痛,胸胁胀痛	
胸、上臂部：心、胸疾患			
曲　泽*	肘	心痛,胃痛,呕吐	热病
郄　门	前　臂	心痛,心悸,呕血	
间　使*	前　臂	心痛,呕吐,癫狂痫	疟疾
内　关*	前　臂	心痛,心悸,胸闷,呕吐,癫痫	热病
大　陵*	腕关节	心痛,呕吐,癫狂	疮疡
劳　宫*	掌	心痛,癫狂痫	口疮
中　冲*	指　端	心痛,昏迷	热病
手臂部：心、胸、胃、神志病,热病			

【附】　手厥阴心包经穴分寸歌

心包穴起天池间,乳后旁一腋下三,天泉曲腋下二寸,曲泽肘内横纹上,郄门去腕方五寸,间使腕后三寸安,内关去腕只二寸,大陵掌后两筋间,劳宫屈中指尖取,中冲中指之末端。(图 74)

3·1·10　手少阳三焦经(23 穴)

3·1·10·1　经脉循行(图 75)　① 起于无名指末端(关冲),② 向上出于第四、五掌骨间,③ 沿着腕背,④ 出于前臂外侧桡骨和尺骨之间,⑤ 向上通过肘尖,⑥ 沿上臂外侧,⑦ 上达肩部,⑧ 交出足少阳经的后面,⑨ 向前进入缺盆部,⑩ 分布于胸中,联络心包。⑪ 向下通过横膈,从胸至腹,属于上、中、下三焦；

⑫ 胸中的支脉：从胸向上,⑬ 出于缺盆部,⑭ 上走项部,⑮ 沿耳后直上,⑯ 出于耳部上行额角,⑰ 再屈而下行至面颊部,到达眶下部；

⑱ 耳部支脉：从耳后进入耳中,出走耳前,与前脉交叉于面颊部,⑲ 到达目外眦(丝竹空之下),与足少阳胆经相接。

3·1·10·2　主要病候　腹胀,水肿,遗尿,小便不利,耳聋,耳鸣,咽喉肿痛,目赤肿痛,颊肿,耳后、肩臂肘部外侧疼痛等证。

3·1·10·3　主治概要　本经腧穴主治侧头、耳、目、胸胁、咽喉病,热病以及经脉循行部位的其他病证(表 1-16)。

(一) **关冲** Guānchōng

［定位］　第四指尺侧指甲角旁约 0.1 寸(图 76)。

［解剖］　有指掌侧固有动、静脉形成的动、静脉网；布有尺神经的指掌侧固有神经。

［主治］　头痛,目赤,耳聋,咽喉肿痛,热病,昏厥。

［操作］　浅刺 0.1 寸,或点刺出血。

［附注］　手少阳经所出为"井"。

(二) **液门** Yèmén

［定位］　握拳,第四、五指之间,指掌关节前凹陷中(图 76)。

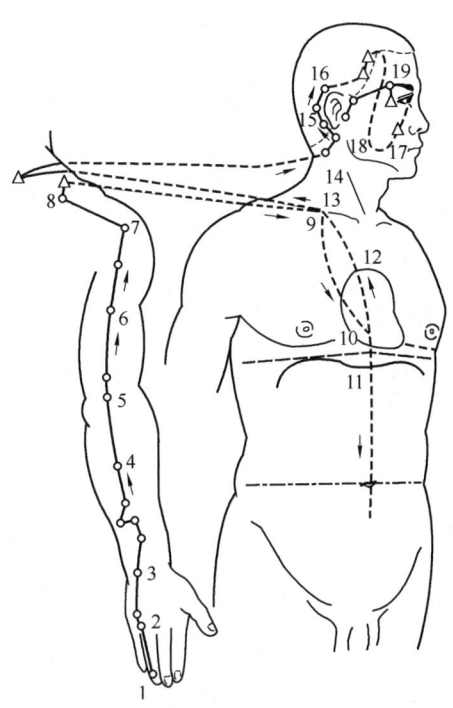

图 75　手少阳三焦经脉循行示意图

1. 起于小指次指之端　2. 上出两指之间　3. 循手表腕　4. 出臂外两骨之间　5. 上贯肘　6. 循臑外　7. 上肩　8. 而交出足少阳之后　9. 入缺盆　10. 布膻中,散络心包　11. 下膈,循属三焦　12. 其支者,从膻中　13. 上出缺盆　14. 上项　15. 系耳直上　16. 出耳上角　17. 以屈下颊至䪼　18. 其支者,从耳后入耳中,出走耳前,过客主人前,交颊　19. 至目锐眦

[解剖]　有指背动脉及指背神经。

[主治]　头痛,目赤,耳聋,咽喉肿痛,疟疾。

[操作]　直刺 0.3～0.5 寸。

[附注]　手少阳经所溜为"荥"。

(三) 中渚 Zhōngzhǔ

[定位]　握拳,第四、五掌骨小头后缘之间凹陷中,液门穴后 1 寸(图 76)。

[解剖]　有骨间肌;手背静脉网及掌背动脉;布有来自尺神经的掌背神经。

[主治]　头痛,目赤,耳鸣,耳聋,咽喉肿痛,热病,手指不能屈伸。

[操作]　直刺 0.3～0.5 寸。

[附注]　手少阳经所注为"输"。

(四) 阳池 Yángchí

[定位]　腕背横纹中,指总伸肌腱尺侧缘凹陷中(图 76)。

[解剖]　在尺骨和腕骨的关节部;在指总伸肌腱与小指固有伸肌腱之间;下有腕背静脉网,腕背动脉;布有来自尺神经手背支及前臂背侧皮神经末支。

[主治]　目赤肿痛,耳聋,咽喉肿痛,疟疾,腕痛,消渴。

[操作]　直刺 0.3～0.5 寸。

[附注]　手少阳经所过为"原"。

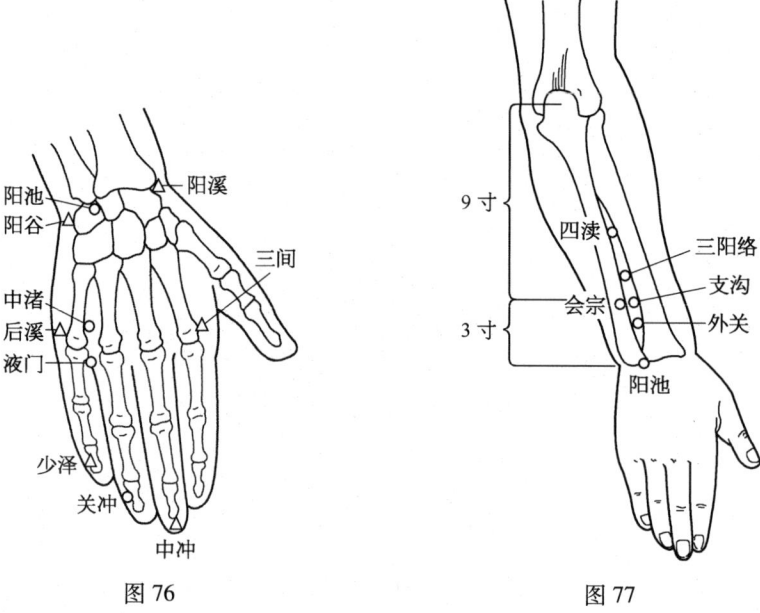

图 76　　　　　　　　图 77

（五）外关 Wàiguān

[定位]　腕背横纹上2寸,桡骨与尺骨之间(图77)。

[解剖]　在指总伸肌和拇长伸肌之间;深层有前臂骨间背侧动脉和前臂骨间掌侧动、静脉;布有前臂背侧皮神经和骨间背侧神经。

[主治]　热病,头痛,目赤肿痛,耳鸣,耳聋,瘰疬,胁肋病,上肢痹痛。

[操作]　直刺0.5~1寸。

[附注]　(1)手少阳经络穴;(2)八脉交会穴之一,通阳维脉。

（六）支沟 Zhīgōu

[定位]　腕背横纹上3寸,桡骨与尺骨之间(图77)。

[解剖]　同外关穴。

[主治]　耳鸣,耳聋,暴瘖,瘰疬,胁肋痛,便秘,热病。

[操作]　直刺0.8~1.2寸。

[附注]　手少阳经所行为"经"。

（七）会宗 Huìzōng

[定位]　支沟穴尺侧约1寸,于尺骨的桡侧缘取之(图77)。

[解剖]　在尺侧腕伸肌和小指固有伸肌之间,深层有食指固有伸肌;下有前臂背侧骨间动、静脉;布有前臂背侧皮神经,深层有前臂骨间背侧神经和骨间掌侧神经。

[主治]　耳聋,癫痫,上肢痹痛。

[操作]　直刺0.5~1寸。

[附注]　手少阳经郄穴。

（八）三阳络 Sānyángluò

[定位]　支沟穴上1寸,桡骨与尺骨之间(图77)。

[解剖]　在指总伸肌、拇长展肌起端之间;有前臂骨间背侧动、静脉;布有前臂背侧皮神

经,深层有前臂骨间背侧神经和骨间掌侧神经。

［主治］ 耳聋,暴瘖,齿痛,上肢痹痛。

［操作］ 直刺 0.8~1.2 寸。

（九）四渎 Sìdú

［定位］ 尺骨鹰嘴下 5 寸,桡骨与尺骨之间（图 77）。

［解剖］ 在指总伸肌和尺侧腕伸肌之间。血管、神经同三阳络穴。

［主治］ 耳聋,咽喉肿痛,暴瘖,齿痛,上肢痹痛。

［操作］ 直刺 0.5~1 寸。

（十）天井 Tiānjǐng

［定位］ 屈肘,尺骨鹰嘴上 1 寸许凹陷中（图 78）。

［解剖］ 在肱骨下端后面的鹰嘴窝中,尺骨鹰嘴突起上缘,有肱三头肌腱;有肘关节动、静脉网;布有前臂背侧皮神经和桡神经的肌支。

［主治］ 偏头痛,耳聋,瘰疬,癫痫。

［操作］ 直刺 0.5~1 寸。

［附注］ 手少阳经所入为"合"。

（十一）清冷渊 Qīnglěngyuān

［定位］ 屈肘,天井穴上 1 寸（图 78）。

［解剖］ 在肱骨后侧,鹰嘴突起的尖端上方,肱三头肌下部当中;有中侧副动、静脉。神经同天井穴。

［主治］ 头痛,上肢痹痛,目黄。

［操作］ 直刺 0.8~1.2 寸。

（十二）消泺 Xiāoluò

［定位］ 在尺骨鹰嘴与肩髎穴连线上,清冷渊穴上 3 寸（图 78）。

［解剖］ 在肱骨后面,肱三头肌肌腹的中间;有中侧副动、静脉;布有臂背侧皮神经和桡神经肌支。

［主治］ 头痛,齿痛,项痛,肩背痛。

［操作］ 直刺 1~1.5 寸。

（十三）臑会 Nàohuì

［定位］ 在尺骨鹰嘴与肩髎穴连线上,肩髎穴下 3 寸,当三角肌的后缘（图 78）。

［解剖］ 在肱骨上端背面,肱三头肌中;有中侧副动、静脉;布有臂背侧皮神经、桡神经肌支,深层为桡神经。

［主治］ 瘿气,瘰疬,上肢痹痛。

［操作］ 直刺 1~1.5 寸。

（十四）肩髎 Jiānliáo

［定位］ 肩峰后下方,上臂外展,当肩髃穴后寸许的凹陷中（图 78）。

［解剖］ 在肩峰的后下缘,三角肌中;有旋肱后动脉肌支;布有腋神经的肌支。

［主治］ 肩臂挛痛不遂。

［操作］ 向肩关节直刺 1~1.5 寸。

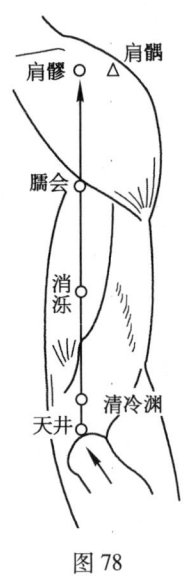
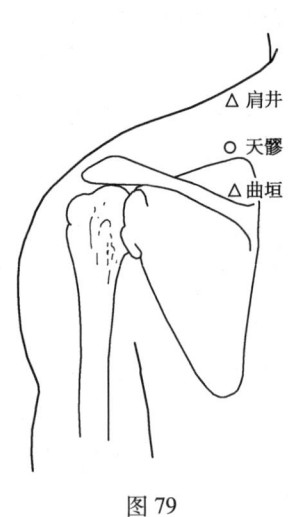

图 78　　　　　　　　图 79

(十五) 天髎 Tiānliáo

[定位]　肩胛骨上角,曲垣穴上1寸(图79)。

[解剖]　在肩胛骨上部冈上窝中,浅层为斜方肌,再下为冈上肌;有颈横动脉降支;深层为肩胛上动脉肌支;布有副神经,深层为肩胛上神经分支。

[主治]　肩臂痛,颈项强急。

[操作]　直刺0.5~0.8寸。

[附注]　手少阳经与阳维脉交会穴。

(十六) 天牖 Tiānyǒu

[定位]　乳突后下方,胸锁乳突肌后缘,约平下颌角处(图80)。

[解剖]　胸锁乳突肌停止部后缘;有耳后动、静脉及颈外浅静脉;布有枕小神经。

[主治]　头痛,目痛,耳聋,瘰疬,项强。

[操作]　直刺0.5 1寸。

(十七) 翳风 Yìfēng

[定位]　乳突前下方,平耳垂后下缘的凹陷中(图81)。

[解剖]　有耳后动、静脉,颈外浅静脉;布有耳大神经,深层为面神经干从茎乳突穿出处。

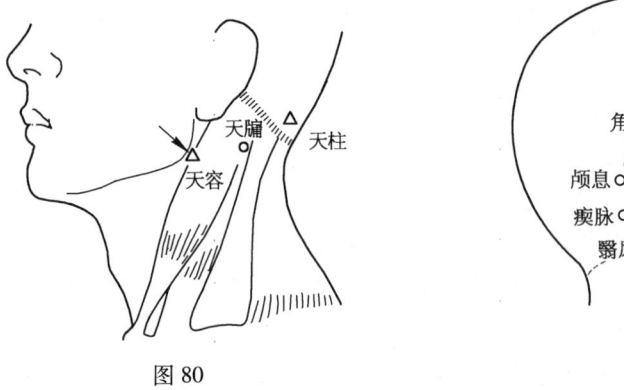

图 80　　　　　　　　图 81

[主治] 耳鸣,耳聋,口眼㖞斜,牙关紧闭,齿痛,颊肿,瘰疬。
[操作] 直刺 0.8~1.2 寸。
[附注] 手、足少阳经交会穴。

(十八) **瘈脉** Chìmài(Qìmài)
[定位] 乳突中央,当翳风穴与角孙穴沿耳轮连线的下 1/3 与上 2/3 交界处(图 81)。
[解剖] 在耳郭根后,耳后肌中;有耳后动、静脉;布有耳大神经的耳后支。
[主治] 头痛,耳鸣,耳聋,小儿惊风。
[操作] 平刺 0.3~0.5 寸,或点刺出血。

(十九) **颅息** Lúxī
[定位] 耳后,当翳风穴与角孙穴沿耳轮连线的上 1/3 与下 2/3 交界处(图 81)。
[解剖] 在耳郭根后,耳后肌中;有耳后动、静脉;布有耳大神经和枕小神经的会合支。
[主治] 头痛,耳鸣,耳聋,小儿惊风。
[操作] 平刺 0.3~0.5 寸。

(二十) **角孙** Jiǎosūn
[定位] 当耳尖处的发际(图 81)。
[解剖] 在耳郭根上缘,耳上肌中;有颞浅动、静脉的耳前支;布有耳颞神经的分支。
[主治] 颊肿,目翳,齿痛,项强。
[操作] 平刺 0.3~0.5 寸。

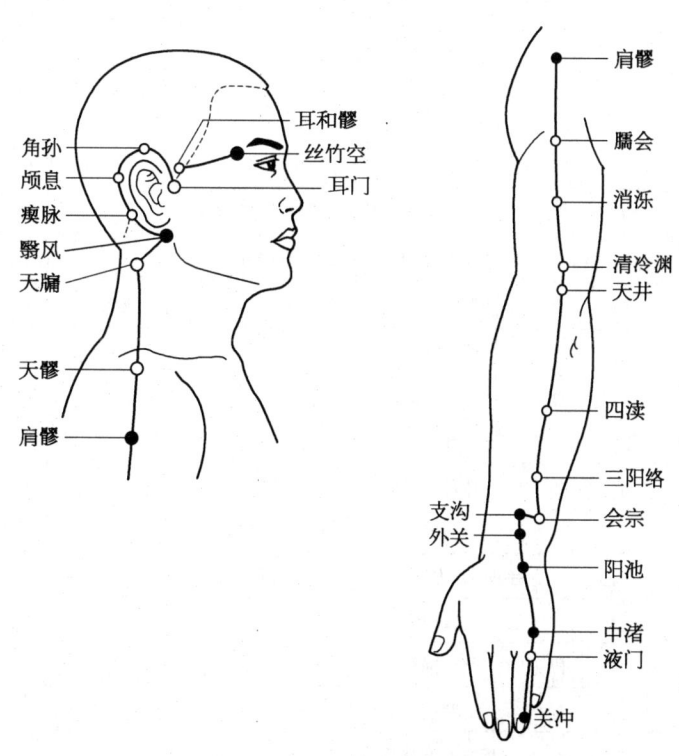

图 82 手少阳三焦经腧穴总图

[附注]　手、足少阳,手阳明经交会穴。

(二十一) 耳门 Ěrmén
[定位]　耳屏上切迹前,下颌骨髁状突后缘凹陷中(图81)。
[解剖]　有颞浅动、静脉;布有耳颞神经及面神经。
[主治]　耳鸣,耳聋,聤耳,齿痛。
[操作]　张口,直刺0.5~1寸。

(二十二) 耳和髎 Ěrhéliáo
[定位]　鬓发后缘,平耳郭根前,当颞浅动脉后缘(图81)。
[解剖]　有颞肌;后方有颞浅动、静脉;布有耳颞神经分支,面神经颞支。
[主治]　头痛,耳鸣,牙关紧闭,口㖞。
[操作]　避开动脉,斜刺或平刺0.3~0.5寸。
[附注]　手、足少阳,手太阳经交会穴。

(二十三) 丝竹空 Sīzhúkōng
[定位]　眉梢处的凹陷中(图81)。
[解剖]　皮下为眼轮匝肌;有颞浅动、静脉额支;布有面神经颧眶支及耳颞神经的分支。
[主治]　头痛,目赤肿痛,眼睑瞤动,齿痛,癫狂痫。
[操作]　平刺0.5~1寸。

表1-16　手少阳三焦经腧穴主治提要表

穴　名	部　位	主　治	
		1	2
关　冲*	指　端	头痛,目赤,耳聋,咽喉肿痛	热病
液　门	指　间	头痛,目赤,耳聋,咽喉肿痛	疟疾
中　渚*	手　背	头痛,目赤,耳鸣,耳聋,咽喉肿痛	热病
阳　池*	腕	腕痛,目赤,耳聋,咽喉肿痛	疟疾,消渴
外　关*	前　臂	头痛,目赤肿痛,耳鸣,耳聋,胁肋痛,上肢痹痛	热病
支　沟*	前　臂	暴喑,胁肋痛,便秘	热病
会　宗	前　臂	耳聋	癫痫
三阳络	前　臂	耳聋,暴喑,上肢痹痛	
四　渎	前　臂	耳聋,齿痛,暴喑,上肢痹痛	
天　井	肘	偏头痛,瘰疬	癫痫
手肘部:侧头、耳、目、胸胁、咽喉病,热病			
清冷渊	上　臂	上肢痹痛	目黄
清　泺	上　臂	颈项强急	
臑　会	上　臂	上肢痹痛	
肩　髎*	肩	肩臂挛痛不遂	
天　髎	肩	肩背痛,颈项强急	

(续表)

穴 名	部 位	主 治 1	2
肩臂部：局部疾患为主			
天 髎	颈	头痛,耳聋,瘰疬,项强	
翳 风*	耳	耳鸣,耳聋,口眼㖞斜,颊肿	
瘈 脉	耳	头痛,耳鸣,耳聋,小儿惊风	
颅 息	耳	头痛,耳鸣,耳聋	
角 孙	耳	颊肿,齿痛,目翳	
耳 门*	耳 前	耳聋,耳鸣,齿痛	
耳和髎	耳 前	头痛,耳鸣,牙关紧闭	
丝竹空*	眉 梢	头痛,目疾	
颈、侧头部：侧头、耳、目疾患			

【附】 手少阳三焦经穴分寸歌

无名指外端关冲,液门小次指陷中,中渚液门上一寸,阳池腕表陷中从,外关腕后二寸取,腕后三寸支沟容,支沟横外取会宗,空中一寸用心攻,腕后四寸三阳络,四渎肘前五寸着,天井肘外大骨后,骨罅中间一寸横,肘后二寸清冷渊,肘后五寸是消泺,臑会肩前三寸量,肩髎臑上陷中央,天髎巨骨陷内取,天牖天容之后旁,翳风耳后尖角陷,瘈脉耳后鸡足张,颅息亦在青络上,角孙耳郭上中央,耳门耳缺前起肉,和髎耳前锐发乡,欲知丝竹空何在,眉梢陷中不须量(图82)。

3·1·11 足少阳胆经(44穴)

3·1·11·1 经脉循行(图83) ① 起于目外眦(瞳子髎),② 向上到达额角部(颔厌),③ 下行至耳后(风池),④ 沿着颈部行于手少阳经的前面,到肩上交出手少阳经的后面,⑤ 向下进入缺盆部。

⑥ 耳部的支脉：从耳后进入耳中,⑦ 出走耳前,⑧ 到目外眦后方。

⑨ 外眦部的支脉：从目外眦处分出；⑩ 下走大迎,⑪ 会合于手少阳经到达目眶下,⑫ 下行经颊车,⑬ 由颈部向下会合前脉于缺盆,⑭ 然后向下进入胸中,通过横膈,⑮ 联络肝脏,⑯ 属于胆,⑰ 沿着胁肋内,⑱ 出于少腹两侧腹股沟动脉部,⑲ 经过外阴部毛际,⑳ 横行入髋关节部(环跳)。

㉑ 缺盆部直行的脉：㉒ 下行腋部,㉓ 沿着侧胸部,㉔ 经过季胁,㉕ 向下会合前脉于髋关节部,㉖ 再向下沿着大腿的外侧,㉗ 出于膝外侧,㉘ 下行经腓骨前面,㉙ 直下到达腓骨下段,㉚ 再下到外踝的前面,沿足背部,㉛ 进入足第四趾外侧端(足窍阴)。

㉜ 足背部支脉：从足临泣处分出,沿着第一、二跖骨之间,出于大趾端,穿过趾甲,回过来到趾甲后的毫毛部(大敦,属肝经),与足厥阴肝经相接。

3·1·11·2 主要病候 口苦,目眩,疟疾,头痛,颔痛,目外眦痛,缺盆部肿痛,腋下肿,胸、胁、股及下肢外侧痛,足外侧痛,足外侧发热等证。

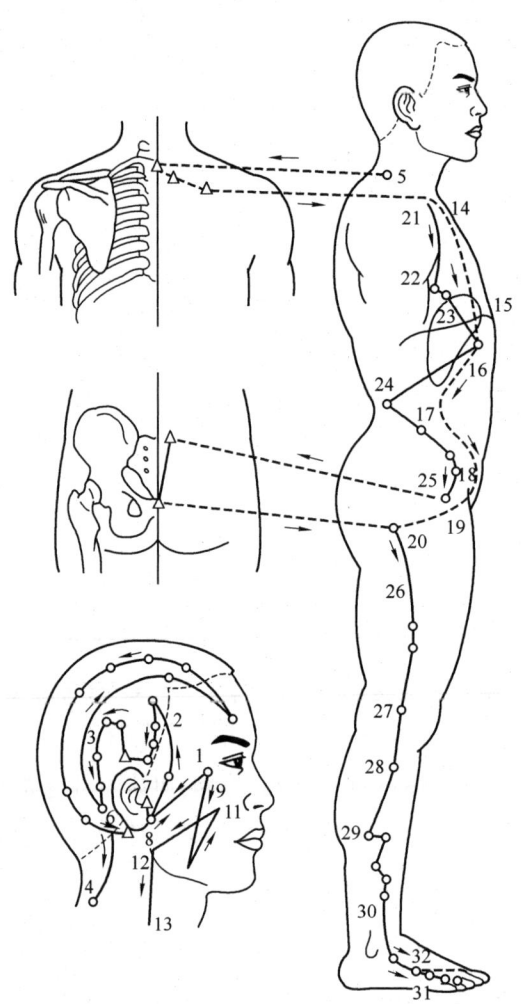

图 83 足少阳胆经脉循行示意图

1. 起于目锐眦 2. 上抵头角 3. 下耳后 4. 循颈行手少阳之前,至肩上却交出手少阳之后 5. 入缺盆 6. 其支者,从耳后入耳中 7. 出走耳前 8. 至目锐眦后 9. 其支者,别目锐眦 10. 下大迎 11. 合于手少阳抵于䪼 12. 下加颊车 13. 下颈合缺盆 14. 以下胸中贯膈 15. 络肝 16. 属胆 17. 循胁里 18. 出气街 19. 绕毛际 20. 横入髀厌中 21. 其直者,从缺盆 22. 下腋 23. 循胸 24. 过季胁 25. 下合髀厌中 26. 以下循髀阳 27. 出膝外廉 28. 下外辅骨之前 29. 直下抵绝骨之端 30. 下出外踝之前,循足跗上 31. 入小指次指之间 32. 其支者,别跗上,入大指之间,循大指歧骨内出其端,还贯爪甲,出三毛

3·1·11·3 主治概要　本经腧穴主治侧头、目、耳、咽喉病,神志病,热病以及经脉循行部位的其他病证(表 1-17)。

(一) 瞳子髎 Tóngzǐliáo

[定位] 目外眦旁 0.5 寸,眶骨外缘凹陷中(图 84)。

[解剖] 有眼轮匝肌,深层为颞肌;当颧眶动、静脉分布处;布有颧面神经和颧颞神经,面神经的颞额支。

[主治] 头痛,目赤肿痛,目翳,青盲。

［操作］ 平刺0.3~0.5寸。
［附注］ 手太阳、手足少阳经交会穴。

（二）听会 Tīnghuì
［定位］ 耳屏间切迹前,下颌骨髁状突的后缘,张口有孔(图84)。
［解剖］ 有颞浅动脉耳前支,深部为颈外动脉及面后静脉；布有耳大神经,皮下为面神经分支。
［主治］ 耳鸣,耳聋,齿痛,口㖞。
［操作］ 张口,直刺0.5~1寸。

（三）上关（客主人）Shàngguān（kèzhǔrén）
［定位］ 下关穴直上,当颧弓的上缘(图84)。
［解剖］ 在颞肌中；有颧眶动、静脉；布有面神经的颧眶支及三叉神经小分支。
［主治］ 偏头痛,耳鸣,耳聋,口眼㖞斜,齿痛,口噤。
［操作］ 直刺0.5~1寸。
［附注］ 手足少阳,足阳明经交会穴。

（四）颔厌 Hànyàn
［定位］ 头维穴至曲鬓穴弧形线的上1/4与下3/4交界处(图84)。
［解剖］ 在颞肌中；有颞浅动、静脉顶支；布有耳颞神经颞支。
［主治］ 偏头痛,目眩,耳鸣,齿痛,癫痫。
［操作］ 平刺0.5~0.8寸。
［附注］ 手足少阳,足阳明经交会穴。

（五）悬颅 Xuánlú
［定位］ 头维穴至曲鬓穴弧形线中点(图84)。
［解剖］ 同颔厌穴。
［主治］ 偏头痛,目赤肿痛,齿痛。
［操作］ 平刺0.5~0.8寸。

（六）悬厘 Xuánlí
［定位］ 头维穴至曲鬓穴连线的下1/4与上3/4交界处(图84)。
［解剖］ 同颔厌穴。
［主治］ 偏头痛,目赤肿痛,耳鸣。
［操作］ 平刺0.5~0.8寸。
［附注］ 手足少阳,足阳明经交会穴。

（七）曲鬓 Qūbìn
［定位］ 耳前鬓发后缘直上,平角孙穴处(图84)。
［解剖］ 同颔厌穴。
［主治］ 头痛,齿痛,牙关紧闭,暴瘖。
［操作］ 平刺0.5~0.8寸。
［附注］ 足少阳与足太阳经交会穴。

（八）率谷 Shuàigǔ
［定位］ 耳尖直上,入发际1.5寸(图84)。

[解剖] 在颞肌中;有颞浅动、静脉顶支;布有耳颞神经和枕大神经会合支。
[主治] 偏头痛,眩晕,小儿急、慢惊风。
[操作] 平刺 0.5~0.8 寸。
[附注] 足少阳与足太阳经交会穴。

(九) 天冲 Tiānchōng

[定位] 耳根后缘直上,入发际 2 寸(图 84)。
[解剖] 有耳后动、静脉;布有枕大神经。
[主治] 头痛,癫疾,牙龈肿痛。
[操作] 平刺 0.5~0.8 寸。
[附注] 足少阳与足太阳经交会穴。

(十) 浮白 Fúbái

[定位] 耳根上缘向后入发际横量 1 寸(图 84)。
[解剖] 同天冲穴。
[主治] 头痛,耳鸣,耳聋,目痛,瘿气。
[操作] 平刺 0.5~0.8 寸。
[附注] 足少阳与足太阳经交会穴。

(十一) 头窍阴 Tóuqiàoyīn

[定位] 浮白穴直下,乳突根部(图 84)。
[解剖] 有耳后动、静脉;布有枕大神经和枕小神经会合支。
[主治] 头痛,耳鸣,耳聋。
[操作] 平刺 0.5~0.8 寸。
[附注] 足少阳与足太阳交会穴。

(十二) 完骨 Wángǔ

[定位] 乳突后下方凹陷中(图 84)。
[解剖] 在胸锁乳突肌附着部上方;有耳后动、静脉分支;布有枕小神经本干。
[主治] 头痛,颈项强痛,齿痛,口㖞,疟疾,癫痫。

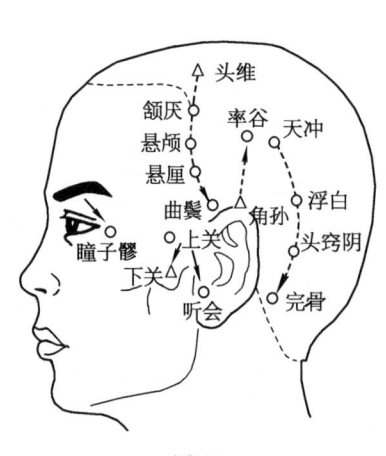

图 84

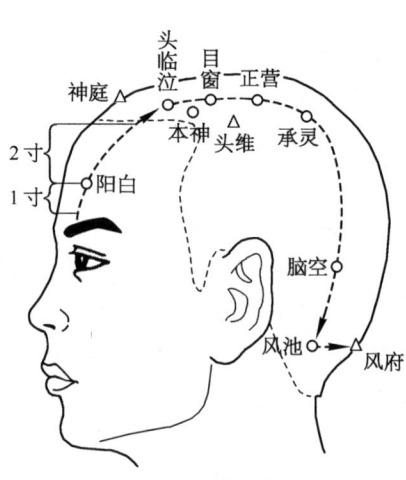

图 85

［操作］　斜刺 0.5~0.8 寸。

［附注］　足少阳与足太阳经交会穴。

（十三）本神 Běnshén

［定位］　神庭穴（督脉）旁 3 寸,当神庭穴与头维穴连线的内 2/3 与外 1/3 连接点处（图 85）。

［解剖］　在额肌中;有颞浅动、静脉额支和额动、静脉外侧支;布有额神经外侧支。

［主治］　头痛,目眩,癫痫,小儿惊风。

［操作］　平刺 0.5~0.8 寸。

［附注］　足少阳经与阳维脉交会穴。

（十四）阳白 Yángbái

［定位］　目正视,瞳孔直上,眉上 1 寸（图 85）。

［解剖］　在额肌中;有额动、静脉外侧支;布有额神经外侧支。

［主治］　头痛,目痛,视物模糊,眼睑瞤动。

［操作］　平刺 0.3~0.5 寸。

［附注］　足少阳经与阳维脉交会穴。

（十五）头临泣 Tóulínqì

［定位］　阳白穴直上,入发际 0.5 寸（图 85）。

［解剖］　在额肌中;有额动、静脉;布有额神经内、外侧支会合支。

［主治］　头痛,目眩,流泪,鼻塞,小儿惊痫。

［操作］　平刺 0.3~0.5 寸。

［附注］　足少阳、足太阳经与阳维脉交会穴。

（十六）目窗 Mùchuāng

［定位］　头临泣穴后 1 寸（图 85）。

［解剖］　在帽状腱膜中;有颞浅动、静脉额支;布有额神经内、外侧支会合支。

［主治］　头痛,目赤肿痛,青盲,鼻塞,癫痫,面浮肿。

［操作］　平刺 0.3~0.5 寸。

［附注］　足少阳经与阳维脉交会穴。

（十七）正营 Zhèngyíng

［定位］　目窗穴后 1 寸（图 85）。

［解剖］　在帽状腱膜中;有颞浅动、静脉顶支和枕动、静脉吻合网;布有额神经和枕大神经会合支。

［主治］　头痛,目眩,唇吻急强,齿痛。

［操作］　平刺 0.3~0.5 寸。

［附注］　足少阳经与阳维脉交会穴。

（十八）承灵 Chénglíng

［定位］　正营穴后 1.5 寸（图 85）。

［解剖］　在帽状腱膜中;有枕动、静脉分支;布有枕大神经分支。

［主治］　头痛,眩晕,目痛,鼻塞,衄。

［操作］　平刺 0.3~0.5 寸。

［附注］　足少阳经与阳维脉交会穴。

（十九）脑空 Nǎokōng

［定位］　风池穴直上 1.5 寸（图85）。

［解剖］　在枕肌中；有枕动、静脉分支；布有枕大神经分支。

［主治］　头痛，目眩，癫狂痫，颈项强痛。

［操作］　平刺 0.3~0.5 寸。

［附注］　足少阳经与阳维脉交会穴。

（二十）风池 Fēngchí

［定位］　胸锁乳突肌与斜方肌之间凹陷中，平风府穴处（图85）。

［解剖］　在胸锁乳突肌和斜方肌停止部的凹陷中，深层为头夹肌；有枕动、静脉分支；布有枕小神经分支。

［主治］　头痛，眩晕，目赤肿痛，鼻渊，衄血，耳鸣，颈项强痛，感冒，癫痫，中风，热病，疟疾，瘿气。

［操作］　针尖微下，向鼻尖斜刺 0.8~1.2 寸，或平刺透风府穴。

［附注］　（1）足少阳经与阳维脉交会穴。（2）深部中间为延髓，必须严格掌握针刺的角度与深度。

（二十一）肩井 Jiānjǐng

［定位］　大椎穴（督脉）与肩峰连线的中点（图86）。

［解剖］　有斜方肌，深层为肩胛提肌与冈上肌；有颈横动、静脉；布有腋神经分支，深层上方为桡神经。

［主治］　头项强痛，肩背疼痛，上肢不遂，难产，乳痈，乳汁不下，瘰疬。

［操作］　直刺 0.5~0.8 寸。

［附注］　（1）手、足少阳经与阳维脉交会穴。（2）内为肺尖，不可深刺。（3）孕妇禁针。

（二十二）渊腋 Yuānyè

［定位］　举臂，腋中线上，第四肋间隙（图87）。

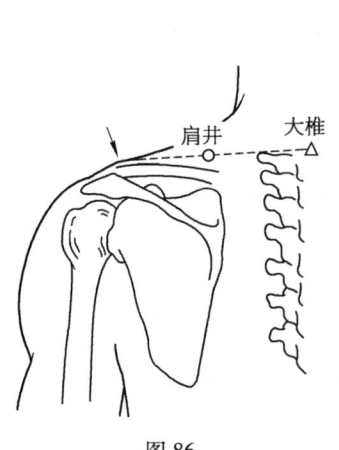

图 86

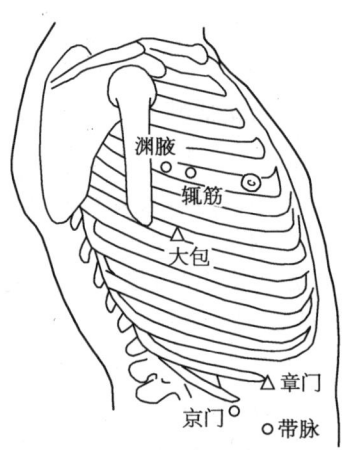

图 87

［解剖］ 有前锯肌和肋间内、外肌；有胸腹壁静脉，胸外侧动、静脉及第四肋间动、静脉；布有第四肋间神经外侧皮支，胸长神经分支。

［主治］ 胸满，胁痛，上肢痹痛。

［操作］ 斜刺或平刺 0.5~0.8 寸。

［附注］ 本经渊腋至京门诸穴，不可深刺，以免伤及内部重要脏器。

（二十三）**辄筋** Zhéjīn

［定位］ 渊腋穴前 1 寸，第四肋间隙（图 87）。

［解剖］ 在胸大肌外缘，有前锯肌，肋间内、外肌；有胸外侧动、静脉及第四肋间动、静脉；布有第四肋间神经外侧皮支。

［主治］ 胸满，胁痛，气喘，呕吐，吞酸。

［操作］ 斜刺或平刺 0.5~0.8 寸。

（二十四）**日月** Rìyuè

［定位］ 乳头下方，第七肋间隙（图 88）。

［解剖］ 在腹外斜肌腱膜中，有腹内斜肌、腹横肌；有第七肋间动、静脉；布有第七肋间神经。

［主治］ 呕吐，吞酸，胁肋疼痛，呕逆，黄疸。

［操作］ 斜刺或平刺 0.5~0.8 寸。

［附注］ （1）胆的募穴。（2）足少阳、足太阴经交会穴。

（二十五）**京门** Jīngmén

［定位］ 第十二肋端（图 87）。

［解剖］ 有腹外斜肌、腹内斜肌及腹横肌；有第十一肋间动、静脉；布有第十一肋间神经。

［主治］ 小便不利，水肿，腰痛，胁痛，腹胀，泄泻。

［操作］ 直刺 0.5~1 寸。

［附注］ 肾的募穴。

（二十六）**带脉** Dàimài

［定位］ 第十一肋端直下平脐处（图 87）。

［解剖］ 有腹内、外斜肌，腹横肌；有第十二肋间动、静脉；布有第十二肋间神经（内部右为升结肠，左为降结肠）。

［主治］ 腹痛，经闭，月经不调，带下，疝气，腰胁痛。

［操作］ 直刺 1~1.5 寸。

［附注］ 足少阳经与带脉交会穴。

（二十七）**五枢** Wǔshū

［定位］ 在侧腹，髂前上棘之前 0.5 寸，约平脐下 3 寸处（图 89）。

［解剖］ 在髂前上棘前内方，有腹内、外斜肌，腹横肌；有旋髂浅、深动脉和静脉；布有髂腹下神经。

［主治］ 腹痛，疝气，带下，便秘，阴挺。

［操作］ 直刺 1~1.5 寸。

［附注］ 足少阳经与带脉交会穴。

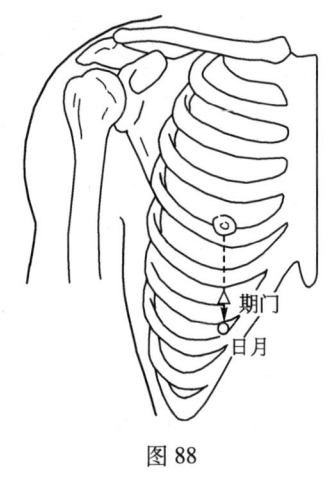
图 88

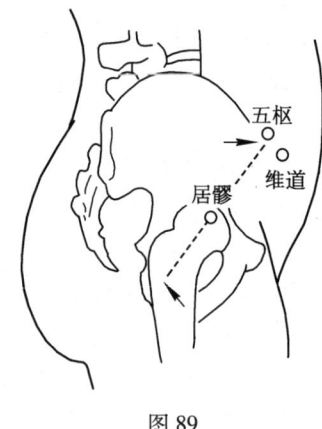
图 89

(二十八) 维道 Wéidào

［定位］　五枢穴前下 0.5 寸（图 89）。

［解剖］　有腹内、外斜肌，腹横肌；有旋髂浅、深动脉和静脉；布有髂腹股沟神经。

［主治］　腹痛，疝气，带下，阴挺。

［操作］　直刺或向前下方斜刺 1~1.5 寸。

［附注］　足少阳经与带脉交会穴。

(二十九) 居髎 Jūliáo

［定位］　髂前上棘与股骨大转子高点连线的中点（图 89）。

［解剖］　浅层为阔筋膜张肌，深部为股外侧肌；有旋髂浅动、静脉分支及旋股外侧动、静脉升支；布有股外侧皮神经。

［主治］　腰痛，下肢痿痹，疝气。

［操作］　直刺 1~1.5 寸。

［附注］　足少阳经与阳蹻脉交会穴。

(三十) 环跳 Huántiào

［定位］　股骨大转子高点与骶管裂孔连线的外 1/3 与内 2/3 交界处（图 90）。

［解剖］　在臀大肌，梨状肌下缘；内侧为臀下动、静脉；布有臀下皮神经，臀下神经，深部正当坐骨神经。

［主治］　下肢痿痹，腰痛。

［操作］　直刺 2~3 寸。

［附注］　足少阳、太阳经交会穴。

(三十一) 风市 Fēngshì

［定位］　大腿外侧正中，腘横纹水平线上 7 寸（图 91）。

［简便定位法］　患者以手贴于腿外，中指尖下是穴。

［解剖］　在阔筋膜张肌下，股外侧肌中；有旋股外侧动、静脉肌支；布有股外侧皮神经，股神经肌支。

［主治］　下肢痿痹，遍身瘙痒，脚气。

［操作］　直刺 1~2 寸。

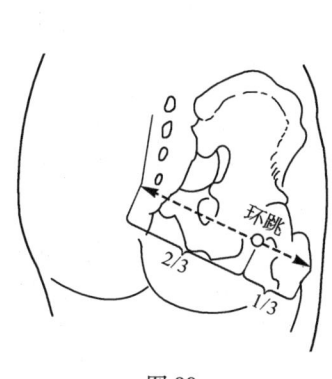
图 90

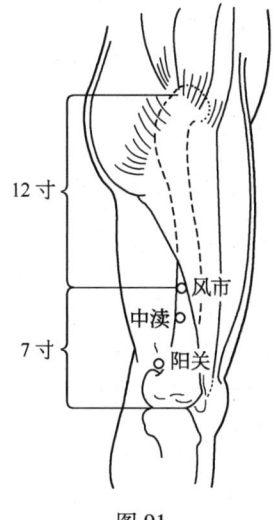
图 91

（三十二）**中渎** Zhōngdú

［定位］ 风市穴下 2 寸（图 91）。

［解剖］ 同风市穴。

［主治］ 下肢痿痹。

［操作］ 直刺 1~2 寸。

（三十三）**膝阳关** Xīyángguān

［定位］ 阳陵泉穴上 3 寸，股骨外上髁上方的凹陷中（图 91）。

［解剖］ 在髂胫束后方，股二头肌腱前方；有膝上外侧动、静脉；布有股外侧皮神经末支。

［主治］ 膝腘肿痛挛急，小腿麻木。

［操作］ 直刺 1~1.5 寸。

（三十四）**阳陵泉** Yánglíngquán

［定位］ 腓骨小头前下方凹陷中（图 92）。

［解剖］ 当腓骨长、短肌中；有膝下外侧动、静脉；当腓总神经分为腓浅及腓深神经处。

［主治］ 胁痛，口苦，呕吐，下肢痿痹，脚气，黄疸，小儿惊风。

［操作］ 直刺 1~1.5 寸。

［附注］ （1）足少阳经所入为"合"。（2）八会穴之一，筋会阳陵泉。（3）参考资料：据报道，在 X 线观察下，用胆囊造影剂研究针刺对胆囊动力的影响，发现针刺无胆囊疾患的健康成年人阳陵泉，可使大部分（75.7%）人的胆囊影像明显缩小，表明针刺能增加胆囊的运动和排空能力，此种作用在有针感时即开始，而在起针后 10 分钟更加明显。

（三十五）**阳交** Yángjiāo

［定位］ 外踝高点上 7 寸，腓骨后缘（图 92）。

［解剖］ 在腓骨长肌附着部；有腓动、静脉分支；布有腓肠外侧皮神经。

［主治］ 胸胁胀满，下肢痿痹，癫狂。

［操作］ 直刺 1~1.5 寸。

［附注］ 阳维脉郄穴。

(三十六) 外丘 Wàiqiū

[定位] 外踝高点上7寸,腓骨前缘(图92)。

[解剖] 在腓骨上肌与趾总伸肌之间,深层为腓骨短肌;有胫前动、静脉肌支;布有腓浅神经。

[主治] 胸胁胀满,下肢痿痹,癫狂。

[操作] 直刺1~1.5寸。

[附注] 足少阳经郄穴。

(三十七) 光明 Guāngmíng

[定位] 外踝高点上5寸,腓骨前缘(图92)。

[解剖] 在趾长伸肌和腓骨短肌之间;有胫前动、静脉分支;布有腓浅神经。

[主治] 目痛,夜盲,下肢痿痹,乳房胀痛。

[操作] 直刺1~1.5寸。

[附注] 足少阳经络穴。

(三十八) 阳辅 Yángfǔ

[定位] 外踝高点上4寸,腓骨前缘稍前处(图92)。

[解剖] 同光明穴。

[主治] 偏头痛,目外眦痛,瘰疬,脚气,腋下肿痛,咽喉肿痛,胸胁胀痛,下肢痿痹。

[操作] 直刺1~1.5寸。

[附注] 足少阳经所行为"经"。

(三十九) 悬钟(绝骨) Xuánzhōng(Juégǔ)

[定位] 外踝高点上3寸,腓骨后缘(图92)。

[解剖] 在腓骨短肌与趾长伸肌分歧部;有胫前动、静脉分支;布有腓浅神经。

[主治] 项强,胸胁胀痛,下肢痿痹,咽喉肿痛,脚气,痔疾。

[操作] 直刺1~1.5寸。

[附注] 八会穴之一,髓会绝骨。

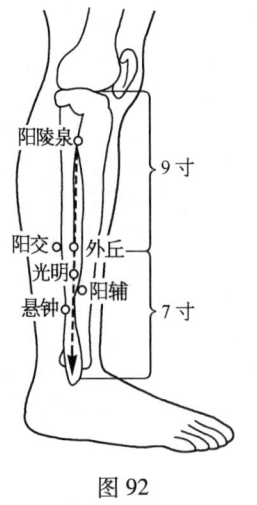

图92

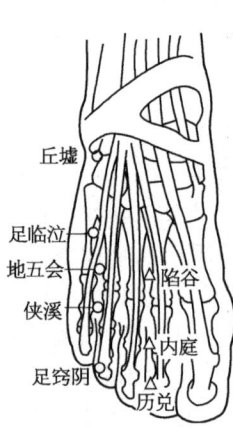

图93

（四十）丘墟 Qiūxū

［定位］ 外踝前下方，趾长伸肌腱外侧凹陷中（图93）。

［解剖］ 在趾短伸肌起点中；有外踝前动、静脉分支；布有足背外侧皮神经分支及腓浅神经分支。

［主治］ 胸胁胀痛，下肢痿痹，疟疾。

［操作］ 直刺0.5～0.8寸。

［附注］ （1）足少阳经所过为"原"。（2）参考资料：据报道，在对胆总管引流者进行胆道造影时（在注射吗啡的条件下），发现针刺丘墟、阳陵泉、日月等穴后30分钟，胆总管出现明显的规律性收缩，蠕动明显增强。

（四十一）足临泣 Zúlínqì

［定位］ 在第四、五跖骨结合部前方，小趾伸肌腱外侧凹陷中（图93）。

［解剖］ 有足背动、静脉网，第四跖背侧动、静脉；布有足背中间皮神经。

［主治］ 目赤肿痛，胁肋疼痛，月经不调，遗溺，乳痈，瘰疬，疟疾，足跗疼痛。

［操作］ 直刺0.3～0.5寸。

［附注］ （1）足少阳经所注为"输"。（2）八脉交会穴之一，通于带脉。

（四十二）地五会 Dìwǔhuì

［定位］ 在第四、五跖骨之间，当小趾伸肌腱内侧缘处（图93）。

［解剖］ 同足临泣穴。

［主治］ 头痛，目赤，耳鸣，胁痛，乳痈，内伤吐血，足背肿痛。

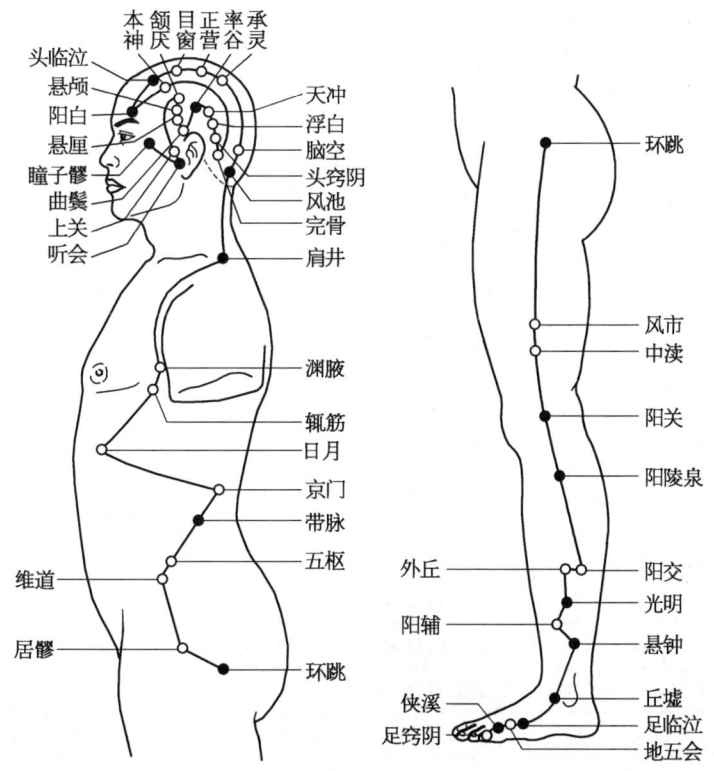

图94 足少阳胆经腧穴总图

［操作］ 直刺0.3~0.5寸。

（四十三）侠溪 Xiáxī

［定位］ 足背,第四、五趾间缝纹端（图93）。
［解剖］ 在趾背侧动、静脉;布有趾背侧神经。
［主治］ 头痛,目眩,耳鸣,耳聋,目赤肿痛,胁肋疼痛,热病,乳痈。
［操作］ 直刺0.3~0.5寸。
［附注］ 足少阳经所溜为"荥"。

（四十四）足窍阴 Zúqiàoyīn

［定位］ 第四趾外侧趾甲角旁约0.1寸（图93）。
［解剖］ 有趾背侧动、静脉,跖趾侧动、静脉形成的动脉网和静脉网;布有趾背侧神经。
［主治］ 头痛,目赤肿痛,耳聋,咽喉肿痛,热病,失眠,胁痛,咳逆,月经不调。
［操作］ 浅刺0.1寸,或点刺出血。
［附注］ 足少阳经所出为"井"。

表 1-17　足少阳胆经腧穴主治提要表

穴 名	部 位	主 治	
		1	2
瞳子髎*	外 眦	头痛,目疾	
听 会*	耳 前	耳鸣,耳聋,齿痛	
上 关	耳 前	偏头痛,耳鸣,耳聋,齿痛,口㖞	
颔 厌	侧 头	偏头痛,目眩,耳鸣	
悬 颅	侧 头	偏头痛,目赤肿痛	
悬 厘	侧 头	偏头痛,目赤肿痛	
曲 鬓	侧 头	头痛,牙关紧闭	
率 谷	侧 头	偏头痛,眩晕	
天 冲	侧 头	头痛,牙龈肿痛	
浮 白	后 头	头痛,耳鸣,耳聋	
头窍阴	后 头	头痛,耳疾	
完 骨	后 头	头痛,颈项强痛	
本 神	前 头	头痛,目眩	癫痫
阳 白*	额	前头痛,目疾	
头临泣*	前 头	头痛,目疾,鼻塞	
目 窗	前 头	头痛,目疾,鼻塞	
正 营	前 头	偏头痛,目眩	
承 灵	后 头	头痛,鼻渊	
脑 空	后 头	头痛,颈项强痛	癫狂痫

头部：头、项、五官疾患

(续表)

穴　名	部　位	主　治 1	2
风　池*	项	头痛,目疾,鼻渊,颈项强痛	感冒,癫痫
肩　井*	肩	头项强痛,肩背疼痛	乳痈,滞产
肩项部：头、项、肩部疾患			
渊　腋	胁	胸满,胁痛	
辄　筋	胁	胸满,气喘	
日　月*	季　胁	胁肋疼痛,呕吐,呃逆	黄疸
胸胁部：胸胁部疾患			
京　门	腰	小便不利,水肿,腰胁痛	
带　脉*	侧　腹	腹痛,月经不调,带下	
五　枢	侧　腹	腹痛,带下	
维　道	侧　腹	腹痛,带下,疝气,阴挺	
季胁下：妇科、前阴、肠疾患			
居　髎	髋关节	腰痛,下肢痿痹	
环　跳*	髋关节	腰痛,下肢痿痹	
风　市*	大　腿	下肢痿痹	遍身瘙痒
中　渎	大　腿	下肢痿痹	
膝阳关	膝关节	膝肿痛	
髀枢至膝部：腰腿部疾患			
阳陵泉*	小　腿	胁痛,下肢痿痹	黄疸,小儿惊风
阳　交	小　腿	胸胁胀痛,下肢痿痹	癫狂
外　丘	小　腿	胸胁胀痛,下肢痿痹	癫狂
光　明*	小　腿	目疾,下肢痿痹	
阳　辅	小　腿	偏头痛,下肢痿痹	
悬　钟*	小　腿	胁痛,下肢痿痹	颈项强
丘　墟*	足　跗	胸胁胀痛,下肢痿痹	
足临泣*	足　跗	目疾,胁痛,乳痈,月经不调	
地五会	足　跗	目赤肿痛,乳痈,足背肿痛	
侠　溪	趾　间	头痛,目疾,耳鸣,耳聋,胁肋痛	热病
足窍阴*	趾　端	头痛,目赤肿痛,咽喉肿痛	热病,失眠
胫、足部：头、目、耳、喉、胁部疾患,神志病,热病			

【附】 足少阳胆经穴分寸歌

外眦五分瞳子髎,耳前陷中听会绕,上关颧弓上缘是,内斜曲角颔厌照,斜后下行悬颅定,悬厘颅下半寸饶,曲鬓耳前发际上,入发寸半率谷交,天冲率后斜五分,后下一寸浮白呈,窍阴穴在枕骨上,完骨耳后发际认,入发四分须记真,本神神庭旁三寸,入发五分眦上凭,阳白眉上一寸的,却与瞳子相对直,入发五分头临泣,旁开相对神庭穴,临后一寸是目窗,窗后一寸正营穴,承灵又在正营后,相去寸半见《甲乙》,风池直上寻脑空,夹脑户旁二寸的,风池耳后尖角陷,肩井大椎肩峰间,大骨之前寸半取,渊腋腋下三寸从,再从渊腋横前取,相隔一寸辄筋逢,日月期门下一肋,十二肋端是京门,章下平脐寻带脉,带下三寸五枢真,前下五分维道认,居髎髂前转子取,环跳髀枢宛中陷,风市垂手中指寻,中渎膝上五寸陈,阳关阳陵上三寸,阳陵膝下一寸量,腓骨头前陷中央,阳交外踝上七寸,此系斜属三阳络,外丘踝上七寸斟,踝上五寸光明着,踝上四寸阳辅穴,踝上三寸悬钟列,丘墟踝下陷中觅,丘下三寸足临泣,临下五分地五会,会下一寸侠溪接,欲觅窍阴归何处,小趾次趾外侧角(图94)。

3·1·12　足厥阴肝经(14穴)

3·1·12·1　经脉循行(图95)　① 起于足大趾上毫毛部(大敦),② 沿着足跗部向上,③ 经过内踝前一寸处(中封),④ 向上至内踝上八寸处交出于足太阴经的后面,⑤ 上行膝内侧,⑥ 沿着股部内侧,⑦ 进入阴毛中,⑧ 绕过阴部,⑨ 上达小腹,⑩ 挟着胃旁,属于肝脏,联络胆腑,⑪ 向上通过横膈,⑫ 分布于胁肋,⑬ 沿着喉咙的后面,⑭ 向上进入鼻咽部,⑮ 连接于"目系"(眼球连系于脑的部位),⑯ 向上出于前额,⑰ 与督脉会合与巅顶;

⑱ "目系"的支脉:下行颊里,⑲ 环绕唇内;

⑳ 肝部的支脉:从肝分出,㉑ 通过横膈,㉒ 向上流注于肺,与手太阴肺经相接。

3·1·12·2　主要病候　腰痛,胸满,呃逆,遗尿,小便不利,疝气,少腹肿等证。

3·1·12·3　主治概要　本经腧穴主治肝病、妇科、前阴病以及经脉循行部位的其他病证(表1-18)。

(一) **大敦** Dàdūn

[定位]　蹞趾外侧趾甲角旁约0.1寸(图96)。

[解剖]　有趾背动、静脉;布有趾背神经。

[主治]　疝气,遗尿,经闭,崩漏,阴挺,癫痫。

[操作]　斜刺0.1~0.2寸,或点刺出血。

[附注]　(1) 足厥阴经所出为"井"。(2)《图翼》孕妇产前产后皆不宜灸。

(二) **行间** Xíngjiān

[定位]　足背,第一、二趾间缝纹端(图96)。

[解剖]　有足背静脉网,第一跖背动脉;为腓深神经的跖背神经分为趾背神经的分支处。

[主治]　头痛,目眩,目赤肿痛,青盲,口㖞,胁痛,疝气,小便不利,崩漏,癫痫,月经不调,痛经,带下,中风。

[操作]　斜刺0.5~0.8寸。

[附注]　足厥阴经所溜为"荥"。

(三) **太冲** Tàichōng

[定位]　足背,第一、二跖骨结合部之前凹陷中(图96)。

[解剖]　蹞长伸肌腱的外缘;有足背静脉网,第一跖背动脉;布有跖背神经。

[主治]　头痛,眩晕,目赤肿痛,口㖞,胁痛,遗尿,疝气,崩漏,月经不调,癫痫,呕逆,小

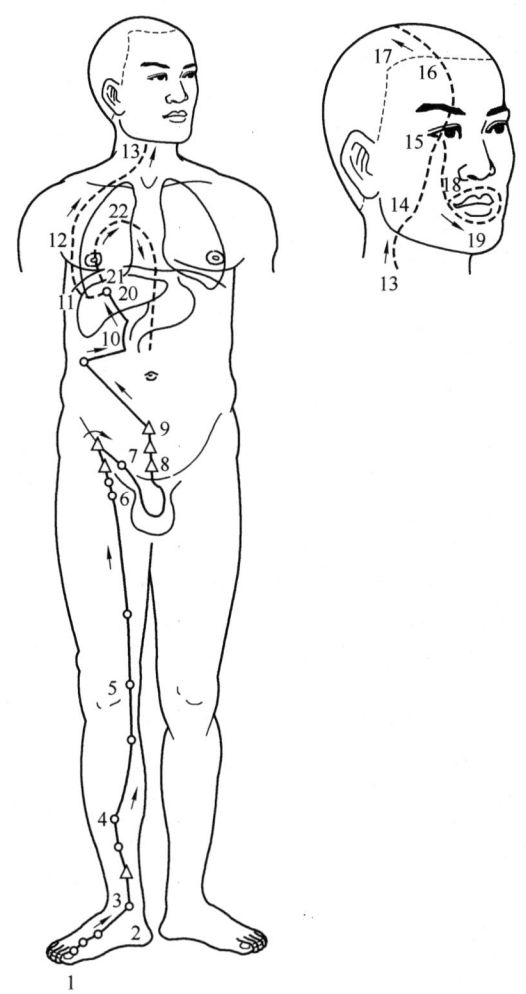

图 95　足厥阴肝经脉循行示意图

1. 起于大指丛毛之际　2. 上循足跗上廉　3. 去内踝一寸　4. 上踝八寸,交出太阴之后　5. 上腘内廉　6. 循股阴　7. 入毛中　8. 过阴器　9. 抵小腹　10. 挟胃属肝络胆　11. 上贯膈　12. 布胁肋　13. 循喉咙之后　14. 上入颃颡　15. 连目系　16. 上出额　17. 与督脉会于巅　18. 其支者,从目系下颊里　19. 环唇内　20. 其支者,复从肝　21. 别贯膈　22. 上注肺

儿惊风,下肢痿痹。

［操作］　直刺 0.5~0.8 寸。

［附注］　（1）足厥阴经所注为"输"。（2）肝的原穴。（3）参考资料：据报道,对施行胆囊切除术和胆总管探查术的急性胆道疾病患者,针刺足三里、阳陵泉,或单刺太冲,观察到都能使注射吗啡后胆道压力不仅停止上升,而且迅速下降。针刺太冲缓解胆道口（奥狄氏）括约肌痉挛的作用大于足三里、阳陵泉。

（四）中封 Zhōngfēng

［定位］　内踝前 1 寸,胫骨前肌腱内缘（图 96）。

［解剖］　有足背静脉网,内踝前动脉；布有足背内侧皮神经的分支及隐神经。

［主治］　疝气,遗精,小便不利,腹痛。

［操作］ 直刺 0.5~0.8 寸。
［附注］ 足厥阴经所行为"经"。

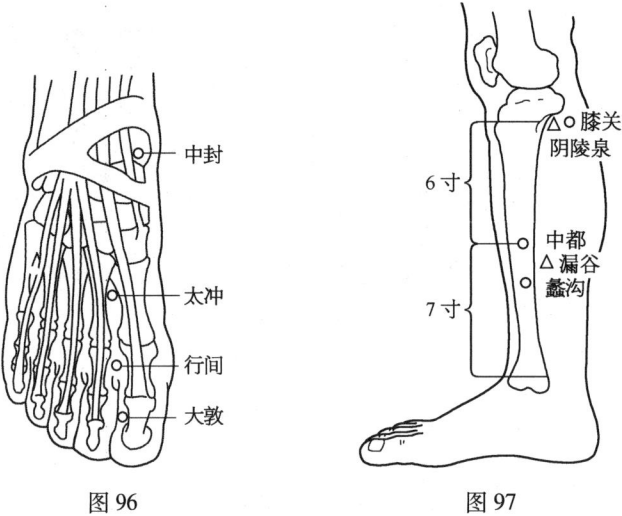

图 96　　　　　图 97

（五）蠡沟 Lígōu
［定位］ 内踝高点上 5 寸,胫骨内侧面的中央（图 97）。
［解剖］ 后方为大隐静脉;布有隐神经前支。
［主治］ 小便不利,遗尿,月经不调,带下,下肢痿痹。
［操作］ 平刺 0.5~0.8 寸。
［附注］ 足厥阴经络穴。

（六）中都 Zhōngdū
［定位］ 内踝高点上 7 寸,胫骨内侧面的中央（图 97）。
［解剖］ 有大隐静脉;布有隐神经分支。
［主治］ 疝气,崩漏,腹痛,泄泻,恶露不尽。
［操作］ 平刺 0.5~0.8 寸。
［附注］ 足厥阴经郄穴。

（七）膝关 Xīguān
［定位］ 阴陵泉穴后 1 寸（图 97）。
［解剖］ 在胫骨内髁后下方,腓肠肌内侧头的上部;深部有胫后动脉;布有腓肠内侧皮神经分支,深部为胫神经。
［主治］ 膝部肿痛。
［操作］ 直刺 1~1.5 寸。

（八）曲泉 Qūquán
［定位］ 屈膝,当膝内侧横纹头上方凹陷中（图 98）。
［解剖］ 在股骨内髁后缘,半膜肌半腱肌止点前方,缝匠肌后缘;浅层有大隐静脉,深层有腘动、静脉;浅层有隐神经分布,深层为胫神经。
［主治］ 腹痛,小便不利,遗精,阴痒,膝痛,月经不调,痛经,带下。
［操作］ 直刺 1~1.5 寸。

[附注] 足厥阴经所入为"合"。

(九) 阴包 Yīnbāo

[定位] 股骨内上髁上4寸,缝匠肌后缘(图98)。

[解剖] 在股内侧肌和缝匠肌之间,有长收肌,深层为短收肌;深部外侧有股动、静脉,有旋股内侧动脉浅支;布有股前皮神经,闭孔神经浅、深支。

[主治] 腹痛,遗尿,小便不利,月经不调。

[操作] 直刺1~2寸。

(十) 足五里 Zúwǔlǐ

[定位] 曲骨穴旁开2寸,直下3寸(图99)。

[解剖] 在耻骨结节下方,有长收肌,其下为短收肌;有股内侧动脉浅支,布有闭孔神经的浅支和深支。

[主治] 小腹痛,小便不通,阴挺,睾丸肿痛,嗜卧,瘰疬。

[操作] 直刺1~2寸。

(十一) 阴廉 Yīnlián

[定位] 曲骨穴旁2寸,直下2寸(图99)。

[解剖] 在耻骨结节下方,长收肌起点的上端,其下为短收肌;有旋股内侧动、静脉的分支;布有股内侧皮神经分支,深层为闭孔神经浅支和深支。

[主治] 月经不调,带下,小腹痛。

[操作] 直刺1~2寸。

(十二) 急脉 Jímài

[定位] 耻骨联合下旁开2.5寸,当气冲穴外下方的腹股沟处(图99)。

[解剖] 有阴部外动、静脉的分支及腹壁下动、静脉的耻骨支,外方有股静脉;布有髂腹股沟神经,深层为闭孔神经的分支。

[主治] 小腹痛,疝气,阴挺。

[操作] 避开动脉,直刺0.5~0.8寸。

[附注]《素问》王注:可灸而不可刺。

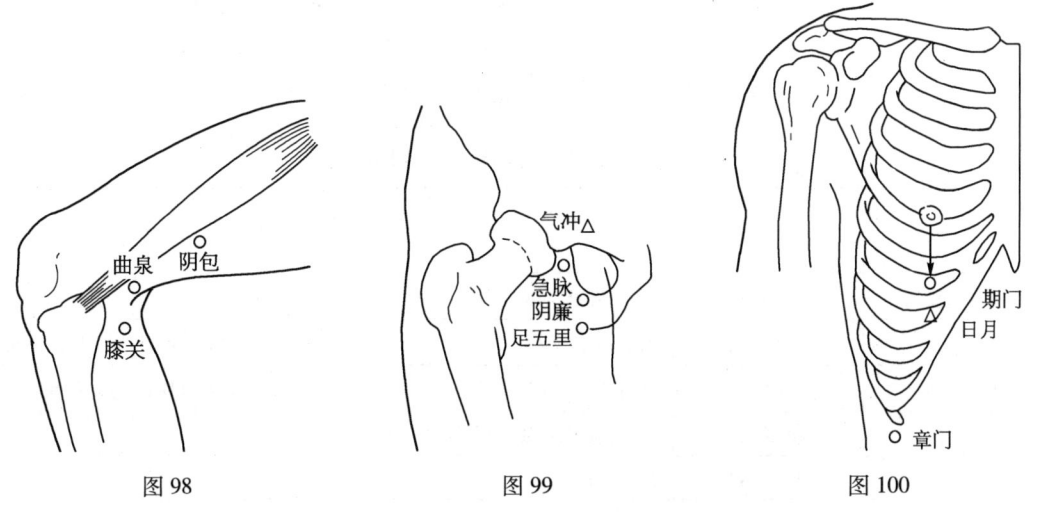

图98　　　　　图99　　　　　图100

(十三) 章门 Zhāngmén

[定位] 第十一肋端(图100)。

[解剖] 腹内、外斜肌及腹横肌中;有第十肋间动脉末支;布有第十、十一肋间神经(右侧当肝脏下缘,左侧为脾脏下缘)。

[主治] 腹胀,泄泻,胁痛,痞块。

[操作] 直刺0.8~1寸。

[附注] 脾的募穴;八会穴之一,脏会章门;肝经与胆经交会穴。

(十四) 期门 Qīmén

[定位] 乳头直下,第六肋间隙(图100)。

[解剖] 在腹内、外斜肌腱膜中,有肋间肌;第六肋间动、静脉;布有第六肋间神经。

[主治] 胸胁胀痛,腹胀,呕吐,乳痈。

[操作] 斜刺或平刺0.5~0.8寸。

[附注] 肝的募穴;足厥阴、足太阴与阴维脉交会穴。

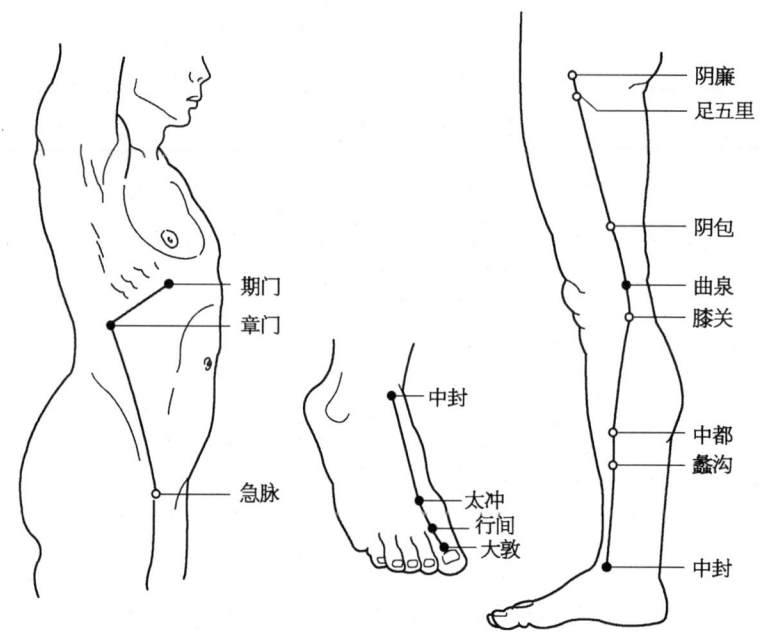

图101 足厥阴肝经腧穴总图

表1-18 足厥阴肝经腧穴主治提要表

穴 名	部 位	主 治	
		1	2
大 敦*	大趾端	疝气,遗尿,崩漏,阴挺	癫痫
行 间*	趾 间	崩漏,小便不利	头痛,目赤肿痛,口㖞,胁痛,癫痫
太 冲*	跗	崩漏,遗尿,疝气	头痛,眩晕,口㖞,胁痛,癫痫
中 封	踝关节	疝气,遗精,小便不利	
蠡 沟	小 腿	月经不调,带下,小便不利	

(续表)

穴 名	部 位	主 治 1	2
中 都	小 腿	疝气,崩漏,腹痛	
膝 关	小 腿	膝部疼痛	
曲 泉*	膝	腹痛,小便不利,疝气,遗精	
阴 包	股	遗尿,小便不利,月经不调	
足 五 里	股	小便不通	
阴 廉	股	月经不调	
下肢部:妇科、前阴病为主,肠疾患次之			
急 脉	腹	疝气,小腹痛	
章 门*	季 肋	腹胀,泄泻,胁痛	
期 门*	肋	胸胁胀痛,呕吐	
胁腹部:胃肠疾患为主,妇科疾患次之			

【附】 足厥阴肝经穴分寸歌

足大趾端名大敦,行间大趾缝中存,太冲本节后二寸,踝前一寸号中封,蠡沟踝上五寸是,中都踝上七寸中,膝关阴陵后一寸,曲泉曲膝尽横纹,阴包膝上方四寸,气冲三寸下五里,阴廉冲下只二寸,急脉阴旁二寸半,章门平脐季肋端,乳下两肋取期门(图101)。

3.2 奇经八脉

3.2.1 督脉(28穴)

3.2.1.1 经脉循行(图102) ① 起于小腹内,下出于会阴部,② 向后行于脊柱的内部,③ 上达项后风府,进入脑内,④ 上行巅顶,⑤ 沿前额下行鼻柱。

3.2.1.2 主要病候 脊柱强痛,角弓反张等证。

3.2.1.3 主治概要 本经腧穴主治神志病,热病,腰骶、背、头项局部病症及相应的内脏疾病(表1-19)。

(一) 长强 Chángqiáng

[定位] 尾骨尖下0.5寸,约当尾骨尖端与肛门的中点(图103)。

[解剖] 在肛尾膈中;有肛门动、静脉分支,有棘突间静脉丛的延续部;布有尾神经后支及肛门神经。

[主治] 泄泻,便血,便秘,痔疾,脱肛,癫狂痫。

[操作] 紧靠尾骨前面斜刺0.8~1寸。直刺易伤直肠。

[附注] 督脉与足少阳、足少阴经交会穴;督脉络穴。

(二) 腰俞 Yāoshū

[定位] 当骶管裂孔处(图103)。

[解剖] 有骶尾韧带;有骶中动、静脉后支及棘间静脉丛;布有尾神经。

[主治] 月经不调,痔疾,腰脊强痛,下肢痿痹,癫痫。

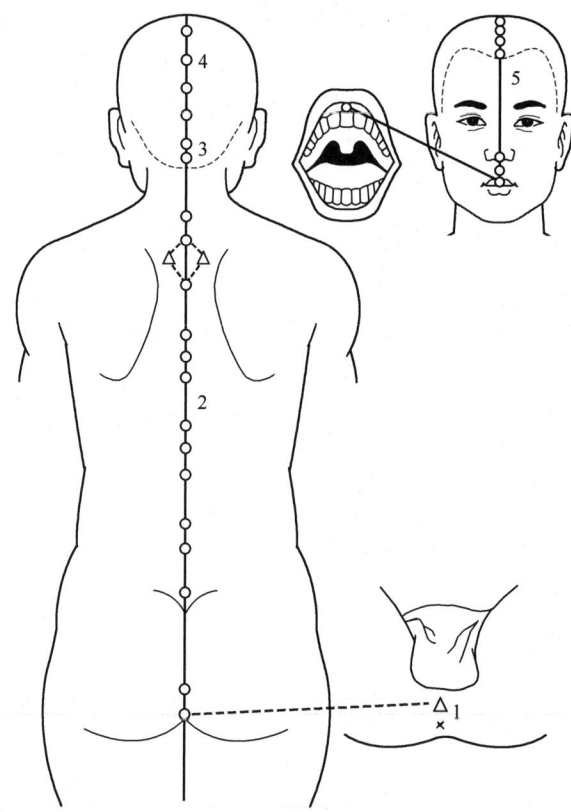

图 102 督脉循行示意图
1. 起于下极之输 2. 并于脊里 3. 上至风府,入脑 4. 上巅 5. 循额,至鼻柱

［操作］ 向上斜刺 0.5~1 寸。

(三) 腰阳关 Yāoyángguān

［定位］ 第四腰椎棘突下(图 103)。

［解剖］ 有腰背筋膜,棘上韧带及脊间韧带;有腰动脉后支,棘突间静脉丛;布有腰神经后支内侧支。

［主治］ 月经不调,遗精,阳痿,腰骶痛,下肢痿痹。

［操作］ 向上斜刺 0.5~1 寸。

(四) 命门 Mìngmén

［定位］ 第二腰椎棘突下(图 103)。

［解剖］ 同腰阳关穴。

［主治］ 阳痿,遗精,带下,月经不调,泄泻,腰脊强痛。

［操作］ 向上斜刺 0.5~1 寸。

(五) 悬枢 Xuánshū

［定位］ 第一腰椎棘突下(图 103)。

［解剖］ 同腰阳关穴。

［主治］ 泄泻,腹痛,腰脊强痛。

［操作］ 向上斜刺 0.5~1 寸。

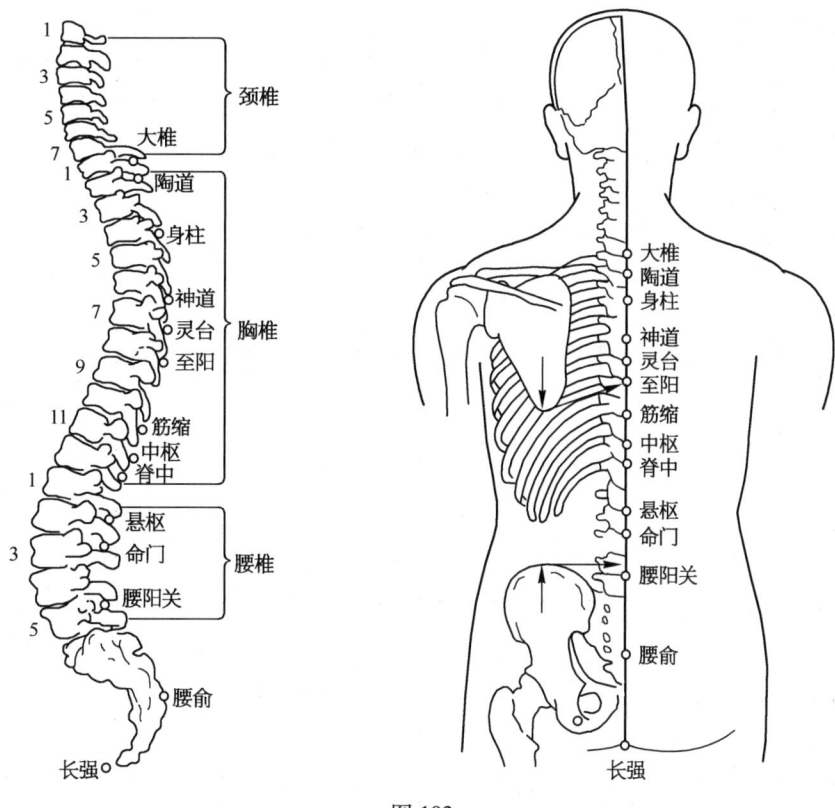

图 103

(六) 脊中 Jǐzhōng

[定位] 第十一胸椎棘突下(图 103)。

[解剖] 有腰背筋膜,棘上韧带及棘间韧带;有第十一肋间动脉背侧支及棘突间静脉丛;布有第十一肋间神经后支内侧支。

[主治] 泄泻,黄疸,痔疾,癫痫,小儿疳积,脱肛。

[操作] 向上斜刺 0.5~1 寸。

(七) 中枢 Zhōngshū

[定位] 第十胸椎棘突下(图 103)。

[解剖] 肌肉、韧带同脊中穴。有第十肋间动脉背侧支及棘突间静脉丛;布有第十肋间神经后支内侧支。

[主治] 黄疸,呕吐,腹满,腰脊强痛。

[操作] 向上斜刺 0.5~1 寸。

(八) 筋缩 Jīnsuō

[定位] 第九胸椎棘突下(图 103)。

[解剖] 肌肉、韧带同脊中穴。有第九肋间动脉背侧支及棘突间静脉丛;布有第九肋间神经后支内侧支。

[主治] 癫痫,脊强,胃痛。

[操作] 向上斜刺 0.5~1 寸。

(九) 至阳 Zhìyáng

［定位］　第七胸椎棘突下(图103)。

［解剖］　肌肉、韧带同脊中穴。有第七肋间动脉背侧支及棘突间静脉丛；布有第七肋间神经后支内侧支。

［主治］　黄疸，胸胁胀满，咳喘，脊强，背痛。

［操作］　向上斜刺 0.5~1 寸。

(十) 灵台 Língtái

［定位］　第六胸椎棘突下(图103)。

［解剖］　肌肉、韧带同脊中穴。有第六肋间动脉背侧支及棘突间静脉丛；布有第六肋间神经后支内侧支。

［主治］　咳嗽，气喘，疔疮，脊背强痛。

［操作］　向上斜刺 0.5~1 寸。

(十一) 神道 Shéndào

［定位］　第五胸椎棘突下(图103)。

［解剖］　肌肉、韧带同脊中穴。有第五肋间动脉背侧支及棘突间静脉丛；布有第五肋间神经后支内侧支。

［主治］　心悸，健忘，咳嗽，脊背强痛。

［操作］　向上斜刺 0.5~1 寸。

(十二) 身柱 Shēnzhù

［定位］　第三胸椎棘突下(图103)。

［解剖］　肌肉、韧带同脊中穴。有第三肋间动脉背侧支及棘突间静脉丛；布有第三肋间神经后支内侧支。

［主治］　咳嗽，气喘，癫痫，脊背强痛。

［操作］　向上斜刺 0.5~1 寸。

(十三) 陶道 Táodào

［定位］　第一胸椎棘突下(图103)。

［解剖］　肌肉、韧带同脊中穴。有第一肋间动脉背侧支及棘突间静脉丛；布有第一肋间神经后支内侧支。

［主治］　头痛，疟疾，热病，脊强。

［操作］　向上斜刺 0.5~1 寸。

［附注］　督脉与足太阳经交会穴。

(十四) 大椎 Dàzhuī

［定位］　第七颈椎棘突下(图103)。

［解剖］　肌肉、韧带同脊中穴。有棘突间静脉丛。布有第八颈神经后支。

［主治］　热病，疟疾，咳嗽，气喘，骨蒸盗汗，癫痫，头痛项强，风疹。

［操作］　向上斜刺 0.5~1 寸。

［附注］　参考资料：(1) 据报道，对一些因"放疗"或"化疗"而致白细胞减少症的患者，针刺大椎、合谷、足三里等穴，可收到显著的效果。(2) 据报道，针大椎、肺俞、足三里等穴治疗热带嗜酸性粒细胞增多症，针后嗜酸性粒细胞即逐渐下降。

(十五) 哑门 Yǎmén

[定位] 后发际正中直上 0.5 寸(图 104)。

[解剖] 在第一、二颈椎之间;有枕动、静脉分支及棘突间静脉丛;第三枕神经和枕大神经分布处。

[主治] 暴瘖,舌强不语,癫狂痫,头痛项强。

[操作] 直刺或向下斜刺 0.5~1 寸,不可向上斜刺或深刺。

[附注] (1) 督脉与阳维脉交会穴。(2) 深部接近延髓,必须严格掌握针刺的角度和深度。

(十六) 风府 Fēngfǔ

[定位] 后发际正中直上 1 寸(图 104)。

[解剖] 在枕骨和第一颈椎之间,有枕动脉分支及棘突间静脉丛;布有第三枕神经与枕大神经之分支。

[主治] 头痛,项强,眩晕,咽喉肿痛,失声,癫狂,中风。

[操作] 直刺或向下斜刺 0.5~1 寸,不可深刺。

[附注] (1) 督脉与阳维脉交会穴。(2) 深部为延髓,针刺注意安全。

(十七) 脑户 Nǎohù

[定位] 风府穴直上 1.5 寸(图 104)。

[解剖] 在枕外粗隆上缘,左右枕骨肌之间;有左右枕动、静脉分支;布有枕大神经分支。

[主治] 头晕,项强,失声,癫痫。

[操作] 平刺 0.5~0.8 寸。

[附注] 督脉与足太阳经交会穴。

(十八) 强间 Qiángjiān

[定位] 脑户穴直上 1.5 寸(图 104)。

[解剖] 在矢状缝和人字缝交界处,帽状腱膜中,有左右枕动、静脉吻合网;布有枕大神经分支。

[主治] 头痛,目眩,项强,癫狂。

[操作] 平刺 0.5~0.8 寸。

(十九) 后顶 Hòudǐng

[定位] 强间穴直上 1.5 寸(图 104)。

[解剖] 在帽状腱膜中;有左右枕动、静脉吻合网;布有枕大神经分支。

[主治] 头痛,眩晕,癫狂痫。

[操作] 平刺 0.5~0.8 寸。

(二十) 百会 Bǎihuì

[定位] 后发际正中直上 7 寸(图 104)。

[简便定位法] 耳尖直上,头顶正中。

[解剖] 在帽状腱膜中;有左右颞浅动、静脉吻合网及左右枕动、静脉吻合网;布有枕大神经分支及额神经分支。

[主治] 头痛,眩晕,中风失语,癫狂,脱肛,阴挺,不寐。

[操作] 平刺 0.5~0.8 寸。

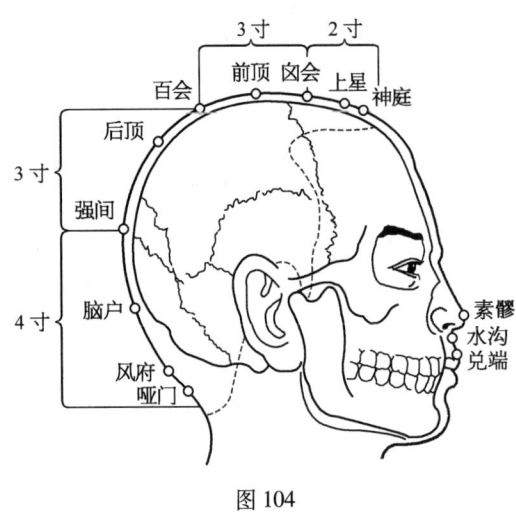

图 104

[附注] 督脉与足太阳经交会穴。

(二十一) 前顶 Qiándǐng

[定位] 百会穴前 1.5 寸(图 104)。

[解剖] 在帽状腱膜中;有左右颞浅动、静脉吻合网;布有额神经分支及枕大神经分支。

[主治] 头痛,眩晕,鼻渊,癫痫。

[操作] 平刺 0.5~0.8 寸。

(二十二) 囟会 Xìnhuì

[定位] 前发际正中直上 2 寸(图 104)。

[解剖] 在冠状缝和矢状缝交界处,帽状腱膜中;有颞浅动、静脉吻合网;布有额神经分支。

[主治] 头痛,眩晕,鼻渊,癫痫。

[操作] 平刺 0.5~0.8 寸。

[附注] 小儿前囟未闭者禁针。

(二十三) 上星 Shàngxīng

[定位] 前发际正中直上 1 寸(图 104)。

[解剖] 在左右额肌交界处;有额动、静脉分支及颞浅动、静脉分支;布有额神经分支。

[主治] 头痛,目痛,鼻渊,鼻衄,癫狂,疟疾,热病。

[操作] 平刺 0.5~1 寸。

(二十四) 神庭 Shéntíng

[定位] 前发际正中直上 0.5 寸(图 104)。

[解剖] 在左右额肌交界处;有额动、静脉分支;布有额神经分支。

[主治] 头痛,眩晕,失眠,鼻渊,癫痫。

[操作] 平刺 0.5~0.8 寸。

[附注] (1)督脉与足太阳、阳明经交会穴。(2)《甲乙》:禁不可刺,令人癫疾。

(二十五) 素髎 Sùliáo

[定位] 鼻尖正中(图 104)。

[解剖] 在鼻尖软骨中;有面动、静脉鼻背支;布有筛前神经鼻外支(眼神经分支)。

[主治] 鼻渊,鼻衄,喘息,昏迷,惊厥,新生儿窒息。

[操作] 向上斜刺 0.3~0.5 寸。

[附注] 参考资料:据报道,针刺动物(兔、猫、犬)的"素髎""水沟"和"会阴"点时,可引起呼吸即时性的加强,而针刺"素髎"和"水沟"时,在呼吸功能增强的程度上和阳性率上,都较针刺"会阴"为高。

(二十六) 水沟(人中) Shuǐgōu(Rénzhōng)

[定位] 在人中沟的上 1/3 与中 1/3 交界处(图 104)。

[解剖] 在口轮匝肌中;有上唇动、静脉;布有面神经颊支及眶下神经分支。

[主治] 癫狂痫,小儿惊风,昏迷,口眼㖞斜,腰脊强痛。

[操作]　向上斜刺 0.3~0.5 寸。

[附注]　督脉与手足阳明经交会穴。

(二十七) 兑端 Duìduān

[定位]　上唇尖端,红唇与皮肤相接处(图 104)。

[解剖]　在口轮匝肌中,有上唇动、静脉;布有面神经颊支及眶下神经分支。

[主治]　癫狂,齿龈肿痛,口㖞,鼽衄。

[操作]　向上斜刺 0.2~0.3 寸。

(二十八) 龈交 Yínjiāo

[定位]　上唇系带与齿龈连接处(图 105)。

[解剖]　有上唇动、静脉;布有上颌内槽神经分支。

[主治]　癫狂,齿龈肿痛,鼻渊。

[操作]　向上斜刺 0.2~0.3 寸,或点刺出血。

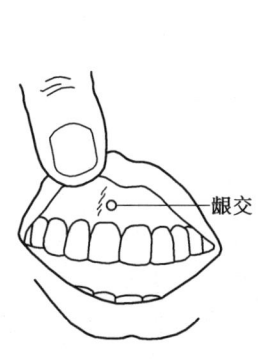

图 105

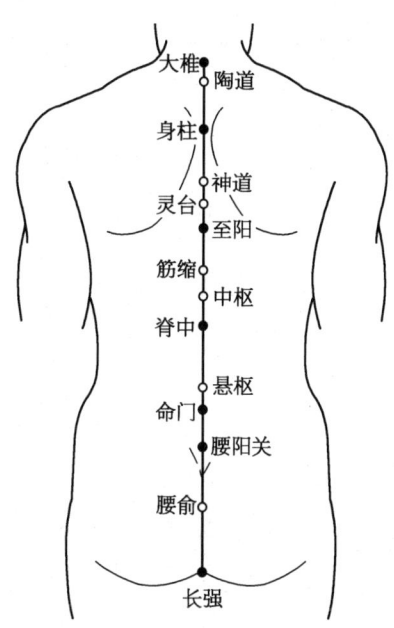

图 106　督脉腧穴总图(1)

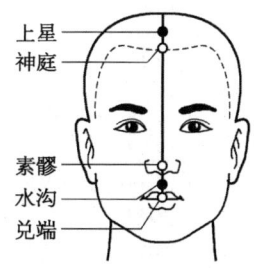
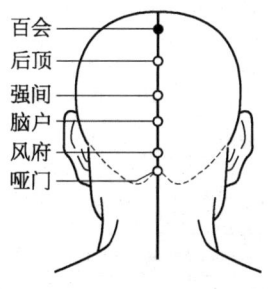
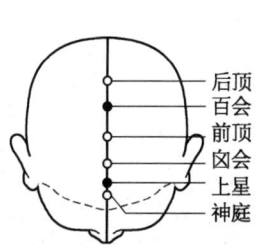

图 106　督脉腧穴总图(2)

表 1-19 督脉腧穴主治提要表

穴 名	部 位	主治 1	主治 2
长 强*	尾 端	便血,痔疾	癫狂痫
腰 俞	骶 骨	月经不调,腰脊强痛	
腰阳关*	腰 椎	月经不调,遗精,腰骶痛,下肢痿痹	
命 门*	腰 椎	阳痿,遗精,带下,腰痛	泄泻,月经不调
尾端~14椎:神志病,妇科,前阴病,肠病			
悬 枢	腰 椎	泄泻,腰脊强痛	
脊 中	胸 椎	泄泻,黄疸	癫痫
中 枢	胸 椎	黄疸,呕吐,腰脊强痛	
筋 缩	胸 椎	胃痛,脊强	癫痫
13~9椎:神志病,肠胃病			
至 阳*	胸 椎	黄疸,咳喘	脊强,背痛
灵 台	胸 椎	咳嗽,气喘	疔疮
神 道	胸 椎	咳嗽	心悸,健忘
身 柱	胸 椎	咳嗽,气喘	癫痫,脊强,背痛
陶 道	胸 椎	头痛	疟疾,热病
大 椎*	颈胸椎	咳嗽,气喘,头痛,项强	热病,疟疾,癫痫
7~1椎:神志病,心、肺疾患,热病			
哑 门*	颈 椎	暴瘖,舌强不语	癫狂痫
风 府*	后 头	头痛,项强,眩晕,咽喉肿痛	癫狂
项部:神志病、头项病			
脑 户	后 头	头晕,项强	癫痫
强 间	后 头	头痛,目眩	癫痫
后 顶	后 头	头痛,眩晕	癫狂痫
百 会*	头 顶	头痛,眩晕,中风	癫狂,脱肛,阴挺
前 顶	前 头	头痛,鼻渊	癫痫
囟 会	前 头	头痛,眩晕,鼻渊	癫痫
上 星*	前 头	头痛,鼻渊,鼻衄	癫狂
神 庭	前 头	头痛,眩晕	癫痫
头部:神志病,头面五官病			
素 髎*	鼻 尖	鼻疾患	惊厥,昏迷
水 沟*	人 中	口眼㖞斜	癫狂痫,小儿惊风,昏迷,腰脊强痛
兑 端	上 唇	口㖞,齿龈肿痛	癫狂
龈 交	齿 龈	齿龈肿痛	癫狂
口鼻部:神志病,鼻、口、齿病			

【附】 督脉经穴分寸歌

督脉廿八行脊梁,尾闾骨端是长强,二十一椎为腰俞,十六阳关细推详,十四命门与脐对,十三悬枢在其间,十一椎下寻脊中,十椎之下中枢藏,九椎之下筋缩取,七椎之下乃至阳,六灵五神三身柱,陶道一椎之下乡,一椎之上大椎穴,入发五分哑门行,风府一寸宛中取,脑户二五枕骨上,发上四寸强间位,五寸五分后顶强,七寸百会顶中取,耳尖直上发中央,前顶前行八寸半,前行一尺囟会量,一尺一寸上星会,入发五分神庭当,鼻尖准头素髎穴,两眉中间穿印堂,水沟鼻下人中藏,兑端唇尖端上取,龈交齿上龈缝间(图106)。

3·2·2 任脉(24穴)

3·2·2·1 经脉循行(图107) ①起于小腹内,下出会阴部,②向上行于阴毛部,③沿着腹内,向上经过关元等穴,④到达咽喉部,⑤再上行环绕口唇,⑥经过面部,⑦进入目眶下(承泣,属足阳明经)。

3·2·2·2 主要病候 疝气,带下,腹中结块等证。

3·2·2·3 主治概要 本经腧穴主治腹、胸、颈、头面的局部病证及相应的内脏器官疾病,少数腧穴有强壮作用或可治疗神志病(表1-20)。

(一) 会阴 Huìyīn

[定位] 男性在阴囊根部与肛门的中间,女性在大阴唇后联合与肛门的中间(图107)。

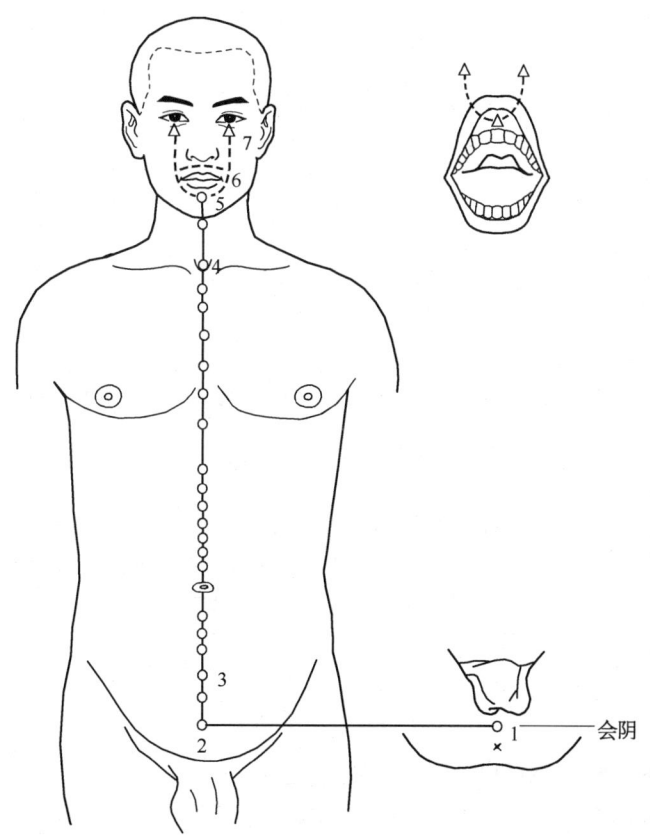

图107 任脉循行示意图

1. 起于中极之下 2. 以上毛际 3. 循腹里,上关元 4. 至咽喉 5. 上颐 6. 循面 7. 入目

［解剖］ 在球海绵体的中央,有会阴浅、深横肌;有会阴动、静脉分支;布有会阴神经的分支。

［主治］ 小便不利,痔疾,遗精,月经不调,癫狂,昏迷。

［操作］ 直刺 0.5~1 寸。

［附注］ 任脉与督脉、冲脉交会穴。

(二) 曲骨 Qūgǔ

［定位］ 耻骨联合上缘中点处(图108)。

［解剖］ 两侧有锥体肌;有腹壁下动脉及闭孔动脉的分支;布有髂腹下神经的分支。

［主治］ 小便不利,遗尿,遗精,阳痿,月经不调,带下。

［操作］ 直刺 1~1.5 寸。

［附注］ (1) 任脉与足厥阴经交会穴。(2) 本经曲骨至上脘诸穴,孕妇针灸慎用。(3) 参考资料:据报道,针刺尿潴留患者的曲骨、中极、关元等穴,观察对膀胱功能的影响,发现膀胱神经支配完整的患者,于每次捻针时膀胱逼尿肌收缩,内压上升。

(三) 中极 Zhōngjí

［定位］ 脐下 4 寸(图108)。

［解剖］ 在腹白线上;有腹壁浅动、静脉分支及腹壁下动、静脉分支;布有髂腹下神经的分支(内部为乙状结肠)。

［主治］ 遗尿,小便不利,疝气,遗精,阳痿,月经不调,崩漏带下,阴挺,不孕。

［操作］ 直刺 1~1.5 寸。

［附注］ (1) 任脉与足三阴经交会穴。(2) 膀胱的募穴。

(四) 关元 Guānyuán

［定位］ 脐下 3 寸(图108)。

［解剖］ 血管同中极穴。布有第十二肋间神经前支的内侧皮支(内部为小肠)。

［主治］ 遗尿,小便频数,尿闭,泄泻,腹痛,遗精,阳痿,疝气,月经不调,带下,不孕,虚劳羸瘦。

［操作］ 直刺 1~2 寸。

［附注］ (1) 任脉与足三阴经交会穴;小肠的募穴。(2) 本穴有强壮作用,为保健要穴。

(五) 石门 Shímén

［定位］ 脐下 2 寸(图108)。

［解剖］ 血管同中极穴。布有第十一肋间神经前支的内侧皮支(内部为小肠)。

［主治］ 腹痛,水肿,疝气,小便不利,泄泻,经闭,带下,崩漏。

［操作］ 直刺 1~2 寸。

［附注］ 三焦的募穴。

(六) 气海 Qìhǎi

［定位］ 脐下 1.5 寸(图108)。

［解剖］ 同石门穴。

［主治］ 腹痛,泄泻,便秘,遗尿,疝气,遗精,月经不调,经闭,虚脱。

［操作］ 直刺 1~2 寸。

[附注]　本穴有强壮作用,为保健要穴。

(七) 阴交 Yīnjiāo
[定位]　脐下1寸(图108)。
[解剖]　血管同中极穴。布有第十肋间神经前支的内侧皮支(内部为小肠)。
[主治]　腹痛,水肿,疝气,月经不调,带下。
[操作]　直刺1~2寸。
[附注]　任脉与冲脉交会穴。

(八) 神阙 Shénquè
[定位]　脐的中间(图108)。
[解剖]　有腹壁下动、静脉;布有第十肋间神经前支的内侧皮支(内部为小肠)。
[主治]　腹痛,泄泻,脱肛,水肿,虚脱。
[操作]　因消毒不便,所以一般不针,多用艾条或艾炷隔盐灸。
[附注]　《甲乙经》谓不可刺。

(九) 水分 Shuǐfèn
[定位]　脐上1寸(图108)。
[解剖]　有腹壁下动、静脉;布有第八、九肋间神经前支内侧皮支(内部为小肠)。
[主治]　水肿,小便不通,腹痛,泄泻,反胃吐食。
[操作]　直刺1~2寸。
[附注]　《铜人》:水病灸之大良,禁不可针。

(十) 下脘 Xiàwǎn
[定位]　脐上2寸(图108)。
[解剖]　有腹壁下动、静脉;布有第八肋间神经前支内侧皮支(内部为横结肠)。
[主治]　腹痛,腹胀,泄泻,呕吐,食谷不化,痞块。
[操作]　直刺1~2寸。
[附注]　任脉与足太阴经交会穴。

(十一) 建里 Jiànlǐ
[定位]　脐上3寸(图108)。
[解剖]　同下脘穴。
[主治]　胃痛,呕吐,食欲不振,腹胀,水肿。
[操作]　直刺1~2寸。

(十二) 中脘 Zhōngwǎn
[定位]　脐上4寸(图108)。
[解剖]　有腹壁上动、静脉;布有第七肋间神经前支的内侧皮支(当胃幽门部)。
[主治]　胃痛,呕吐,吞酸,腹胀,泄泻,黄疸,癫狂。
[操作]　直刺1~1.5寸。
[附注]　(1)胃的募穴。(2)八会穴之一,腑会中脘。(3)任脉与手太阳、少阳、足阳明经交会穴。(4)参考资料:①据实验观察,针刺中脘穴可使健康人的胃蠕动增强,表现为幽门立即开放,胃下缘轻度升高;②据实验观察,针刺中脘后,空肠黏膜皱襞增深、增密,空肠动力增强,上段尤为明显。

(十三) 上脘 Shàngwǎn

[定位] 脐上 5 寸(图 108)。

[解剖] 血管、神经同中脘穴(内部为肝下缘及胃幽门部)。

[主治] 胃痛,呕吐,腹胀,癫痫。

[操作] 直刺 1~1.5 寸。

[附注] 任脉与足阳明、手太阳经交会穴。

(十四) 巨阙 Jùquè

[定位] 脐上 6 寸(图 108)。

[解剖] 同上脘穴。

[主治] 胸痛,心悸,呕吐,吞酸,癫狂痫。

[操作] 向下斜刺 0.5~1 寸。

[附注] (1)心的募穴。(2)不可深刺,以免伤及肝脏。

(十五) 鸠尾 Jiūwěi

[定位] 剑突下,脐上 7 寸(图 108)。

[解剖] 有腹壁上动、静脉分支;布有第六肋间神经前支的内侧皮支。

[主治] 胸痛,腹胀,癫狂痫。

[操作] 向下斜刺 0.4~0.6 寸。

[附注] 任脉络穴。

(十六) 中庭 Zhōngtíng

[定位] 胸剑联合的中点(图 109)。

[解剖] 胸廓内动、静脉的前穿支;布有第五肋间神经前支的内侧皮支。

[主治] 胸胁胀满,心痛,呕吐,小儿吐乳。

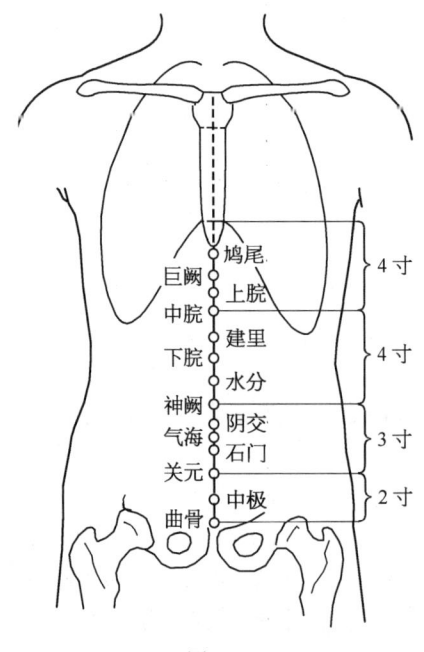

图 108

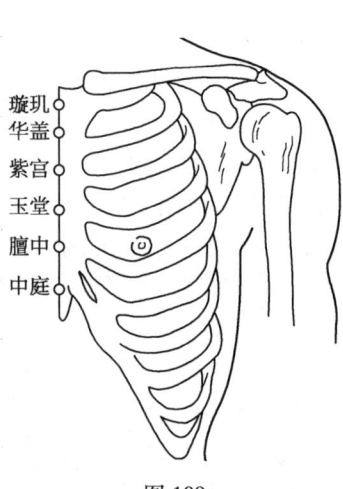

图 109

［操作］ 平刺 0.3~0.5 寸。

（十七）膻中 Dànzhōng

［定位］ 前正中线,平第四肋间隙(图 109)。

［解剖］ 在胸骨体上,有胸廓内动、静脉的前穿支;布有第四肋间神经前支的内侧皮支。

［主治］ 咳嗽,气喘,胸痛,心悸,乳少,呕吐,噎膈。

［操作］ 平刺 0.3~0.5 寸。

［附注］ （1）心包的募穴;（2）八会穴之一,气会膻中。

（十八）玉堂 Yùtáng

［定位］ 前正中线,平第三肋间隙(图 109)。

［解剖］ 在胸骨体中点,有胸廓内动、静脉的前穿支;布有第三肋间神经前支的内侧皮支。

［主治］ 咳嗽,气喘,胸痛,呕吐。

［操作］ 平刺 0.3~0.5 寸。

（十九）紫宫 Zǐgōng

［定位］ 前正中线,平第二肋间隙处(图 109)。

［解剖］ 有胸廓内动、静脉的前穿支;布有第二肋间神经前支的内侧皮支。

［主治］ 咳嗽,气喘,胸痛。

［操作］ 平刺 0.3~0.5 寸。

（二十）华盖 Huágài

［定位］ 前正中线,胸骨角的中点(图 109)。

［解剖］ 在胸骨柄、体之间,有胸廓内动、静脉的前穿支;布有第一肋间神经前支的内侧皮支。

［主治］ 咳嗽,气喘,胸胁胀痛。

［操作］ 平刺 0.3~0.5 寸。

（二十一）璇玑 Xuánjī

［定位］ 前正中线,胸骨柄的中央(图 109)。

［解剖］ 在胸骨柄上,有胸廓内动、静脉的前穿支;布有锁骨上神经前支及第一肋间神经前支的内侧皮支。

［主治］ 咳嗽,气喘,胸痛,咽喉肿痛。

［操作］ 平刺 0.3~0.5 寸。

（二十二）天突 Tiāntū

［定位］ 胸骨上窝正中(图 110)。

［解剖］ 在胸骨切迹中央,左右胸锁乳突肌之间,深层为胸骨舌骨肌和胸骨甲状肌;皮下有颈静脉弓,甲状腺下动脉分支,深部为气管,向下胸骨柄后方为无名静脉及主动脉弓;布有锁骨上神经前支深部神经。

［主治］ 咳嗽,气喘,胸痛,咽喉肿痛,暴瘖,瘿气,梅核气,噎膈。

［操作］ 先直刺 0.2 寸,然后将针尖转向下方,紧靠胸骨后方刺入 1~1.5 寸。

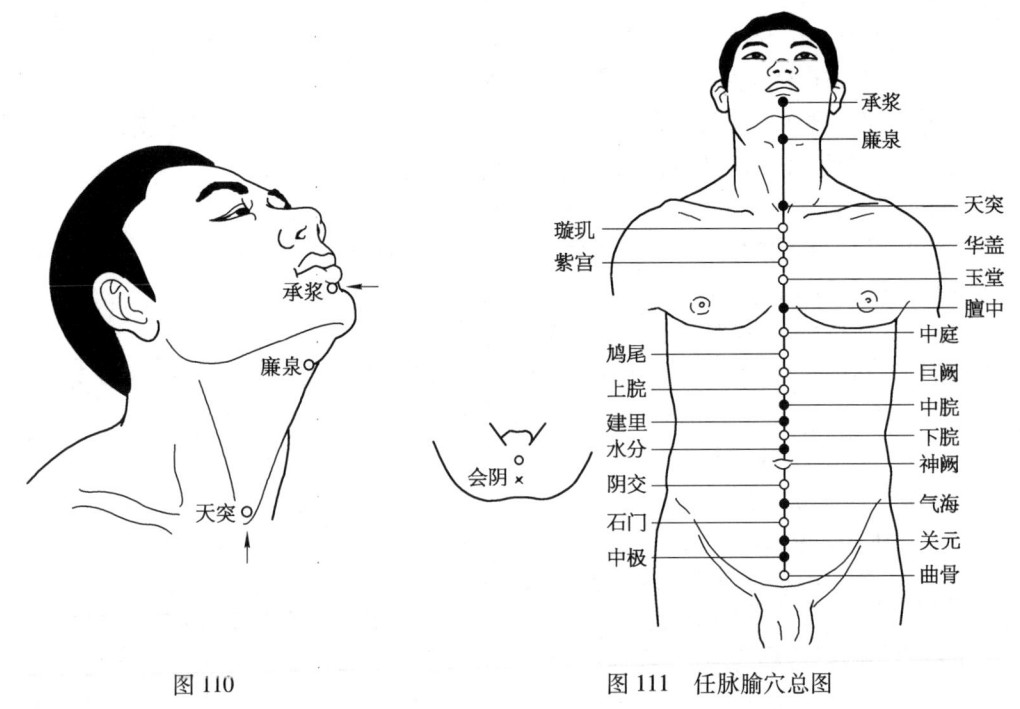

图110　　　　图111　任脉腧穴总图

[附注]　(1) 任脉与阴维脉交会穴。(2) 必须严格掌握针刺的角度和深度,以防刺伤肺和有关动、静脉。(3) 参考资料：① 据报道,针刺天突、肺俞、大杼、太渊、足三里等穴,无论吸气或呼气阶段的气道阻力,都从增高状态明显下降,特别是呼气时的气道阻力下降最为明显。② 据报道,针刺天突、膻中、合谷等穴,能使食管蠕动增强,内腔直径增宽,钡餐下移加快。③ 据报道,针刺甲状腺功能亢进症患者的天突、合谷、太阳、廉泉等穴,可使症状消失,腺体缩小,基础代谢也明显降低。

(二十三) 廉泉 Liánquán

[定位]　舌骨体上缘的中点处(图110)。

[解剖]　在舌骨上方,左右颏舌骨肌之间；有颈前浅静脉；布有颈皮神经的分支,深层为舌根,有舌下神经及舌咽神经的分支。

[主治]　舌下肿痛,舌缓流涎,舌强不语,暴瘖,吞咽困难。

[操作]　向舌根斜刺0.5~0.8寸。

[附注]　任脉与阴维脉交会穴。

(二十四) 承浆 Chéngjiāng

[定位]　颏唇沟的中点(图110)。

[解剖]　在口轮匝肌下方,下唇方肌和颏肌之间,有下唇动、静的分支,布有面神经的下颌支及颏神经分支。

[主治]　口㖞,齿龈肿痛,流涎,暴瘖,癫狂。

[操作]　斜刺0.3~0.5寸。

[附注]　任脉与足阳明经交会穴。

表1-20 任脉腧穴主治提要表

穴 名	部 位	主 治 1	2
会 阴	阴 部	小便不利,遗精,月经不调	昏迷
曲 骨	下 腹	小便不利,遗尿,阳痿,带下	
中 极*	下 腹	遗尿,小便不利,遗精,月经不调	阴挺
关 元*	下 腹	遗尿,尿闭,泄泻,阳痿,月经不调	虚劳
石 门	下 腹	腹痛,水肿,泄泻,经闭	
气 海*	下 腹	腹痛,泄泻,遗尿,崩漏	虚脱
阴 交	下 腹	腹痛,水肿,月经不调	
下腹部:妇科、前阴病及肠病(关元、气海并有强壮作用)			
神 阙*	脐 中	腹痛,泄泻	虚脱
水 分	上 腹	小便不通,水肿,泄泻	
下 脘*	上 腹	腹痛,泄泻,呕吐	
建 里	上 腹	胃痛,呕吐,食欲不振	水肿
中 脘*	上 腹	胃痛,呕吐,腹胀,泄泻	癫狂
上 脘	上 腹	胃痛,呕吐	癫痫
巨 阙	上 腹	胸痛,心悸,呕吐	癫狂痫
鸠 尾	上 腹	胸痛,腹胀	癫狂痫
上腹部:胃肠疾患为主,其次为神志病			
中 庭	胸	胸胁胀满,心痛	
膻 中*	胸	气喘,胸痛,心悸,呕吐	乳少
玉 堂	胸	咳嗽,气喘,胸痛	
紫 宫	胸	咳嗽,气喘,胸痛	
华 盖	胸	咳嗽,气喘,胸痛	
璇 玑	胸	咳嗽,气喘,胸痛	
胸部:胸、心、肺疾患为主,其次为食管疾患			
天 突*	颈	咳嗽,气喘,暴喑,咽喉肿痛	噎膈
廉 泉*	颈	舌强不语,舌下肿痛,吞咽困难	
颈部:舌及咽喉疾患			
承 浆*	颏	口㖞,齿痛	
唇部:口齿疾患			

【附】 任脉经穴分寸歌

任脉会阴两阴间,曲骨毛际陷中安,中极脐下四寸取,关元脐下三寸连,脐下二寸石门是,脐下寸半气海全,脐下一寸阴交穴,脐之中央即神阙,脐上一寸为水分,脐上二寸下脘列,脐上三寸名建里,脐上四寸中脘接,脐上五寸上脘在,脐上六寸巨阙穴,鸠尾蔽骨下五分,中庭膻下寸六取,膻中却在两乳间,膻上寸六玉堂主,膻上紫宫三寸二,膻上四八华盖举,膻上璇玑六寸四,玑上一寸天突取,廉泉颔下结上已,承浆颐前下唇中(图111)。

3·2·3 冲脉

3·2·3·1 经脉循行(图112) ① 起于小腹内,下出于会阴部,② 向上行于脊柱之内,③ 其外行者经气冲与足少阴经交会,沿着腹部两侧,④ 上达咽喉,⑤ 环绕口唇。

3·2·3·2 主要病候 腹部气逆而拘急。

3·2·3·3 交会腧穴 会阴、阴交(任脉)、气冲(足阳明经)、横骨、大赫、气穴、四满、中注、肓俞、商曲、石关、阴都、腹通谷、幽门(足少阴经)。

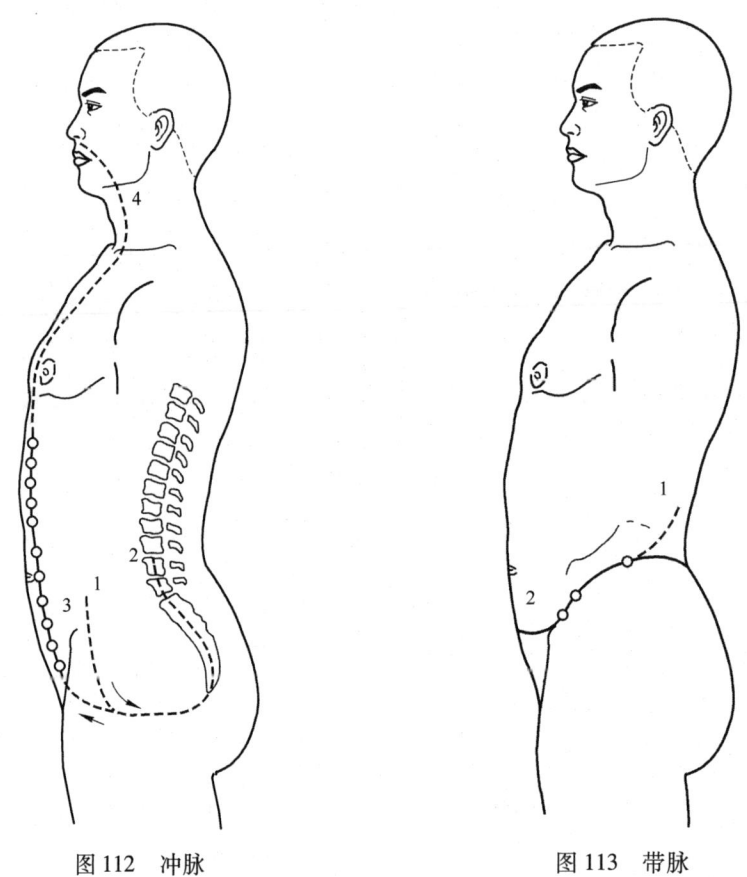

图112 冲脉　　　　　　图113 带脉

3·2·4 带脉

3·2·4·1 经脉循行(图113) ① 起于季肋部的下面,斜向下行到带脉、五枢、维道穴,② 横行绕身一周。

3·2·4·2 主要病候 腹满,腰部觉冷如坐于水中。

3·2·4·3 交会腧穴 带脉、五枢、维道(均属足少阳经)。

3·2·5 阴维脉

3·2·5·1 经脉循行(图114) ① 起于小腿内侧,② 沿大腿内侧上行到腹部,③ 与足太阴经相合④ 过胸部,⑤ 与任脉会于颈部。

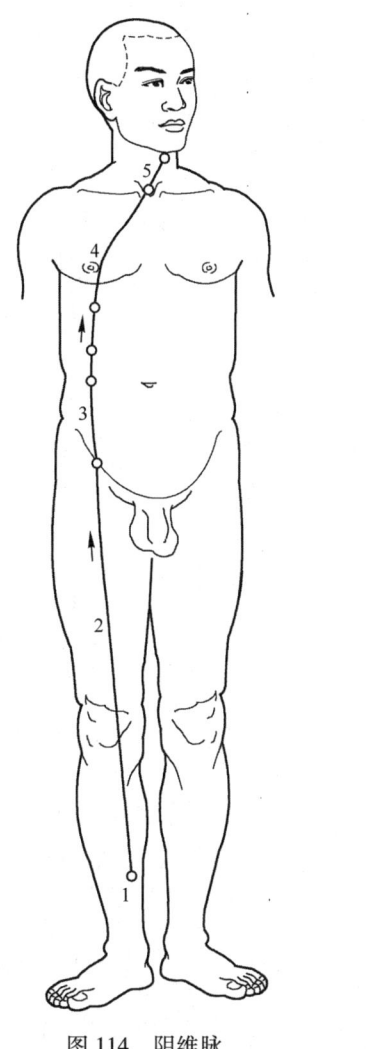
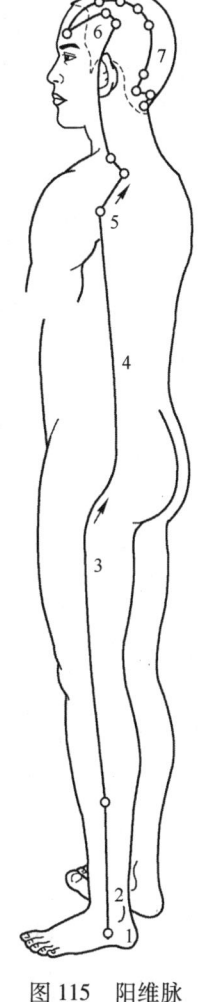

图 114　阴维脉　　　　　图 115　阳维脉

3·2·5·2　主要病候　心痛,忧郁。

3·2·5·3　交会腧穴　筑宾(足少阴经)、府舍、大横、腹哀(足太阴经)、期门(足厥阴经)、天突、廉泉(任脉)。

3·2·6　阳维脉(图 115)

3·2·6·1　经脉循行　① 起于足跟外侧,② 向上经过外踝,③ 沿足少阳经上行髋关节部,④ 经胁肋后侧,⑤ 从腋后上肩,⑥ 至前额,⑦ 再到项后,合于督脉。

3·2·6·2　主要病候　恶寒发热,腰痛。

3·2·6·3　交会腧穴　金门(足太阳经)、阳交(足少阳经)、臑俞(手太阳经)、天髎(手少阳经)、肩井(足少阳经)、头维(足阳明经)、本神、阳白、头临泣、目窗、正营、承灵、脑空、风池(足少阳经)、风府、哑门(督脉)。

3·2·7　阴跷脉(图 116)

3·2·7·1　经脉循行　① 起于足舟骨的后方,② 上行内踝的上面,③ 直上沿大腿内侧,④ 经过阴部,⑤ 向上沿胸部内侧,⑥ 进入锁骨上窝,⑦ 上经人迎的前面,⑧ 过颧部,⑨ 到目内眦,与足太阳经和阳蹻脉相会合。

3·2·7·2 主要病候 多眠,癃闭。

3·2·7·3 交会腧穴 照海、交信(足少阴经)、睛明(足太阳经)。

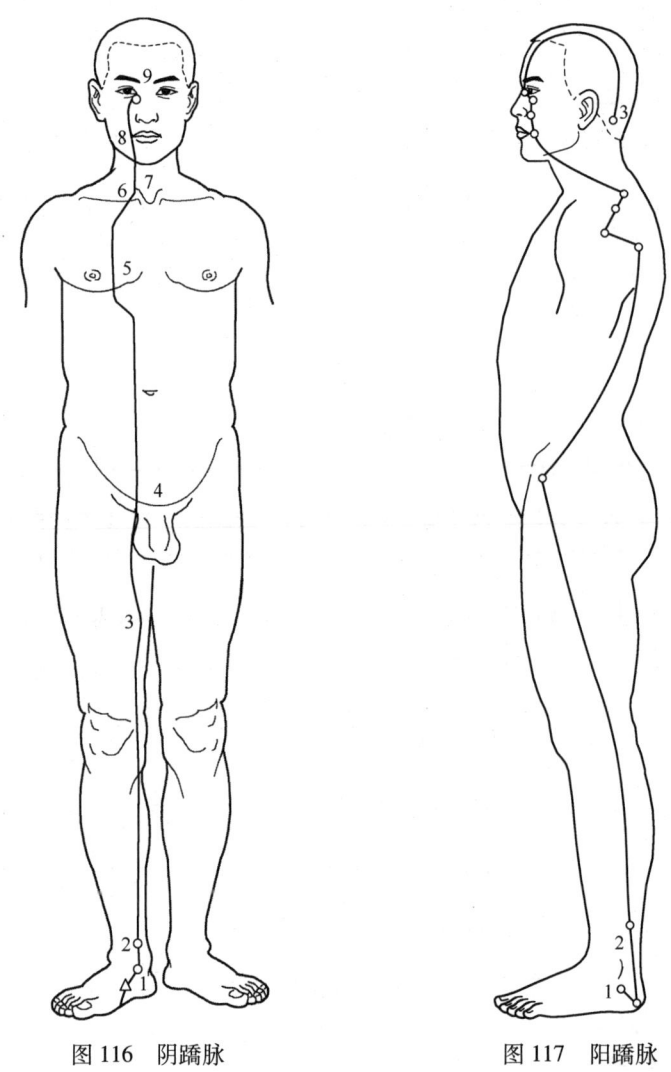

图 116 阴蹻脉　　　　图 117 阳蹻脉

3·2·8 阳蹻脉(图 117)

3·2·8·1 经脉循行 ① 起于足跟外侧,② 经外踝上行腓骨后缘,沿股部外侧和胁后上肩,过颈部上挟口角,进入目内眦,与阴蹻脉会合,再沿足太阳经上额,③ 与足少阳经合于风池。

3·2·8·2 主要病候 目痛从内眦始,不眠。

3·2·8·3 交会腧穴 申脉、仆参、跗阳(足太阳经)、居髎(足少阳经)、臑俞(手太阳经)、肩髃、巨骨(手阳明经)、天髎(手少阳经)、地仓、巨髎、承泣(足阳明经)、睛明(足太阳经)。

3.3 十五络穴

3.3.1 手太阴——列缺

手太阴经的别行络脉,穴名列缺,起于腕后桡侧的筋骨缝中,与手太阴本经并行,直入手掌中,散布于大鱼际部。它的病变,实证为手部腕侧锐骨和掌中发热,虚证为呵欠频作,小便失禁或频数,可取此穴治疗,穴在距腕一寸半处,别行于手阳明经。

3.3.2 手少阴——通里

手少阴经的别行络脉,穴名通里,距腕一寸,别而上行,沿着手少阴本经入于心中,系于舌根,会属于目系。它的病变,实证为胸中支满阻隔,虚证为不能言语,可取此穴治疗。通里别行于手太阳经。

3.3.3 手厥阴——内关

手厥阴经的别行络脉,穴名内关,在距腕二寸的两筋间,别行手少阳经。它沿着手厥阴本经上系于心包,连络于心系。它的病变,实证为心痛,虚证为头项强,可取此穴治疗。

3.3.4 手太阳——支正

手太阳经的别行络脉,穴名支正,在腕上五寸,向内注于手少阴经。它的别出分支,上行肘部,络于肩髃穴。它的病变,实证为骨节弛缓,肘部不能活动,虚证为皮肤上生赘疣,小的像手指上的痂疥,可取此穴治疗。

3.3.5 手阳明——偏历

手阳明经的别行络脉,穴名偏历,距腕三寸,别行于手太阴经。它的别出分支,向上沿臂部,经肩髃穴上行至下颌角,遍布于齿中,再别出分支,上行入耳中,合于该部所聚的主脉。它的病变,实证为龋齿、耳聋,虚证为牙齿寒冷酸楚、内闭阻隔,可取此穴治疗。

3.3.6 手少阳——外关

手少阳经的别行络脉,穴名外关,距腕二寸,向外绕行臂部,上行注于胸中,别行合于手厥阴经。它的病变,实证为肘部拘挛,虚证为肘部弛缓不收,可取此穴治疗。

3.3.7 足太阳——飞扬

足太阳经的别行络脉,穴名飞扬,距外踝七寸,别行于足少阴经。它的病变,实证为鼻塞流涕、头背部疼痛,虚证为鼻中流涕出血,可取此穴治疗。

3.3.8 足少阳——光明

足少阳经的别行络脉,穴名光明,距外踝五寸,别行于足厥阴经,向下络于足背。它的病变,实证为足胫厥冷,虚证为足软无力不能行走,坐而不能起立,可取此穴治疗。

3.3.9 足阳明——丰隆

足阳明经的别行络脉,穴名丰隆,距外踝八寸,别行于足太阴经。它的别出分支,沿胫骨外缘上行络于头项部,会合各经之气,向下络于咽喉。它的病变是气上逆为喉痹,突然失声不能言语。实证为狂癫之疾,虚证为足缓不收,胫部肌肉萎缩,可取此穴治疗。

3.3.10 足太阴——公孙

足太阴经的别行络脉,穴名公孙,在足大趾本节后一寸,别行于足阳明经。它的别出分支,入腹络于肠胃,其气上逆则为霍乱,实证为肠中剧痛,虚证为鼓胀之疾,可取此穴治疗。

3.3.11 足少阴——大钟

足少阴经的别行络脉,穴名大钟,在内踝后面,绕过足跟而别行于足太阳经。它的别出分支,与足少阴本经并行向上而至于心包下,向外贯穿腰脊。它的病变,气上逆则为烦闷,实证为小便不利,虚证为腰痛。可取此穴治疗。

3.3.12 足厥阴——蠡沟

足厥阴经的别行络脉,穴名蠡沟,距内踝五寸,别行于足少阳经。它的别出分支,经过胫部上至睾丸,终结于阴茎。它的病变,气上逆就睾丸肿大,突患疝气。实证为阴茎挺长,虚证为阴部暴痒,可取此穴治疗。

3.3.13 任脉——尾翳

任脉的别行络脉,穴名尾翳(即鸠尾穴),在剑突下面,散布于腹中。它的病变,实证为腹部皮肤疼痛,虚证为腹部皮肤瘙痒,可取此穴治疗。

3.3.14 督脉——长强

督脉的别行经脉,穴名长强,依着脊骨上行项部,散布于头上,再向下到两肩胛之间分左右别行于足太阳经,入而贯穿于脊骨中。它的病变,实证为脊柱强直而难于俯仰,虚证为头重难支而从身体的高处摇摆不定,此皆挟脊之脉有病,可取此穴治疗。

3.3.15 脾之大络——大包

脾的大络,穴名大包,在渊腋穴下三寸,散布于胸胁部。它的病变,实证为全身皆疼,虚证为周身骨节都松弛无力。此一络脉像网罗样绕络全身,如现血瘀,可取此穴治疗。

3.4 奇穴

3.4.1 头颈部

(一) 四神聪 Sìshéncōng

[定位] 百会穴前后左右各1寸处(图118)。

[解剖] 在帽状腱膜中,有枕动、静脉,颞浅动、静脉顶支和眶上动、静脉的吻合网;布有枕大神经、耳颞神经及眶上神经分支。

[主治] 头痛,眩晕,失眠,健忘,癫痫。

[操作] 平刺0.5~0.8寸。

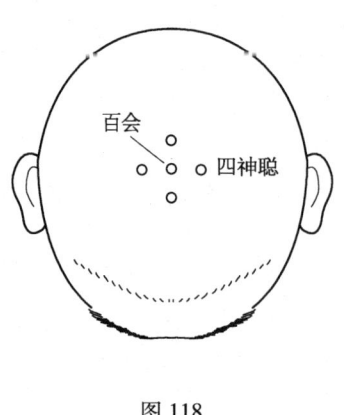

图118

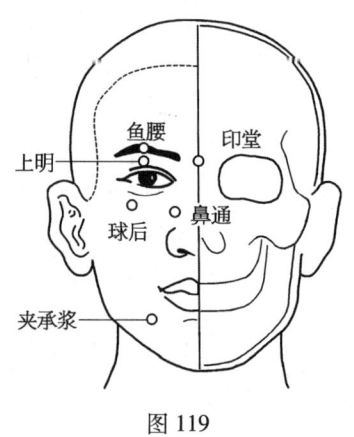

图119

(二) 印堂 Yìntáng

[定位] 两眉头连线的中点(图119)。

[解剖] 在降眉间肌中,两侧有额内动、静脉分支,布有来自三叉神经的滑车上神经。

[主治] 头痛,眩晕,鼻衄,鼻渊,小儿惊风,失眠。

［操作］ 平刺 0.3~0.5 寸。

（三）鱼腰 Yúyāo
［定位］ 眉毛的中心（图119）。
［解剖］ 在眼轮匝肌中；有额动、静脉外侧支；布有眶上神经、面神经的分支。
［主治］ 眉棱骨痛，眼睑瞤动，眼睑下垂，目赤肿痛，目翳。
［操作］ 平刺 0.3~0.5 寸。

（四）上明 Shàngmíng
［定位］ 眉弓中点，眶上缘下（图119）。
［解剖］ 眼轮匝肌中，有额动、静脉，眶上动脉；布有眶上神经、面神经的分支。
［主治］ 目疾。
［操作］ 轻压眼球向下，向眶缘缓慢直刺 0.5~1.5 寸，不提插。

（五）太阳 Tàiyáng
［定位］ 眉梢与目外眦之间向后约1寸处凹陷中（图120）。
［解剖］ 在颞筋膜及颞肌中；有颞浅动、静脉；布有三叉神经第二、三支分支，面神经颞支。
［主治］ 头痛，目疾。
［操作］ 直刺或斜刺 0.3~0.5 寸，或点刺出血。

（六）球后 Qiúhòu
［定位］ 眶下缘外 1/4 与内 3/4 交界处（图119）。
［解剖］ 在眼轮匝肌中，深部为眼肌；浅层有面动、静脉；布有面神经颧支和眶下神经，结状神经结和视神经，深层有眼神经。
［主治］ 目疾。
［操作］ 轻压眼球向上，向眶缘缓慢直刺 0.5~1.5 寸，不提插。

（七）鼻通 Bítōng
［定位］ 鼻唇沟上端尽处（图119）。
［解剖］ 在上唇方肌中；有面动、静脉分支；布有筛前神经，眶下神经分支及滑车下神经。
［主治］ 鼻渊，鼻部疮疖。
［操作］ 向内上方平刺 0.3~0.5 寸。

（八）金津、玉液 Jīnjīn、Yùyè
［定位］ 舌系带两侧静脉上，左为金津，右为玉液（图121）。
［解剖］ 布有舌下静脉，舌下神经，舌神经。
［主治］ 口疮，舌肿，呕吐，消渴。
［操作］ 点刺出血。

（九）夹承浆 Jiáchéngjiāng
［定位］ 承浆穴旁开1寸（图119）。
［解剖］ 在口轮匝肌中；有面动脉分支，布有三叉神经第三支（颏神经）。
［主治］ 齿龈肿痛，口㖞。
［操作］ 斜刺或平刺 0.5~1 寸。

（十）牵正 Qiānzhèng
［定位］ 耳垂前 0.5~1 寸（图120）。

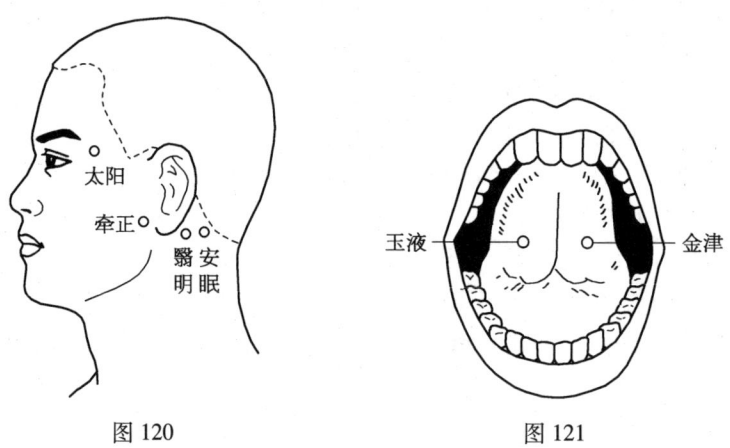

图 120　　　　　　　图 121

［解剖］　在咬肌中，皮下有腮腺；有咬肌动、静脉分支；布有面神经分支。
［主治］　口㖞，口舌生疮。
［操作］　斜刺或平刺 0.5~1 寸。

（十一）翳明 Yīmíng

［定位］　翳风穴后 1 寸（图 120）。
［解剖］　胸锁乳突肌上；有耳后动、静脉；布有耳大神经和枕小神经。
［主治］　目疾，耳鸣，失眠。

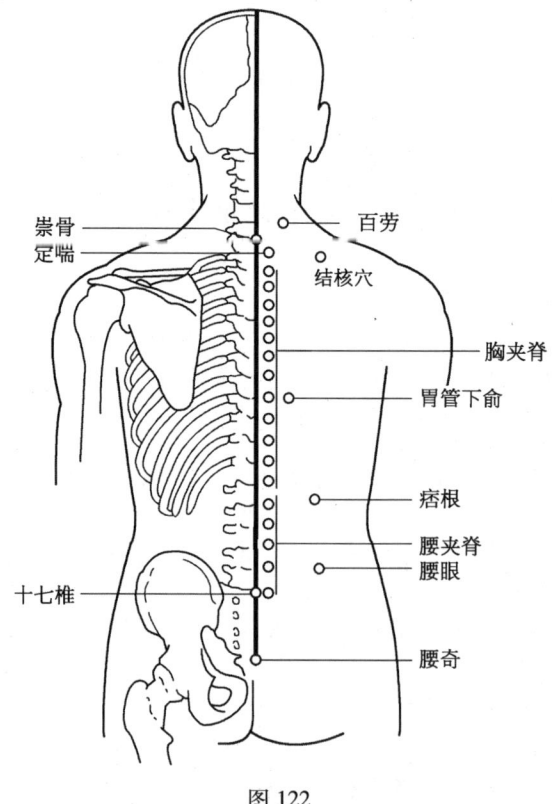

图 122

［操作］ 直刺 0.5~1 寸。

（十二）安眠 Ānmián

［定位］ 翳风穴与风池穴连线的中点（图 120）。
［解剖］ 在胸锁乳突肌和头夹肌中；有枕动、静脉；布有耳大神经和枕小神经。
［主治］ 失眠，眩晕，头痛，心悸，癫狂。
［操作］ 直刺 0.8~1.2 寸。

3·4·2 躯干部

（一）颈臂 Jǐngbì

［定位］ 锁骨内 1/3 与外 2/3 交界处直上 1 寸（图 123）。
［解剖］ 有胸锁乳突肌，颈外侧动、静脉之分支，布有臂丛神经。
［主治］ 手臂麻木，上肢瘫痪。
［操作］ 直刺 0.5~0.8 寸。
［附注］ （1）勿向下斜刺，恐伤肺尖。（2）穴位深部正当臂丛神经根，故曾定名"臂丛"。

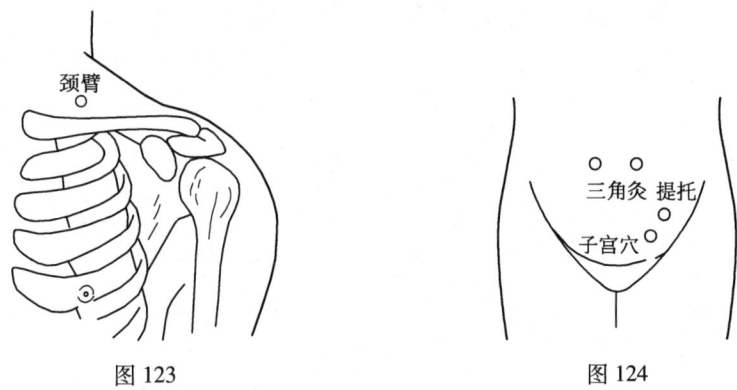

图 123　　　　　　　　图 124

（二）三角灸 Sānjiǎojiǔ

［定位］ 以患者两口角之间的长度为一边，作等边三角形，将顶角置于患者脐心，底边呈水平线，两底角处是穴（图 124）。
［解剖］ 在腹直肌中；有腹壁下动、静脉肌支；布有第十肋间神经。
［主治］ 疝气，腹痛。
［操作］ 艾炷灸 5~7 壮。

（三）提托 Títuō

［定位］ 关元穴旁开 4 寸（图 124）。
［解剖］ 当腹内、外斜肌及腹横肌肌部；有旋髂浅动、静脉；布有髂腹下神经。
［主治］ 阴挺，疝气，腹痛。
［操作］ 直刺 0.8~1.2 寸。

（四）子宫穴 Zǐgōngxué

［定位］ 中极穴旁开 3 寸（图 124）。
［解剖］ 在腹内、外斜肌处；有腹壁浅动、静脉；布有髂腹下神经。
［主治］ 阴挺，月经不调，不孕。
［操作］ 直刺 0.8~1.2 寸。

（五）定喘 Dìngchuǎn

[定位] 大椎穴旁开0.5寸（图122）。

[解剖] 在斜方肌、菱形肌、头夹肌、最长肌中，有颈横动脉和颈深动脉分支，布有第七、八颈神经后支。

[主治] 气喘，咳嗽。

[操作] 直刺0.5~0.8寸。

（六）结核穴 Jiéhéxué

[定位] 大椎穴旁开3.5寸（图122）。

[解剖] 有斜方肌、头夹肌分布，深层为肩胛提肌；有颈横动、静脉；布有第一胸神经后支内侧皮支，肩胛背神经和副神经。

[主治] 肺结核及其他结核病。

[操作] 直刺0.5~0.8寸。

（七）夹脊（华佗夹脊）Jiájí（Huátuójiájǐ）

[定位] 第一胸椎至第五腰椎，各椎棘突下旁开0.5寸（图122）。

[解剖] 横突间韧带和肌肉中，一般位置不同，涉及的肌肉也不同。大致分三层：浅层斜方肌、背阔肌、菱形肌；中层有上、下锯肌；深层有骶棘肌和横突棘突间的短肌。每穴都有相应椎骨下方发出的脊神经后支及其伴行的动、静脉丛分布。

[主治] 见表1-21。

[操作] 斜刺0.5~1寸。

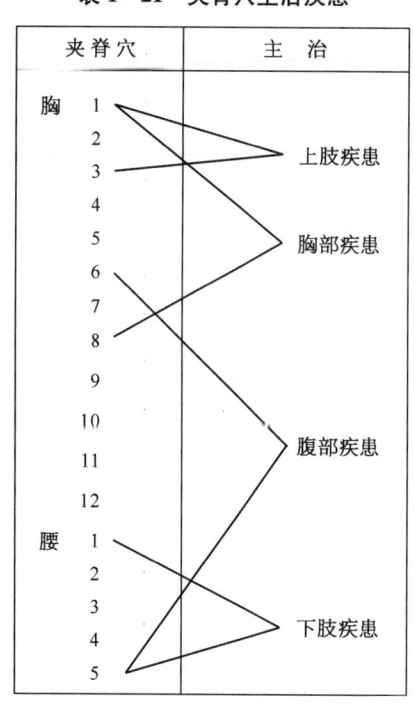

表1-21 夹脊穴主治疾患

夹脊穴	主治
胸1、2、3	上肢疾患
胸4、5、6、7	胸部疾患
胸8、9、10、11、12、腰1	腹部疾患
腰2、3、4、5	下肢疾患

（八）胃管下俞 Wèiguǎnxiàshū

[定位] 第八胸椎棘突下旁开1.5寸（图122）。

[解剖] 在斜方肌下缘，有背阔肌、最长肌，有第八肋间动、静脉背侧支的内侧支，布有第八胸神经后支内侧皮支，深层为第八胸神经后支外侧支。

[主治] 消渴，咽干。

[操作] 斜刺0.5~0.8寸。

[附注] 别名八俞、膵俞。

（九）痞根 Pǐgēn

[定位] 第一腰椎棘突下，旁开3.5寸（图122）。

[解剖] 在背阔肌、髂肋肌处；有第一腰动、静脉背侧支；第十二胸神经后支外侧支，深层有第一腰神经后支。

[主治] 腹内痞块，腰痛。

[操作] 直刺0.8~1.2寸。

（十）腰眼 Yāoyǎn

[定位] 第四腰椎棘突下，旁开3~4寸凹陷中（图122）。

[解剖] 在腰背筋膜、背阔肌、髂肋肌中；有第四腰动、静脉背侧支分布；布有第三腰神

经后支,深层为腰丛。

[主治] 腰痛,月经不调,带下。

[操作] 直刺1~1.5寸。

(十一) 十七椎 Shíqīzhuī

[定位] 第五腰椎棘突下(图122)。

[解剖] 在腰背筋膜、棘上韧带及棘间韧带中;有腰动脉后支,棘间皮下静脉丛;布有腰神经后支内侧支。

[主治] 腰腿痛,下肢瘫痪,崩漏,月经不调。

[操作] 向上斜刺1~1.5寸。

3.4.3 四肢部

(一) 十宣 Shíxuān

[定位] 手十指尖端,距指甲0.1寸(图125)。

[解剖] 有指掌侧固有动、静脉形成的动、静脉网;布有指掌侧固有神经和丰富的痛觉感受器。

[主治] 昏迷,癫痫,高热,咽喉肿痛。

[操作] 浅刺0.1~0.2寸,或点刺出血。

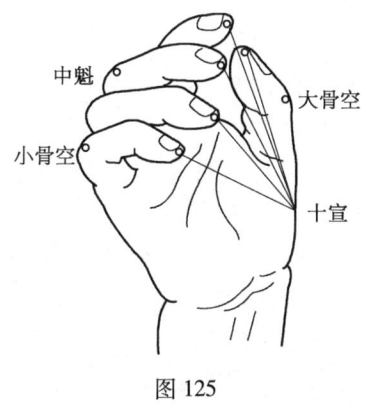
图125

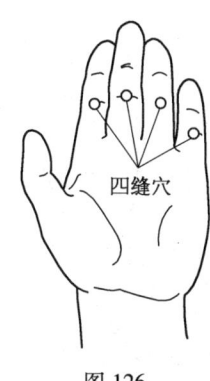
图126

(二) 四缝 Sìfèng

[定位] 第二、三、四、五指掌面,近端指关节横纹中点(图126)。

[解剖] 有纤维鞘,指滑液鞘,屈指深肌腱,深部为指关节腔,有指掌侧固有动、静脉分支;布有指掌侧固有神经。

[主治] 小儿疳积,百日咳。

[操作] 点刺出血或挤出少许黄白色透明黏液。

[附注] 参考资料:① 据报道,营养不良小儿合并佝偻病者,针四缝穴后发现血清钙、磷均有上升,碱性磷酸酶活性降低,结果钙、磷乘积增加,大大有助于患儿的骨骼发育与成长。② 据报道,针刺蛔虫病患儿四缝穴,可使肠中胰蛋白酶、胰淀粉酶和胰脂肪酶的含量(消化强度)增加。

(三) 中魁 Zhōngkuí

[定位] 手背,中指近端指节的中心(图125)。

［解剖］ 有指背神经和动脉。
［主治］ 呕吐,食欲不振,呃逆。
［操作］ 艾炷灸 5~7 壮,针刺 0.2~0.3 寸。

(四) 八邪 Bāxié
［定位］ 手背各指缝中的赤白肉际,左右共八穴(图 127)。
［解剖］ 当骨间肌处,有手背静脉网;掌背动脉;布有尺、桡神经手背支。
［主治］ 烦热,目痛,毒蛇咬伤手背肿痛。
［操作］ 斜刺 0.5~0.8 寸,或点刺出血。

(五) 落枕穴 Luòzhěnxué
［定位］ 手背,第二、三掌骨间,指掌关节后约 0.5 寸(图 127)。
［解剖］ 有骨间背肌;有掌背动脉,手背静脉网;布有桡神经分支。
［主治］ 落枕,手臂痛,胃痛。
［操作］ 直刺或斜刺 0.5~0.8 寸。

(六) 腰痛穴 Yāotòngxué
［定位］ 手背,指总伸肌腱的两侧,腕横纹下 1 寸处,一手两穴(图 127)。

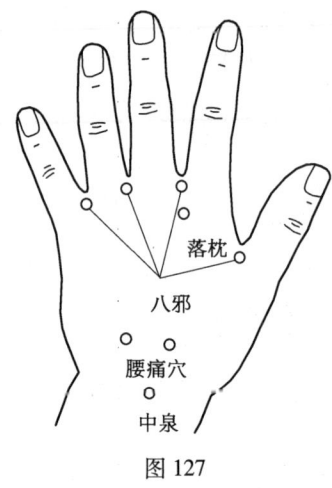

图 127

［解剖］ 在骨间背侧肌中;布有手背静脉网,掌背动脉分支;桡、尺神经手背支。
［主治］ 急性腰扭伤。
［操作］ 由两侧向掌中斜刺 0.5~0.8 寸。

(七) 中泉 Zhōngquán
［定位］ 阳溪穴与阳池穴之间凹陷中(图 127)。
［解剖］ 在拇长伸肌腱与食指固有伸肌腱之间,有腕背侧韧带;有桡动脉腕背支,腕背静脉网;布有桡神经浅支。
［主治］ 胸闷,胃痛,吐血。
［操作］ 直刺 0.3~0.5 寸。

(八) 二白 Èrbái
［定位］ 腕横纹上 4 寸,桡侧腕屈肌腱两侧,一手两穴(图 128)。
［解剖］ 有指浅屈肌;桡动、静脉和骨间掌侧动、静脉;布有前臂内侧皮神经、前臂外侧皮神经、正中神经和桡神经。
［主治］ 痔疮,脱肛。
［操作］ 直刺 0.5~1 寸。

(九) 臂中 Bìzhōng
［定位］ 腕横纹至肘横纹的中点,桡骨与尺骨之间(图 128)。
［解剖］ 在掌长肌、桡侧腕屈肌之间,有屈指浅肌、屈指深肌;有前臂正中动静脉;布有前臂内侧皮神经、前臂掌侧骨间神经。
［主治］ 上肢瘫痪、痉挛,前臂神经痛,癔病。
［操作］ 直刺 1~1.5 寸。

（十）肘尖 Zhǒujiān

［定位］ 屈肘，当尺骨鹰嘴的尖端（图129）。
［解剖］ 有浅筋膜，肘关节动脉网；布有前臂背侧皮神经。
［主治］ 瘰疬。
［操作］ 艾炷灸7~15壮。

（十一）肩前（肩内陵）Jiānqián（Jiānnèilíng）

［定位］ 腋前皱襞顶端与肩髃穴连线的中点（图128）。
　　　　 一说在腋前皱襞上1寸。
［解剖］ 在三角肌中，有胸肩峰动、静脉，旋肱前、后动静脉；布有锁骨上神经后支，深部为腋神经。
［主治］ 肩臂痛，臂不能举。
［操作］ 直刺1~1.5寸。

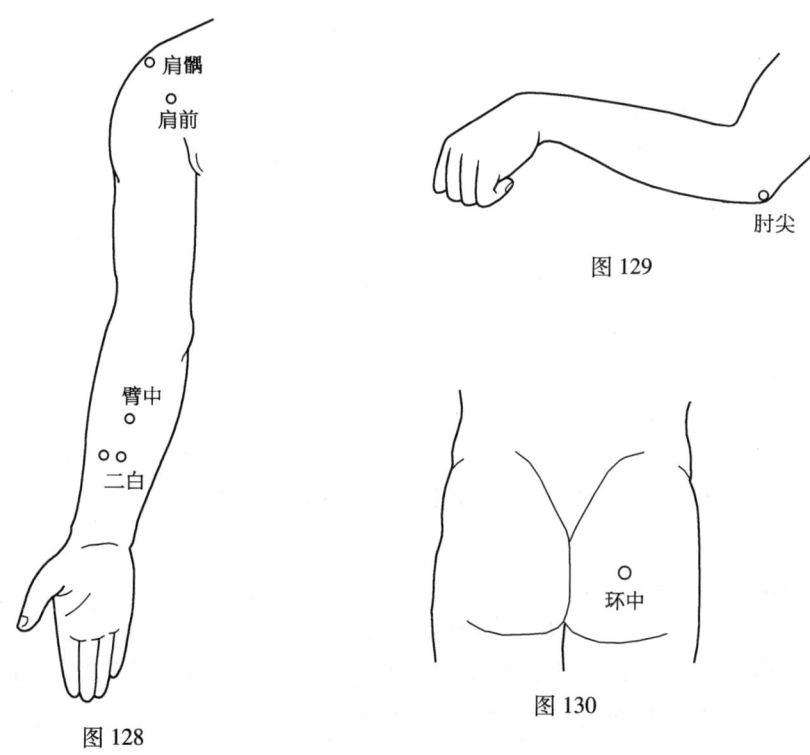

图129

图128

图130

（十二）环中 Huánzhōng

［定位］ 环跳穴与腰俞穴连线的中点（图130）。
［解剖］ 臀大肌中，布有臀下动、静脉；浅有臀下皮神经，深有臀下神经、坐骨神经。
［主治］ 坐骨神经痛，腰痛，腿痛。
［操作］ 直刺2~3寸。

（十三）四强 Sìqiáng

［定位］ 髌骨上缘中点直上4.5寸（图131）。
［解剖］ 在股直肌、股中间肌；布有股动脉的肌支；浅层布有股神经前皮支，深层有股

神经。

[主治] 下肢痿痹、瘫痪。

[操作] 直刺 1.5~2 寸。

(十四) 百虫窝 Bǎichóngwō

[定位] 血海穴上 1 寸(图 131)。

[解剖] 在股内侧肌中,有股动、静脉;布有股神经前皮支,深层有股神经肌支。

[主治] 风湿痒疹,下部生疮。

[操作] 直刺 1.5~2 寸。

(十五) 鹤顶 Hèdǐng

[定位] 髌骨上缘正中凹陷处(图 131)。

[解剖] 在髌骨上缘、股四头肌腱中,有膝关节动脉网;布有股神经前皮支及肌支。

[主治] 膝痛,足胫无力,瘫痪。

[操作] 直刺 1~1.5 寸。

(十六) 膝眼 Xīyǎn

[定位] 髌尖两侧凹陷中(图 131)。

[解剖] 在髌韧带两侧,有膝关节动、静脉网;布有隐神经分支,股外侧皮神经分支,深层有胫腓总神经分支。

[主治] 膝痛,腿脚重痛,脚气。

[操作] 向膝中斜刺 0.5~1 寸,或透刺对侧膝眼。

(十七) 胆囊穴 Dǎnnángxué

[定位] 阳陵泉穴下 1~2 寸处(图 131)。

[解剖] 在腓骨长肌与趾长伸肌处;有胫前动、静脉分支;布有腓肠外侧皮神经,深层有腓深神经。

[主治] 急、慢性胆囊炎,胆石症,胆道蛔虫症,下肢痿痹。

[操作] 直刺 1~2 寸。

(十八) 阑尾穴 Lánwěixué

[定位] 足三里穴下约 2 寸处(图 131)。

[解剖] 在胫骨前肌、趾长伸肌中;有胫前动、静脉;布有腓肠外侧皮神经、腓深神经。

[主治] 急、慢性阑尾炎,消化不良,下肢瘫痪。

[操作] 直刺 1.5~2 寸。

[附注] 参考资料:据报道,在手术时直接观察下,发现用强刺激手法针刺慢性阑尾炎及慢性阑尾炎急性发作患者双侧阑尾穴后 1/2~3 分钟内,大多数阑尾蠕动增强,少数甚至形成蜷曲摆动,或 X 线钡餐检查发现针后 1~2 分钟有阑尾排空现象,各例阑尾皆出现不同程度的充血现象。

(十九) 八风 Bāfēng

[定位] 足背各趾缝端凹陷中,左右共八穴(图 131)。

[解剖] 在趾骨小头间前跖骨间肌中;有趾背动、静脉;布有腓浅深神经。

[主治] 脚气,趾痛,毒蛇咬伤,足跗肿痛。

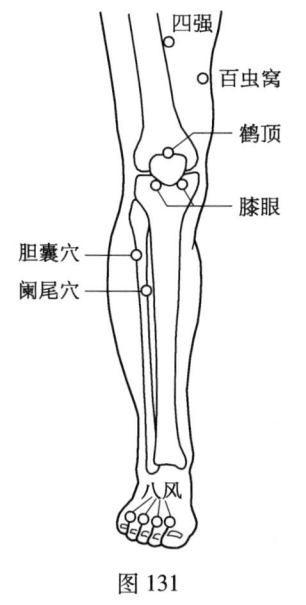
图 131

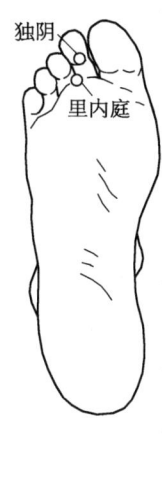
图 132

［操作］ 斜刺 0.5~0.8 寸,或点刺出血。

(二十) 独阴 Dúyīn

［定位］ 足底,第二趾远端趾间关节横纹的中点(图 132)。

［解剖］ 有趾短屈肌腱;足底内侧动、静脉;足底内侧神经,趾底固有神经。

［主治］ 疝气,月经不调。

［操作］ 艾炷灸 3~5 壮。

(二十一) 里内庭 Lǐnèitíng

［定位］ 足底,第二、三趾间,与内庭穴相对处(图 132)。

［解剖］ 有足底腱膜,布有足底内侧神经及足底外侧动脉分支。

［主治］ 足趾疼痛,小儿惊风,癫痫,急性胃痛。

［操作］ 直刺 0.3~0.5 寸。

中篇　刺灸方法

刺法和灸法是两种不同的治病方法。刺法亦称针法,是利用金属制成的针具,通过一定的手法,刺激人体腧穴;灸法古称灸焫,主要是用艾叶,点燃后在人体皮肤上进行烧灼或熏烤。两者虽然所用器材和操作方法不同,但同属于外治法,都是通过腧穴,作用于经络、脏腑,以调和阴阳,扶正祛邪,疏通经络,行气活血,而达到防病治病的目的。针和灸在临床上常互相配合应用,故合称针灸。针是治病的主要工具,古代有九针,其形状、名称、用途各不相同,详如下图(图133)。目前的针具,就是从古代九针的基础上发展而来,不仅制针的质料有金、银、合金、不锈钢等不同,而且制针的工艺和形状亦有区别。临床常用的有毫针、三棱针、皮肤针、皮内针等多种,其操作方法也不相同。

【九针】

第一,镵针

形状:长一寸六分,末端十分尖锐。

用途:浅刺皮肤泻血,治头身热症等。

第二,员针

形状:长一寸六分,针身圆柱形,针头卵圆。

用途:揩摩体表,治分肉间气滞,不伤肌肉。

第三,鍉针

形状:长三寸半,针头如黍粟状,圆而微尖。

用途:按压经脉,不能深入。

第四,锋针

形状:长一寸六分,针身圆柱形,针头锋利、三角形。

用途:泻血,治痈肿、热病。

第五,铍针

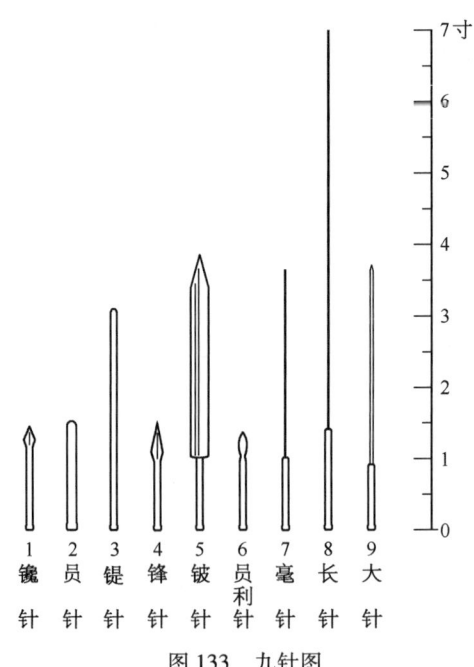

图133 九针图

形状：长四寸，宽二分半，形如剑。
用途：痈脓外症割治用。
第六，员利针
形状：长一寸六分，针头微大，针身反细小，圆而且利。
用途：痈肿、痹证，深刺。
第七，毫针
形状：长三寸六分，针细如毫（豪）毛。
用途：寒热、痛痹。
第八，长针
形状：长七寸
用途：深刺，治"深邪远痹"。
第九，大针
形状：长四寸，针身粗圆。
用途：泻水，"取大气之不能过于关节者"。后人有作火针用，治瘰疬、乳痈等症。

本篇主要介绍常用针灸方法，内容有毫针刺法、灸法（附拔罐法）、其他针法（三棱针、皮肤针、皮内针、电针、水针）和头针、耳针、针刺麻醉等。

1 毫针刺法

1·1 毫针的构造、规格和修藏

1·1·1 毫针的构造和规格

毫针是针刺治病的主要针具,临床上应用最广。大凡能刺灸的腧穴,均可使用毫针进行针刺。目前临床上所用的毫针,虽然法于古代的毫针,但不论从制针的原料,针身的粗细、长短以及工艺等都与古代毫针有较大的差异;制针的原料,多是选用不锈钢丝为主,但也有用金、银各种金属为制针原料的。

毫针的结构可分为五个部分(图134):

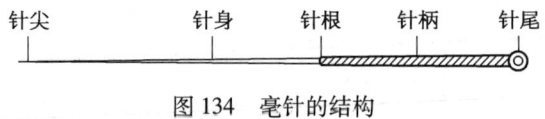

图134 毫针的结构

① 针柄:手持处称为针柄。是以铜丝或铝丝将针的一端呈螺旋形的紧密缠绕而成,是持针着力的部位。

② 针尾:针柄的末端称针尾。一般是用铜丝或铝丝横行缠绕呈圆筒状,是温针装置艾绒的部位。

③ 针尖:针的尖端锋锐部分称针尖,亦名针芒。其状似松针,是接触腧穴刺入机体的前锋。

④ 针身:针柄与针尖之间称为针身。针身宜光滑挺直,富有弹性。

⑤ 针根:针身与针柄连接处称为针根。

毫针的规格,主要是指针身的粗细和长短。目前所用毫针的长短、粗细规格分别见表2-1、表2-2。

表2-1 毫针长短规格表

寸	0.5	1.0	1.5	2.0	2.5	3.0	3.5	4.0	4.5
毫米	15	25	40	50	65	75	90	100	115

表2-2 毫针粗细规格表

号 数	26	27	28	29	30	31	32	33
直径(毫米)	0.45	0.42	0.38	0.34	0.32	0.30	0.28	0.26

以上两表所列毫针的不同规格,但以粗细28~31号、1.5~3.5寸长的毫针较为常用。

1·1·2 毫针的修藏

毫针的修藏,是指对针具的维修和保藏。保藏针具,是为防止针尖受损、针身弯曲或生锈、污染等。因此,对针具应当妥善保存。藏针的器具有针盒、针管和藏针夹等。若用针盒或藏针夹,可多垫几层消毒纱布,将消毒后的针具,根据毫针的长短,一一分别置于或插在消毒纱布上,再用消毒纱布覆盖,以免污染,然后将针盒或针夹盖好备用。若用针管,应在针管置针尖的一端,塞上干棉球(以防针尖损坏钩曲),然后将针置入、盖好用高压消毒后备用。

针是治病的工具,在使用过程中,应随时注意针尖是否有钩曲或过钝,针身是否有弯曲等。若针身弯曲、针尖过钝或有钩曲,不仅直接影响进针,而且易于使病人感到刺痛,影响治疗效果。因此对针具应随时检查,经常维修,将检修针具的基本方法介绍如下:

1·1·2·1 针身的检修　检修时应注意针身有无锈蚀、急弯或一般弯曲。若一般弯曲可用手指或竹片,挟住针身,将针身捋直。若属急弯,针身有锈蚀,一般应弃之不用,以免折针。同时也应检查针柄与针身是否衔接得牢固,形成一体,如针柄针身接触不牢,则不宜应用。

1·1·2·2 针尖的检修　检修时应注意针尖有无钩曲,针尖钝和针尖偏正。若针尖不正、有钩、过钝时,可用细砂纸或细磨石磨好,使针尖正直光滑,尖而不锐,圆而不钝,过锐则易弯成勾,过钝则易痛,因此务求磨成如松针状为宜。

1·2 针刺练习

针刺练习,主要是对指力和手法的锻炼。由于毫针针身细软,如果没有一定的指力,就很难力贯针尖,减少刺痛,对各种手法的操作,也不能运用自如,影响治疗效果,因此针刺练习,是初学针刺者的重要基本技能训练。

1·2·1 纸垫练针法

用松软的纸张,折叠成长约8厘米,宽约5厘米,厚约2~3厘米的纸块,用线如"井"字形扎紧,做成纸垫。练针时,左手平执纸垫,右手拇、食、中三指持针柄,如持笔状地持1.0~1.5寸毫针,使针尖垂直地抵在纸块上,然后右手拇指与食、中指前后交替地捻动针柄,并渐加一定的压力,待针穿透纸垫后另换一处,反复练习。纸垫练习主要是锻炼指力和捻转的基本手法(图135)。

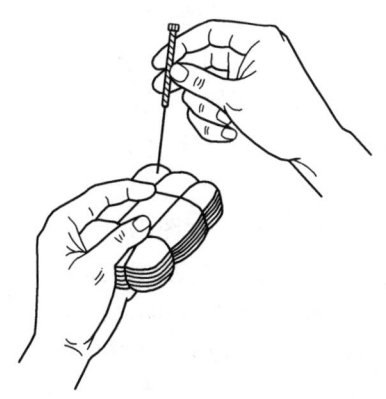

图135　纸垫练针

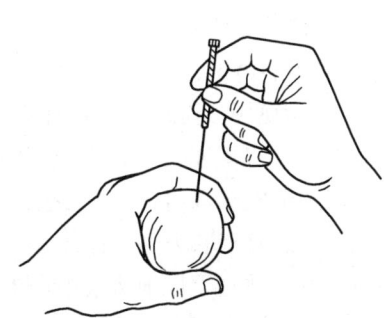

图136　棉团练针

1·2·2 棉团练针法

用棉花一握作衬,外用布将棉花包裹,用线封口扎紧,做成直径约 6~7 厘米的棉团。练针方法同纸垫练针法,所不同的是棉团松软,可以做提插、捻转等多种基本手法的练习(图 136)。

在进行练针时,要做到捻转的角度大小,可以随意掌握,来去的角度力求一致,快慢均匀。在这一过程中也可配合提插的练习,同时锻炼捻转的速度,一般总的要求是提插幅度,上下一致,捻转角度来去一致,频率的快慢一致,达到得心应手,运用自如。但是刺纸垫或棉团与人体有根本的差异,为了体验不同的针刺手法所产生的不同作用,最好在自己身上进行练针,以便临床针刺施术时,心中有数,提高针刺手法操作水平。

1·3 针刺前的准备

1·3·1 选择针具

对针具的选择,现在多选用不锈钢所制针具,因不锈钢不仅能防锈蚀,耐热,而且具有一定的硬度、弹性和韧性。金质、银质的针,弹性较差,价格昂贵,故较少应用。在临床应用前还须按照要求注意检查,以免在针刺施术过程中,给病人造成不必要的痛苦。

在选择针具时,除应注意上述事项外,在临床上还应根据病人的性别、年龄的长幼、形体的肥瘦,体质的强弱,病情的虚实,病变部位的表里浅深和所取腧穴所在的具体部位,选择长短、粗细适宜的针具。《灵枢·官针》篇中说"九针之宜,各有所为,长短大小,各有所施也",如男性、体壮、形肥,且病变部位较深者,可选稍粗稍长的毫针。反之,若女性、体弱、形瘦,而病变部位较浅者,就应选用较短、较细的针具。至于根据腧穴的所在具体部位进行选针时,一般是皮薄肉少之处和针刺较浅的腧穴,选针宜短而针身宜细;皮厚肉多而针刺宜深的腧穴宜选用针身稍长、稍粗的毫针。临床上选针常以将针刺入腧穴应至之深度,而针身还应露在皮肤上稍许为宜。如应刺入 0.5 寸,可选 1.0 寸的针,应刺入 1.0 寸时,可选 1.5~2.0 寸的针。

1·3·2 选择体位

针刺时患者体位选择的是否适当,对腧穴的正确定位,针刺的施术操作,持久的留针以及防止晕针、滞针、弯针甚至折针等,都有很大影响,如病重体弱或精神紧张的病人,采用坐位,易使病人感到疲劳,往往易于发生晕针。又如体位选择不当,在针刺施术时或在留针过程中,病人常因移动体位而造成弯针、滞针甚至发生折针事故。因此根据处方选取腧穴的所在部位,选择适当的体位,既有利于腧穴的正确定位,又便于针灸的施术操作和较长时间的留针而不致疲劳为原则,临床上针刺时常用的体位,主要有以下几种:

① 仰卧位:适宜于取头、面、胸、腹部腧穴,和上、下肢部分腧穴(图 137)。
② 侧卧位:适宜于取身体侧面少阳经腧穴和上、下肢的部分腧穴(图 138)。
③ 伏卧位:适宜于取头、项、脊背、腰尻部腧穴,和下肢背侧及上肢部分腧穴(图 139)。
④ 仰靠坐位:适宜于取前头、颜面和颈前等部位的腧穴(图 140)。
⑤ 俯伏坐位:适宜于取后头和项、背部的腧穴(图 141)。
⑥ 侧伏坐位:适宜于取头部的一侧、面颊及耳前后部位的腧穴(图 142)。

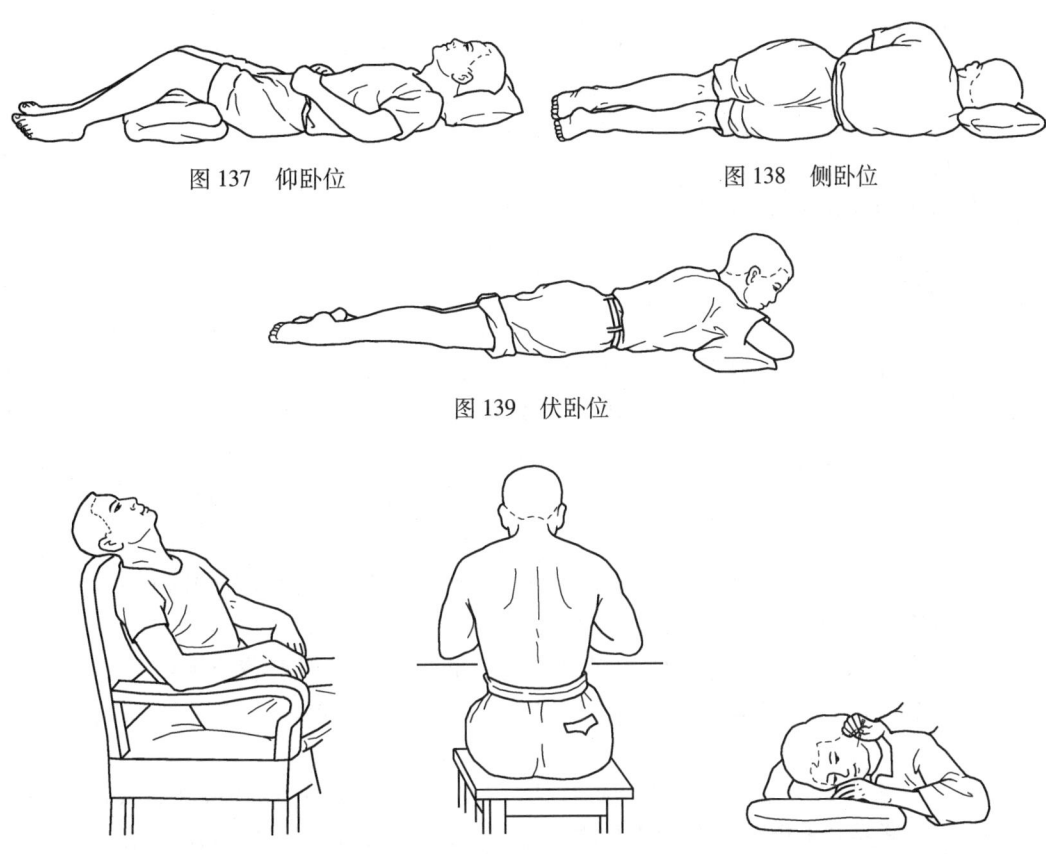

图 137 仰卧位　　图 138 侧卧位

图 139 伏卧位

图 140 仰靠坐位　　图 141 俯伏坐位　　图 142 侧伏坐位

在临床上除上述常用体位外,对某些腧位则应根据腧穴的具体要求采取不同的部位。同时也应注意根据处方所取腧穴的位置,尽可能用一种体位而能针刺处方所列腧穴时,就不应采取两种或两种以上的体位。如因治疗需要和某些腧穴定位的特点而必须采用两种不同体位时,应根据患者体质、病情等具体情况灵活掌握。对初诊、精神紧张或年老、体弱、病重的患者,有条件时,应尽量采取卧位,以防病人感到疲劳或晕针等。

1·3·3　消毒

针刺前必须做好消毒工作,其中包括针具消毒、腧穴部位的消毒和医者手指的消毒。消毒的方法,可根据具体条件选用以下方法。

1·3·3·1　针具消毒　有条件时,可用汽锅消毒,即将所用的针刺用具,分别用纱布包扎好,置于高压蒸汽锅内消毒,在 15 磅气压、120℃高温下 15 分钟,即可达到消毒目的,若煮沸消毒时,可将针刺用具,用纱布包扎好,放入清水锅中,进行煮沸,一般在水沸后煮 15~20 分钟,亦可达消毒目的。

此外,也可用药物消毒,即将针具置于 75%酒精内,浸泡 30 分钟,取出拭干应用。至于置针的用具和镊子等,可用 2%来苏溶液或 1∶1 000 的昇汞溶液浸泡 1~2 小时后应用。对某些传染病患者用过的针具,必须另行放置,严格消毒后再用。对于一般病人,应做到一穴一针。

1·3·3·2　腧穴部位和医者手指的消毒　在患者需要针刺的腧穴部位消毒时,可用 75%酒精棉球进行拭擦。在拭擦时应由腧穴部位的中心向四周绕圈擦拭。或先用 2.5%

碘酒棉球拭擦,然后再用75%酒精棉球涂擦消毒,当腧穴消毒后,切忌接触污物,以免重新污染。

关于医者手指的消毒,在施术前,医者应先用肥皂水将手洗刷干净,待干后再用75%酒精棉球擦拭即可。施术时医者应尽量避免手指直接接触针体,如必须接触针体时,可用消毒干棉球作间隔物,以保持针身无菌。

1·4 毫针刺法

1·4·1 进针法

在进行针刺操作时,一般应双手协同操作,紧密配合。《难经·七十八难》说:"知为针者信其左,不知为针信其右。"《针经指南·标幽赋》更进一步阐述其义:"左手重而多按,欲令气散;右手轻而徐入,不痛之因。"临床上一般用右手持针操作,主要是以拇、食、中三指夹持针柄,其状如持毛笔(图143),故右手称为"刺手"。左手爪切按压所刺部位或辅助针身,故称左手为"押手"。

刺手的作用,是掌握针具,施行手法操作;进针时,运指力于针尖,而使针刺入皮肤,行针时便于左右捻转,上下提插和弹震刮搓以及出针时的手法操作等。

押手的作用,主要是固定腧穴位置,夹持针身协助刺手进针,使针身有所依附,保持针垂直,力达针尖,以利于进针,减少刺痛和协助调节、控制针感。具体的进针方法,临床常用有以下几种:

1·4·1·1 指切进针法　又称爪切进针法,用左手拇指或食指端切按在腧穴位置的旁边,右手持针,紧靠左手指甲面将针刺入腧穴(图144)。此法适宜于短针的进针。

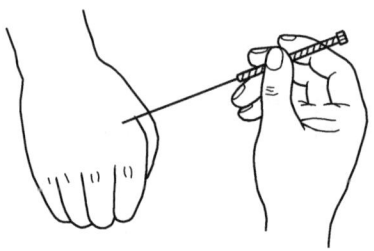

图143　持针姿势

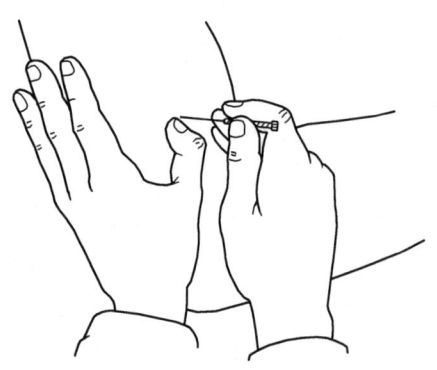

图144　指切进针法

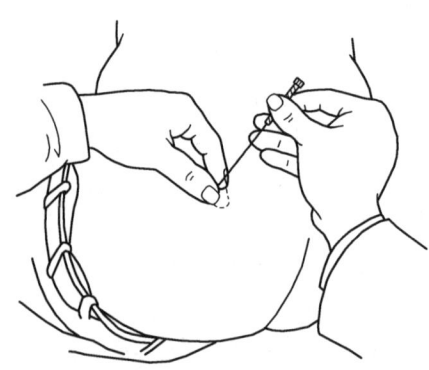

图145　夹持进针法

1·4·1·2 夹持进针法 或称骈指进针法,即用左手拇、食二指持捏消毒干棉球,夹住针身下端,将针尖固定在所刺腧穴的皮肤表面位置,右手捻动针柄,将针刺入腧穴(图145)。此法适用于长针的进针。

临床上也有采用插刺进针的,即单用右手拇、食二指夹持消毒干棉球,夹住针身下端,使针尖露出2~3分,对准腧穴位置,将针迅速刺入腧穴,然后将针捻转刺入一定深度,并根据需要选用适当押手配合行针。

1·4·1·3 舒张进针法 用左手拇、食二指将所刺腧穴部位的皮肤向两侧撑开,使皮肤绷紧,右手持针,使针从左手拇、食二指的中间刺入(图146)。此法主要用于皮肤松弛部位的腧穴。

1·4·1·4 提捏进针法 用左手拇、食二指将针刺腧穴部位的皮肤捏起,右手持针,从捏起的上端将针刺入(图147)。此法主要用于皮肉浅薄部位的腧穴进针,如印堂穴等。

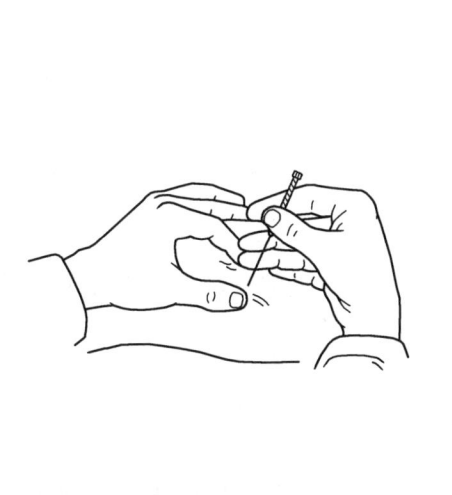
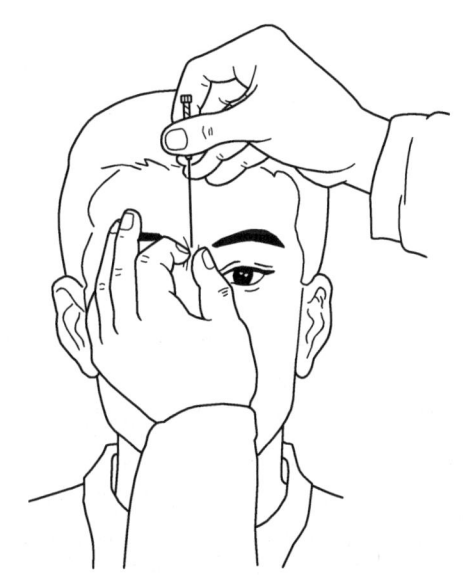

图146 舒张进针法　　　图147 提捏进针法

以上各种进针方法在临床上应根据腧穴所在部位的解剖特点。针刺深浅和手法的要求灵活选用,以便于进针和减少病人的疼痛。此外,也有采用针管进针的,即备好玻璃或金属制成的针管,针管长度约比毫针短2~3分,以便露出针柄,针管的直径,以能顺利通过针尾为宜。进针时左手持针管,将针装入管内,针尖与针管下端平齐,置于应刺的腧穴上,针管上端露出针柄2~3分,用右手食指叩打针尾或用中指弹击针尾,即可使针刺入,然后退出针管,再运用行针手法。

1·4·2 针刺的角度和深度

在针刺操作过程中,掌握正确的针刺角度、方向和深度,是增强针感,提高疗效,防止意外事故发生的重要环节。腧穴定位的正确,不应仅限于体表的位置,还必须与正确的进针角度、方向、深度等有机地结合起来,才能充分发挥其应有的效应。临床上同一腧穴,由于针刺的角度、方向、深度不同,所产生针感的强弱、传感的方向和治疗效果常有明显的差异。正确掌握针刺角度、方向和深度,要根据施术腧穴所在的具体位置、病人体质、病情需要和针刺手

法等实际情况、灵活掌握,分述如下:

1·4·2·1 角度 针刺的角度,是指进针时针身与皮肤表面所形成的夹角(图148)。它是根据腧穴所在的位置和医者针刺时所要达到的目的结合而定。一般分下列三种角度:

① 直刺:是针身与皮肤表面呈90°角左右垂直刺入。此法适用于人体大部分腧穴。

② 斜刺:是针身与皮肤表面呈45°角左右倾斜刺入。此法适用于肌肉较浅薄处或内有重要脏器或不宜于直刺、深刺的腧穴。

③ 平刺:即横刺、沿皮刺。是针身与皮肤表面呈15°角左右沿皮刺入。此法适用于皮薄肉少部位的腧穴,如头部的腧穴等。

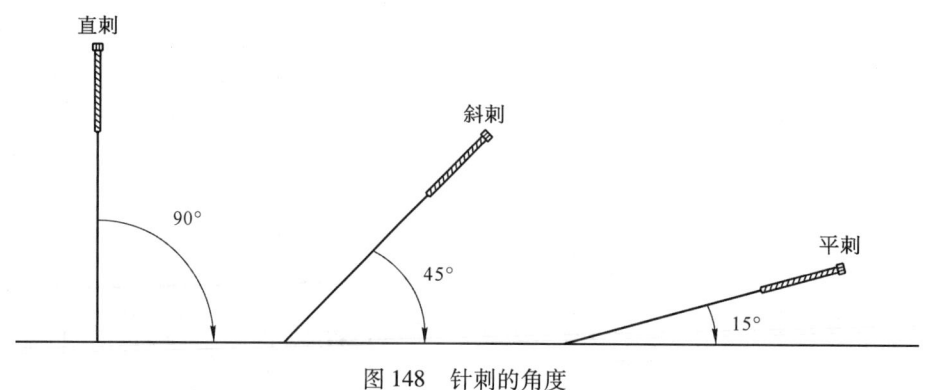

图148 针刺的角度

1·4·2·2 深度 针刺的深度是指针身刺入人体内的深浅度数,每个腧穴的针刺深度,在腧穴各论中已有详述,在此仅根据下列情况,作原则的介绍。

① 体质:身体瘦弱,宜浅刺;身强体肥者,宜深刺。

② 年龄:年老体弱及小儿娇嫩之体,宜浅刺;中青年身强体壮者,宜深刺。

③ 病情:阳证、新病宜浅刺;阴证、久病宜深刺。

④ 部位:头面和胸背及皮薄肉少处的腧穴,宜浅刺;四肢、臀、腹及肌肉丰满处的腧穴,宜深刺。

针刺的角度和深度关系极为密切,一般来讲,深刺多用直刺,浅刺多用斜刺或平刺。对天突、哑门、风府等穴以及眼区、胸背和重要脏器如心、肝、肺等部位的腧穴,尤其要注意掌握好针刺的角度和深度。至于不同季节,对针刺深浅也有影响,也应予以重视。

1·4·3 行针与得气

行针亦名运针,是指将针刺入腧穴后,为了使之得气,调节针感以及进行补泻而行施的各种针刺手法。得气亦称针感,是指将针刺入腧穴后所产生的经气感应。当这种经气感应产生时,医者会感到针下有徐和或沉紧的感觉;同时患者也会在针下出现相应的酸、麻、胀、重等甚或沿着一定部位,向一定方向扩散传导的感觉。若无经气感应而不得气时,医者则感到针下空虚无物,患者亦无酸、麻、胀、重等感觉。正如窦汉卿在《标幽赋》说:"轻滑慢而未来,沉涩紧而已至……气之至也,如鱼吞钩饵之浮沉;气未至也,如闲处幽堂之深邃。"这可以说是对得气与否所作的最形象的描述。

得气与否以及气至的迟速,不仅直接关系针刺治疗效果,而且可以借此窥测疾病的预后。《灵枢·九针十二原》载:"刺之而气不至,无问其数;刺之而气至,乃去之……刺之要,气至而有效。"这充分说明了得气与否的重要意义。临床上一般是得气迅速时,疗效较好,得气较慢时效果就差,若不得气时,就可能无治疗效果。《金针赋》也说:"气速效速,气迟效迟。"因此,在临床上若刺之而不得气时,就要分析经气不至的原因;或因取穴定位不准确,手法运用不当,或为针刺角度有误,深浅失度,对此就应重新调整腧穴的针刺部位、角度、深度,运用必要的针刺手法,这样再次行针时,一般即可得气。如患者病久体虚,正气虚惫,以致经气不足;或因其他病理因素,感觉迟钝、丧失而不易得气时,可采用行针催气,或留针候气,或用温针,或加艾灸,以助经气的来复,而促使得气,或因治疗而随着疾病的痊愈,经气可逐步得到恢复,针刺时则可迅速得气。若用上法而仍不得气者,多为脏腑经络之气虚衰已极。《针灸大成·经络迎随设为问答》说:"只以得气为度,如此而终不至者,不可治也。"对此,当考虑配合或改用其他治疗方法。

行针手法,一般分为基本手法和辅助手法两类:

1·4·3·1 基本手法 行针的基本手法,是针刺的基本动作,常用的有以下两种:

① 提插法:是将针刺入腧穴的一定深度后,使针在穴内进行上、下进退的操作方法。使针从浅层向下刺入深层为插;由深层向上退到浅层为提(图149)。至于提插幅度的大小,层次的有无,频率的快慢以及操作时间的长短等,应根据病人的体质、病情和腧穴的部位以及医者所要达到的目的而灵活掌握。

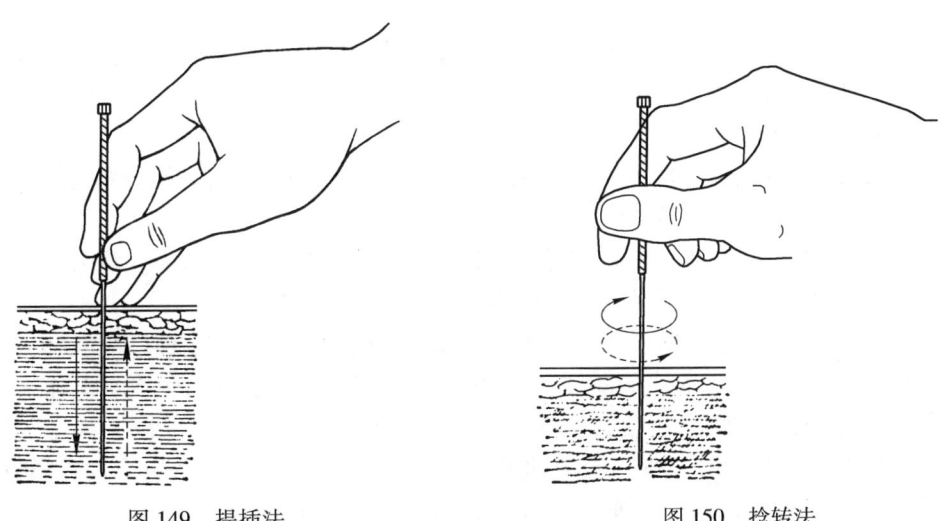

图 149 提插法　　　　　　　　图 150 捻转法

② 捻转法:是将针刺入腧穴的一定深度后,以右手拇指和中、食二指持住针柄,进行一前一后的来回旋转捻动的操作方法(图150)。至于捻转角度的大小、频率的快慢、操作时间的长短等,应根据病人的体质、病情和腧穴的特征以及医者所要达到的目的,灵活运用。

以上两种基本手法,既可单独应用,也可相互配合运用,在临床上必须根据病人的具体情况,灵活掌握,才能发挥其应有的作用。

1·4·3·2 辅助手法 是进行针刺时用以辅助行针的操作方法。常用的有以下几种:

① 循法:是以左手或右手于所刺腧穴的四周或沿经脉的循行部位,进行徐和的循按或循摄的方法。此法在未得气时用之可以通气活血,有行气、催气之功。若针下过于沉紧时,用之可宣散气血,使针下徐和。

② 刮柄法：亦名划柄法。是将针刺入腧穴一定深度后，使拇指或食指的指腹抵住针尾，用拇指、食指或中指爪甲，由下而上的频频刮动针柄的方法（图151）。此法在不得气时，用之可激发经气，促使得气。

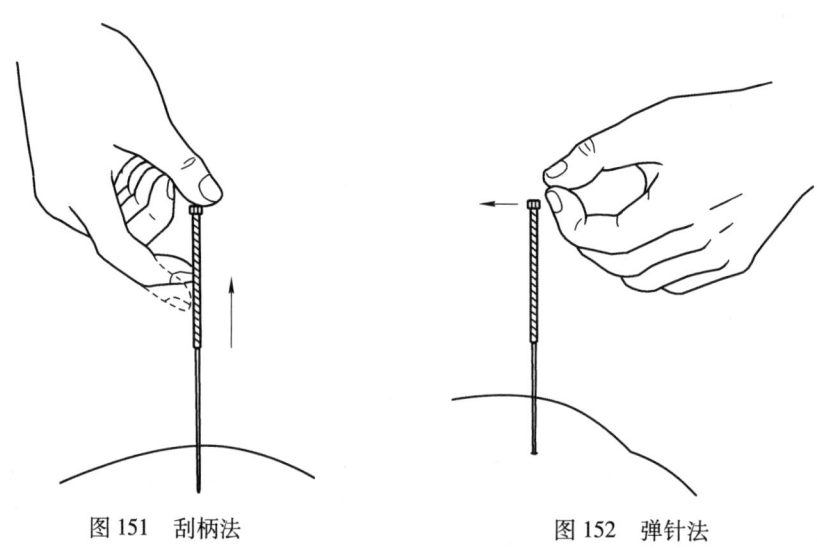

图151　刮柄法　　　　　　图152　弹针法

③ 弹柄法：是将针刺入腧穴的一定深度后，以手指轻轻叩弹针柄，使针身产生轻微的震动，而使经气速行（图152）。汪机在《针灸问对》中说："如气不行，将针轻轻弹之，使气速行……故曰弹以催气。"

④ 搓柄法：是将针刺入腧穴一定深度后，以右手拇、食、中三指持针柄向单向捻转，如搓线状，每搓2~3周或3~5周，但搓时应与提插法同时配合应用，以免使肌肉纤维缠绕针身。《针灸大成·杨氏补泻》载："凡转针如搓线状，勿令太紧，随其气而用之。若转太紧，令人肉缠针，则有大痛之患。"此法有行气、催气和补虚泻实的作用。

⑤ 摇柄法：是将针刺入腧穴一定深度后，手持针柄进行摇动，如摇橹或摇辘轳之状。此法若直立针身而摇，多自深而浅的随摇随提，用以出针泻邪。若卧针斜刺或平刺而摇，一左一右，不进不退，如青龙摆尾，可使针感单向传导，故《针灸问对》说："摇以行气。"

⑥ 震颤法：是将针刺入腧穴一定深度后，右手持针柄，用小幅度、快频率的提插捻转动作，使针身产生轻微的震颤，以促使得气或增强祛邪、扶正的作用。

1·4·4　针刺补泻

针刺补泻是根据《灵枢·经脉》"盛则泻之，虚则补之，热则疾之，寒则留之，陷下则灸之"这一针灸治病的基本原则，而确立的两种不同的治疗方法。《灵枢·九针十二原》载："虚实之要，九针最妙，补泻之时，以针为之。"《千金要方》也载："凡用针之法，以补泻为先。"这是针刺治病的一个重要环节，也是毫针刺法的核心内容。

补法：是泛指能鼓舞人体正气，使低下的功能恢复旺盛的方法。泻法：是泛指能疏泄病邪使亢进的功能恢复正常的方法。针刺补泻就是通过针刺腧穴，采用适当的手法激发经气以补益正气，疏泄病邪而调节人体脏腑经络功能，促使阴阳平衡而恢复健康。补泻效果的产生，主要取决于以下三个方面：

1·4·4·1　功能状态　内因是变化的根据，人体功能在不同的病理状态下，针刺可以产生不同的作用而有补和泻的不同效果。如机体处于虚急状态而呈虚证时,针刺可以起到补虚的作用。若机体处于邪盛而现实热、闭证的实证情况下,针刺又可以泻邪,而起清热、启闭的泻实作用。如胃肠痉挛疼痛时,针刺可以止痉而使疼痛缓解。肠胃蠕动缓慢而呈弛缓时,针刺可以增强肠胃蠕动而使其功能恢复正常。《素问·三部九候论》说:"实则泻之,虚则补之……无问其数,以平为期。"这种针刺补虚泻实的调节作用,与机体的正气盛衰有密切关系。如机体的正气充盛,则经气易行。若机体的正气不足,则经气不易激发或数刺乃知。所以《灵枢·终始》说:"谷气至者,已补而实,已泻而虚。"

1·4·4·2　腧穴特性　腧穴的功能不仅具有它的普遍性,而且有些腧穴具有相对的特异性,如有些腧穴适宜于补虚,而有些腧穴适宜于泻实。譬如足三里、关元等具有强壮作用,多用于补虚;而少商、十宣等,具有泻邪作用,多用于泻实。

1·4·4·3　针刺手法　针刺手法是产生补泻作用,而促使机体内在因素转化的主要手段。在临床上为了使针刺产生补泻作用,古代针灸医家在长期的医疗实践过程中,创造和总结出了不少的针刺补泻手法。现将临床常用的几种主要针刺补泻手法,介绍如下:

① 捻转补泻:针下得气后,捻转角度小,用力轻,频率慢,操作时间短者为补法。捻转角度大,用力重,频率快,操作时间长者为泻法。也有以左转时角度大,用力重者为补;右转时角度大,用力重者为泻。

② 提插补泻:针下得气后,先浅后深,重插轻提,提插幅度小,频率慢,操作时间短者为补法。先深后浅,轻插重提,提插幅度大,频率快,操作时间长者为泻法。

③ 疾徐补泻:进针时徐徐刺入,少捻转,疾速出针者为补法。进针时疾速刺入,多捻转,徐徐出针者为泻法。

④ 迎随补泻:进针时针尖随着经脉循行去的方向刺入为补法。针尖迎着经脉循行来的方向刺入为泻法。

⑤ 呼吸补泻:病人呼气时进针,吸气时出针为补法。吸气时进针,呼气时出针为泻法。

⑥ 开阖补泻:出针后迅速揉按针孔为补法。出针时摇大针孔而不立即揉按为泻法。

⑦ 平补平泻:进针得气后均匀地提插、捻转后即可出针。

以上各种手法,临床上可以相互配合应用,此外并有如下的复式手法:

烧山火:将针刺入腧穴应刺深度的上 1/3(天部),得气后行捻转补法,再将针刺入中 1/3(人部),得气后行捻转补法,然后将针刺入下 1/3(地部),得气后行捻转补法,即慢慢地将针提到上 1/3。如此反复操作 3 次,即将针紧按至地部留针。在操作过程中,或配合呼吸补泻法中的补法,即为烧山火法,多用于治疗冷痹顽麻,虚寒性疾病等。

透天凉:将针刺入腧穴应刺深度的下 1/3(地部),得气后行捻转泻法,再将针紧提至中 1/3(人部),得气后行捻转泻法,然后将针紧提至上 1/3(天部),得气后行捻转泻法,将针缓慢地按至下 1/3。如此反复操作 3 次,将针紧提至上 1/3 即可留针。在操作过程中,或配合呼吸补泻法中的泻法,即为透天凉法,多用于治疗热痹、急性痈肿等实热性疾病。

1·4·5　留针与出针

1·4·5·1　留针　将针刺入腧穴行针施术后,使针留置穴内称为留针。留针的目的是为了加强针刺的作用和便于继续行针施术。一般病证只要针下得气而施以适当的补泻手法后,即可出针或留针 10~20 分钟;但对一些特殊病证,如急性腹痛,破伤风,角弓反张,寒性、顽固性疼痛或痉挛性病证,即可适当延长留针时间,有时留针可达数小时,以便在留针过程中作间歇性行针,以增强、巩固疗效。若不得气时,也可静以久留,以待气至。在临床上留针与否或留针时间的长短,不可一概而论,应根据患者具体病情而定。

1·4·5·2 出针 在行针施术或留针后即可出针。出针时一般先以左手拇、食指按住针孔周围皮肤,右手持针作轻微捻转,慢慢将针提至皮下,然后将针起出,用消毒干棉球揉按针孔,以防出血。若用徐疾、开阖补泻时,则应按各自的具体操作要求,将针起出。出针后病人应休息片刻方可活动,医者应检查针数,以防遗漏。

1·5 异常情况的处理及预防

针刺治病,虽然比较安全,但如操作不慎,疏忽大意,或犯刺禁,或针刺手法不当,或对人体解剖部位缺乏全面的了解,在临床上有时也会出现一些不应有的异常情况,常见者有以下几种:

1·5·1 晕针

晕针是在针刺过程中病人发生的晕厥现象。这是可以避免的,医者应该注意防止。

原因 患者体质虚弱,精神紧张,或疲劳、饥饿、大汗、大泻、大出血之后,或体位不当,或医者在针刺时手法过重,而致针刺时或留针过程中而发此症。

症状 患者突然出现精神疲倦,头晕目眩,面色苍白,恶心欲吐,多汗,心慌,四肢发冷,血压下降,脉象沉细,或神志昏迷,仆倒在地,唇甲青紫,二便失禁,脉微欲绝。

处理 立即停止针刺,将针全部起出。使患者平卧,注意保暖,轻者仰卧片刻,给饮温开水或糖水后,即可恢复正常。重者在上述处理基础上,可刺人中、素髎、内关、足三里,灸百会、关元、气海等穴,即可恢复。若仍不省人事,呼吸细微,脉细弱者,可考虑配合其他治疗或采用急救措施。

预防 对于晕针应注重于预防。如初次接受针刺治疗或精神过度紧张、身体虚弱者,应先做好解释,消除对针刺的顾虑,同时选择舒适持久的体位,最好采用卧位,选穴宜少,手法要轻。若饥饿、疲劳、大渴时,应令进食、休息、饮水后再予针刺,医者在针刺治疗过程中,要精神专一,随时注意观察病人的神色,询问病人的感觉,一旦有不适等晕针先兆,可及早采取处理措施,防患于未然。

1·5·2 滞针

滞针是指在行针时或留针后医者感觉针下涩滞,捻转、提插、出针均感困难而病人则感觉痛剧时,称为滞针。

原因 患者精神紧张,当针刺入腧穴后,病人局部肌肉强烈收缩;或行针手法不当,向单一方向捻针太过,以致肌肉组织缠绕针体而成滞针。若留针时间过长,有时也可出现滞针。

现象 针在体内,捻转不动,提插、出针均感困难,若勉强捻转,提插时,则病人痛不可忍。

处理 若病人精神紧张,局部肌肉过度收缩时,可稍延长留针时间,或于滞针腧穴附近,进行循按或用叩弹针柄,或在附近再刺一针,以宣散气血,而缓解肌肉的紧张。若行针不当,或单向捻针而致者,可向相反方向将针捻回,并用刮柄、弹柄法,使缠绕的肌纤维回释,即可消除滞针。

预防 对精神紧张者,应先做好解释工作,消除患者不必要的顾虑。注意行针的操作手法和避免单向捻转,若用搓法时,应注意与提插法的配合,则可避免肌纤维缠绕针身而防止滞针的发生。

1.5.3 弯针

弯针是指进针时或将针刺入腧穴后,针身在体内形成弯曲,称为弯针。

原因　医生进针手法不熟练,用力过猛、过速,以致针尖碰到坚硬组织器官或病人在针刺或留针时移动体位,或因针柄受到某种外力压迫、碰击等,均可造成弯针。

现象　针柄改变了进针或刺入留针时的方向和角度,提插、捻转及出针均感困难,而患者感到疼痛。

处理　出现弯针后,即不得再行提插、捻转等手法。如针系轻微弯曲,应慢慢将针起出。若弯曲角度过大时,应顺着弯曲方向将针起出。若由病人移动体位所致,应使患者慢慢恢复原来体位,局部肌肉放松后,再将针缓缓起出,切忌强行拔针,以免将针断入体内。

预防　医者进针手法要熟练,指力要均匀,并要避免进针过速、过猛。选择适当体位,在留针过程中,嘱患者不要随意更动体位,注意保护针刺部位,针柄不得受外物碰撞和压迫。

1.5.4 断针

断针或称折针,是指针体折断在人体内。若能术前做好针具的检修和施术时加以应有的注意,是可以避免的。

原因　针具质量欠佳,针身或针根有损伤剥蚀;进针前失于检查;针刺时将针身全部刺入腧穴;行针时强力提插、捻转,肌肉猛烈收缩;留针时患者随意变更体位,或弯针,滞针未能进行及时的正确处理等,均可造成断针。

现象　行针时或出针后发现针身折断,其断端部分针身尚露于皮肤外,或断端全部没入皮肤之下。

处理　医者态度必须从容镇静,嘱患者切勿更动原有体位,以防断针向肌肉深部陷入。若残端部分针身显露于体外时,可用手指或镊子将针起出。若断端与皮肤相平或稍凹陷于体内者,可用左手拇、食二指垂直向下挤压针孔两旁,使断针暴露体外,右手持镊子将针取出。若断针完全深入皮下或肌肉深层时,应在X线下定位,手术取出。

预防　为了防止折针,应认真仔细地检查针具,对认为不符合质量要求的针具,应剔出不用。避免过猛、过强的行针。在行针或留针时,应嘱患者不要随意更换体位。针刺时更不宜将针身全部刺入腧穴,应留部分针身在体外,以便于针根断折时取针。在进针行针过程中,如发现弯针时,应立即出针,切不可强行刺入、行针。对于滞针等亦应及时正确的处理,不可强行硬拔。

1.5.5 血肿

血肿是指针刺部位出现的皮下出血而引起的肿痛,称为血肿。

原因　针尖弯曲带钩,使皮肉受损,或刺伤血管所致。

现象　出针后,针刺部位肿胀疼痛,继则皮肤呈现青紫色。

处理　若微量的皮下出血而局部小块青紫时,一般不必处理,可以自行消退。若局部肿胀疼痛较剧,青紫面积大而且影响到活动功能时,可先作冷敷止血后,再做热敷或在局部轻轻揉按,以促使局部瘀血消散吸收。

预防　仔细检查针具,熟悉人体解剖部位,避开血管针刺,出针时立即用消毒干棉球揉按压迫针孔。

1·6 针刺注意事项

由于人的生理功能状态和生活环境条件等因素,在针刺治病时,还应注意以下几个方面:

① 患者在过于饥饿、疲劳、精神过度紧张时,不宜立即进行针刺。对身体瘦弱、气虚血亏的患者,进行针刺时手法不宜过强,并应尽量选用卧位。

② 妇女怀孕三个月者,不宜针刺小腹部的腧穴。若怀孕三个月以上者,腹部、腰骶部腧穴也不宜针刺。至于三阴交、合谷、昆仑、至阴等一些通经活血的腧穴,在怀孕期亦应予禁刺。如妇女行经时,若非为了调经,亦不应针刺。

③ 小儿囟门未合时,头顶部的腧穴不宜针刺。

④ 常有自发性出血或损伤后出血不止的患者,不宜针刺。

⑤ 皮肤有感染、溃疡、瘢痕或肿瘤的部位,不宜针刺。

⑥ 对胸、胁、腰、背脏腑所居之处的腧穴,不宜直刺、深刺。肝、脾肿大、肺气肿患者更应注意。如刺胸、背、腋、胁、缺盆等部位的腧穴,若直刺过深,都有伤及肺脏的可能,使空气进入胸腔,导致创伤性气胸,轻者出现胸痛、胸闷、心慌、呼吸不畅;甚则呼吸困难,唇甲发绀、出汗、血压下降等症。体检时,可见患侧胸部肋间隙变宽,叩诊过度反响,气管向健侧移位,听诊时呼吸音明显减弱或消失。X线胸透视,可见气体多少,肺组织受压情况等而可确诊,对此症应及时采取治疗措施。因此,医者在进行针刺过程中精神必须高度集中,令患者选择适当的体位,严格掌握进针的深度、角度,以防止事故的发生。

⑦ 针刺眼区和项部的风府、哑门等穴以及脊椎部的腧穴,要注意掌握一定的角度,更不宜大幅度的提插、捻转和长时间的留针,以免伤及重要组织器官,产生严重的不良后果。

⑧ 对尿潴留等患者在针刺小腹部腧穴时,也应掌握适当的针刺方向、角度、深度等,以免误伤膀胱等器官出现意外的事故。

2 灸 法(附：拔罐)

灸法是借灸火的热力给人体以温热性刺激,通过经络腧穴的作用,以达到治病、防病目的的一种方法。《医学入门》说:"药之不及,针之不到,必须灸之。"

施灸的原料很多,但多以艾为主,艾属隰草类菊科多年生草本植物,艾叶气味芳香,易燃,用作灸料,具有温通经络、行气活血、祛湿逐寒、消肿散结、回阳救逆及防病保健的作用。《名医别录》载:"艾味苦,微温,无毒,主灸百病。"艾灸是用干燥的艾叶,捣制后除去杂质,即可成纯净细软的艾绒,晒干贮藏,以备应用。

2·1 常用灸法

灸法种类很多,常用灸法如表 2-3。

表 2-3 灸法的种类

```
                    ┌ 直接灸 ┌ 瘢痕灸
                    │        └ 无瘢痕灸
           ┌ 艾炷灸 ┤        ┌ 隔姜灸
           │        │        │ 隔蒜灸
           │        └ 间接灸 ┤
           │                 │ 隔盐灸
           │                 └ 隔附子饼灸
           │        ┌ 艾条灸 ┌ 温和灸
常用灸法 ┤ 艾 灸 ┤        └ 雀啄灸
           │        │ 艾卷灸   太乙针灸
           │        │          雷火针灸
           │
           │ 温针灸
           │ 温灸器灸
           │
           └ 其他灸法 ┌ 灯草灸
                      └ 天灸—白芥子灸
```

2·1·1 艾炷灸

是将纯净的艾绒,放在平板上,用手搓捏成圆锥形的艾炷,常用的艾炷或如麦粒,或如苍耳子,或如莲子,或如半截橄榄等大小不一(图153)。《扁鹊心书》载:"凡灸大人,艾炷须如莲子,底阔三分;若灸四肢及小儿,艾炷如苍耳子大;灸头面艾炷如麦粒大。"灸时每燃完一个艾炷,叫作一壮。艾炷灸又分直接灸与间接灸两类:

2·1·1·1 直接灸 是将大小适宜的艾炷,直接放在皮肤上施灸(图154)。若施灸时需将皮肤烧伤化脓,愈后留有瘢痕者,称为瘢痕灸。若不使皮肤烧伤化脓,不留瘢痕者,称为无瘢痕灸。

① 瘢痕灸:又名化脓灸。施灸时先将所灸腧穴部位,涂以少量的大蒜汁,以增加黏附和

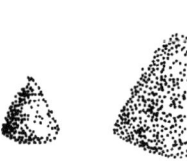 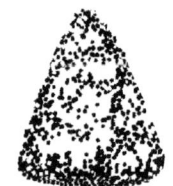 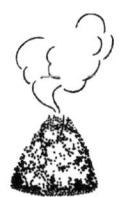 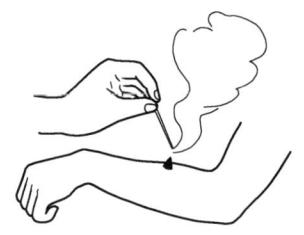

图 153　艾炷　　　　　　　　　　　图 154　直接灸

刺激作用,然后将大小适宜的艾炷置于腧穴上,用火点燃艾炷施灸。每壮艾炷必须燃尽,除去灰烬后,方可继续易炷再灸,待规定壮数灸完为止。施灸时由于艾火烧灼皮肤,因此可产生剧痛,此时可用手在施灸腧穴周围轻轻拍打,借以缓解疼痛。在正常情况下,灸后1周左右,施灸部位化脓形成灸疮,5~6周左右,灸疮自行痊愈,结痂脱落后而留下瘢痕。因此,施灸前必须征求患者同意合作后,方可使用本法。临床上常用于治疗哮喘、肺痨、瘰疬等慢性疾患。

② 无瘢痕灸:施灸时先在所灸腧穴部位涂以少量凡士林,以使艾炷便于黏附,然后将大小适宜的(约如苍耳子大)艾炷,置于腧穴上点燃施灸,当艾炷燃剩五分之二或四分之一而患者感到微有灼痛时,即可易炷再灸。若用麦粒大的艾炷施灸,当患者感有灼痛时,医者可用镊子柄将艾炷熄灭,然后继续易炷再灸,待将规定壮数灸完为止。一般应灸至局部皮肤红晕而不起疱为度。因其皮肤无灼伤,故灸后不化脓,不留瘢痕。一般虚寒性疾患,均可采用此法。

2·1·1·2　间接灸　是用药物将艾炷与施灸腧穴部位的皮肤隔开,进行施灸的方法。所用间隔药物很多,如以生姜间隔者,称隔姜灸。用食盐间隔者,称隔盐灸。常用的有如下几种。

① 隔姜灸:是用鲜姜切成直径约2~3厘米,厚约0.2~0.3厘米的薄片,中间以针刺数孔,然后将姜片置于应灸的腧穴部位或患处,再将艾炷放在姜片上点燃施灸(图155)。当艾炷燃尽,再易炷施灸。灸完所规定的壮数,以使皮肤红润而不起疱为度。常用于因寒而致的呕吐、腹痛、腹泻以及风寒痹痛等。

② 隔蒜灸:用鲜大蒜头,切成厚约0.2~0.3厘米的薄片,中间以针刺数孔(捣蒜如泥亦可),置于应灸腧穴或患处,然后将艾炷放在蒜片上,点燃施灸。待艾炷燃尽,易炷再灸,直至灸完规定的壮数。此法多用于治疗瘰疬、肺痨及初起的肿疡等症。

③ 隔盐灸:用纯净的食盐填敷于脐部,或于盐上再置一薄姜片,上置大艾炷施灸(图156)。多用于治疗伤寒阴证或吐泻并作、中风脱证等。有回阳、救逆、固脱之力,但须连续施灸,不拘壮数,以期脉起、肢温、证候改善。

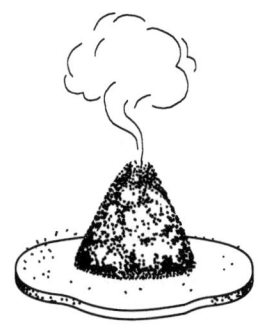 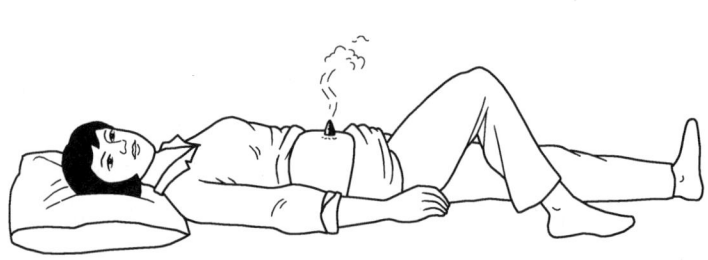

图 155　隔姜灸　　　　　　　　　　图 156　隔盐灸

④ 隔附子饼灸：将附子研成粉末，用酒调和做成直径约 3 厘米、厚约 0.8 厘米的附子饼，中间以针刺数孔，放在应灸腧穴或患处，上面再放艾炷施灸，直到灸完所规定壮数为止。多用于治疗命门火衰而致的阳痿、早泄或疮疡久溃不敛等症。

2·1·2 艾卷灸

包括艾条灸、太乙针灸和雷火针灸。

2·1·2·1 艾条灸 是取纯净细软的艾绒 24 克，平铺在 26 厘米长，20 厘米宽的细草纸上，将其卷成直径约 1.5 厘米的圆柱形的艾卷，要求卷紧，外裹以质地柔软疏松而又坚韧的桑皮纸，用胶水或糨糊封口而成（图 157）。也有在每条艾绒中掺入肉桂、干姜、丁香、独活、细辛、白芷、雄黄、苍术、没药、乳香、川椒各等分的细末 6 克，则成为药条。施灸的方法分温和灸和雀啄灸。

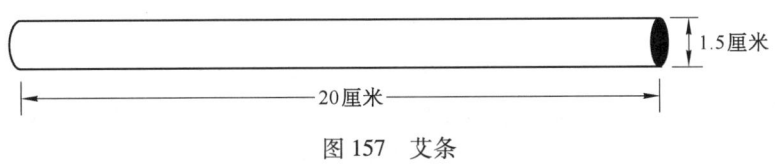

图 157 艾条

① 温和灸：施灸时将艾条的一端点燃，对准应灸的腧穴部位或患处，约距皮肤 2~3 厘米，进行熏烤（图 158），使患者局部有温热感而无灼痛为宜，一般每处灸 5~7 分钟，至皮肤红晕为度。对于昏厥、局部知觉迟钝的患者，医者可将中、食二指分张，置于施灸部位的两侧，这样可以通过医者手指的感觉来测知患者局部的受热程度，以便随时调节施灸的距离和防止烫伤。

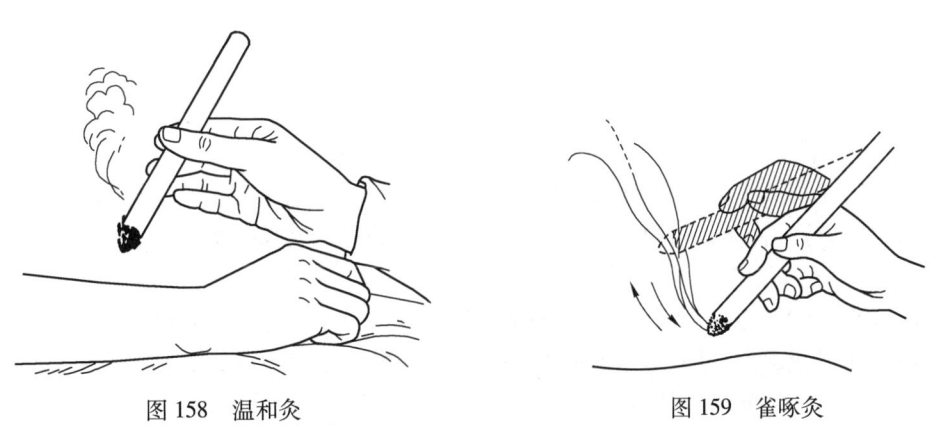

图 158 温和灸　　　　　图 159 雀啄灸

② 雀啄灸：施灸时，将艾条点燃的一端与施灸部位的皮肤并不固定在一定距离，而是像鸟雀啄食一样，一上一下活动地施灸（图 159）。另外也可均匀地上、下或向左右方向移动或作反复地旋转施灸。

以上两法对一般应灸的病证均可采用。但温和灸多用于灸治慢性病，雀啄灸多用于灸治急性病。

2·1·2·2 太乙针灸 是用纯净细软的艾绒 150 克平铺在 40 厘米见方的桑皮纸上。将人参 125 克、穿山甲 250 克、山羊血 90 克、千年健 500 克、钻地风 300 克、肉桂 500 克、小茴香

500克、苍术500克、甘草1 000克、防风2 000克、麝香少许,共为细末,取药末24克掺入艾绒内,紧卷成爆竹状,外用鸡蛋清封固,阴干后备用。

施灸时,将太乙针的一端烧着,用布七层包裹其烧着的一端,立即紧按于应灸的腧穴或患处,进行灸熨,针冷则再燃再熨。如此反复灸熨7~10次为度。此法治疗内寒湿痹、顽麻、痿弱无力、半身不遂等均有效。

2·1·2·3 雷火针灸　其制作方法与"太乙针"相同,唯药物处方有异。方用纯净细软的艾绒125克,沉香、木香、乳香、羌活、干姜、穿山甲各9克,共为细末,麝香少许。

施灸方法与"太乙针"相同,其适应证《针灸大成》载:"治闪挫诸骨间痛,及寒湿气痛而畏刺者。"临床上除治上症外,大体与"太乙针"主治相同。

2·1·3　温针灸

温针灸是针刺与艾灸结合应用的一种方法,适用于既需要留针而又适宜用艾灸的病证,操作方法是,将针刺入腧穴得气后并给予适当补泻手法而留针时,将纯净细软的艾绒捏在针尾上,或用艾条一段长约2厘米,插在针柄上,点燃施灸(图160)。待艾绒或艾条烧完后除去灰烬,将针取出。此法是一种简而易行的针灸并用方法,值得推广。

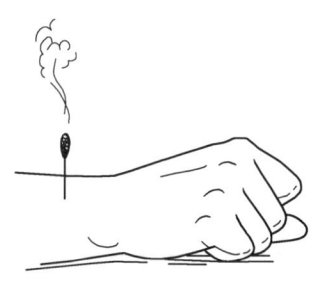

图160　温针灸

2·1·4　温灸器灸

又名灸疗器。是用金属特制的一种圆筒灸具,故又称温筒灸。其筒底有尖有平,筒内套有小筒,小筒四周有孔。施灸时,将艾绒,或加掺药物,装入温灸器的小筒,点燃后,将温灸器之盖扣好,即可置于腧穴或应灸部位,进行熨灸,直到所灸部位的皮肤红润为度。有调和气血、温中散寒的作用。一般需要灸治者均可采用。对小儿、妇女及畏惧灸治者最为适宜。

2·2　其他灸法

2·2·1　灯草灸

又名十二元宵火。方法是用灯心草一根,以麻油浸之,燃着后,于应灸的腧穴上爆之。功能疏风解表,行气化痰,清神止搐。多用于治疗小儿脐风和胃痛、腹痛、痧胀等症。

2·2·2　白芥子灸

本法属于自然发泡的"天灸"之类,亦称"发泡法"。是将白芥子研成细面,用水调和,敷贴于应涂的腧穴或患处。利用其较强的刺激作用,敷贴后促使发泡,借以达到治疗目的。一般可用于治疗关节痹痛、口眼㖞斜,或配合其他药物治疗哮喘等症。

2·3　注意事项

施灸治病,除掌握中医的基本理论和"辨证施治"的原则外,还应注意以下几个方面:

① 施灸的先后顺序:《千金要方》:"凡灸当先阳后阴……先上后下。"临床上一般是先灸上部,后灸下部,先灸阳部,后灸阴部,壮数是先少而后多,艾炷是先小而后大。但在特殊情况下,则可酌情而施。如脱肛时,即可先灸长强以收肛,后灸百会以举陷。因此不宜胶柱鼓瑟。

② 施灸的补泻方法:对艾灸的补泻,《灵枢·背腧》载:"以火补者,毋吹其火,须自灭

也。以火泻者,疾吹其火,传其艾,须其火灭也。"这是古人对施灸补泻的具体操作方法。在临床上可根据患者的具体情况,结合腧穴性能,酌情运用。

2·4 施灸的禁忌

① 对实热证、阴虚发热者,一般均不适宜灸疗。
② 对颜面、五官和有大血管的部位,不宜采用瘢痕灸。
③ 孕妇的腹部和腰骶部也不宜施灸。

2·5 灸后的处理

施灸后,局部皮肤出现微红灼热,属于正常现象,无须处理。如因施灸过量,时间过长,局部出现小水疱,只要注意不擦破,可任其自然吸收。如水疱较大,可用消毒的毫针刺破水疱,放出水液,或用注射针抽出水液,再涂以龙胆紫,并以纱布包敷。如用化脓灸者,在灸疮化脓期间,要注意适当休息,加强营养,保持局部清洁,并可用敷料保护灸疮,以防污染,待其自然愈合。如护理不当,灸疮脓液呈黄绿色、或有渗血现象者,可用消炎药膏或玉红膏涂敷。

此外,施灸时应注意艾火勿烧伤皮肤或衣物。用过的艾条、太乙针等,应装入小口玻璃瓶或铁筒内,以防复燃。

【附】 拔罐法

拔罐法是以罐为工具,利用燃烧排除罐内空气,造成负压,使之吸附于腧穴或应拔部位的体表,产生刺激,使被拔部位的皮肤充血、淤血,以达到防治疾病的目的。

拔罐法,或称吸筒疗法,古称角法,在马王堆汉墓出土的帛书《五十二病方》中就有记载,历代中医文献中亦多论述,主要为外科治疗疮疡时,用来吸血排脓。随着医疗实践的不断发展,不仅火罐的质料、拔罐的方法,已有改进和发展,而且治疗的范围也逐渐扩大,外科、内科等都有它的适应证,并经常和针刺配合使用,其作用有与灸法相似之处,故附于此。

1. 罐的种类

罐的种类很多,目前常用的罐有以下三种:

① 竹罐:用直径3~5厘米坚固无损的竹子,制成6~8或8~10厘米长的竹管,一端留节作底,另一端作罐口,用刀刮去青皮及内膜,制成形如腰鼓的圆筒。用砂纸磨光,使罐口光滑平正(图161)。竹罐的优点,取材较容易,经济易制,轻巧,不易摔碎。缺点容易燥裂、漏气,吸附力不大。

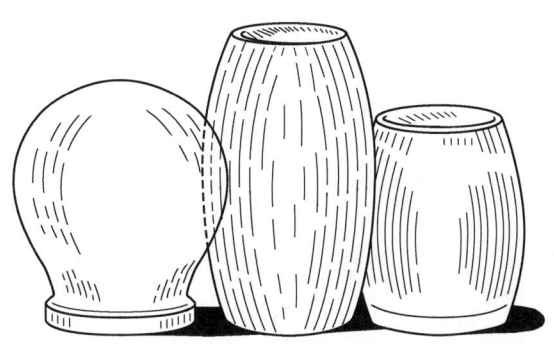

图 161 玻璃罐、竹罐、陶罐

② 陶罐：是用陶土烧制而成，有大有小，罐口光滑平正，肚大而圆，口、底较小，其状如腰鼓（图 161）。优点是吸附力大，缺点是易于摔碎、损坏。

③ 玻璃罐：是在陶制罐的基础上，改用玻璃加工而成，其形如球状，罐口平滑，分大、中、小三种型号（图 161），也可用广口罐头瓶代替。优点是质地透明，使用时可以观察所拔部位皮肤充血、淤血程度，便于随时掌握情况。缺点也是容易摔碎、损坏。

2. 拔罐方法

拔罐的方法很多，常用的有如下述：

① 火罐　是用火在罐内燃烧，形成负压，使罐吸附在皮肤上，具体操作方法有以下几种。

闪火法　是用长纸条或用镊子夹酒精棉球一个，用火将纸条或酒精棉球点燃后，使火在罐内绕 1~3 圈（注意切勿将罐口烧热，以免烫伤皮肤）后，将火退出（图 162），迅速将罐扣在应拔的部位，即可吸附在皮肤上。此法因罐内无火，比较安全，是最常用的拔罐方法。

投火法　是用易燃纸片或棉花，点燃后，投入罐内，迅速将罐扣在应拔的部位，即可吸附在皮肤上。此法适宜于侧面横拔。

滴酒法　是用 95% 酒精或白酒，滴入罐内 1~3 滴（切勿滴酒过多，以免拔罐时流出，烧伤皮肤），沿罐内壁摇匀，用火点燃后，迅速将罐扣在应拔的部位。

贴棉法　是用大小适宜的酒精棉一块，贴在罐内壁的下 1/3 处，用火将酒精棉点燃后，迅速扣在应拔的部位。

架火法　即用不易燃烧、传热的物体，如瓶盖、小酒盅等（其直径要小于罐口），置于应拔部位，然后将 95% 酒精数滴或酒精棉球置于瓶盖或酒盅内，用火将酒精点燃后，将罐迅速扣下。

以上拔罐法，除闪火法外罐内均有火，故均应注意勿灼伤皮肤。

② 水煮法　一般是先用 5~10 枚完好无损的竹罐，放在锅内，加水煮沸，用镊子将罐口朝下的夹出，迅速用凉毛巾紧扣罐口，立即将罐扣在应拔部位，即能吸附在皮肤上。放入适量的祛风活血药物，如羌活、独活、当归、红花、麻黄、艾叶、川椒、木瓜、川乌、草乌等，即称药罐，多用于治疗风寒湿痹等症。

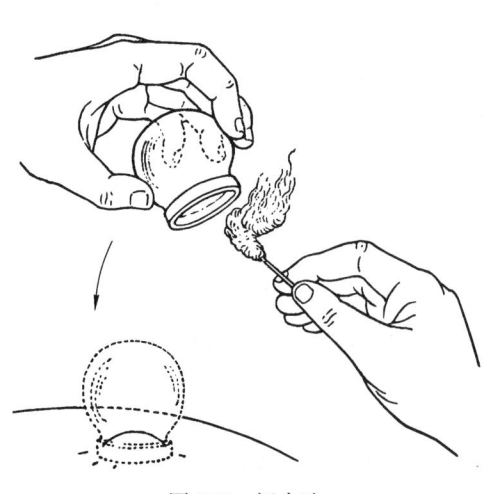

图 162　闪火法

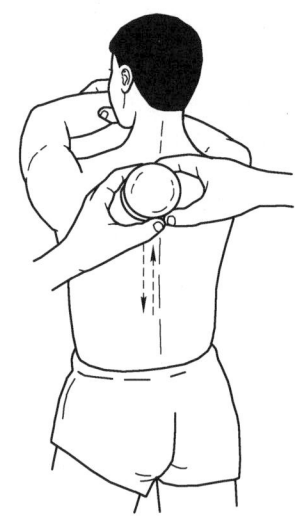

图 163　走罐

以上诸法，一般留 10~15 分钟左右，待拔罐部位的皮肤充血、淤血时，将罐取下。若罐大而吸拔力强时，可适当缩短留罐的时间，以免起泡。多用于治疗风湿痹证，感冒咳嗽，胃痛，呕吐，腹痛，泄泻等。

在临床，根据病情需要，在具体运用火罐时，还有以下几种方法：

走罐　亦称推罐，即拔罐时先在所拔部位的皮肤或罐口上，涂一层凡士林等润滑油，再将罐拔住，然后，医者用右手握住罐子，向上、下或左、右需要拔的部位，往返推动（图 163），至所拔部位的皮肤红润、充血，甚或淤血时，将罐起下。此法宜于面积较大、肌肉丰厚部位，如脊背、腰臀、大腿等部位的痠痛、麻木、风湿痹痛等症。

闪罐　即将罐拔住后，立即起下，如此反复多次地拔住起下，起下拔住，直至皮肤潮红、充血，或淤血为度，多用于局部皮肤麻木、痛疼或功能减退等疾患。

刺血（刺络）拔罐　即在应拔部位的皮肤消毒后，用三棱针点刺出血或用皮肤针叩打后，再行拔罐，以加强刺血治疗的作用，多用于治疗丹毒、扭伤、乳痈等。

留针拔罐，简称针罐，即在针刺留针时，将罐拔在以针为中心的部位上，约 5~10 分钟，待皮肤红润、充血或淤血时，将罐起下，然后将针起出，此法能起到针罐配合的作用。

3. 起罐法

起罐时，若罐吸附过强时，切不可用力猛拔，以免擦伤皮肤。一般先用左手夹住火罐，右手拇指或食指从罐口旁边按压一下，使气体进入罐内，即可将罐取下。

4. 注意事项

① 拔罐时要选择适当体位和肌肉丰满的部位。若体位不当、移动、骨骼凸凹不平，毛发较多的部位均不适用。

② 拔罐时要根据所拔部位的面积大小而选择大小适宜的罐。操作时必须迅速，才能使罐拔紧，吸附有力。

③ 用火罐时应注意勿灼伤或烫伤皮肤。若烫伤或留罐时间太长而皮肤起水疱时，小的无须处理，仅敷以消毒纱布，防止擦破即可。水疱较大时，用消毒针将水放出，涂以龙胆紫药水，或用消毒纱布包敷，以防感染。

④ 皮肤有过敏、溃疡、水肿及大血管分布部位，不宜拔罐。高热抽搐者，以及孕妇的腹部、腰骶部位，亦不宜拔罐。

3 其他针法

3·1 三棱针

三棱针古称锋针。《灵枢·官针》篇说:"病在经络痼痹者……病在五脏固居者,取以锋针。"《灵枢·九针论》说:"故为之治针,必筩其身而锋其末,令可以泻热出血,而痼病竭……主痈热出血。"这是应用三棱针治病的最早记载。

3·1·1 操作方法

右手拇、食两指持住针柄,中指扶住针尖部,露出针尖1～2分许,以控制针刺深浅度,针刺时左手捏住指(趾)部,或夹持、舒张皮肤,右手持三棱针针刺,较常用的刺法有下列几种(图164、图165)。

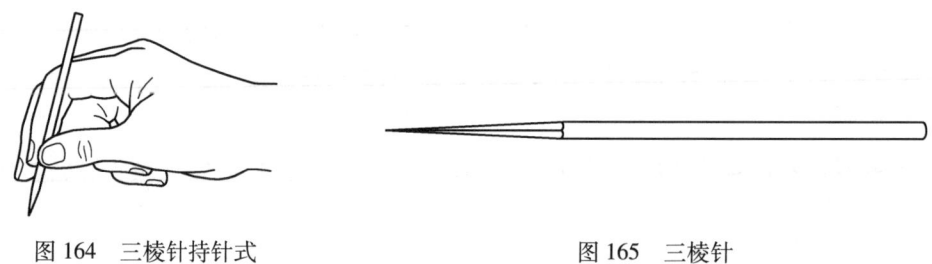

图164 三棱针持针式　　　　图165 三棱针

3·1·1·1 腧穴点刺　先在腧穴部位上下推按,使血聚集穴部,常规消毒后,右手持针对准穴位迅速刺入0.3厘米左右,立即出针,轻轻挤压针孔周围,使出血数滴,然后用消毒干棉球按压针孔止血。

3·1·1·2 刺络　用三棱针缓慢地刺入已消毒的较细的浅静脉,使少量出血,然后用消毒干棉球按压止血。临床常用于:中暑时在肘窝、腘窝浅静脉络刺出血;急性淋巴管炎在红丝上多针刺血等。

3·1·1·3 散刺　又叫豹纹刺。《灵枢·官针》篇说:"豹纹刺者,左右前后针之,中脉为故,以取经络之血者。"按不同疾病有两种刺法:如顽癣、疖肿初起(未化脓),严密消毒后可在四周刺出血;扭伤、挫伤后局部瘀肿,在瘀肿局部消毒后如豹纹般散刺出血。

3·1·1·4 挑刺　左手按压施术部位的两侧,或夹起皮肤,使皮肤固定,右手持针,将经过严密消毒过的腧穴或反应点的表皮挑破,使出血或流出黏液;也有再刺入0.5厘米左右深,将针身倾斜并使针尖轻轻提高,挑断皮下部分纤维组织,然后局部消毒,覆盖敷料。

反应点:类似丘疹,一般似针帽大小,多呈褐色,或粉红、灰白、棕褐色。要注意与痣、毛囊炎、色素斑相鉴别。反应点如果不明显,可用干毛巾或拇指掌面在皮肤上来回擦几下,一般即可显示。例如:痔疾,在腰骶部或"八髎"常有反应点;麦粒肿,在"耳尖""大椎"和肩部有反应点;瘰疬(颈部)、在两肩胛内区脊柱两侧有反应点等。

挑刺一般3～7日一次,3～5次为一疗程。10～14日后,可进行第二疗程。

3.1.2 适应范围

三棱针刺法具有开窍泄热,活血祛瘀,疏经通络,治疗顽固性痹证的作用,既适用于实证和热证,也可用于寒实证。目前较常用于某些急症和慢性病,如昏厥、高热、中暑、中风闭证、急性咽喉肿痛,目赤红肿,顽癣、疖痈初起、扭挫伤、痔疾、痔疾、久痹、头痛、丹毒、指(趾)麻木等。

3.1.3 注意事项

① 三棱针刺激颇强,治疗时须注意患者体位舒适,并须与医生配合,还须注意预防晕针。

② 由于三棱针刺后针孔较大,必须严密消毒,防止感染。

③ 点刺、散刺必须做到浅而快,切勿刺伤动脉、出血不宜过多,一般以数滴为宜。

④ 身体虚弱,气血两亏,常有自发性出血或损伤后出血不易止住的患者,不宜使用。

⑤ 每日或隔日针治一次,3~5 次为一疗程。急症也可每日治两次。如治疗需出血较多者,每周治疗 1~2 次为宜。

3.2 皮肤针

皮肤针又叫"梅花针""七星针",是用 5~7 枚不锈钢针集成一束,或如莲蓬形固定在针柄的一端而成。

《素问·皮部论》说:"凡十二经络脉者,皮之部也。是故百病之始生也,必先于皮毛。"十二皮部与经络、脏腑联系密切,运用皮肤针叩刺皮部,激发调节脏腑经络功能,以达到防治疾病之目的。

3.2.1 操作方法

① 持针式:手握针柄后部,食指压在针柄上(图166)。

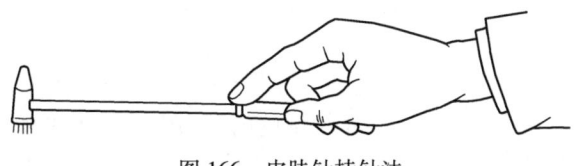

图 166 皮肤针持针法

② 叩刺法:将针具及皮肤消毒后,针尖对准叩刺部位,使用手腕之力,将针尖垂直叩打在皮肤上,并立即提起,反复进行。

③ 刺激强度:根据病人体质、年龄、病情、叩刺部位的不同,有弱、中、强三种刺激强度。

弱刺激:用较轻腕力进行叩刺、局部皮肤略有潮红,病人无疼痛为度。适用于老弱妇儿、虚证患者和头面、眼、耳、口、鼻及肌肉浅薄处。

强刺激:用较重腕力进行叩刺,局部皮肤可见隐隐出血,患者有疼痛感觉。适用于年壮体强、实证患者和肩、背、腰、臀部等肌肉丰厚处。

中等刺激:介于强弱两种刺激之间,局部皮肤潮红,但无渗血,患者稍觉疼痛。适用于一般疾病和多数患者,除头面等肌肉浅薄处外,大部分均可用此法。

3.2.2 叩刺部位

皮肤针叩刺部位一般可分循经、穴位、局部叩刺三种。

① 循经叩刺：是循经络路线进行叩刺的一种方法。最常用的是项背腰骶部的督脉和膀胱经，因督脉能调节一身之阳气，五脏六腑的背俞穴，皆分布在背腰部的膀胱经，所以其治疗范围颇广。其次是四肢肘膝以下的经络，因原、络、郄、五腧穴多分布在肘膝以下，可治疗各相应脏腑经络的疾病。

② 穴位叩刺：是根据穴位主治症进行叩刺的一种方法。临床较常用的有各种特定穴，华佗夹脊穴，阿是穴等。

③ 局部叩刺：即是患部叩刺。例如扭伤后局部瘀肿疼痛、顽癣等，可在局部进行散刺或围刺。

3·2·3　适应范围

皮肤针多用于头痛、胁痛、脊背痛、腰痛、皮肤麻木、神经性皮炎、高血压病、不寐、慢性胃肠病、消化不良、痛经、斑秃、顽癣、近视等。

3·2·4　注意事项

① 皮肤针针尖必须平齐，无钩，针柄与针头联结处必须牢固，以防叩刺时滑动。

② 叩刺时针尖须垂直而下，避免斜、钩、挑，以减少疼痛。

③ 循经叩刺时，每隔1厘米左右叩刺一下，一般可循经叩刺8~16次。

④ 叩刺局部皮肤，如有出血者，应进行清洁及消毒，以防感染。局部皮肤有溃疡或破损处不宜使用。

3·3　皮内针

皮内针刺法又叫"埋针"。《素问·离合真邪论》有"静以久留"之刺法，皮内针是久留针的一种发展(图167)。它是将特制的图钉型或麦粒型针具刺入皮内，固定留置一定时间，给皮部以弱而长时间的刺激，以调整经络脏腑功能，达到防治疾病目的的一种方法。

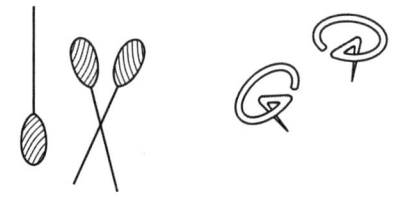

图167　图钉型和麦粒型皮内针

3·3·1　操作方法

皮内针，镊子和埋刺部皮肤严密消毒后，就可进行针刺。

麦粒型皮内针，用镊子夹住针身，沿皮横刺入皮内，针身埋入皮内0.5~1厘米左右，然后用胶布将留在皮外的针柄固定。

图钉型皮内针，用镊子夹住针圈，将针尖对准穴位刺入，使环状针柄平整地留在皮肤上，用胶布固定。此针较多用于耳穴。

留置时间根据季节不同而定，热天一般留置1~2日；冷天可留置3~7日。留置期间，每隔四小时左右用手按压埋针处1~2分钟，以加强刺激，增加疗效。

3·3·2　适应范围

常用于某些需要久留针的慢性顽固性疾病和经常发作的疼痛性疾病，如头痛、肩痹、三叉神经痛、牙痛、胃痛、月经不调、痛经、遗尿、不寐、高血压病、哮喘、咳嗽等。

3·3·3　注意事项

① 关节附近不可埋针，因活动时会疼痛。胸腹部因呼吸时会活动，亦不宜埋针。

② 埋针后，如患者感觉疼痛或妨碍肢体活动时，应将针取出，改选穴位重埋。

③ 埋针期间，针处不可着水，避免感染。热天出汗较多，埋针时间勿过长，以防感染。

3.4 电针

电针是在针刺腧穴"得气"后,在针上通以接近人体生物电的微量电流以防治疾病的一种疗法。它的优点是：在针刺腧穴的基础上,加以脉冲电的治疗作用,针与电两种刺激相结合,故对某些疾病能提高疗效；能比较正确地掌握刺激参数；代替手法运针,节省人力。

3.4.1 电针器的选择

电针器的种类较多,目前较常见的有蜂鸣式电针器、电子管电针器、半导体电针器等数种。它采用振荡发生器,输出接近人体生物电的低频脉冲电流,既可做电针,又可用点状电极或板状电极直接放在穴位或患部进行治疗。电针器以具有刺激量大,安全,可用干电池,不受电源限制,耗电省,体积小,携带方便,耐震,无噪声者为佳。

3.4.2 操作方法

① 配穴处方：与毫针刺法治疗大致相同。但须选取两个穴位以上,一般以取用同侧肢体1~3对穴位(即是用1~3对导线)为宜,不可过多,过多则会刺激太强,患者不易接受。

② 电针方法：针刺穴位有了治疗所需的"得气"感应后(神志失常、知觉麻木、小儿患者例外),将输出电位器调至"0"度,负极接主穴,正极接配穴(也有不分正负极,将两根导线任接两支针柄),然后拨开电源开关,选好波型,慢慢调高至所需输出电流量。通电时间一般5~20分钟左右,针刺麻醉可持续更长时间。如感觉减低,可适当加大输出电流量,或暂时断电1~2分钟后再行通电。如果病情只需用一个穴位,可把一根导线接在针柄上,另一根导线接在一块约25厘米大小的薄铝板上,外包几层湿纱布,平放在离针稍远的皮肤上,用带子固定。这样,针刺部位的电刺激感应很明显,作用较集中,而铝板部位因电流分散,感应微弱,作用很小。

③ 电流的刺激强度：当电流开到一定强度时,患者有麻刺感,这时的电流强度称为"感觉阈"。如电流强度再稍增加,患者会突然产生刺痛感,能引起疼痛感觉的电流强度称为电流的"痛阈"。脉冲电流的"痛阈"强度因人而异,在各种病态情况下差异也较大。一般情况下,感觉阈和痛阈之间的电流强度,是治疗最适宜的刺激强度。但此区间范围较窄,须仔细调节。超过"痛阈"以上的电流强度,患者不易接受,应以病人能耐受的强度为宜。

3.4.3 脉冲电流的作用和电针的适应证

3.4.3.1 脉冲电流的作用

人体组织是由水分、无机盐和带电生物胶体组成的复杂的电解质电导体。当一种波形、频率不断变换的脉冲电流作用人体时,组织中的离子会发生定向运动,消除细胞膜极化状态,使离子浓度和分布发生显著变化,从而影响人体组织功能。离子浓度和分布的改变,是脉冲电流治疗作用最基本的电生理基础。低频脉冲电流通过毫针刺激腧穴,具有调整人体功能,加强止痛、镇静,促进气血循环,调整肌张力等作用。

低频脉冲电流的波形、频率不同,其作用亦不同。频率有每分钟几十次至每秒钟几百次不等。频率快的叫密波(或叫高频),一般在50~100次/秒,频率慢的叫疏波(或叫低频),一般是2~5次/秒。有的电针机有连续波(亦叫可调波),可用频率旋钮任意选择疏密波形。有的电针机分别装置密波、疏波、疏密波、断续波等数种波形,临床使用时应据病情选择适当波形,以提高疗效。

密波：能降低神经应激功能。先对感觉神经起抑制作用,接着对运动神经也产生抑制作用。常用于止痛,镇静,缓解肌肉和血管痉挛,针刺麻醉等。

疏波：其刺激作用较强，能引起肌肉收缩，提高肌肉韧带的张力。对感觉和运动神经的抑制发生较迟。常用于治疗痿证，各种肌肉、关节、韧带、肌腱的损伤等。

疏密波：是疏波、密波自动交替出现的一种波形。疏、密交替持续的时间约各 1.5 秒，能克服单一波形易产生适应的缺点。动力作用较大，治疗时兴奋效应占优势。能促进代谢，促进气血循环，改善组织营养，消除炎性水肿。常用于疼痛，扭挫伤，关节周围炎，气血运行障碍，坐骨神经痛，面瘫，肌无力，局部冻伤等。

断续波：是有节律地时断、时续自动出现的一种疏波。断时，在 1.5 秒时间内无脉冲电输出；续时，是密波连续工作 1.5 秒。断续波形，机体不易产生适应，其动力作用颇强。能提高肌肉组织的兴奋性，对横纹肌有良好的刺激收缩作用。常用于治疗痿证、瘫痪，也可用作电肌体操训练。

锯齿波：是脉冲波幅按锯齿形自动改变的起伏波，每分钟 16～20 次或 20～25 次，其频率接近人体的呼吸规律，故可用于刺激膈神经（相当于天鼎穴部）作人工电动呼吸，抢救呼吸衰竭者（心脏尚有微弱跳动者），故又称呼吸波。并有提高神经肌肉兴奋性，调整经络功能，改善气血循环等作用。

3·4·3·2 电针的适应证　电针的适应证基本和毫针刺法相同，故其治疗范围较广。临床常用于各种痛证、痹证、痿证，心、胃、肠、胆、膀胱、子宫等器官的功能失调，癫狂，肌肉、韧带、关节的损伤性疾病等，并可用于针刺麻醉。

3·4·4　注意事项

① 电针器在使用前须检查性能是否良好。如电流输出时断时续，须注意导线接触是否良好，应检修后再用。干电池使用过一段时间，如电流输出微弱，就须换新电池。

② 电针器最大输出电压在 40 伏以上者，最大输出电流应控制在 1 毫安以内，避免发生触电事故。直流电或脉冲直流电有电解作用，容易引起断针和灼伤组织，不能作电针器的输出电流。

③ 调节电流量时，应逐渐从小到大，切勿突然增强，防止引起肌肉强烈收缩，患者不能忍受，或造成弯针、断针、晕针等意外。

④ 有心脏病者，避免电流回路通过心脏。近延髓、脊髓部位使用电针时，电流输出量宜小，切勿通电过大，以免发生意外。孕妇慎用。

⑤ 温针灸用过的毫针，针柄表面因氧化而不导电；有的毫针柄是用铝丝绕制而成，并经氧化处理镀成金黄色，氧化铝绝缘不导电。以上两种毫针应将电针器输出线夹持在针体上。

3·5　水针

水针是将药水注入穴位以防治疾病的一种疗法，它是把针刺与药理、药水等对穴位的渗透刺激作用结合在一起发挥综合效能，故对某些疾病能提高疗效。

3·5·1　常用药物

凡是可供肌肉注射用的药物，都可供水针用。常用的中药注射液有：当归、红花、复方当归、板蓝根、徐长卿、灯盏花、补骨脂、肿节风、柴胡、鱼腥草、复方丹参、川芎等；西药有：25%硫酸镁，维生素 B_1、B_{12}，维生素 C、K_3，0.25%～2%盐酸普鲁卡因，阿托品，利血平，安络血，麻黄素，抗生素，胎盘组织液，生理盐水，风湿宁，骨宁等。

3.5.2 治疗方法

① 器械：1、2、5、10、20毫升注射器，一般穴位用牙科五号针头或一般七号针头，或 $5 \sim 6\frac{1}{2}$ 号针头，深部穴位可用9号长针头。

② 选穴处方：根据病情选择有效主治穴位。选穴须精炼，一般以2~4穴（针）为宜。并宜选择肌肉较丰满处的穴位，也可选阿是穴，或检查时触到的呈结节、条索状等阳性反应点。

③ 注射剂量：应根据药物说明书规定的剂量，不能过量。作小剂量注射时，可用原药物剂量的1/5~1/2。一般以穴位部位来分，头面部可注射0.3~0.5毫升；耳穴可注射0.1毫升；四肢部可注射1~2毫升；胸背部可注射0.5~1毫升；腰臀部可注射2~5毫升，如用5%~100%葡萄糖液可注入10~20毫升。

④ 操作：首先使病人取舒适的体位，取用经过严密消毒的所需的注射器和针头，抽好药液，穴位局部消毒后，右手持注射器，对准穴位（或阳性反应点），快速刺入皮下，然后缓慢进针，"得气"后，回抽无血，即可将药液注入。注入的速度可根据治疗的需要，实热证，注入宜速，虚寒证，注入宜缓。

⑤ 疗程：急症每日1~2次；慢性病一般每日或隔日一次，6~10次为一疗程。

3.5.3 注意事项

① 必须注意药物的性能、药理作用、剂量、药物的质量、有效期、配伍禁忌、副作用和过敏反应。凡能引起过敏反应的药物（如青、链霉素，普鲁卡因等）必须先做皮试。副作用较严重的药物，不宜采用。刺激作用较强的药物，应谨慎作用。

② 项颈、胸背部注射时，切勿过深，药物也必须控制剂量，注射宜缓慢。在神经干旁注射时，必须避开神经干，或浅刺以不达神经干所在的深度。如神经干较浅，可超过神经干之深度，以避开神经干。如针尖触到神经干，患者有触电感，就须退针，改换角度，避开神经干后再注射，以免损伤神经，带来不良后果。

③ 药液不宜注入血管内，注射时如回抽有血，必须避开血管后再注射。一般药物不能注入关节腔、脊髓腔。如误入关节腔可引起关节红肿热痛等反应；如误入脊髓腔，会损害脊髓，切须注意。

④ 孕妇的下腹、腰骶部和三阴交、合谷等孕妇禁针穴位，不宜用水针。年老体弱者，选穴须少，药液剂量须酌减。

⑤ 注射器、针头、注射的部位消毒必须严密。注射器如有漏气，针头有钩毛者，均不能用。

⑥ 须注意预防晕针、弯针、折针，如果发生晕针等情况，处理方法同毫针刺法。

4 头针、耳针

4·1 头针

头针,是在头部特定的刺激区运用针刺防治疾病的一种方法,临床常用于脑源性疾患。

4·1·1 刺激区的部位和主治作用

划分刺激区的两条标准定位线。

前后正中线:是从两眉间中点(正中线前点)至枕外粗隆尖端下缘(正中线后点)经过头顶的连线(图168)。

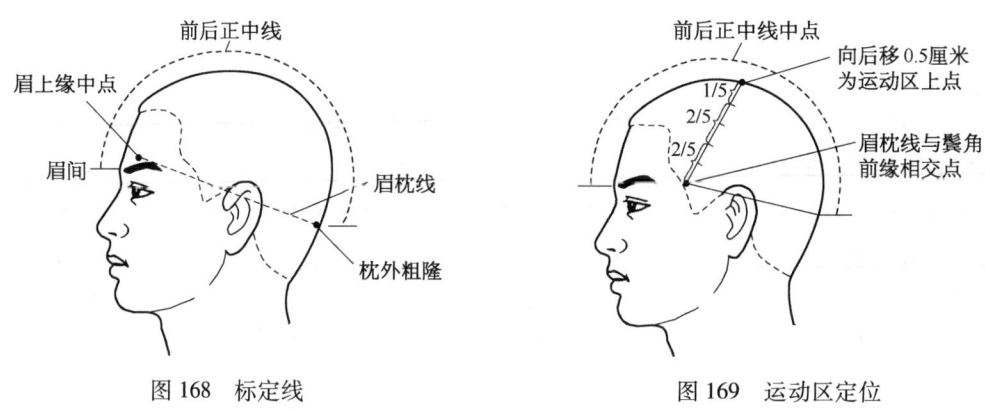

图168 标定线　　　　图169 运动区定位

眉枕线:是从眉中点上缘和枕外粗隆尖端的头侧面连线(图168)。

[运动区]

部位:上点在前后正中线中点往后0.5厘米处;下点在眉枕线和鬓角发际前缘相交处。如果鬓角不明显,可以从颧弓中点向上引垂直线,此线与眉枕线交叉处向前移0.5厘米为运动区下点。上下两点连线即为运动区。运动区又可分为上、中、下三部。

① 上部:是运动区的上1/5,为下肢、躯干运动区。

② 中部:是运动区的中2/5,为上肢运动区。

③ 下部:是运动区的下2/5,为面运动区,亦称言语一区(图169)。

主治:

① 上部:对侧下肢、躯干部瘫痪。

② 中部:对侧上肢瘫痪。

③ 下部:对侧中枢性面神经瘫痪,运动性失语(部分或完全丧失语言能力,但基本上保留理解语言的能力),流涎,发音障碍。

[感觉区]

部位:在运动区向后移1.5厘米的平行线即是本区。感觉区可分为上、中、下三部。

① 上部:是感觉区的上1/5,为下肢、头、躯干感觉区。

② 中部：是感觉区的中 2/5，为上肢感觉区。
③ 下部：是感觉区的下 2/5，为面感觉区（图 170）。
主治：
① 上部：对侧腰腿痛、麻木、感觉异常，后头、颈项部疼痛，头晕，耳鸣。
② 中部：对侧上肢疼痛、麻木、感觉异常。
③ 下部：对侧面部麻木，偏头痛，颞颌关节炎等。

［舞蹈震颤控制区］
部位：在运动区向前移 1.5 厘米的平行线（图 170）。
主治：舞蹈病，震颤麻痹，震颤麻痹综合征。

［晕听区］
部位：从耳尖直上 1.5 厘米处，向前及向后各引 2 厘米的水平线（图 170）。
主治：眩晕、耳鸣、听力降低。

［言语二区］
部位：从顶骨结节后下方 2 厘米处引一平行于前后正中线的直线，向下取 3 厘米长直线（图 170）。
主治：命名性失语（又称健忘性失语，病人称呼"名称"能力障碍，如病人不会叫"椅"，只说是"坐的"；其他人叫椅时，他能听懂）。

［言语三区］
部位：晕听区中点向后引 4 厘米长的水下线（图 170）。
主治：感觉性失语（病人理解言语能力障碍，常答非所问）。

［运用区］
部位：从顶骨结节起分别引一垂直线和与该线夹角为 40°的前后两线，长度均为 3 厘米（图 170）。
主治：失用症（又称运用不能症，病人肌力、肌张力及基本运动正常，但存在技巧能力障碍，例如不能解纽扣、拾硬币等）。

［足运感区］
部位：在前后正中线的中点旁开左右各 1 厘米，向后引 3 厘米长，平行于正中线（图 171）。
主治：对侧下肢瘫痪、疼痛、麻木，急性腰扭伤，夜尿，皮质性多尿，子宫下垂等。

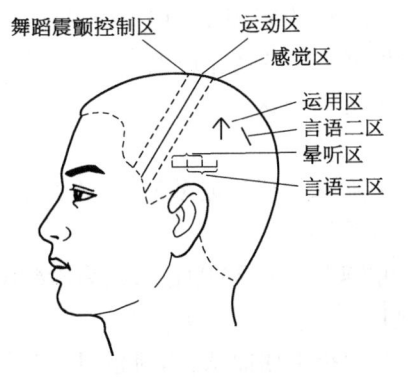

图 170 侧面刺激区

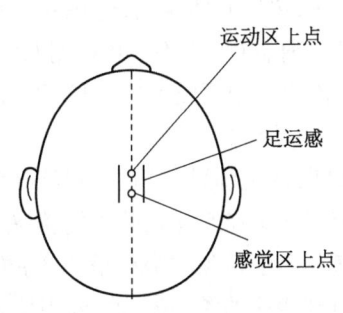

图 171 顶面刺激区

［视区］

部位：在前后正中线的后点旁开1厘米处的枕外粗隆水平线上，向上引平行于前后正中线的4厘米长直线（图172）。

主治：皮层性视力障碍。

［平衡区］

部位：在前后正中线的后点旁开3.5厘米处的枕外粗隆水平线上，向下引平行于前后正中线的4厘米长直线（图172）。

主治：小脑疾病引起的共济失调，平衡障碍，头晕，脑干功能障碍引起的肢体麻木瘫痪。

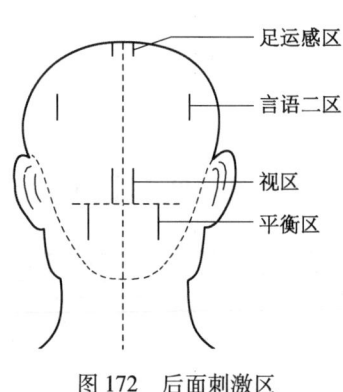

图172 后面刺激区

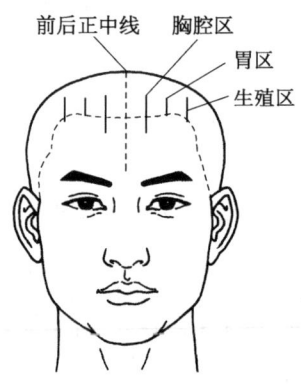

图173 前面刺激区

［胃区］

部位：从瞳孔直上发际处为起点，向上引平行于前后正中线2厘米长直线（图173）。

主治：胃炎、胃溃疡等引起的胃痛、上腹部不适。

［胸腔区］

部位：在胃区与前后正中线之间，发际上下各引2厘米长直线（图173）。

主治：支气管哮喘，胸部不适等症。

［生殖区］

部位：从额角处向上引平行于前后正中线的2厘米长直线（图173）。

主治：功能性子宫出血，盆腔炎，子宫脱垂等。

选穴方法，单侧肢体疾病，选用对侧刺激区；双侧肢体疾病，选用双侧刺激区；内脏全身疾病或不易区别左右的疾病，可双侧取穴，一般根据疾病选用相应的刺激区，并可选用有关刺激区配合治疗。如下肢瘫痪，可选下肢运动区配足运感区。

4·1·2 操作方法

明确诊断，选定刺激区，取得病员合作后，让病员采取坐位或卧位，分开头发，常规消毒，选用26～30号1.5～2.5寸长的不锈钢毫针。针刺要求：

① 快速进针：针尖与头皮呈30°左右夹角，快速刺入皮下或肌层，然后沿刺激区快速推进（不捻转）到相应的深（长）度（或用捻转法进针）。

② 快速捻转：术者肩、肘、腕关节、拇指固定，食指半屈曲状，用拇指第一节的掌侧面与食指第一节的桡侧面捏住针柄，然后以食指指掌关节不断伸屈，使针体来回快速旋转200

次/分左右,每次左右旋转各两转左右。捻转持续约 0.5～1 分钟,然后静留针 5～10 分钟再重复捻转,用同样的方法再捻转两次,即可起针。快速运针患者的针感较强,有些病例可提高疗效。捻转时或留针时,家属协助患者(或患者自己)活动肢体,加强患肢功能锻炼,有助于提高疗效。一般 3～5 分钟刺激后,部分患者在病变部位(患肢或内脏)会出现热、麻、胀、凉、抽动等感应,这种病人的疗效常比较好。也可用电针代替手捻进行治疗(图 174、图 175)。

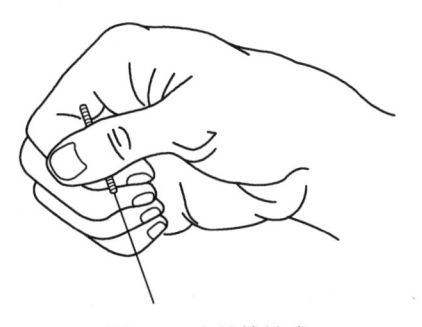
图 174 头针持针式

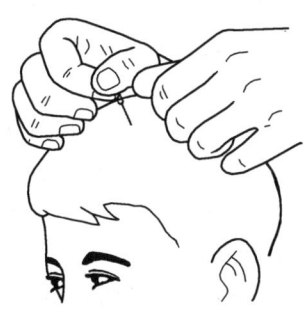
图 175 头针捻式

③ 起针方法:如针下无沉紧感,可快速抽拔出针,也可缓缓出针,起针后必须用消毒干棉球按压针孔片刻,以防止出血。

疗程:一般每日或隔日针治一次,10～15 次为一个疗程。隔 5～7 天后,再继续下一疗程。

4·1·3 适应范围

头针主要适应治疗脑源性疾患,如瘫痪、麻木、失语、眩晕、耳鸣、舞蹈病等。此外,也可治疗腰腿痛、夜尿、三叉神经痛、肩周炎、各种神经痛等常见多发病。头针还应用于外科手术的针刺麻醉。由于头针运用的时间尚不长,适应证还在实践中不断探索发展。

4·1·4 注意事项

① 头部因长有头发,因此尤其须做到严密消毒,以防感染。

② 毫针推进时术者手下如有抵抗感,或患者觉疼痛时,应停止进针,将针往后退,然后改变角度再进针。

③ 由于头针的刺激较强,刺激时间较长,术者须注意观察患者表情,以防晕针。

④ 对脑溢血患者,须待病情及血压稳定后方可做头针治疗。凡并发有高热、心力衰竭等症时,不宜立即采用头针。

4·2 耳针

耳针是在耳郭穴位用针刺等刺激防治疾病的一种方法。治病范围较广、操作方便。并可用于外科手术麻醉。对疾病的诊断也有一定的参考意义。

运用耳穴诊治疾病,早在《灵枢·厥病》就有记述:"厥头痛,头痛甚,耳前后脉涌有热,泻出其血,后取足少阳。"《灵枢·五邪》篇说:"邪在肝,则两胁中痛……取耳间青脉以去其掣。"唐代《千金要方》有取耳中穴治疗马黄黄疸寒暑疫毒等病;取"耳上发际"治疗瘿气。历代医学文献也有介绍用针、灸、熨、按摩、耳道塞药、吹药等方法刺激耳郭以防治疾病,望、触耳郭诊断疾病的记载,并一直在民间为劳动人民所应用。说明我国利用耳郭诊治疾病的历史已经相当悠久。

4·2·1 耳与经络脏腑的联系

耳与经络的联系是相当密切的。《灵枢·经脉》篇具体记载了耳部经脉分布情况：手阳明别络入耳中；足阳明经上耳前；手太阳经入耳中；足太阳的支脉至耳上角；手少阳经从耳后出耳上角，支脉入耳中；足少阳经下耳后，支脉至耳中，出耳前。说明手、足三阳都联系耳部，阴经则通过经别合于阳经而与耳郭相通。奇经则有阴、阳蹻脉并入耳后，阳维脉循头入耳。故《灵枢·口问》篇说："耳为宗脉之所聚。"此外，手太阳经筋亦"入耳中"，可见耳部与全身经络的联系是相当密切的。

耳与脏腑的联系亦相当密切，因分布耳部的经脉均与脏腑有联系。《灵枢·脉度》篇说："肾气通于耳，肾和则耳能闻五音矣。"《素问·脏气法时论》说："肝病者……虚则耳无所闻……气逆则头痛，耳聋不聪。"《证治准绳》："肺气虚则少气……是以耳聋。"说明耳与脏腑在生理、病理方面息息相关。

以上耳与经络脏腑的密切联系，说明耳不单纯是个听觉器官，它是人体整体的一部分。分布耳郭上的穴位，可以作为针灸的刺激点治疗各部病症；出现在耳郭的阳性反应点，可以作为诊断的参考。

4·2·2 耳郭表面解剖

为了便于掌握耳针穴位的部位，必须熟悉耳郭解剖名称(图176)。

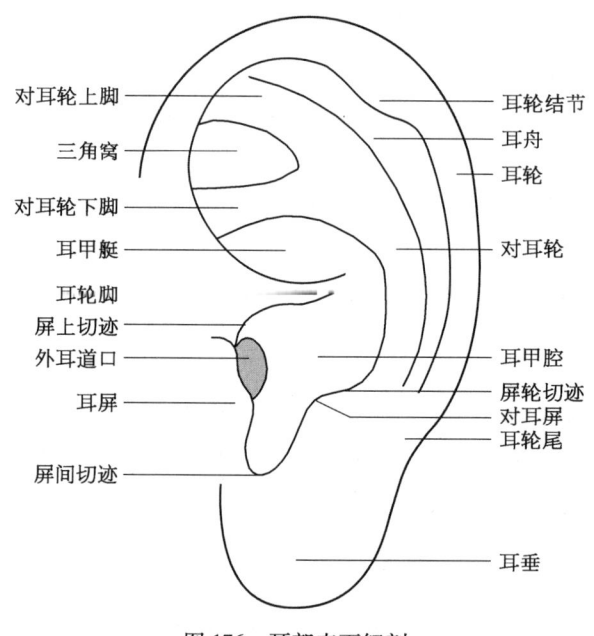

图 176 耳郭表面解剖

耳轮：耳郭最外缘的卷曲部分；其深入至耳腔内的横行突起部分叫"耳轮脚"；耳轮后上方稍突起处叫"耳轮结节"；耳轮与耳垂的交界处叫"耳轮尾"。

对耳轮：在耳轮的内侧，与耳轮相对的隆起部，又叫对耳轮体；其上方有两分叉，向上分叉的一支叫"对耳轮上脚"，向下分叉的一支叫"对耳轮下脚"。

三角窝：对耳轮上脚和下脚之间的三角形凹窝。
耳舟：耳轮与对耳轮之间凹沟，又称舟状窝。
耳屏：指耳郭前面瓣状突起部，又叫耳珠。
屏上切迹：耳屏上缘与耳轮脚之间的凹陷。
对耳屏：对耳轮下方与耳屏相对的隆起部。
屏间切迹：耳屏与对耳屏之间的凹陷。
屏轮切迹：对耳屏与对耳轮之间的稍凹陷处。
耳垂：耳郭最下部，无软骨的皮垂。
耳甲艇：耳轮脚以上的耳腔部分。
耳甲腔：耳轮脚以下的耳腔部分。
外耳道开口：在耳甲腔内的孔窍。

4·2·3 耳穴的分布

人体发生疾病时，常会在耳郭的相应部位出现"阳性反应"点，如压痛、变形、变色、水疱、结节、丘疹、凹陷、脱屑、电阻降低等，这些反应点就是耳针防治疾病的刺激点，又称耳穴。

耳穴在耳郭的分布有一定规律，一般来说耳郭好像一个倒置的胎儿，头部朝下，臀部朝上。其分布规律是：与头面部相应的穴位在耳垂或耳垂邻近；与上肢相应的穴位在耳舟；与躯干和下肢相应的穴位在对耳轮和对耳轮上、下脚；与内脏相应的穴位多集中在耳甲艇和耳甲腔；消化道在耳轮脚周围环形排列。其分布情况如图177。

4·2·4 常用耳穴的定位和主治

耳穴是在医疗实践中逐渐发展起来的。目前耳穴总数已达180个左右，这里介绍81个常用耳穴的定位的主治。

4·2·4·1 耳舟部

[指]
部位：在耳轮结节上方，耳舟的顶部。
主治：手指麻木疼痛等。

[腕]
部位：在平耳轮结节突起处的耳舟部。
主治：腕部扭伤、肿痛等。

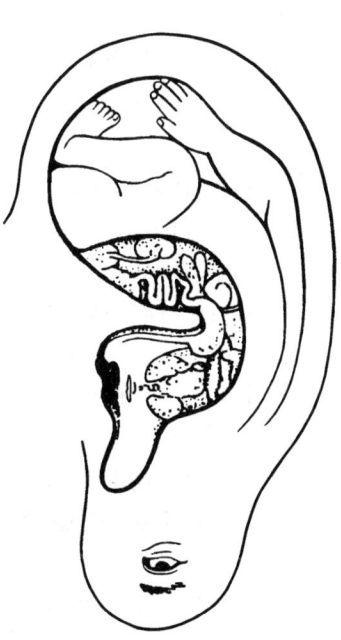

图177 耳穴形象分布示意图

[肘]
部位：在腕与肩穴之间。
主治：肘痹等。

[肩]
部位：与屏上切迹同水平的耳舟部。
主治：肩痹。

[肩关节]
部位：在肩与屏轮切迹平线之间。
主治：肩关节炎。

[锁骨]

部位：在轮屏切迹同水平线的耳舟部。

主治：相应部位疼痛，肩周炎。

4·2·4·2 对耳轮上脚部

[趾]

部位：在对耳轮上脚的外上角。

主治：足趾麻木、疼痛。

[踝]

部位：在对耳轮上脚的内上角。

主治：踝关节炎，踝部扭挫伤等。

[膝]

部位：在对耳轮上脚的起始部，与对耳轮下脚上缘同水平。

主治：膝关节炎。

4·2·4·3 对耳轮下脚部

[臀]

部位：在对耳轮下脚外 1/2 处。

主治：坐骨神经痛。

[坐骨]

部位：在对耳轮下脚内 1/2 处。

主治：坐骨神经痛。

[下脚端(交感)]

部位：在对耳轮下脚端与耳轮内侧交界处。

主治：消化、循环系统功能失调，急惊风，哮喘，痛经等。

4·2·4·4 对耳轮部

[腹]

部位：在对耳轮上，与对耳轮下脚下缘同水平处。

主治：腹腔疾病，消化系统，妇科疾病。

[胸]

部位：在对耳轮上，与屏上切迹同水平处。

主治：胸胁痛，乳腺炎。

[颈]

部位：在屏轮切迹偏耳舟侧处。

主治：落枕，颈部扭伤，单纯性甲状腺肿。

[脊椎]

部位：对耳轮的耳腔缘。以直肠下段同水平与肩关节同水平为分界线将脊椎分为3段，自上而下，上 1/3 为腰骶椎、中 1/3 胸椎、下 1/3 颈椎。

主治：相应部位疾病。

4·2·4·5 三角窝部

[子宫(精宫)]

部位：在三角窝耳轮内侧缘的中点。

主治：月经不调,白带,痛经,盆腔炎,阳痿,遗精。

[神门]

部位：在三角窝的外 1/3 处,对耳轮上下脚交叉之前。

主治：失眠,多梦,烦躁,炎症,哮喘,咳嗽,眩晕,荨麻疹。镇静,镇痛。

4·2·4·6　耳屏部

[外鼻]

部位：在耳屏外侧面的中央。

主治：鼻疖,鼻炎。

[咽喉]

部位：在耳屏内侧面的上 1/2。

主治：咽喉肿痛,扁桃体炎。

[内鼻]

部位：在耳屏内侧面的下 1/2,咽喉的下方。

主治：鼻炎,上颌窦炎,感冒。

[上屏尖]

部位：在耳屏上部隆起的尖端。

主治：炎症,疼痛性病症。

[下屏尖(肾上腺)]

部位：在耳屏下部隆起的尖端。

主治：低血压,昏厥,无脉症,咳嗽,哮喘,感冒,中暑,疟疾,乳腺炎。

[外耳]

部位：在屏上切迹微前凹陷中。

主治：耳鸣,耳聋,眩晕。

4·2·4·7　对耳屏部

[缘中(脑点)]

部位：在对耳屏尖与轮屏切迹间的中点。

主治：遗尿,崩漏,急惊风。

[平喘(腮腺)]

部位：在对耳屏的尖端。

主治：哮喘,咳嗽,痄腮,遗尿,急惊风。

[脑(皮质下)]

部位：在对耳屏的内侧面。

主治：失眠,多梦,疼痛性病症,智能发育不全,哮喘,眩晕,耳鸣。

[睾丸(卵巢)]

部位：在对耳屏的内侧前下方,是脑穴的一部分。

主治：生殖系统疾病,头痛。

[枕]

部位：在对耳屏外侧面的后上方。

主治：神经系统疾病，皮肤病，昏厥，后头痛，失眠等。

[额]

部位：在对耳屏外侧面的前下方。

主治：前头痛，头昏，失眠，眩晕。

[颞(太阳)]

部位：在对耳屏外侧面，枕与额穴之间。

主治：偏头痛。

4·2·4·8 屏间切迹部

[目$_1$]

部位：在屏间切迹前下方。

主治：青光眼，近视。

[目$_2$]

部位：在屏间切迹后下方。

主治：屈光不正，外眼炎症。

[屏间(内分泌)]

部位：在屏间切迹内耳甲腔底部。

主治：生殖系统功能失调，更年期综合征，皮肤病等。

4·2·4·9 耳轮脚周围部

[口]

部位：外耳道口的上缘和后缘。

主治：面瘫，口腔炎。

[食道]

部位：在耳轮脚下方内 2/3 处。

主治：恶心，呕吐，吞咽困难。

[贲门]

部位：在耳轮脚下方外 1/3 处。

主治：恶心，呕吐，贲门痉挛。

[胃]

部位：在耳轮脚消失处。

主治：胃痛，呃逆，呕吐，消化不良，胃溃疡，失眠。

[十二指肠]

部位：在耳轮脚上方外 1/3 处。

主治：胆道疾病，十二指肠溃疡，幽门痉挛。

[小肠]

部位：在耳轮脚上方中 1/3 处。

主治：消化不良，心悸。

[大肠]

部位：在耳轮脚上方内 1/3 处。

主治：痢疾，腹泻，便秘。

[阑尾]

部位：在小肠与大肠穴之间。

主治：阑尾炎，腹泻。

4·2·4·10　耳甲艇部

[膀胱]

部位：在对耳轮下脚的下缘，大肠穴直上方。

主治：膀胱炎，尿闭，遗尿。

[输尿管]

部位：在膀胱与肾穴之间。

主治：输尿管结石绞痛。

[肾]

部位：在对耳轮下脚的下缘，小肠穴直上方。

主治：泌尿、生殖、妇科疾病，腰痛，耳鸣，失眠，眩晕，颈、腰椎肥大。

[胰(胆)]

部位：在肝、肾穴之间，左耳为胰，右耳为胆。

主治：胰腺炎，糖尿病，胆道疾病，偏头痛，疟疾。

[肝]

部位：胃、十二指肠穴的后方。

主治：肝气郁滞，眼病，疟疾，胁痛，月经不调，痛经等。

4·2·4·11　耳甲腔部

[脾]

部位：在肝穴下方，耳甲腔的外上方。

主治：消化不良，腹胀，慢性腹泻，胃痛，口腔炎，崩漏，血液病等。

[心]

部位：在耳甲腔中心最凹陷处。

主治：心血管系统疾病，中暑，急惊风。

[肺]

部位：心穴的上、下、外三面。

主治：呼吸系统疾病，皮肤病，感冒。

[气管]

部位：在口与心穴之间。

主治：咳嗽，哮喘。

[三焦]

部位：在屏间穴的上方。

主治：便秘，浮肿。

4·2·4·12　耳轮部

[直肠下段]

部位：在与大肠穴同水平的耳轮处。

主治：便秘，痢疾，脱肛，痔疾。

[尿道]

部位：在对耳轮下脚下缘相平的耳轮处。

主治：尿频，尿急。

[外生殖器]

部位：在对耳轮下脚上缘相平的耳轮处。

主治：阳痿，外生殖器炎症，会阴部皮肤病。

[耳尖]

部位：将耳轮向耳屏对折时，耳郭上尖端处。

主治：发热，高血压，目赤肿痛，麦粒肿。

[肝阳]

部位：耳轮结节处。

主治：肝气郁结，肝阳上亢。

[轮$_{1-6}$]

部位：自耳轮结节下缘至耳垂正中下缘分成5等分，共6点，自上而下依次为轮$_1$、轮$_2$……轮$_6$。

主治：发热，扁桃体炎，高血压。

4·2·4·13　耳轮脚部

[耳中（膈）]

部位：在耳轮脚上。

主治：呃逆，黄疸，消化不良，皮肤瘙痒。

4·2·4·14　耳垂部

[升压点]

部位：在屏间切迹下方。

主治：低血压，虚脱。

[齿$_1$]

部位：在耳垂1区的外上角。

主治：拔牙，牙痛。

[舌]

部位：在耳垂2区中央。

主治：舌肿痛，舌强语蹇。

[齿$_2$]

部位：在耳垂4区的中央。

主治：拔牙，牙痛。

[上颌]

部位：在耳垂3区正中处。

主治：上牙痛，下颌关节痛。

[下颌]

部位：在耳垂3区上部横线之中点。

主治：下牙痛，下颌关节痛。

［眼］

部位：在耳垂5区的中央。

主治：急性结膜炎,电光性眼炎,近视等眼病。

［面颊］

部位：在耳垂5、6区交界线之周围。

主治：三叉神经痛,口眼㖞斜,痤疮等面部病症。

［内耳］

部位：在耳垂6区正中稍上方。

主治：耳鸣,听力减退,中耳炎,失眠,耳源性眩晕。

［扁桃体］

部位：在耳垂8区正中。

主治：喉蛾,扁桃体炎。

4·2·4·15　耳郭背面部

［上耳根］

部位：在耳根的最上缘。

主治：头痛,腹痛,哮喘。

［降压沟］

部位：在耳郭背面,由内上方斜向外下方行走的凹沟处。

主治：高血压。

［上耳背］

部位：在耳背上方的软骨隆起处。

主治：皮肤病,头痛,坐骨神经痛,腰痛。

［中耳背］

部位：在上耳背与下耳背之间最高处。

主治：皮肤病,背痛,腹胀,腹泻,消化不良。

［下耳背］

部位：在耳背下方的软骨隆起处。

主治：皮肤病,背痛,咳嗽,气喘。

［耳迷根］

部位：在耳郭背与乳突交界处(相当于耳轮脚同水平)的耳根部。

主治：胃痛,胆道蛔虫症,腹泻,气喘,鼻塞。

［下耳根］

部位：耳垂与面颊相交的下缘。

主治：头痛,牙痛,咽喉痛,哮喘。

图178为常用耳穴示意图。

4·2·5　耳针的临床应用

耳针既可防治疾病,也常用于针刺麻醉,并有诊断意义。这里主要介绍防治疾病方面的应用。

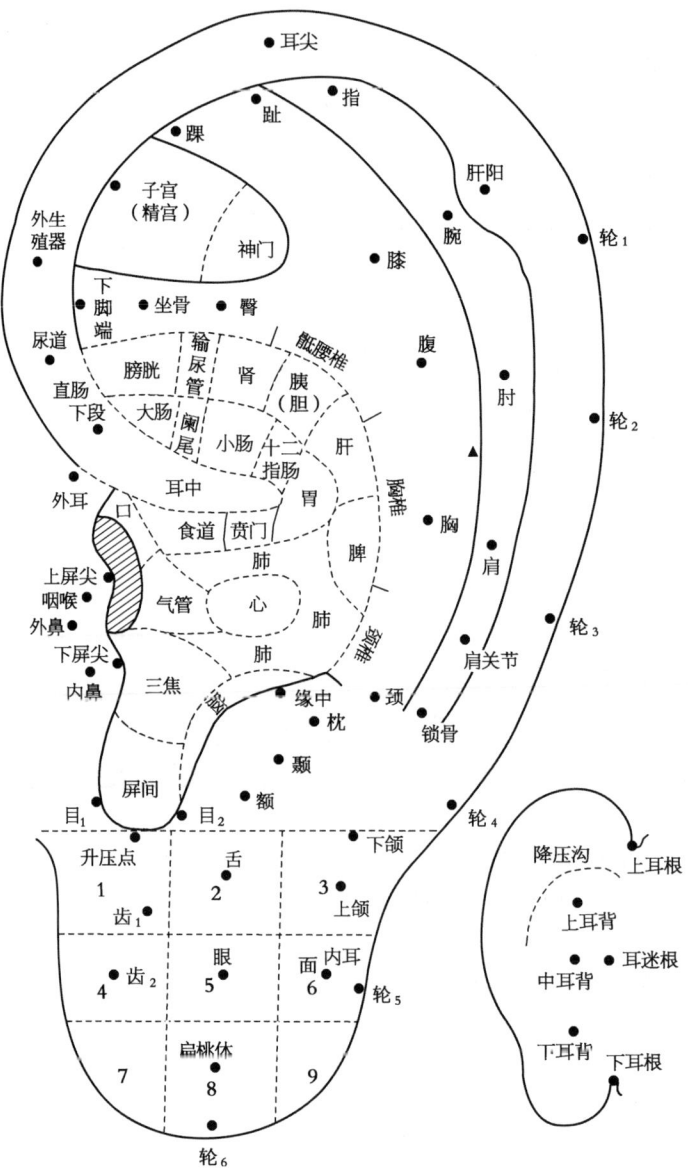

图 178　常用耳穴示意图*

* 参照全国针灸学会耳穴名称方案对下列部分耳穴命名作了调整（括号内系原名）：
耳中（膈）；上屏尖（屏尖）；下屏尖（肾上腺）；缘中（脑点）；脑（皮质下）；颞（太阳）；屏间
（内分泌）；下脚端（交感）。

4·2·5·1　选穴处方

① 按疾病的相应部位选穴：如胃病选胃穴，肺病选肺穴，阑尾炎选阑尾穴，肩痛选肩穴，咽喉痛选咽喉穴等。

② 按中医理论选穴：如耳鸣选肾穴，因"肾开窍于耳"；目疾选肝穴，因"肝开窍于目"；失眠选心穴，因"心主神"，失眠多与心神不宁有关；皮肤病选肺穴，因"肺主皮毛"等。

③ 按现代医学知识选穴：如高血压选降压沟；十二指肠溃疡选十二指肠下脚端穴；心律失常选心穴；月经不调选子宫穴；输液反应选下屏尖穴等。

④ 根据临床经验选穴：如目赤肿痛选耳尖穴；癫狂选神门穴；牙痛选用齿穴等。

选穴须注意精炼，一般以选用2~3穴为宜。一侧病取同侧穴，两侧病或内脏病取双侧穴，也可左病取右，右病取左。

⑤ 常见病症选穴处方举例：

感冒：肺、内鼻、下屏尖。

中暑：心、枕、脑。

咳嗽：支气管、肺、神门。

哮喘：平喘、肺、下脚端、下屏尖。

眩晕：肾、神门、内耳。

胃痛：胃、神门、脑、下脚端。

月经不调：子宫、卵巢、屏尖。

痛经：子宫、肾、屏间、下脚端。

急惊风：心、神门、缘中、下脚端。

遗尿：肾、膀胱、缘中、脑。

扭伤：相应部位、神门、脑。

输液反应：平喘、下屏尖。

4·2·5·2 操作方法

① 耳穴探查：可分观察法、按压法、电阻测定法三种。

观察法：拇、食二指紧拉耳轮后上方，由上至下，分区观察，在病变相应区如有变形、变色、丘疹、脱屑、结节、充血、凹陷、小水疱等阳性反应。这些反应处一般有较明显压痛，电阻较低。

按压法：诊断明确后，在病人耳郭病变的相应部位，用探针，或火柴梗、毫针柄等物用轻、慢、用力均匀的压力寻找压痛点。当压到敏感点时，病人会出现皱眉、呼痛、躲闪等反应。挑选压痛最明显的一点为耳针的治疗点。如反复探查找不到痛点，可按穴位进行治疗。

电阻测定法：当有疾病时，多数患者相应耳穴的电阻下降。这些电阻下降的穴位，皮肤导电量必然增高，故又称"良导点"。这种良导点，就可作为耳针治疗的刺激点。测定时将探测仪的耳塞插入术者耳内，另一电极由病人握住或固定在病人内关穴上。术者手持探测极在病人耳郭上的病变相应区用力轻而均匀地缓慢探测，当耳塞中出现增强的响声（此时病人耳郭上感到灼痛），这点即是"良导点"或耳穴。

② 消毒：用75%酒精，或先用2%碘酒，然后以75%酒精脱碘。

③ 针刺：根据疾病治疗需要选用短毫针或用图钉形揿针、电针、穴位注射等。针刺时左手固定耳郭，右手进针，深度以穿入软骨但不透过对侧皮肤为度。穴位注射时，药液每穴0.1~0.3毫升，注射在皮肤与软骨之间，使皮肤呈一个小皮丘。揿针、电针、穴位注射等具体方法，各详本节。此外也有用磁珠、绿豆、菜籽等用胶布固定，进行压迫刺激的。

耳穴刺激时，患者可有局部疼痛或胀痛，或有热感，痠麻感，或有感觉循经络路线放射传导。

④ 留针：毫针一般留针10~30分钟，痛症可留针1~2小时或更长。留针期间可间歇捻针。揿针用胶布固定后，春秋天可留针2~3天，冬天可留针7~10天，夏天气候炎热、汗多，不宜留针过长，须防感染。留埋期间每天用手指按压揿针2~3次，每次1~3分钟，以加强刺

激,提高疗效。

⑤ 出针:出针后用消毒干棉球按压针孔片刻,防止出血,或再涂以碘酒或酒精,预防感染。

疗程:急性病每天针治 1~2 次。慢性病每天 1 次或隔天 1 次,连续治疗 8~12 次为一疗程。休息 5~7 天后再开始下一疗程。

4·2·6　注意事项

① 严密消毒,预防感染。炎症或冻伤部位禁针。出针后如针孔发红,耳郭胀痛,有轻度感染时,应及时涂擦 2.5%碘酒,或用消炎药治疗。严防引起耳郭化脓性软骨膜炎。

② 正常人耳郭不同部位的电阻大小也不一致,在分析时须结合临床检查和症状。

③ 耳郭部针刺比较疼痛,须病员配合接受耳针治疗。注意预防晕针,万一发生就及时处理。

④ 有习惯性流产史的孕妇禁用耳针。年老体弱、严重贫血、过度疲劳等情况,耳针慎用或暂不用。

⑤ 对扭伤及肢体活动障碍的病人,进针后待耳郭充血发热时,病人宜适当活动患部,并在患部按摩,加艾条灸等,可提高疗效。

⑥ 耳针的适应证虽比较广,但也有一定的局限性,有时与其他疗法综合使用,也是必要的。

5 针刺麻醉

针刺麻醉(简称针麻)是选择适当穴位针刺,在患者清醒状态下施行外科手术的一种麻醉方法。它是我国中西医根据针刺有镇痛和调整人体生理功能的作用启发下创造出来的,是中西医紧密团结,运用现代科学的知识和方法,继承发展祖国医学所取得的一项新成就,也是针灸学的一项新发展。针刺与外科手术相结合,提高了外科手术的操作和效果。针麻还对理论研究提出了新课题,推动了经络、经穴——脏腑相关、痛觉生理学、镇痛原理的研究。

5·1 针麻的特点

① 针麻手术时病人保持清醒状态。病人痛觉变迟钝外,其他各种感觉和运动功能仍正常。因此,病人可与医生合作,有利于手术进行。例如:做三叉神经感觉支切断术时,可以及时测定病员感觉缺失区的范围,避免将神经根切断过多或过少;甲状腺手术时,通过与病员交谈听其发音,可防止误伤喉返神经;由于针麻不像药物麻醉会使肢体暂时麻痹,因此在战时便于伤员的护理和运送。

② 针麻使用安全。针麻无药物麻醉,因用药过量或病人对麻醉药过敏而发生麻醉意外的问题。对心、肺、肝、肾等功能不良或年老体弱、休克等不宜采用药物麻醉的病人,应用针刺麻醉比较安全。

③ 针刺有调节人体各种功能的作用,手术时病人的血压、脉搏、呼吸一般都比较平稳,手术后不会有后遗症,伤口痛也较轻,因此术后康复较快。

④ 针麻使用的工具比较简单,不需要复杂的麻醉器械,操作较易掌握。因此,不论平时或战时,山区或海岛,广大农村均可推广使用。

针刺麻醉虽具有安全、有效、生理扰乱少、术后恢复快、简便易行等优点。但针麻对某些部位手术或某些病例还有镇痛不够完全、内脏牵引时有不舒适反应,有时腹肌不够松弛等情况。可辅以适量的安定镇痛药物以及手术的关键部位施以少量麻醉药,以增强麻醉效果。

5·2 针刺麻醉的方法

5·2·1 术前准备

手术前,参加手术的医务人员就病人的病情、病史、思想情况一起进行分析讨论,统一认识,确定针麻手术方案。充分估计术中可能出现的各种情况,准备采取相应的措施。由于针麻手术时病人处于清醒状态,因此,在术前须将针麻的意义、特点、方法、过程和效果向病人作介绍。同时把手术过程可能有的不适感觉等向患者讲清楚,使其有思想准备,并了解如何进行配合(如开胸时做深呼吸等)。还可在术前在患者身上选穴进行1~3次试针,以了解"得气"情况和对针刺的耐受力,以便在手术时采用适当的刺激方法和给予适当的刺激量。

5·2·2 选穴原则

选穴以容易得气(以酸胀重的感应为佳),不痛,不出血,病人体位舒适,术者操作无影响为原则。重点介绍体针、耳针的选穴方法。

5.2.2.1　体针　选用十四经穴为主。具体选法有三种：

① 循经选穴：根据经络所通，主治所及的理论，选取与切口部位、手术脏器联系密切的经络腧穴。例如，拔牙选手阳明合谷、三间穴；腹式输卵管结扎选三阴交、太冲穴等。

② 近部选穴：选用手术附近部位的输穴。例如，拔下牙选颊车、大迎穴；剖腹产选带脉穴等。

③ 按神经学说选穴：常用的选法主要有如下两种：一是同节段（或近节段）选穴，如甲状腺手术选扶突、合谷、内关等穴；二是按神经干分布选穴或直接刺激神经干，骨科手术应用得较多，如选极泉穴或臂丛穴（腋窝腋动脉搏动处的两侧各刺一针）进行某些上肢手术；刺激第三、四腰神经、股神经、坐骨神经等进行某些下肢手术；在颧髎穴刺激三叉神经第二支，进行某些头部手术或颅脑手术等。

以上三种选穴法，可单独使用，也可配合使用。

5.2.2.2　耳针选穴方法有如下三种

① 按脏象学说选穴：例如，"肺主皮毛"，切皮和缝皮时可取用肺穴；"肾主骨"，骨科或胸腔手术切肋骨可选肾穴；"肝开窍于目"，眼科手术可取肝穴等。

② 按手术部位选穴：例如，阑尾切除术选阑尾穴；肺手术取肺穴，胆囊手术取胆囊穴等。

③ 按照耳穴的神经支配和解剖生理学选穴：例如，腹腔内脏手术选口穴、耳迷根穴，因是受迷走神经支配。把脑、下脚端等穴作为常用穴，能提高镇痛效果和减轻内脏反射，是以其生理作用为指导的。

以上三种选穴法可单独选用，也可配合运用。

体针或耳针麻醉，一般多用患侧，亦可选用双侧。

5.2.3　刺激方法

① 手法运针：体针常用捻转或捻转结合提插的手法；耳针只能捻转，不能提插。运针频率每分钟120～200次为宜，捻转角度一般是90°～360°，提插幅度在5～10毫米。要求始终处于"得气"状态。

手法运针应均匀稳定地进行，这是针麻的基本功，它可以根据术者指下感觉调整刺激强度。同时因设备简单，对在偏远农村、战时环境开展针麻有重要意义。

② 电针：操作方法同电针疗法。针麻一般用密波为主，刺激量以病人能耐受的中等刺激强度为宜。

③ 水针：选穴方法同体针。常用药物有维生素B_1、度冷丁、10%葡萄糖注射液、当归注射液、延胡索注射液等。度冷丁可用生理盐水稀释。本法常和手法运针或电针配合使用。

其他还有指压穴位麻醉，器械压迫法麻醉，电极板麻醉等方法代替针刺。

④ 诱导和留针：在手术开始前，对穴位预先进行一段时间刺激，称为诱导。诱导时间一般在20～30分钟左右。可分普遍诱导和重点诱导两种，前者是对所有穴位按照穴位处方顺序进行普遍运针，时间稍长；后者是对重点穴位进行运针，在术前5分钟进行。手术过程中刺激一般须较轻；但对某些敏感部位，手术时可加强针刺感应；某些手术刺激较轻的步骤，可暂停运针或通电，予以静留针。例如，脑外科切开脑膜后就可静留针一段时间。

5·3 辅助用药

针麻在术前和术中常需应用少量辅助药物,以提高针麻效果,使病人处于最安全和有利的条件下进行手术。常用的主要有镇静、镇痛和抗胆碱等药物。

术前用药,通常在术前 1 小时肌内注射苯巴比妥钠 0.1 克,术前 15~30 分钟肌内或静脉注射度冷丁 50 毫克(有的病人可以不用)。为了减少呼吸道和消化道分泌物,可在手术前 30~60 分钟在皮下或肌内注射阿托品 0.5 毫克或东莨菪碱 0.3 毫克。

术中用药,术中可根据病人反应和手术具体情况,分别加用镇静、镇痛药,局麻药或肌肉松弛剂等。例如,在切腹膜、结扎大血管或较强烈牵引内脏等之前,估计病人可能出现较强烈反应,可预先用 1% 普鲁卡因作局部浸润麻醉。术中用药时机要适当,最好用在病人有可能产生剧烈反应之前,才能取得较满意效果。药物剂量也必须适当,如用量过大,可能使病人处于朦胧状态,不能清楚地反映情况,失去与医生配合手术的能力。应用肌肉松弛剂更须慎重,必须严密观察,一有意外情况发生,就立即采取有效措施抢救。

5·4 针麻的适应范围

针麻目前已应用于普外科、神经外科、眼科、耳鼻喉科、口腔科、胸外科、骨科、妇产科、泌尿外科、小儿科等多种手术病种,具有比较广泛的适应证。一般地说,以头面部、颈部、胸部的手术针麻效果较好,适应针麻的病例较多;腹部手术因腹肌紧张、内脏牵拉反应等原因,相对地说适应针麻的病例较少,尚须加强研究。

5·5 常用针麻处方举例

5·5·1 内翻倒睫矫正术

体针:睛明、合谷。

操作:睛明穴术前重点诱导,不留针,合谷穴术中用密波电针。

5·5·2 拔牙术

体针:合谷透劳宫;或用耳针牙痛点。

操作:诱导 20 分钟,拔牙前针感可稍强。

5·5·3 扁桃体摘除术

体针:合谷。

操作:诱导 20 分钟,术中继续手法运针或用密波电针。

5·5·4 甲状腺手术

体针:扶突(双),或取合谷、内关;或用耳针肺、神门、屏间、颈。

操作:诱导 20 分钟,术中继续运针或密波电针。

5·5·5 颅脑手术(主要是大脑半球,鞍区及额部或顶部的颅内手术)

体针:颧髎(患侧)或加金门、太冲;或用耳针:肺、神门透肾,下脚端或脑。

操作:诱导 20~30 分钟,术中继续运针或电针。切开脑膜后可静留针一段时间。脑膜缝合前再进行运针或电针。

5·5·6 肺切除术

体针:① 合谷、内关;② 三阳络透郄门;③ 臂臑透肩髃;④ 外关透内关。每用 1~2 组穴位。或用耳针:肺、神门,下脚端、平喘。也可体针与耳针配合使用。

操作：诱导20~30分钟，术中继续运针或电针。患者应配合做慢而深的腹式呼吸。

5·5·7　两尖瓣分离术

体针：合谷、内关、支沟；或用耳针：肺、神门、胸、心、下脚端。

操作：诱导20~30分钟，术中继续运针或电针。患者应配合做慢而深的腹式呼吸。

5·5·8　胃次全切除术

体针：① 足三里、上巨虚、三阴交（均双侧）；② 足三里、翳风，手三里（均双侧）、切口穴（在皮肤切口两侧）。选用一组，再配合耳针：肺、神门、胃、下脚端。

操作：诱导20~30分钟。切口穴（在切口两侧）与切口成平行线用五寸长毫针埋刺于皮下，两针之间的距离为六厘米左右，用脉冲电密波刺激。

5·5·9　输卵管结扎术（腹式）

体针：三阴交、次髎、公孙、太冲；或用耳针：肺、神门、屏间、生殖器。

操作：普遍诱导15分钟，重点诱导10分钟，术中继续运针或电针。

5·5·10　剖宫产术

体针：带脉、足三里、三阴交；或用耳针：肺、神门、腹、子宫。或体针与耳针配合使用。

操作：诱导20~30分钟，术中继续运针或电针。

5·6　注意事项

1. 针刺操作，不论手法运针或电针，均以患者能忍受、较舒适的中强感应为宜。切勿过强，如果病人感到难受，会影响针麻效果。

2. 针麻手术时患者是处于清醒状态。因此，对外科手术操作要求较高，一刀一剪，一针一结，都要做到稳、准、轻、快，避免重复操作。手术室要保持安静，不能高声说话，以免引起病人烦躁不宁，影响手术进行。

3. 针麻手术对某些病例或某些手术环节，还可能发生镇痛不全，肌肉紧张，内脏牵引反应等，因此术中辅助用药须作准备，用药既要掌握好时机，并必须注意控制剂量，严防药物的副作用。

4. 对某些病灶复杂，粘连较多，或需广泛探查的病例，尤其是某些难度较高的腹腔手术，针麻效果尚不稳定，注意慎用。

下篇 治 疗

下篇 治　疗

治疗是在了解掌握经络、腧穴和刺灸方法的基础上，进一步阐述运用针灸治疗疾病的具体内容。本篇分总论和各论两个部分，总论主要介绍脏腑和经络的证治、针灸施治原则、配穴处方、特定穴应用等。各论介绍常见病症的治疗。

1 治疗总论

疾病的发生和发展,临床证候表现虽然错综复杂,但究其原因则不外乎脏腑、经络功能失调。针灸治疗就是根据脏腑、经络学说,运用"四诊"诊察病情,进行"八纲"辨证,将临床上各种不同证候进行分析归纳,以明确疾病的病因病机,以及疾病所在部位是在脏在腑,在表在里;疾病的性质是属寒属热,属虚属实以及病情的标本缓急。然后,根据辨证,进行相应的配穴处方,依方施术,或针或灸,或针灸并用,或补泻兼施,以通其经脉,调其气血,使阴阳归于相对平衡,《灵枢·根结》就说:"用针之要,在于知调阴与阳。调阴与阳,精气乃光……"借以使脏腑功能趋于调和,而达防病治病的目的。

1·1 脏腑经络证治

人体的一切功能活动,都离不开脏腑经络……在临床上所表现的一切证候,也不外乎是脏腑经络的病理反映。更由于人体各个脏腑、经络的生理功能不同,而所反映的病理变化,临床证候亦有不同。因此,在临床上掌握脏腑,经络的发病规律和特殊表现,就易于找出其病因、病机和发病的具体部位,以便于做出正确的诊断和治疗。《素问·调经论》载:"五脏之道,皆出于经隧,以行血气,血气不和,百病乃变化而生,是故守经隧焉。"所以,喻嘉言认为"凡治病不明脏腑经络,开口动手便错"。这都说明医者辨证论治,必须以脏腑、经络的理论为指导,尤其对针灸学科来讲,掌握脏腑、经络辨证机理,对于针灸治病就更有重要意义。因此就脏腑、经络的主要发病机理与治疗原则以及分经取穴等,简要介绍如下:

1·1·1 肺与大肠

肺:肺居胸中,开窍于鼻,司呼吸,而主一身之气,外合皮毛。上与喉鼻相通,其脉与大肠联络而为表里,肺为娇脏,不耐寒热,所以当外邪由口鼻或皮毛侵入,每先犯肺,而致肺的宣发功能失职,即可导致疾病。若外感风寒,肺卫失宣,则多见恶寒发热,头痛骨节酸痛,无汗,鼻塞流涕,咳嗽而痰涎稀薄,舌苔薄白,脉浮紧等,治当以取手太阴和阳明经腧穴为主,以针泻之,并可用灸。若邪热蕴肺或风寒化热,其症多见咳嗽,气息喘促,痰多黄黏,胸闷,胸痛,身热口渴,或致鼻渊,鼻衄,喉痹,舌干质红而苔黄,脉数等,治宜取手太阴、手阳明经腧穴为主,以针泻之,或三棱针点刺出血。若湿痰内阻,痰浊壅肺,则可见咳嗽气喘,喉中痰鸣,痰稠而量多,胸胁之满,疼痛,倚息不得安卧,舌苔白腻或黄厚,脉多现滑象或滑数,治宜取手足太阴、足阳明为主,针用泻法。若热邪伤及肺阴,症见咳嗽,咽干,痰中带血,潮热,盗汗,舌质红而少苔,脉多细数等,治宜取手太阴、足少阴经腧穴及背俞等,针用补法,禁灸。若肺气亏虚,则见咳嗽气短,痰液清稀,形寒自汗,倦怠懒言,面色㿠白,舌质淡而苔白,脉象虚弱,治宜取手、足太阴经腧穴及其背俞为主,针用补法或针灸并用。若风寒湿邪袭及经络,则可见其经脉循行部位发生酸楚疼痛,或现拘急,或萎软麻木不仁,肩臂痛等,治宜取手太阴经腧穴及其络穴等,针灸并用。若属热邪上冲可致鼻衄、喉痹、缺盆中痛等,治宜取手太阴、阳明经腧穴为主,针用泻法,并可刺血。

大肠：大肠居腹，其脉络肺而为表里，为传导之官，主要功能是传送食物糟粕使其变化为粪便排出体外，若大肠传导变化功能失常，即可导致疾病。若寒邪外侵或内伤生冷，其证多见腹痛肠鸣，大便泄泻，舌苔白滑，脉多沉迟，治宜取手阳明的募穴及下合穴为主，针灸并用。若热邪袭于大肠，其症多见大便臭秽，肛门热痛，或便下鲜血，或痢下赤白。若热郁于大肠而致痈肿，则腹痛拒按，而右腿屈而不伸，舌苔多黄燥，脉象滑数，治均宜取手、足阳明经腧穴和大肠的募穴、下合穴等为主，以针为主用泻法。若久泻不止或痢下久延，而致大便失禁，或肛门滑脱，舌淡苔薄，脉象细弱，治宜取足太阴、阳明及任、督腧穴为主，可针灸并用。若积滞内停，邪壅大肠，其症多见大便秘结，腹痛拒按，或下利不爽，里急后重，舌苔黄厚，脉象沉实或弦数，治宜取手、足阳明经腧穴为主，针泻不灸。若风寒闭阻经络，其经脉循行部位可见痠楚，疼痛，萎痹不用，麻木，臂痛不举，治宜取本经腧穴为主，针用泻法，并可针灸并用。若热邪随经上逆，则可见头痛，目黄，齿痛颊肿，唇吻瞤动，口㖞，衄䶊，咽喉肿痛，口臭，舌苔黄，脉多弦数，治宜取手、足阳明经腧穴为主，针用泻法或刺出血。

1·1·2 脾与胃

脾：脾与胃同居腹中，其脉与胃相连络而为表里，在体为肉，开窍于口。脾胃对饮食有受纳、腐熟、消化、吸收及输布的功能，为气血生化之源，五脏六腑、四肢百骸皆以受养，故为后天之本。脾主运化，以上升为顺，胃主受纳，以下降为顺，二者共同完成其升清降浊的功能。若脾气受损，运化失常，则可见呕吐，腹胀，便溏，面色无华，体倦乏力，少气懒言，甚则四肢不温，足跗浮肿，完谷不化，舌苔淡白，脉象濡弱等，治宜取足太阴、阳明经腧穴及其募、俞穴为主，针用补法，或针灸并施。若湿热互结，中焦受阻，可见脘腹痞满，或疼痛，肢体困重无力，或面色黄而溺赤，舌苔白腻，脉象滑数或濡数等，治宜取足太阴、阳明经腧穴及小肠募穴为主，针用泻法。若脾阳衰微，水湿不化，可见完谷不化，小便清长，四肢清冷，或见便血，或月经漏下，或带下绵绵，舌淡苔白，脉象沉迟，治宜取本脏俞、募及足太阴、阳明、任脉腧穴为主，针用补法或针灸并施。若风寒湿邪伤及经络，则可见其经脉循行之部位肿痛，四肢屈伸不利，痿痹不仁，舌强不语，或半身不遂等，治宜取本经腧穴，针用泻法，或针灸并施。

胃：胃与脾以膜相连，同居中焦，其脉络脾，若胃受纳失常，则可见食少纳呆，脘部痞闷，呃逆，呕吐，气馁少力，唇舌淡红，脉象软弱，治宜取足阳明经腧穴及其募、俞为主，针用补法，或针灸并用。若胃阳不足，寒邪偏盛，则可见胃脘胀痛，泛吐清水，每喜热饮，舌苔白滑，脉象沉迟，治宜取足阳明、太阴和手厥阴经腧穴及其募、俞穴为主，针用补法，或针灸并用。若邪犯阳明，热蕴于胃，则可见身热，口渴引饮，喜冷恶热，恶人与火，易惊、谵妄、狂，唇胗，或食入即吐，或大便燥结，舌苔黄燥，脉洪大有力，治宜取手、足阳明经腧穴为主，针泻不灸。若风寒湿邪侵袭经络，或脾胃蕴热循经上逆，则可见口唇生疮，口臭，颈肿，喉痛，齿痛龈肿，鼻渊，鼻衄，缺盆中痛，乳中肿痛，半身不遂，下肢经脉循行所过部位，麻木不仁，或痿痹不用，治宜取本经腧穴为主，针用泻法，或针灸并用。

1·1·3 心与小肠

心：心居胸中，心包为其宫城，其脉络小肠，而为表里，在体内为脉，开窍于舌。心为一身之主，主血脉，司神明，是维持人体生命和精神思维活动的中心，故凡外感六淫或内伤七情而影响到心神时，都可引起病变。若思虑过度，劳伤心神而致心阳不足，则可见心悸，胸闷，短气，心痛，面色无华，舌淡苔白，脉细弱或虚大无力，治宜取本脏的募、俞和手厥阴经腧穴为主，针用补法或针灸并施。若营血亏损，阴精暗耗而致心阴亏虚时，则可见心悸，心烦，少寐或多梦,甚或健忘,梦遗,舌干质红苔少,脉象细数,治宜取手厥阴和手、足少阴经腧穴为主,针用补法,或补泻兼施。若抑郁不遂,五志化火,痰热内扰时,则可见心悸,不寐,心胸烦热,或为癫狂,或为痴呆,语无伦次,哭笑无常,或见面赤、口渴,或见吐血、衄血,小便赤热,溲血淋痛,舌质红而苔黄,脉多滑数,治宜取手少阴,厥阴,足阳明经腧穴及其背俞为主,针用泻法。禁灸。若心火循经上炎,则可见口腔糜腐,烦躁,喉痛,目赤痛,头痛,或为鼻衄,舌质红而苔黄,脉多弦数,治宜取手少阴经腧穴为主,针用泻法。若风寒湿邪外侵,可致经络痹阻,则可见胸痛,及其经脉循行部位疼痛,麻木不用及肩胛冷痛等,治宜取手少阴、太阳经腧穴为主,针用泻法或针灸并施。

小肠:居于腹中,上接幽门,与胃相通,下接阑门,与大肠相连,其脉络心而为表里。小肠的功能,主要是分清泌浊。若寒邪犯之,则可见小腹隐痛,肠鸣溏泻,小便频数,舌淡苔薄白,脉细而缓,治宜取本腑募、俞及其下合穴为主,针用补法,或针灸并用。若心移热于小肠或热结于本腑,则可见心烦,口舌生疮,咽痛,小便短赤甚或溺血,茎中痛,小腹胀痛,舌质红而苔黄,脉象滑数,治宜取手少阴、太阳经腧穴及其募穴,下合穴为主,针用泻法。若邪袭经络,则可见目赤,咽痛,颔肿,耳聋,耳鸣,头项强痛,小腹痛连腰脐及经脉循行部位疼痛、麻木、痿痹不用等证,治宜取手太阳经腧穴及其下合穴,背俞穴为主,针用泻法,或针灸并施。

1·1·4 肾与膀胱

肾:肾左右各一,位于腰部,主水,藏精,主骨,生髓,其脉络膀胱,而为表里。耳为肾之官,肾开窍于二阴,为先天之本,水火之脏。主统摄一身之水而封藏精液。为生长发育之源,若外感六淫之邪或房事过度而伤及肾时,均可发病。若劳损过度,久病失养,可致肾气亏耗,封藏失权,可见面色淡白,腰脊痠软,腿足无力,阳痿早泄,溲多或遗尿,头昏耳鸣,或听力减退,形寒溲冷,舌淡苔白,脉弱无力,治宜取本脏募、俞和任、督、足少阴经腧穴,以灸为主,针用补法。若肾气劳伤,无力纳气,则可见短气喘逆,动则尤甚,自汗懒言,头晕,畏寒,两足逆冷,面浮色白,舌淡苔薄,脉细弱或浮而无力,治宜取本脏募、俞和任、督及足少阴经腧穴为主,针用补法或针灸并施,重灸为宜。若病久耗伤肾阳,不能温化水液,而水气泛滥,则可见周身浮肿,下肢尤甚,甚则按之如泥,陷而不起,或大便溏薄,或水泛上逆而为咳逆上气,动则喘息,痰多稀薄,舌润滑而苔淡白,脉沉滑,治宜取任、督及足少阴经腧穴为主,针用补法,或针灸并用,多灸为宜。若房事不节,劳倦过度,或欲念妄动,肾阴耗伤,可见形体虚弱,头晕耳鸣,少寐健忘,多梦遗精,腰痠腿软,或现颧赤唇红,潮热盗汗,口干咽燥,梦遗;或干咳无痰,或痰中带血,舌红而少苔,脉多细数,治宜取足太阳、少阴经腧穴为主,或配手太阴、少阴经腧穴,针用补法。若邪犯经络,则可见其经脉循行部位疼痛、痠重,或麻木不仁,痿痹不用,治宜取本经腧穴,或针或灸,或针灸并用,配合皮肤针等治疗。

膀胱:居于少腹,其脉络肾而为之表里。膀胱主要功能为贮藏津液,行气化水。若下焦虚寒、气化无权,则可见小便频数,或遗溺,舌苔白滑,脉象细弱,治宜取本腑的募、俞和足太阳、少阴经腧穴为主,宜针灸并用。若实热蕴积本腑,则可见小便短涩不利,溺黄赤而混浊,或淋涩不畅,或闭而不行,或兼见脓血砂石,茎中热痛,舌红而苔黄,脉象滑数,治宜取足三阴、太阳经腧穴和任脉腧穴为主,针用泻法。若风寒外袭,伤及经络,则可见项背、腰尻等经脉循行部位疼痛,痠楚或拘急,或痿痹麻木不用等,治宜取本经腧穴为主,或针或灸,或针灸并用,或配合皮肤针等其他治疗方法。

1·1·5 心包与三焦

心包：心包居胸中，位处心之外围，有护卫心神的作用。其脉历络三焦，而与之为表里。其病机与临床所见症状、治疗方法，每与手少阴心经大同，不复赘言。若外感风寒湿邪，伤其经脉，则多见心胸疼痛而牵引胁下，心烦，腋肿以及其经脉循行部位疼痛，麻木，痿痹不用，手掌发热等症。治宜取本经腧穴为主，针用泻法，或针灸并用。

三焦：三焦是上中下三焦的总称，其脉络心包而为表里，它与肺、脾、肾、膀胱的关系最为密切。人体津液的正常输布及代谢等，都有赖于三焦的"气化"作用。若其气化功能失常，可导致水湿内停，则可见肌肤肿胀，腹中胀满，气逆腹冷，或遗尿、小便失禁，舌苔白滑，脉象沉细或滑。治宜取其募、俞、下合穴及任脉腧穴为主，针灸并用。若湿热蕴结于里，水液潴留，则可见身热气逆，肌肤肿胀，小便不利，舌质红而苔黄腻，脉象滑数。治疗宜取其募、俞、下合穴及足三阴经腧穴为主，针用泻法。若风寒湿邪闭阻经络，则可见其经脉循行部位痠胀疼痛，麻木，肢体痿痹不用，若风热外袭或内热上冲，可使经气闭塞，则可见头晕，耳鸣，暴聋，目赤眦痛，颊肿，喉痹，瘰疬，胁痛，甚或大便秘结，小便黄赤，舌质红而苔黄，脉象弦数。治宜取手足少阳经腧穴为主，或针或灸，或补或泻，或三棱针点刺出血。

1·1·6 肝与胆

肝：肝居胁下，主筋，藏血，开窍于目，其脉络胆，而与之为表里，上连目系，交于巅，其性刚强，喜条达而恶抑郁，凡精神情志之调节，与肝有密切关系。若情志所伤，肝气郁结，则可见胁肋疼痛或走窜不定，胸闷不舒，易怒，食欲不振，干呕，气逆喉中如物梗塞，或呕吐吞酸，或吐出黄水，或腹痛便泄，舌苔淡黄，脉多弦长。治宜取足厥阴、少阳、阳明、太阴经腧穴为主，针用泻法。若气郁化火，肝火上炎，则可见头目胀痛，或头晕目眩，或目赤红肿，心烦不寐，易怒，耳鸣，耳聋，吐衄，舌红苔黄，脉多弦数或弦而有力。治宜取足厥阴、少阳经腧穴为主，针用泻法或三棱针点刺出血。若肝阳暴胀，肝风内动，则可见突然昏倒，不省人事，或高热，神昏，谵语，四肢抽搐，角弓反张，或口㖞，半身不遂，语言謇涩，或舌体歪斜，颤动，舌苔白厚或黄腻，脉象弦滑而数或见浮象。治宜取足厥阴、督脉腧穴及十二井穴为主，针用泻法，或三棱针点刺出血。若肾阴不足或肝火伤阴，则可见眩晕头痛，耳鸣耳聋，视物不明或雀目，善恐，肢体肌肉瞤动，口燥咽干，午后潮热，舌红少津，苔少，脉象细弦或弦数。治宜取足厥阴、少阳、少阴经腧穴为主，针可补泻兼施，或平补平泻。若寒邪袭于经络，则可见少腹冷痛，疝气，睾丸偏坠而痛，逢寒加剧，遇热少安，或其经脉循行部位疼痛，麻木，转筋拘急，掣痛等。治宜取本经腧穴，针灸并用。

胆：胆附于肝，其脉络肝而为表里，其性刚直果断，胆为中精之府，贮藏胆汁。若因湿热之邪而致胆液疏泄功能失调，则可见头痛目眩，口苦咽干，耳鸣耳聋，胁肋胀满疼痛，寒热往来，黄疸，呕吐苦水，舌红苔黄腻，脉象弦数或弦滑。治宜取本腑募、俞及足少阳经腧穴为主，针用泻法。若胆气虚弱，则可见惕惊善恐，胆怯，善叹息或夜寐不安，视物不清，头晕欲呕，舌苔薄滑，脉象弦细。治宜取本腑背俞及足少阳、手足厥阴经腧穴为主，针用补法，或针灸并施。若外感风寒或湿邪阻滞经络，则可见经脉循行部位疼痛，麻木不仁等。治宜取本经腧穴，用针或用灸等，可酌情而施。

1·2 针灸治疗原则

针灸治疗疾病的原则，是根据疾病发展变化的性质决定的。疾病的性质，虽错综复杂，千变万化，但不越乎阴阳表里、虚实寒热，故称八纲。关于针灸对疾病的治疗原则，《灵枢·

九针十二原》说:"凡用针者,虚则实之,满则泄之,宛陈则除之,邪盛则虚之。"《灵枢·经脉》也说:"盛则泻之,虚则补之,热则疾之,寒则留之,陷下则灸之,不盛不虚,以经取之。"指出针灸治病,凡邪气盛满时,当用泻法,以泻其邪实;正气不足,身体虚弱时,应用补法,以补其不足,使正气充实。若属热邪,应用疾刺法或刺出血,以疏泻其邪热。若寒邪过盛,脏腑经络之气凝滞时,当用留针法,以使阳气来复而祛散寒邪,或用灸法以助阳散寒。若气血瘀滞,闭阻经络时,用出血法,以祛除其瘀。若阳气不足而脉陷下时,则宜用灸法,以升阳举陷。若非他经所犯而本经有病者,则取本经腧穴,以调其气血。因此在临床运用针灸治病时,必须根据中医基本理论,运用望、闻、问、切四诊配合其他方法,确立八纲,始能决定针灸治疗原则。

1·2·1　阴阳

阴阳是中医的基本理论核心,也是八纲中的总纲。《素问·阴阳应象大论》说:"善诊者,察色按脉,先别阴阳。"一般说来病在表、在腑、属实、属热者,为阳;病在里、在脏、属虚、属寒者,为阴。《灵枢·寿夭刚柔》载:"审之阴阳,刺之有方,得病所始,刺之有理。"临床上阳证多实热,宜针用泻法,或用疾刺法或刺出血。阴证多虚寒,宜针用补法,用灸法,宜留针。这是针灸治病的基本原则。

1·2·2　表里

表里一般是指疾病所在部位的深浅而言,它与针刺的深浅有密切关系。《素问·刺要论》:"病有浮沉,刺有浅深。"病有在脏腑,有在经络,有在皮肉,有在筋骨者。在经络、在皮肉者,属表,针灸治疗宜浅刺疾出;在脏、在腑、在筋骨者,为里,针灸治疗时宜深刺久留。至于外感六淫之邪犯人之表证,宜用泻法或针或灸,或针灸并用。病邪传里,深入脏腑者,应根据不同情况,或针或灸,或补或泻,或针灸并用,酌情而施。

1·2·3　寒热

寒热是指疾病的性质而言。一般说寒证是人体阴气盛或阳气虚而不能抵御寒邪而导致的疾病,针灸治疗时应根据寒邪在表在里、属虚属实等不同情况采用留针或用补法,或用灸法,或针灸并用。热证是人体阳气盛或阴不足不能抗御热邪而导致的疾病,可见于五脏六腑,或某经的全身或局部症状,既可见于表证,也可见于里证,针灸治疗时,一般宜疾刺用泻法,或刺出血,不用灸法。

至于寒热夹杂,真寒假热,真热假寒,则宜一一详辨。真寒假热,应从寒治,真热假寒,则治当从热,寒热夹杂,则温清异用。临床时根据病机而灵活施治。

1·2·4　虚实

虚实是指人体正气的盛衰和病邪的消长。虚因正气不足,《素问·通评虚实论》载:"精气夺则虚。"泛指人体阴阳、脏腑、经络、气血不足而导致的疾病。针灸治疗时,当针用补法,或针灸并用,《素问·通评虚实论》:"虚则补之……无问其数,以平为期。"实是邪气的旺盛或人体功能的过度亢盛。《素问·通评虚实论》载:"邪气盛则实。"《灵枢·根结》更说:"形气有余,病气有余……急泻其邪,故曰有余者泻之。"大凡形实邪实所导致的病变,针灸治疗时即当针用泻法或出血,以泄其实邪。至于虚中有实,实中有虚,则应根据虚实的轻重,采用先补后泻或先泻后补,或补泻兼施的治法,做出适当处理。

1·3　配穴处方

针灸治病是利用针刺、艾灸某些腧穴来完成的,所以腧穴的选用、处方的组成与疗效有密切关系。临床上配穴处方应根据中医基本理论,在辨证论治的原则指导下,结合腧穴的功能、特性,严密组织,进行配穴处方,做到有方有法,灵活多变。腧穴的组织配伍,亦有君臣佐使等穴的主次之异。同时还应注意选用或配合其他施治方法,以期达到《素问·异法方宜》所谓"杂合以治,各得其所宜"的目的。这里重点介绍处方的组成、变化规律、配穴的方法和特定穴的应用。

1.3.1 处方组成规律

针灸处方的腧穴选取是以经络学说为指导,根据病证,以循经取穴为主,其中可分为近部取穴、远部取穴和随证取穴。近部取穴是指选取病痛的局部或邻近部位的腧穴,远部取穴是选取距病痛处较远部位的腧穴,随证取穴是指对某些全身症状或针对病因病机而取穴。这是处方组成的基本法则,三者在应用时可分可合,分别介绍如下:

1.3.1.1 近部取穴 近部取穴是根据每一腧穴都能治疗所在部位的局部和邻近部位的病症这一普遍规律提出的,多用于治疗体表部位明显和较局限的症状。如鼻病取迎香,口咽取颊车、地仓,胃痛取中脘、梁门等皆是属于近部取穴,应用比较广泛。历代医家积累了丰富的经验,如《灵枢·厥病》载:"头痛……有所击堕,恶血在于内;若肉伤,痛未已,可则刺,不可远取也。""耳鸣,取耳前动脉。"《百症赋》说:"悬颅、颔厌之中,偏头痛止。"这都是近部取穴的范例。

1.3.1.2 远部取穴 远部取穴是根据阴阳脏腑经络学说等中医基本理论和腧穴的主治功能提出的,是在病痛较远的部位取穴。如咳嗽、咳血取尺泽、鱼际,腰痛取委中、昆仑,口齿痛取合谷等。在应用时,即可取所病脏腑本经腧穴,也可取表里经或其他有关经脉中的腧穴。如胃痛取足三里,或取与胃相表里的脾经穴公孙,以及与胃有关经脉的腧穴,如肝经的太冲、心包经的内关等。这都是远部取穴处方的具体运用。至于《灵枢·终始》中所说的"病在上者,下取之,病在下者,高取之,病在头者,取之足,病在腰者取之腘",也属本法的范畴。

1.3.1.3 随证取穴 随证取穴,亦名对证取穴,或称辨证取穴,是根据中医理论和腧穴功能主治而提出的。它与近部取穴、远部取穴有所不同,近部或远部取穴都是以病痛部位为依据,但对于发热、自汗、盗汗、虚脱、失眠、多梦等全身证候并不能完全概括,就应用随证取穴法。《难经·四十五难》说:"腑会太仓,脏会季胁,筋会阳陵,髓会绝骨,血会膈俞,骨会大杼,脉会太渊,气会膻中。"这些腧穴都与某一方面的病证有密切关系,临床上可以随证选取。如属气病的胸闷、气促等取膻中,血虚或慢性出血疾患取膈俞,筋病时取阳陵泉等。又如外感发热取大椎、合谷、曲池等以清热解表,昏迷急救取人中、素髎、内关以醒神开窍苏厥,阴虚发热、盗汗取阴郄、复溜以滋阴清热而止汗等,都属于随证取穴的范畴,而为临床所常用。

以上三法,在临床上既可单独选取,也可相互配合应用。如《灵枢·四时气》记载:"腹中常鸣,气上冲胸,喘不能久立,邪在大肠,刺肓之原,巨虚上廉、三里。"既有近部取穴(肓之原,气海穴),又有远部取穴和随证取穴(巨虚上廉、三里)。这是近部、远部和随证取穴较为典型的处方。

1.3.2 处方的变化规律

临床上虽用同一个腧穴处方,但由于针灸补泻、施术先后、腧穴加减和针刺深浅、留针等不同,因而所产生的效果也有所不同,这是关系腧穴处方作用变化的基本规律。今分述如下:

1.3.2.1 补与泻的作用不同 补与泻是针灸施治的基本法则,其操作方法和它的作用彼此完全相反。《灵枢·终始》说："凡刺之道，气调而止。补阴泻阳，音气益彰，耳目聪明，反此者，血气不行。"由于补泻操作不同，在同一个腧穴处方中，可以起完全相反的作用。如临床上补合谷，泻三阴交，有行气活血、通经化瘀之效，用以治血滞经闭，而列为孕妇之禁忌。反之，若泻合谷，补三阴交，则有理气养血固经之效，而治疗月经过多或崩漏之疾。又如合谷、复溜，既可用于发汗，又可用于止汗。这都是由于补泻施术不同所产生的治疗效果。所以《灵枢·邪气脏腑病形》载："补泻反则病益笃。"

1·3·2·2 针刺深浅，效果有异　针刺的深浅与处方的作用有极为密切的关系，如临床上用同一处方，由于针刺的深浅不同，而所起的疗效就有显著的差别。《灵枢·官针》就明确指出："疾浅针深，内伤良肉，皮肤为痈；疾深针浅，病气不泻，支为大脓。"因此据方施治时，一方面要考虑针刺深浅不同所产生的不同效果，另一方面还必须因病、因时、因人的不同而灵活施术。《灵枢·终始》载："春气在毫毛，夏气在皮肤，秋气在分肉，冬气在筋骨，刺此病者，各以其时为齐。故刺肥人者，以秋冬之齐；刺瘦人者，以春夏之齐。"这在临床上是非常重要而且也是应该掌握的。

1·3·2·3 取穴有主次，施术有先后　针灸处方有主次之分，施术有先后之别，《灵枢·五色》就指出："病生于内者，先治其阴，后治其阳，反者益甚，其病生于阳者，先治其外，后治其内，反者益甚。"这说明施术的先后不同，所产生的不同作用。《灵枢·周痹》也说："痛从上下者，先刺其下以过之，后刺其上以脱之，痛从下上者，先刺其上以过之，后刺其下以脱之。"在临床上一般施术时是先上后下，先阳后阴，但在特殊情况，就应考虑施术的先后，否则是有害无益的。

1·3·2·4 针所不为，灸之所宜　针与灸虽然同属于外治法，但其作用并不尽同，在临床应用上也有所区别。如实热证，一般只针不灸，虚寒证，一般多灸少针。临床应用针灸时应根据具体病情，酌情施术，考虑用针、用灸，或针灸并用，或多针少灸，或多灸少针等，才能取得应有的效果。

1·3·2·5 处方中的腧穴加减　一个处方中的腧穴增加或减少，不仅关系到治疗效果，而且会改变处方的主治作用。一般来说，处方中的主穴不变，随着病情的变化而加减腧穴。如临床上取合谷为主，配曲池为理上焦的要方；若与足太阴的三阴交相配，则可行气活血，调理月经，若与足少阴经的复溜相配则可发汗，止汗；若与足厥阴经的太冲配合，则可治疗痹证，并有开关利机，平肝熄风的作用而为治中风口㖞之要方，这种种不同作用，则在于腧穴的加减变化，这是应予重视的。

【附】　针灸类别与补泻符号

在针灸处方时，对于针具，灸法的类别与补泻时，可不用文字说明，而以下列符号代之：

| ：针平补平泻　　　　⊥：针用泻法
⊤：针用补法　　　　↓：三棱针出血
＊：皮肤针　　　　　×：艾条灸
△：艾炷灸　　　　　↑：温针
iL：电针　　　　　　lm：水针
○：拔罐

1·3·3　常用配穴法

配穴是将主治相同或相近似的腧穴，同时配合应用，以发挥其协同作用，使其相得益

彰。在处方组成方面虽有近部、远部和随证取穴等形式,但是配穴的方法多种多样。分述如下:

1·3·3·1　本经配穴法　即某一脏腑、经脉发生病变时,即选某一脏腑经脉的腧穴,配成处方,如肺病咳嗽,既可取局部腧穴肺募中府,也可远取本经之尺泽,太渊。《灵枢·厥病》载"厥头痛,项先痛,腰脊为应,先取天柱,后取足太阳"等,均属于本法的具体运用。

1·3·3·2　表里配穴法　本法是以腑脏、经脉的阴阳表里配合关系,作为配穴依据。即某一脏腑经脉有病,专取其表里经腧穴组成处方施治。在临床上既可单取其表经腧穴,也可单取里经,或表里配合均可。如《灵枢·厥病》载:"厥心痛,与背相控,善瘈,如从后触其心,伛偻者,肾心痛也。先取京骨、昆仑。"这是里病取表经腧穴。《灵枢·五邪》载:"邪在肾,则病骨痛,阴痹……取之涌泉,昆仑。"这是表里配合应用。《灵枢·厥病》载:"厥心痛,腹胀,胸满,心尤痛甚,胃心痛也,取之大都、太白。"这是表证取里经腧穴。特定穴中的原络配穴法,也是本法在临床上的具体运用。

1·3·3·3　前后配穴　亦名"腹背阴阳配穴法"。前,指胸腹为阴;后,指脊背为阳。本法是以前后部位所在的腧穴配伍成处方的方法。《灵枢·官针》所指"偶刺法"以及"募俞配穴法"等,均属于本法的范畴。凡脏腑病均可采用此法,如胃脘痛,前取中脘、建里,后配脾俞、脊中等,或用募穴"中脘"和背俞"胃俞",即属本法。

1·3·3·4　上下配穴法　是泛指人身上部腧穴与下部腧穴配合成处方的,即属此法。如《百症赋》载:"强间(上)丰隆(下)之际,头痛难禁……观其雀目肝气,睛明(上)、行间(下)而细推。"《天元太乙歌》"心痛手颤少海间,欲要除根针阴市"以及"八脉交会穴"配合应用等,均属本法的应用。

1·3·3·5　左右配穴法　本法是根据外邪所犯经络的不同部位,在"缪刺""巨刺"的原则下配穴成方的方法。它既可左右双穴同取,也可左病取右、右病取左,既可取经穴,又可取络穴,随病而取。或脏腑、经络病涉及双侧时,均左右腧穴同时并取。若风中经络,症见半身不遂时,既可采取左病取右或右病取左的"巨刺""缪刺",也可左右腧穴同时并用。均属本法的应用。

1·3·4　特定穴的应用

特定穴是指十四经中具有某种特殊治疗作用的腧穴,由于这类腧穴的分布和作用不同,故各有不同含义的名称,这在经络腧穴总论中已作说明。在此仅对其应用方法分述如下:

1·3·4·1　五输穴的应用　五输穴,是指十二经穴分布在肘、膝以下井、荥、输、经、合五类腧穴的简称。这类腧穴,每经5穴,十二经共有60穴。这是古人将经脉之气流注运行的情况,比作自然界水流的由小到大,由浅入深,注于海泽的动向,用以说明经气在运行中所过部位的浅深不同,而具有的不同作用。《灵枢·九针十二原》说:"所出为井,所溜为荥,所注为俞,所行为经,所入为合。"十二经脉所属五输,五行表列于下(表3-1、表3-2)。

五输穴是十二经脉气出入之所,因此具有主治五脏六腑经脉病变的作用。《灵枢·顺气一日分为四时》载:"病在脏者,取之井;病变于色者,取之荥;病时间时甚者,取之输;病变于音者,取之经;经满而血者,病在胃及以饮食不节得病者,取之于合。"这是对五输穴运用的一种方法,指出疾病发生在五脏时可取井穴,疾病变化显现于面色时可取荥穴,病情时轻时重时可取俞穴,疾病影响音声发生变化时可取经穴,若经脉满盛、病在胃府及饮食所伤而得的可取合穴。《难经·六十八难》更说:"井主心下满,荥主身热,俞主体重节痛,经主喘

表 3-1 阴经五输穴表

阴经\五输	井(木)	荥(火)	输(土)	经(金)	合(水)
肺手太阴	少商	鱼际	太渊	经渠	尺泽
心包手厥阴	中冲	劳宫	大陵	间使	曲泽
心手少阴	少冲	少府	神门	灵道	少海
脾足太阴	隐白	大都	太白	商丘	阴陵泉
肝足厥阴	大敦	行间	太冲	中封	曲泉
肾足少阴	涌泉	然谷	太溪	复溜	阴谷

表 3-2 阳经五输穴表

阴经\五输	井(金)	荥(水)	输(木)	经(火)	合(土)
大肠手阳明	商阳	二间	三间	阳溪	曲池
三焦手少阳	关冲	液门	中渚	支沟	天井
小肠手太阳	少泽	前谷	后溪	阳谷	小海
胃足阳明	厉兑	内庭	陷谷	解溪	足三里
胆足少阳	足窍阴	侠溪	足临泣	阳辅	阳陵泉
膀胱足太阳	至阴	足通谷	束骨	昆仑	委中

咳寒热,合主逆气而泄。"这是五输穴在临床上运用的又一方法。此外,在《难经》中还进一步根据五输穴的主治性能与木、火、土、金、水五行的配合,并结合脏腑的五行属性,提出了"虚者补其母,实者泻其子"的运用方法。如肺在五行属金,肺经的实证可取肺经五输穴中属"水"的合穴尺泽,因"金"生"水","水"为"金"之"子",取尺泽即所谓"实者泻其子"。若肺经的虚证可取肺经五输穴中属"土"的输穴太渊,因"土"生"金","土"为"金"之母,取太渊即所谓"虚者补其母"。余可类推,详见表3-3。

表 3-3 子母补泻取穴表

五行	金		水		木		火				土	
							君		相			
脏腑	肺	大肠	肾	膀胱	肝	胆	心	小肠	心包	三焦	脾	胃
母穴	太渊	曲池	复溜	至阴	曲泉	侠溪	少冲	后溪	中冲	中渚	大都	解溪
子穴	尺泽	二间	涌泉	束骨	行间	阳辅	神门	小海	大陵	天井	商丘	厉兑

1·3·4·2 募、俞穴的应用　"募"穴是五脏六腑之气汇集在胸腹部的腧穴。"俞"穴是脏腑之气输注于背部的腧穴。募为阴,均分布在胸腹部,是阳病行阴的重要处所。俞为阳,均分布在背部的膀胱经内,为阴病行阳的重要位置,每一脏腑均有各自所属的募穴和俞穴。详如表3-4。

表3-4　十二脏腑俞、募配穴表

募　穴	脏	俞　穴	募　穴	腑	俞　穴
中　府	肺	肺　俞	中　脘	胃	胃　俞
膻　中	心　包	厥阴俞	日　月	胆	胆　俞
巨　阙	心	心　俞	中　极	膀　胱	膀胱俞
期　门	肝	肝　俞	天　枢	大　肠	大肠俞
章　门	脾	脾　俞	石　门	三　焦	三焦俞
京　门	肾	肾　俞	关　元	小　肠	小肠俞

募穴和俞穴与各自所属脏、腑有密切关系,在临床上每一脏、腑发生病变时,常在所属的募穴或俞穴出现疼痛或过敏等。因此当某一脏、腑发病时,即可取其所属募穴、俞穴进行治疗。如《素问·奇病论》载:"口苦者……此人者,数谋虑不决,故胆虚,气上溢,而口为之苦。治之以胆募、俞。"即是对募、俞穴的具体运用。在临床上,募穴和俞穴不单是相互配合应用治疗各脏、腑的病变,而且可以单穴独用治疗与其脏腑经络相连属的组器官所发生的病证。如肝开窍于目,目疾可以取肝俞,肾开窍于耳,耳聋可取肾俞等,均是临床常用之法。

1·3·4·3 原、络穴的应用　原穴是脏腑的原气输注经过留止的部位。原穴与三焦有密切的关系,三焦是原气的别使,导源肾间动气,而输布于全身,调和内外,宣导上下,关系着人的脏腑气化功能,而原穴就是其留止之处,所以说"五脏六腑之有病者,皆取其原也"。十二经各有一原穴,均分布在四肢腕踝关节附近。

原穴在临床上,可以治疗各自所属脏、腑病变,也可根据原穴的反应变化,推断脏腑功能的盛衰,如《灵枢·九针十二原》所载:"五脏有疾也,应出十二原,而原各有所出,明知其原,睹其应,而知五脏之害矣。"

络穴,是络脉由经脉别出部位的腧穴,也是表里两经联络之处。今将十二经原穴、络穴列表3-5。络穴在临床上具有主治表里两经有关病症的作用。

原穴和络穴,在临床上既可单独应用,也可相互配合应用。相互配合应用时,称为"主客原络配穴"。它是根据脏腑经络先病、后病为依据,运用时一般是先病脏腑为主,取其经的原穴,后病脏腑为客,取其经和络穴。例如,肺经先病,即取其经的原穴"太渊"为主;大肠经后病,即取其经络穴"偏历"为客。反之,若大肠先病,即取其经的原穴"合谷"为主;肺经后病,即取其经的络穴"列缺"为客。属于表里配穴法的一种。

1·3·4·4 八脉交会穴的应用　八脉交会穴,是古人根据腧穴的主治特点,认为在四肢部有与奇经八脉相通的八个腧穴。这八个腧穴,具有主治奇经病症的作用。在临床应用时,

表 3-5 十二经原穴、络穴表

经 脉	原	络	经 络	原	络
手太阴肺经	太渊	列缺	手阳明大肠经	合谷	偏历
手厥阴心包经	大陵	内关	手少阳三焦经	阳池	外关
手少阴心经	神门	通里	手太阳小肠经	腕骨	支正
足太阴脾经	太白	公孙	足阳明胃经	冲阳	丰隆
足厥阴肝经	太冲	蠡沟	足少阳胆经	丘墟	光明
足少阴肾经	太溪	大钟	足太阳膀胱经	京骨	飞扬

可以单独治疗各自相通的奇经病证,如督脉的脊柱强痛、角弓反张等症,可取通于督脉的后溪穴;冲脉的胸腹气逆而拘急时,可取通于冲脉的公孙穴。同时也可根据两脉相合的输穴,互相配合应用,如公孙通冲脉,内关通阴维脉,二穴相配合可以治疗胃、心、胸部的病症;后溪通督脉,申脉通于阳跷脉,二穴相配合,可以治疗目锐眦、颈项、耳、肩部的疾患。这是属于上、下配穴法范畴。具体配合应用治疗部位,详见表 3-6。

表 3-6 八脉交会八穴表

公孙通冲脉
内关通阴维脉 } 合于心、胸、胃

后溪通督脉
申脉通阳跷脉 } 合于目内眦,颈项、耳、肩

临泣通带脉
外关通阳维脉 } 合于目锐眦,耳后、颊、颈、肩

列缺通任脉
照海通阴跷脉 } 合于肺系、咽喉、胸膈

【附】 八脉交会八穴歌
公孙冲脉胃心胸,内关阴维下总同。
临泣胆经连带脉,阳维目锐外关逢。
后溪督脉内眦颈,申脉阳跷络亦通。
列缺任脉行肺系,阴跷照海膈喉咙。

1·3·4·5 八会穴的应用 八会穴是指人体气、血、筋、骨、髓、脉、脏、腑等其精气聚会处的八个腧穴。《难经·四十五难》说:"热病在内者,取其会之气穴也。"在临床应用时,则不限于热病,而更重要的是,每穴均能治疗有关的组织、脏腑的病证。如筋病,取筋之会穴阳陵泉。脉病,取脉之会穴太渊。腑病,可取腑的会穴中脘等。因此,临床上有关以上各病证,都可取其会穴进行治疗。附八会穴如下:

脏会——章门　　　　　　筋会——阳陵
腑会——中脘　　　　　　脉会——太渊
气会——膻中　　　　　　骨会——大杼
血会——膈俞　　　　　　髓会——绝骨

1·3·4·6　郄穴在临床上的应用　郄穴是经脉之气深聚部位的腧穴,十二经各有一个郄穴处,阴维脉、阳维脉、阴跷脉、阳跷脉也各有一个郄穴,共计有十六郄穴。在临床上郄穴多用于治疗各经的急性病症。如肺病咳血,可取肺经的郄穴孔最;治疗急性胃病,取胃经的郄穴梁丘等。各经郄穴详如下表(表3-7)。

表3-7　十六郄穴表

经　脉	郄　　穴		经　脉
手太阴肺经	孔　最	水　泉	足少阴肾经
手厥阴心包	郄　门	梁　丘	足阳明胃经
手少阴心经	阴　郄	外　丘	足少阳胆经
手阳明大肠	温　溜	金　门	足太阳膀胱经
手少阳三焦	会　宗	筑　宾	阴维脉
手太阳小肠	养　老	阳　交	阳维脉
足太阴脾经	地　机	交　信	阴跷脉
足厥阴肝经	中　都	跗　阳	阳跷脉

1·3·4·7　下合穴的应用　下合穴是指六腑经脉合于下肢三阳经的六个腧穴,《灵枢·邪气脏腑病形》载:"合治内腑。"在临床上按照疾病所属不同的六腑,即可采用所属相应的下合穴治疗。如大肠合于巨虚上廉,若大肠有病,即可取上巨虚治疗。胆合于阳陵,若胆有病,即可取阳陵泉治疗。六腑所属的下合穴,列表3-8于下。

表3-8　下合穴表

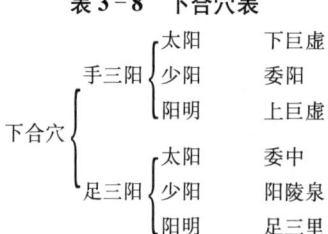

1·3·4·8　交会穴的应用　交会穴,是指两经或两经以上经脉交叉、会合部位的腧穴。在临床上这类腧穴多有治疗所交经脉之病证。例如三阴交,本属足太阴脾经,但它是三阴经脉交会的腧穴。因此,不仅可治脾经的病症,也可治足厥阴肝、足少阴肾经的病症。又如腹部的关元穴,为任脉、足三阴之会,因此不但能治任脉的病症,而且也能治足三阴经的病症。今据《甲乙经》所载会穴,列表3-9于下。

表 3-9 经脉交会腧穴表

○所属经　　√交会经

穴名＼经名	足太阴经	手太阴经	足厥阴经	手厥阴经	足少阴经	手少阴经	足太阳经	手太阳经	足少阳经	手少阳经	足阳明经	手阳明经	任脉	冲脉	督脉	带脉	阴维脉	阳维脉	阴蹻脉	阳蹻脉	备注
承浆											√	√	○		√						《针灸大成》
廉泉													○				√				
天突													○				√				
上脘								√			√		○								
中脘								√		√	√		○								手太阳、少阳,足阳明所生
下脘	√												○								
阴交													○	√							
关元	√		√		√								○								
中极	√		√		√								○								
曲骨			√										○								
会阴													○	√	√						
三阴交	○		√		√																
冲门	○		√																		
府舍	○		√															√			
大横	○																√				
腹哀	○																√				
中府	√	○																			
章门			○						√												
期门	√		○														√				
天池				○					√												
横骨					○									√							
大赫					○									√							
气穴					○									√							
四满					○									√							
中注					○									√							
肓俞					○									√							
商曲					○									√							
石关					○									√							
阴都					○									√							
通谷					○									√							
幽门					○									√							

（续表）

穴名＼经名	足太阴经	手太阴经	足厥阴经	手厥阴经	足少阴经	手少阴经	足太阳经	手太阳经	足少阳经	手少阳经	足阳明经	手阳明经	任脉	冲脉	督脉	带脉	阴维脉	阳维脉	阴跷脉	阳跷脉	备注
照海					○														√		
交信					○														√		
筑宾					○												√				
神庭							√				√				○						
水沟											√	√			○						
百会							√								○						
脑户							√								○						
风府															○			√			
哑门															○			√			
大椎							√	√	√						○						
陶道							√								○						《铜人》
长强			√				√								○						《铜人》
长强					√										○						
睛明					○		√		√								√	√			《素问·气府论》
大杼					○		√														
风门					○										√						
附分					○		√														
跗阳					○															√	
申脉					○															√	
仆参					○															√	
金门					○													√			
臑俞							○											√	√		
秉风							○	√	√	√											
颧髎							○	√													
听宫							○	√	√												
瞳子髎							√	○	√												
上关								○	√	√											
颔厌								○	√	√											
悬厘								○	√	√											
曲鬓							√		○												
率谷							√		○												
浮白							√		○												

(续表)

穴名\经名	足太阴经	手太阴经	足厥阴经	手厥阴经	足少阴经	手少阴经	足太阳经	手太阳经	足少阳经	手少阳经	足阳明经	手阳明经	任脉	冲脉	督脉	带脉	阴维脉	阳维脉	阴跷脉	阳跷脉	备注
头窍阴							√		○												
完骨							√		○												
本神									○									√			
阳白									○									√			
头临泣							√		○									√			
目窗									○									√			
正营									○									√			
承灵									○									√			
脑空									○									√			
风池									○									√			
肩井									○	√								√			
日月	√								○									√			
环跳							√		○												
带脉									○							√					
五枢									○							√					
维道									○							√					
居髎									○											√	
阳交									○									√			
天髎										○								√			
翳风								√		○											
角孙								√	○	√											
和髎							√	√		○											
承泣											○			√						√	
巨髎											○									√	
地仓											○	√								√	
下关									√		○										
头维									√		○							√			
气冲											○			√							冲脉所起
臂臑												○									手阳明络之会
肩髃												○								√	
巨骨												○								√	
迎香											√	○									

2 治疗各论

2.1 内科病证

（一）中风

中风是一种常见的急性疾病，患者大都为中、老年人。本病以突然昏仆，不省人事，半身不遂，或神识稍昧，口角㖞斜等为主症。古代文献从其发病急骤和症状特征，而有"卒中""厥证""偏枯"等名称。临床上按病位深浅及病情轻重，概分为中经络、中脏腑两类症状，作为辨证和治疗的依据。

本病包括脑溢血、脑血栓形成、脑栓塞等脑血管意外疾病。

[病因病机]

本病发生病因，历来医家立论不尽相同，综合前人对本病的论述，认为其主因属风、火、痰三者为患，病变涉及心、肝、脾、肾等脏腑。本病的形成，主要在阴阳失调的情况下偶因忧思恼怒，或以劳累、房劳等因，遂致风阳煽动，心火暴盛，风火相并，气血上逆；或因嗜酒，恣食厚味，脾虚痰热内盛、化火动风，风阳挟痰上潜，蒙蔽清窍，导致脏腑功能骤然失常，阴阳之气逆乱发为闭证，若正气衰退，可致阴阳离决变生脱证。如风痰流窜经络，气血运行阻滞，则见经络失常的症状。

[辨证]

1. 中风先兆　中风多因血气上逆为病，故有眩晕、心悸、肢麻、手足乏力、舌强等先兆症状。

2. 中经络　病在经络，未及脏腑，或脏腑功能渐见恢复，而经络气血仍然阻滞。症见半身不遂，肌肤不仁，舌强言謇，口角㖞斜、脉弦滑等。

3. 中脏腑　病变深中脏腑。症见突然昏仆、神志昏昧，并见半身不遂、舌强失语、口角㖞斜等症。根据病因、病机不同，又可分为闭证和脱证。

（1）闭证：多因气火冲逆，血菀于上，肝风煽张，痰浊壅盛。症见神志昏昧，牙关紧闭，两手紧握，面赤气粗，喉中痰鸣，二便不通，脉弦滑而数。

（2）脱证：由于真气衰微，元阳暴脱。症见目合口张，手撒，遗溺，鼻鼾息微，四肢逆冷，脉象细弱等。如见汗出如油，两颧淡红，脉微欲绝或浮大无根，为真阳外越之危候。

[治疗]

1. 针灸

（1）中经络：

① 半身不遂：

治法　取手足阳明经穴为主，辅以太阳、少阳经穴。一般均刺病侧穴，也有先针健侧，后针病侧，即"补健侧，泻患侧"的治法，适用于病程较久者。

处方　上肢：肩髃　曲池　手三里　外关　合谷

下肢：环跳　阳陵泉　足三里　解溪　昆仑

方义　风病多犯阳经,故本方以阳经腧穴为主。阳明为多气多血之经,阳明经气血通畅,正气得以扶助,使机体功能逐渐恢复。根据上下肢经脉循行路线的不同,分取手足阳经的穴位,具有调和经脉、疏通气血的作用。

随证配穴　除上列处方外,半身不遂可取患侧的井穴,刺出血,取接续经气之意;上肢还可轮取肩髃、阳池、后溪等穴;下肢轮取风市、阴市、悬钟等穴。病程日久,上肢可配大椎、肩外俞;下肢可配腰阳关、白环俞等,如病侧经筋屈曲拘挛者,肘部配取曲泽,腕部配取大陵,膝部配取曲泉,踝部配取太溪,乃阳病取阴之意。如言语謇涩,加哑门、廉泉、通里。肌肤不仁,可用皮肤针叩刺患部。

② 口角㖞斜:

治法　取手足阳明经穴为主。初起单刺病侧,病久可左右均刺。

处方　地仓　颊车　合谷　内庭　太冲

方义　手足阳明和足厥阴经脉,均上达头面,取地仓、颊车是近取以调局部的经气。取合谷、内庭、太冲为远取,以调本经的经气。

随证配穴　按病部酌取牵正、水沟、四白、下关等穴。

(2) 中脏腑:

① 闭证:

治法　取督脉和十二井穴为主。毫针刺用泻法或点刺出血。

处方　水沟　十二井　太冲　丰隆　劳宫

方义　本方可奏平肝熄风,清火豁痰、开窍启闭之功。闭证,乃由肝阳暴涨,气血上逆。取十二井穴点刺出血和泻水沟,具开闭泄热、醒脑开窍的作用;肝脉上巅,泻太冲降肝经逆气以平熄肝阳。脾胃为生痰之源,痰浊壅遏,气机失宣,取足阳明经的别络丰隆,以宣通脾胃二经之气机,蠲化浊痰。"荥主身热",劳宫为手厥阴心包之荥穴,泻之以清心泄热。

随证配穴　牙关紧闭配颊车、合谷;语言不利配哑门、廉泉、关冲。

② 脱证:

治法　取任脉经穴为主。用大艾炷灸之。

处方　关元　神阙(隔盐灸)

方义　任脉为阴脉之海,关元为任脉与足三阴经之会穴,为三焦原气所出,联系命门真阳,是阴中含阳的穴位,元阳外脱,取之以救阳。神阙位于脐中,为真气所系,故用大艾炷重灸二穴,以回垂绝之阳。

2. 头针

选对侧运动区为主、并可配足运感区,失语者用语言区。一般治疗脑血栓形成效果较好。

3. 电针

选取上述四肢穴位2~3对,进针后作提插行针,使针感向远端扩散,然后用电针机通电,采用疏波或断续波,电流刺激量逐渐加强。通电时间约半分钟,稍停后再通电半分钟,可重复3~4次,使病员产生痠麻感,并使有关肌群出现节律性收缩。本法适用于半身不遂证。

4. 水针

选取上述四肢穴位2~4穴,采用灯盏花注射液或复方当归注射液2~4毫升,每穴注射1

毫升,隔日一次,10次为一疗程,疗程结束,停7~10天,继续第二疗程。本法适用于半身不遂证。

5. 拔罐法

采用小口径火罐,选取肩髃、臂臑、曲池、阳池、秩边、环跳、风市、伏兔、阳陵泉、丘墟等穴,分组轮换应用。本法适用于半身不遂证。

[附注]

(1) 凡年高形盛气虚,或肝阳亢逆,自觉头晕、指麻等先兆者,须注意饮食起居,并针灸风市、足三里等穴,作为预防措施。(2) 指导病者进行瘫痪肢体的功能锻炼,并可配合推拿、理疗。(3) 中风急性期可采取综合治疗措施。

(二) 眩晕(附:高血压)

眩晕、通常称为头旋眼花,是一种常见的症状。轻者发作短暂,平卧闭目片刻即安;重者如乘坐舟车,旋转起伏不定,以致站立不稳。或时轻时重,兼见他证而迁延不愈。

本证可见于高血压、动脉硬化、贫血、神经官能症、耳源性眩晕等疾病。

[病因病机]

起病常与素质薄弱,病后体虚、忧思郁怒及饮食厚味等有关。本证的发生有因心脾亏损,气血不足,不能上充髓海而发;有因肾阴不足,肝失润养、肝阳上扰清窍所致;有因素属湿盛之体,过食厚味,聚湿成痰,上蒙清阳为病。

[辨证]

头晕旋转,两目昏黑,泛泛欲吐,甚至昏眩欲仆。如兼见神疲乏力,面色㿠白,心悸失眠,舌淡脉细者,为气血不足;如见腰痠腿软,舌红脉弦,因恼怒而发作,多为肝阳上亢;若胸痞、恶心呕吐、食欲不振、心烦、苔厚腻、脉滑者,为痰湿中阻。

[治疗]

1. 针灸

(1) 气血不足:

治法　以培补脾胃为主。毫针刺用补法,可灸。

处方　脾俞　足三里　气海　百会

方义　本证是由气血不足而发病,治当从培补脾胃着手。取脾俞、足三里能运化水谷,生精化血,以资生化之源。百会、气海属任督两脉,二穴能补气以运血,使髓海得以充养而眩晕自止。

(2) 肝阳上亢:

治法　以清潜肝阳为主。毫针刺用泻法。

处方　风池　肝俞　肾俞　行间　侠溪

方义　本证为肾阴不足而肝阳上亢,故取胆经风池、侠溪,肝经行间,用泻法清泄肝胆上亢之阳,是急则治标之法;更取背俞穴肝俞、肾俞,用补法实肝肾之阴,而治其本。

(3) 痰湿中阻:

治法　以运脾化痰为主,毫针刺用平补平泻法,可灸。

处方　丰隆　中脘　内关　解溪　头维

方义　痰湿中阻,取中脘、丰隆运脾胃以涤痰浊。内关和胃降逆而止呕。近取头维治目眩。解溪能降胃气化痰浊而治眩晕。

2. 水针

处方 （1）合谷　太冲　翳明；（2）内关　风池　四渎。

方法　每次取2~3穴,每穴注射5%或10%葡萄糖液1~2毫升,或维生素B_{12} 100微克注射液0.5毫升,隔日一次。

3. 耳针

选穴　肾　神门　枕　内耳　脑

方法　每次取穴2~3个,中、强刺激,留针20~30分钟,间歇运针。

4. 头针

选区　双侧晕听区。每天一次,5~10次为一疗程。

[附注]

（1）内耳性眩晕发作期间应少饮水,进淡食。如属眩晕综合征应首先治疗原发病。（2）眩晕患者平时宜保持安静,避免噪声。痰湿重者,应少食或忌食肥腻生痰之品。

【附】 高血压

高血压是指在安静状态下,收缩压高于140毫米汞柱,舒张压高于90毫米汞柱而言。临床可分为原发性高血压和继发性高血压。

本病早期可无症状,或有头痛、头晕、头胀、耳鸣心悸、失眠等。后期除表现上述症状外,还可累及心、脑、肾等器官,出现这些器官的某些症状。

[治疗]

处方　（1）曲池　足三里；（2）风池　太冲。

随证配穴　头痛：印堂　太阳；失眠：安眠　神门；心悸：郄门　内关。

方法　上述两方轮换选用,可随证配穴,每日或隔日一次。10次为一疗程。

（三）头痛（附：三叉神经痛）

头痛指头颅上半部的疼痛,是一种自觉症状,常见于各种急、慢性疾病。涉及范围很广,本篇仅叙述风邪袭络、肝阳上亢、气血亏损以及瘀血阻络等因所致的头痛,如属其他疾病的兼证,本篇不作叙述。

头痛的发生常见于高血压、偏头痛、神经功能性头痛、感染性发热性疾患以及眼、鼻、耳等病症。

[病因病机]

风邪侵袭,上犯巅顶络脉,则气血不和,经络阻遏,久则络脉留瘀,每因气候骤变,或偶遭风邪而头痛发作；肝木性喜条达,郁则气滞不畅,如因情志激动,则肝胆之风循经上扰,亦可致头痛；亦有因禀赋虚弱,血气素亏,髓海精气不充,每因操劳或用脑过度而致者；或因跌仆撞击、损及髓海,以致瘀血停滞,络道不通,头痛迁延,反复举发者。

[辨证]

1. 风邪袭络　发时痛势阵作,如锥如刺,或抽掣、胀急。其痛在巅顶或满头皆痛,一般无其他兼证。其痛无定处。反复发作,亦名"头风"。

2. 肝阳上亢　头痛目眩,尤以头之颞侧巅顶为重,心烦善怒,面赤口苦,脉弦而数,舌质红而苔黄。

3. 气血不足　痛势较缓,头目昏重,神疲乏力,面色不华,操劳或用脑过度则加甚,脉细弱,舌质淡。

4. 血瘀阻络　头痛迁延日久,或有头部外伤史。头痛头晕、痛有定处或如针刺,其势缠绵,兼有神志迟钝、健忘、心悸等症,舌紫暗或见瘀斑,脉涩或弦紧。

[治疗]

1. 针灸

(1) 风邪袭络:

治法　按头痛部位分经取穴。毫针刺用泻法,留针。

处方　巅顶部:百会　通天　行间　阿是穴
　　　前头部:上星　头维　合谷　阿是穴
　　　侧头部:率谷　太阳　侠溪　阿是穴
　　　后头部:后顶　天柱　昆仑　阿是穴

方义　本方系按部分经,即病部近取与循经远取相配,旨在疏通经络之气,含通则不痛之意。

(2) 肝阳上亢:

治法　取足厥阴、少阳经穴为主。毫针刺用泻法。

处方　风池　百会　悬颅　侠溪　行间

方义　足厥阴经脉会于巅,足少阳经脉布于头之两侧,取两经之病部与循经远取相配以平熄亢逆之风阳。

(3) 气血不足:

治法　取任、督脉经穴和背俞穴为主。毫针刺用补法,并灸。

处方　百会　气海　肝俞　脾俞　肾俞　合谷　足三里

方义　肝藏血,脾统血,脑为髓之海,髓生于肾,故取肝、脾、肾的背俞穴为主。气海以生发原气,百会以升清阳,配合谷、足三里以调阳明经气,乃舍标从本的治疗方法。

(4) 血瘀阻络:

治法　参照风邪袭络分经分部取穴。毫针刺用泻法,留针,或点刺出血。

方义　外伤血瘀阻络,选取上星、头维、率谷、太阳、后顶等穴采用点刺出血,具有化瘀通络的作用,属"菀陈则除之"的治法。

2. 温针

用较粗毫针刺项部风府、哑门、风池等穴,每次用1~2穴,温针灸3~5壮,隔1~2日一次。本法适用于风寒性头痛。

3. 皮肤针

皮肤针重叩太阳、印堂及头痛处出血,加拔火罐。本法适用于风邪袭络,肝阳亢逆引起之头痛。

4. 水针

采用普鲁卡因和咖啡因混合液(0.25%普鲁卡因3.5毫升,咖啡因0.5毫升)注入风池,每穴0.5~1毫升,或在压痛点内注入0.1毫升。本法适用于顽固性头痛。

5. 耳针

选穴　枕　额　脑　神门

方法　每次取2~3穴,留针20~30分钟,间隔5分钟行针一次,或埋针3~7日。顽固性头痛可在耳背静脉放血。

[附注]

针灸治疗头痛,近期或远期均具有一定效果。如治疗多次无效,或头痛持续而又逐步加重者,须查明原因,治疗其原发病。

【附】 三叉神经痛

三叉神经痛是指面部、三叉神经分布区内出现阵发性、短暂性剧烈疼痛。临床上以第2支、第3支发病较多。本病可分为原发性和继发性两种。发病年龄多在中年以后,女性患者居多。

本病常因触及面部某一点而突然发作,致使病员不敢洗脸、漱口和进食。疼痛呈阵发性闪电样剧痛,其痛如刀割、针刺、火灼,可伴有病侧面颊部肌肉抽搐、流泪、流涕及流涎等现象。发作时间短暂,数秒钟或数分钟后即行缓解。间歇期间可无症状。

[治疗]

1. 针灸

治法 分部近取与循经远取结合。毫针刺用泻法,持续捻针,留针。

处方 如表3-10。

表3-10 治疗三叉神经病取穴

取穴 分支	近 取	远 取
第一支痛	攒竹 阳白 鱼腰	合谷 三间 内庭
第二支痛	四白 巨髎 颧髎	
第三支痛	夹承浆 颊车 下关	

2. 水针

方法 用维生素 B_{12} 100 微克或 B_1 100 毫克注射液或 1% 普鲁卡因注射液注射压痛点,每穴 0.5~1 毫升。每隔 2~3 天注射一次。

[附注]

针刺治疗三叉神经痛具有止痛效果。对继发性三叉神经痛、三叉神经麻痹须查明原因,采取适当措施。

(四) 面瘫

面瘫,即面神经麻痹。中医学称为"口眼㖞斜",《灵枢·经筋》篇扼要地叙述了本病的特征,如"卒口僻,急者目不合"。春、秋两季发病较高。可发生于任何年龄,而多数患者为20~40岁,男性略多。

临床上分为周围性与中枢性两类,两者在发病原因和症状方面有很大区别。本篇仅叙述周围性面瘫。

[病因病机]

本病致病原因,多由脉络空虚,风寒之邪乘虚侵袭阳明,少阳脉络,以致经气阻滞,经筋失养,筋肌纵缓不收而发病。

[症状]

起病突然,每在睡眠醒来时,发现一侧面部板滞、麻木、松弛,不能作蹙额、皱眉、露齿、鼓颊等动作,口角向健侧歪斜,病侧露睛流泪,额纹消失,鼻唇沟平坦。部分病人初起时有耳后、耳下及面部疼痛,还可出现患侧舌前 2/3 味觉减退或消失、听觉过敏等症。病程延久,可因瘫痪肌挛缩,口角歪向病侧,名为"倒错"现象。

[治疗]

1. 针灸

治法 以手足阳明经为主,手足少阳为辅。采取局部近取与循经远取相结合的方法。初起宜浅刺,一周后酌予平刺透穴或斜刺。

处方 风池 翳风 颊车 地仓 合谷 太冲

方义 本病为风寒侵袭面部阳明、少阳脉络,故取风池、翳风,有疏散风邪之效,其中翳风可祛风止痛,适用于初病耳后乳突痛;颊车、地仓同属阳明,平刺透穴以推动经气;合谷、太冲为循经远取法,合谷善治头面诸疾,太冲用泻法治唇吻㖞斜最为有效。

随证配穴 鼻唇沟平坦:迎香 禾髎;鼻中沟歪斜:水沟;颏唇沟歪斜:承浆;目不能合:阳白 攒竹或申脉 照海;面颊板滞:四白 巨髎。根据麻痹部位,选取适当穴位分组轮换治疗。

2. 水针

方法 用维生素 B_1 100 毫克或 B_{12} 100 微克注射液注射翳风、牵正等穴,每穴 0.5~1 毫升,每日或隔日一次。以上穴位可交替使用。

3. 电针

方法 选取面部穴针刺后,通电 10~15 分钟,采用断续波或疏密波以瘫痪肌肉出现收缩现象为好,每日或隔日一次。

4. 皮肤针

方法 用皮肤针叩刺阳白、太阳、四白、牵正等穴,使轻微出血,用小罐吸拔 5~10 分钟,隔日一次。本法适用于发病初期,或面部有板滞感觉等面瘫后遗症。

5. 穴位敷贴

方法 将马钱子锉成粉,约一二分,撒于膏药或胶布上,贴在患侧的下关穴,隔 2~3 日更换一次,一般须更换 4~5 次。

[附注]

(1)面神经麻痹有周围性和中枢性二种,应注意鉴别。(2)本病初起时针刺不宜过强。(3)治疗期间避免风吹受寒,面部可作按摩和热敷。(4)防止眼部感染,可用眼罩和眼药水点眼每日 2~3 次。

(五)痹证(附:肩关节周围炎 坐骨神经痛)

痹指闭阻不通的一种病理现象。外邪侵袭经络,气血闭阻不能畅行,引起肢体、关节等疼痛、麻木、重着及屈伸不利等症状,名为痹证。临床根据病邪偏胜和症状特点,分为行痹、痛痹、着痹和热痹。

本证包括风湿热、风湿性关节炎、类风湿性关节炎、骨关节炎、纤维织炎以及神经痛等。

本证发病原因,多由卫气不固,腠理空疏,又因劳累之后,汗出当风,或涉水冒寒,坐卧湿地等,以致风寒湿邪乘虚侵入,发为风寒湿痹。《素问·痹论》说:"风寒湿三气杂至,合而为痹。"此外有因阳盛之体,复受风寒湿邪,郁而化热,发为热痹者。

[辨证]

1. 风寒湿痹　关节痠痛,或部分肌肉痠重麻木,迁延日久,可致肢体拘急,甚则关节肿大为主症。由于人体素质不同,感受风寒湿三气有所偏胜,症状表现各异,如风气胜者为行痹,寒气胜者为痛痹,湿气胜者为着痹。三者辨别如下:

(1) 行痹:风性善行,肢体关节走窜疼痛,彼伏此起,痛无定处。有时兼见寒热,舌苔黄腻,脉浮滑。

(2) 痛痹:寒性凝涩,遍身或局部关节疼痛,痛有定处,得热痛减,遇冷则剧,舌苔白,脉弦紧。

(3) 着痹:湿性黏滞,肌肤麻木,肢体关节痠痛,重着不移,阴雨风冷每可促其发作,苔白腻,脉濡缓。

2. 热痹　关节痠痛,局部红肿灼热,痛不可触,关节活动不利,有单关节或多个关节,并兼有发热、口渴、苔黄燥、脉滑数等症状。

[治疗]

1. 针灸

治法　根据痹证性质、发病部位,分部循经取穴,行痹、热痹用毫针泻法浅刺,并可用皮肤针叩刺;痛痹多灸,深刺留针,疼痛剧烈者可兼用掀针或隔姜灸;着痹针灸并施,或采用温针,皮肤针和拔罐法。

处方　行痹:膈俞　血海;痛痹:肾俞　关元;着痹:足三里　商丘;热痹:大椎　曲池。

分部　肩部:肩髃　肩髎　臑俞

　　　　肘部:曲池　合谷　天井　外关　尺泽

　　　　腕部:阳池　外关　阳溪　腕骨

　　　　背脊:水沟　身柱　腰阳关　夹脊

　　　　髀部:环跳　居髎　悬钟

　　　　股部:秩边　承扶　风市　阳陵泉

　　　　膝部:犊鼻　梁丘　阳陵泉　膝阳关

　　　　踝部:申脉　照海　昆仑　丘墟

方义　上述处方,针对痹证的性质制定。如行痹为风胜,取膈俞、血海,有活血、养血作用,含血行风自灭之意;着痹取商丘、足三里,是因水湿停留,必先由中土不运,运脾为治湿之本,取之以健运脾胃而化湿。痛痹久延,可致阳气衰惫,取关元、肾俞以益火之原,振奋阳气而驱散寒邪;大椎、曲池清热解表以治热痹。分部处方,主要根据病所的经络循行部位选穴,旨在疏通经络气血的阻滞,使营卫调和则风寒湿邪无所依附而痹痛遂解,并视病痛部位和邪之深浅,决定进针深度,随其证情变化,运用各种不同的治疗和操作方法。

2. 刺络拔罐

用皮肤针重叩背脊两侧或关节局部,使叩处出血少许,并加拔火罐。本法适用于热痹关节肿痛。

3. 水针

采用当归、丹皮酚、威灵仙等注射液,注射于肩、肘、髋、膝部位穴,每穴0.5~1毫升。注意勿注入关节腔。每隔1~3日注射一次,10次为一疗程。每次取穴不宜过多,如为多发性关节病变,可选取重点部位注射,以后轮换进行。

4. 电针

选用上述处方4~6穴,进针得气后,予以通电,先用密波5分钟后改疏密波,通电时间为10~20分钟。隔日一次,10次为一疗程,疗程结束,间歇一周,根据病情决定继续电针,或采用其他针法。

［附注］

（1）针灸治疗痹证有较好效果,但类风湿性关节炎病情缠绵反复,非一时能获效。(2）本证还须与骨结核、骨肿瘤鉴别,以免延误病机。（3）平时注意保暖,避免风冷侵袭。

【附】 肩关节周围炎

肩关节周围炎为肩关节周围软组织退行性、炎症性病变。一般认为肩部受凉、过度劳累、慢性劳损与本病的形成有关。常见于中年以后,女性略多。根据发病原因、先后症状的表现,以及年龄特征,有"漏肩风""肩痹""肩凝"和"五十肩"等名称。

早期单侧肩部酸痛,偶见两侧同时受累。其痛可向颈部和上臂放散,或呈弥散性疼痛。静止痛为本病的特征,表现为日轻夜重,晚间每可痛醒,晨起肩关节稍活动,疼痛可获轻缓。由于疼痛,肩关节外展和内旋等活动明显受限。局部按压出现广泛性压痛。后期病变组织产生粘连,功能障碍随之加重,而疼痛程度减轻。因之,本病早期以疼痛为主,后期以功能障碍为主。

肩关节周围炎与下述三种肩部病变存在着解剖和病理方面的联系,兹以临床症状鉴别如下：

1. 冈上肌腱炎 肱骨大结节附近压痛。其特征为上肢外展上举活动在60°~120°时发生疼痛,不足和超越此范围,肩关节无疼痛感觉。

2. 肩峰下滑囊炎 肩部外侧疼痛,上臂旋转和外展时产生疼痛和活动受限。急性患者,因滑囊膨胀,出现三角肌前缘球形鼓出,患肩轮廓扩大。

3. 肱二头肌长头腱鞘炎 肱二头肌长头处疼痛肿胀和压痛,用力作屈肘活动时疼痛加剧,疼痛局部可扪及细碎的摩擦感觉。

［治疗］

1. 针灸

治法 分部近取与远取穴相结合。毫针刺用泻法,留针。

处方 肩髃 肩髎 肩前 阿是穴 条口 阳陵泉

随证配穴 上臂痛：臂臑 曲池；肩胛痛：曲垣 天宗

2. 水针

方法 在压痛点注射10%葡萄糖注射液5毫升,隔日注射一次,10次为一疗程。肩关节周围炎,如压痛点广泛,可选2~3处压痛点最明显处注射。

3. 刺络拔罐 皮肤针叩刺压痛点和病变部位,使少量出血,加拔火罐。

［附注］

（1）本病治疗时,应排除肩关节结核、肿瘤等肩部疾病。（2）肩关节疼痛轻缓,肿胀消失,应坚持关节功能锻炼,由医者指导锻炼方法。

【附】 坐骨神经痛

坐骨神经痛是指在坐骨神经通路及其分布区内发生疼痛,为常见的周围神经疾病。本病多见于青壮年,男性较多。临床上分为原发性和继发性两类。

原发性坐骨神经痛（坐骨神经炎）的发病与受寒、潮湿、损伤以及感染等有关；继发性坐骨神经痛为神经通路的邻近组织病变产生机械性压迫或粘连所引起，如腰椎间盘突出症、脊椎肿瘤以及椎间关节、骶髂关节、骨盆的病变和腰骶软组织劳损等。按其受损部位，又可分为根性坐骨神经痛和干性坐骨神经痛。

本病多为一侧腰腿部阵发性或持续性疼痛。其主要症状是臀部、大腿后侧、小腿后外侧及足部发生放射性、烧灼样或针刺样疼痛，行动时加重。直腿抬高试验阳性，跟腱反射减弱。

原发性坐骨神经痛，起病呈急性或亚急性发作，沿坐骨神经通路上有放散痛和明显的压痛点，起病数日后最剧烈，经数周或数月后渐渐缓解，常因感受寒湿而诱发。

继发性坐骨神经痛，有原发病可查。咳嗽、喷嚏、排便可使疼痛加重。腰椎旁有压痛及叩击痛，腰部活动障碍，活动时下肢有放射痛。

[治疗]

1. 针灸

治法　取足太阳和足少阳经穴为主。一般均用泻法，亦可配合灸法或拔罐。

处方　肾俞　气海俞　腰3~5夹脊　次髎　秩边　环跳　阿是穴

循经配穴　太阳经：殷门　委中　承山；少阳经：阳陵泉　阳交　绝骨。

按疼痛放散部位，选取上述处方4~6穴，腰臀部穴进针后使针感下传，但不宜多次重复，以免损伤神经。病始起数日，经气阻滞疼痛剧烈者，可选取上肢手太阳、手少阳同名经穴后溪、腕骨、液门、中渚等穴。

2. 水针

方法　用10%葡萄糖注射液10~20毫升，加维生素B_1 100毫克，或维生素B_{12} 100微克混合液，注射腰2~4夹脊及秩边等穴，每穴5~10毫升，每次2~3穴，在出现强烈向下放射的针感时，稍向上提，再将药液迅速推入，隔日一次，疼痛剧烈时亦可用1%普鲁卡因注射液5~10毫升注射阿是穴或环跳穴。

3. 电针

选穴　根性：腰4~5夹脊、阳陵泉或委中；干性：秩边或环跳、阳陵泉或委中。进针后通电，采用密波或疏密波，刺激量逐渐由中度到强度。每天一次，每次10~15分钟，10天为一疗程。

4. 刺络拔罐

用皮肤针叩刺腰骶部及压痛点出血，加拔火罐。

[附注]

（1）坐骨神经痛如由肿瘤、结核等原因引起的，应治疗其原发病，腰椎间盘突出引起的可配合牵引或推拿治疗。（2）急性期应卧床休息，椎间盘突出者须卧硬板床。（3）平时注意保暖。劳动时须采取正确姿势。平时腰部宜束阔腰带。

（六）腰痛

腰痛，又称"腰脊痛"，为临床常见的一种症状。腰为肾之府，肾脉循行"贯脊属肾"，可见腰脊痛与肾之关系甚密，而腰脊部经脉、经筋、络脉的病损，亦可产生腰痛。

本证常见于腰部软组织损伤、肌肉风湿以及脊柱和内脏病变等。本篇仅就寒湿腰痛、腰肌劳损和肾虚腰痛叙述如下：

[病因病机]

寒湿腰痛,多由感受风寒,或坐卧湿地,风寒水湿之邪浸渍经络,经络之气阻滞而发病。腰肌劳损,每因闪挫撞击未全恢复,或积累陈伤,经筋、络脉受损,瘀血凝滞所致。肾虚腰痛,则因长期操劳过度,久坐久立,或因房劳伤肾,精气耗损,肾气虚惫导致腰痛。

[辨证]

寒湿腰痛,由于风寒湿邪为患,故见腰部重痛、痠麻,或拘急不可俯仰,或腰脊痛连臀腿,如迁延日久,则时轻时重,患部时觉发凉,值气候骤变,阴雨风冷则发作尤剧。腰肌劳损,多由陈伤宿疾,劳累时腰痛乃举发。腰部触之僵硬或有牵掣感,其痛固定不移,转侧为甚。肾虚腰痛,起病缓慢,隐隐作痛,或痠多痛少,绵绵不已,腰腿痠软乏力。如兼神倦、腰冷、滑精、脉细者为肾阳虚;伴有虚烦、溲黄、脉细数、舌红者属肾阴虚。

[治疗]

1. 针灸

治法　取足太阳、督脉经穴为主。根据证候虚实,酌用毫针补泻,或平补平泻,或针灸并用。

处方　肾俞　委中　夹脊　阿是穴

随证配穴　寒湿:风府　腰阳关;劳损:膈俞　次髎;肾虚:命门　志室　太溪。

方义　肾脉贯脊,取肾俞可调益肾气,灸之能祛除寒湿。膀胱之脉,挟脊抵腰络肾,循经远取委中,以通调足太阳经气,夹脊穴、阿是穴属近部取穴法,可疏通局部经筋、脉络之气血。取风府旨在祛风散寒,其与腰阳关同属督脉,共起宣导阳气的作用。膈俞为血会,委中为血郄,合次髎以疏利膀胱经气,消络中瘀滞,腰肌劳损者宜之。灸命门、补志室,以补肾中真阳。太溪为足少阴经之原穴,为脏病取原之意。腰痛骤然举发,痛势较剧者,委中可用三棱针刺出血。

2. 刺络拔罐

选择压痛部和委中,用皮肤针重叩出血,加拔火罐。本法适用于寒湿腰痛和慢性腰肌劳损。

3. 水针

用10%葡萄糖注射液5~10毫升加维生素B_1注射液100毫克,或用复方当归注射液,注入压痛点肌层。隔日一次,10次为一疗程。本法适用于慢性腰肌劳损。

[附注]

(1)针灸治疗腰痛,有较好的效果。但因脊椎结核、肿瘤等引起的腰痛,不属针灸治疗范围。(2)平时常用两手掌根揉擦腰部,早晚一次,可减轻腰痛和防止腰痛发作。

(七)胁痛

胁痛是指一侧或两侧胁肋疼痛而言。《灵枢·五邪》篇指出:"邪在肝,则两胁中痛。"肝脉布胁肋,肝与胆相为表里,说明胁痛之形成,与肝胆的疾病甚为密切。

本证常见于肝脏、胆囊、胸膜等急、慢性疾患,胸胁外伤以及肋间神经痛等。

[病因病机]

肝位于胁部,其脉分布两胁,若情志郁结,肝气失于条达,或肝胆湿热内郁,疏泄失常所致。络脉受阻,经气运用不畅,可发为胁痛;亦有因外邪久留胸胁,迁延则耗血伤阴,血少不能濡润肝络,以致胁肋作痛;或胁肋挫闪,络脉受损,瘀血内积,血凝气滞而胁痛者。

[辨证]

胁痛多见于一侧。其由恼怒抑郁而胁部胀痛,胸闷不舒,饮食减少,脉弦者,为肝气郁结;如湿热内郁肝胆,则胁肋胀痛,恶心呕吐,口苦,舌质红,苔黄腻;如因闪挫跌仆,而胁痛如刺,痛处不移,属络脉停瘀。以上三种证候,均属实证。如属精血亏损,血不养肝,绵绵隐痛,舌红少苔,脉细数者,是为虚证。

[治疗]

1. 针灸

(1) 实证:

治法　取足厥阴、少阳经穴为主。毫针刺用泻法。

处方　期门　支沟　阳陵泉　足三里　太冲

方义　肝与胆相为表里,厥阴、少阳之脉同布于胁肋。故取期门、太冲,循经远取支沟、阳陵泉以疏泄肝胆经气,使气血通畅,奏理气止痛之功。佐以足三里和降胃气,而消痞满。

(2) 虚证:

治法　取背俞穴和足厥阴经穴为主。毫针刺用补法,或平补平泻法。

处方　肝俞　肾俞　期门　行间　足三里　三阴交

方义　肝肾阴血不足,取肝俞、肾俞,用补法可充益肝肾之阴。期门为肝之募穴,近取以理肝气。行间为肝经荥穴,用平泻法以泄络中之虚热。配足三里、三阴交扶助脾胃,以资生化之源。

2. 皮肤针

用皮肤针叩胸胁痛部,加拔火罐。本法适用于劳伤胁痛,有止痛化瘀作用。

3. 水针

用10%葡萄糖注射液10毫升,或加维生素 B_{12} 100微克注射液1毫升,注射于相应节段的夹脊穴,直刺达肋间神经根部附近,待有明显针感后,将针稍向上提再注射药液,可分几个点注射。适用于肋间神经痛。

4. 耳针

选穴　胸　枕　神门　肝

方法　取患侧2~3穴,捻转中、强刺激,留针20~30分钟,胁痛时针刺。

[附注]

针刺治疗胁痛效果较好,治疗同时须进行有关检查,必要时可采取病因治疗。

(八) 痿证

痿证,是指肢体痿弱无力,不能随意活动,或伴有麻木、肌肉萎缩的一类病证。以下肢痿弱较多见,故又称"痿躄"。

本证常见于多发性神经炎、早期急性脊髓炎、小儿麻痹后遗症、肌营养不良症、周期性麻痹和癔病性瘫痪等。

[病因病机]

发病原因,多由外感温热,侵袭于肺,肺受灼热,耗伤津液。肺津输注百脉,津伤则筋脉不得润养,以致筋脉弛缓;或由湿热之邪蕴蒸阳明,阳明主润宗筋,湿热浸淫,则宗筋弛缓,不能束筋骨而利关节;或因久病体虚,房事过度,肝肾精血亏损,筋脉失于濡养,均能引起本证。

[辨证]

痿证以四肢筋肉弛缓无力、失去活动功能为主症,其与痹证以酸胀疼痛活动受限者不同。初起多有发热或不发热,继则上肢或下肢,偏左或偏右,痿软无力,重者完全不能活动,肌肉日渐瘦削,并有麻木、发凉等症状。

1. 肺热：兼有发热,咳嗽,烦心,口渴,小便短赤,大便干燥,舌红苔黄,脉细数。
2. 湿热：兼有身重,胸脘痞闷,小便混浊,或两足发热,得冷则舒,舌苔黄腻,脉濡数。
3. 肝肾阴亏：兼有腰脊酸软,遗精早泄,头晕目眩,少苔舌红,脉细数。

[治疗]

1. 针灸

治法　以取阳明经穴为主,上肢多取手阳明,下肢多取足阳明(参阅中风半身不遂治法)。属于肺热及湿热者,单针不灸,用泻法,或兼用皮肤针叩刺;肝肾阴亏者,针用补法。

处方　上肢：肩髃　曲池　合谷　阳溪

　　　　下肢：髀关　梁丘　足三里　解溪

随证配穴　肺热：尺泽　肺俞　大椎；湿热：阴陵泉　脾俞；肝肾阴亏：肝俞　肾俞　悬钟　阳陵泉

方义　本方根据《素问·痿论》治痿独取阳明的治则,取手足阳明经穴轮换使用。以阳明为多气、多血之经,又"主润宗筋",宜用泻法,以清其热,热退后,方可用灸法或针灸并施。配尺泽、肺俞、大椎清宣肺热,配阴陵泉、脾俞化湿热,以清上源,健中州,使热清湿化。肝肾阴亏,当取肝俞、肾俞二穴,调益二脏精气以补肝肾；肝主筋,故取筋会阳陵泉,肾主骨髓,故取髓会悬钟,四穴相配有坚强筋骨的功效。

2. 皮肤针

用皮肤针叩刺上述阳明经穴。上肢加夹脊(3~5椎)；下肢加夹脊(13~21椎)。病变部位腧穴须反复叩刺。

3. 水针

选穴　肩髃　曲池　手三里　外关　髀关　足三里　阳陵泉　绝骨

方法　采用维生素 B_1 100毫克, B_6 50毫克, B_{12} 100微克等注射液注射于上列穴位,每次2~4穴,每穴注入0.5~1毫升,隔日一次,10次为一疗程。

[附注]

(1) 本证疗程较长,需耐心施治,针灸对痿证中的某些病患可有不同程度的效果。(2) 为明确其病灶所在和发病原因等,应进行必要的检查。(3) 治疗措施方面,还可考虑药物和推拿、理疗等方法,以提高疗效。(4) 在医生指导下,进行适量的针对性的功能锻炼,具有重要的意义。

(九) 痫证

痫证,即癫痫,是一种发作性神志失常的疾病。本病具有突然性、短暂性、反复发作的特点。发作时突然仆倒,昏不知人,四肢抽搐,或有鸣声,醒后神清如常人。临床上分为原发性和继发性两种,可有多种类型。本篇就癫痫大发作概述如下：

[病因病机]

发病原因,多由先天遗传,常发于儿童时期。有因脾胃湿聚成痰,或情志刺激,肝郁不疏,导致肝、脾、肾等脏气失调,骤然阳升风动,痰气上涌,闭阻络窍而致突然发病。

[辨证]

本病一般多属实证,但经年反复举发可致正虚。发病之前,可有头晕、胸闷、神疲等预兆,旋即昏仆,不省人事,面色苍白,牙关紧闭,双目上视,手足抽搐,口吐涎沫,甚则二便失禁。苔薄腻,脉弦滑。发作过后,则觉头昏,乏力欲寐,脉细。

[治疗]

1. 针灸

治法　醒脑熄风,豁痰开窍。

处方　发作时:百会　人中　后溪　涌泉;间歇期:鸠尾　大椎　腰奇　间使　丰隆

方义　发作期取百会、人中,二穴同属督脉,具有熄风醒脑作用;后溪通于督脉,为治痫要穴;涌泉为足少阴肾经之井穴,刺之能滋水潜阳。间歇期取任脉络穴鸠尾,诸阳脉交会穴大椎,有平调阴阳逆乱的功能,痫为痰阻络窍,取丰隆理脾胃,促进运化,豁其痰浊,以杜绝生痰之源,间使疏通心包经气,其与腰奇穴同为治痫证之经验穴,与鸠尾配用,效果较好。

2. 水针

选穴　足三里　内关　大椎　风池

方法　采用维生素 B_1 100 毫克注射液 0.5~1 毫升,或维生素 B_{12} 100 微克 0.5~1 毫升,每次 2~3 穴。

3. 电针

选穴　(1) 神庭　内关;(2) 太阳　足三里;(3) 风池　仆参

方法　上述三组穴位,可交替选用,采用脉冲电密波,通电 10~20 分钟。本法适用于间歇期。

[附注]

(1) 针灸治疗癫痫能改善症状,可作为辅助治疗。(2) 属继发性癫痫须详细询问病史,专科检查,明确诊断,治疗其原发病。

(十) 癫狂

癫狂是精神失常的病证,患者以青、壮年较多。癫证多呆静,属阴;狂证多躁动,属阳。所谓"重阴者癫,重阳者狂",这是两证的临床特征,根据其特征作出不同的治疗。

[病因病机]

1. 癫证　多由思虑太过,所求不遂,以致肝失条达,脾气不运,津液凝滞成痰,痰蒙心窍,神明失常,发为癫证。

2. 狂证　多由忧思恼怒,情志抑郁,肝胃火盛,挟痰上扰,乃致神志逆乱,遂成狂证。

[辨证]

1. 癫证　沉默痴呆,精神抑郁,表情淡漠。或喃喃自语,语无伦次。或时悲时喜,哭笑无常,不知秽洁,不思饮食,舌苔薄腻,脉象弦细或弦滑。

2. 狂证　始则性情急躁,头痛失眠,面红目赤,两目怒视等症;继则妄言责骂,不分亲疏,或毁物伤人,力逾寻常,虽数日不食,仍精神不倦,舌质红绛,苔黄腻,脉象弦滑。

[治疗]

1. 针灸

(1) 癫证:

治法　以开郁化痰安神为主。毫针刺用平补平泻法。

处方　心俞　肝俞　脾俞　神门　丰隆

方义　本证由于肝气郁滞,脾气不升,凝聚津液化为痰浊,蒙蔽神明而发。故取肝俞、脾俞、丰隆,以疏肝郁,运脾气,化痰浊以治本,取神门、心俞,开心窍以苏神明。

（2）狂证：

治法　以清心、泻热、醒脑为主。毫针刺用泻法。

处方　水沟　少商　隐白　风府　大陵　曲池　丰隆

方义　本证由于气火痰浊上扰神明而发病,故取大陵、曲池泻心包与阳明的邪热,复用水沟、少商、隐白、风府醒脑开窍,丰隆和胃化痰,使神明有主而平狂躁。

2. 电针

选穴　（1）水沟　百会；(2) 大椎　风府

方法　每次选用一组,针后通以脉冲电流,5~20分钟。根据具体病情选择波形,狂躁型需要持续时间较长的强刺激；抑郁型需要间断的、时间较短的强刺激。每日一次。症状缓解后改为隔日一次。

3. 水针

选穴　心俞　巨阙　间使　足三里　三阴交

方法　采用25~50毫克氯丙嗪注射液,每日注射一次,每次选用1~2穴,各穴交替使用。本法适用于狂证。

[附注]

（1）本病治疗过程中,对病员应加强护理,家属须积极配合。(2) 针灸对本病具有一定疗效,如配合思想工作,则效果更好。

（十一）不寐

不寐,通常称为"失眠"。凡经常不易入寐,入寐时间短,或寐不深熟,或连续梦景,均可作不寐论治。

本证多见于神经衰弱。

[病因病机]

不寐的原因很多,有因思虑劳倦,内伤心脾,生血之源不足,心神失养所致,或因惊恐、房劳伤肾,以致心火独炽,心肾不交,神志不宁；有因体质素弱,心胆虚怯；情志抑郁,肝阳扰动；以及饮食不节,脾胃不和亦能导致不寐。

[辨证]

本病以不易入睡为主症。但症状不一,有初就寝即难以入寐,有寐而易醒,醒后不能再寐；亦有时寐时醒,寐而不稳,甚至彻夜不寐等。由于病因不同,各有兼证；如属心脾亏损,兼见心悸、健忘、头晕目眩,易汗出,脉细弱；肾虚兼见头晕、耳鸣、遗精、腰痠、舌质红,脉细数；心胆虚怯则见心悸多梦,善惊多恐,舌质淡脉弦细；情志抑郁,肝阳上扰则见性情急躁易怒,头晕、头痛,胁肋胀痛；脾胃不和则见脘闷嗳气,嗳腐吞酸,苔厚腻,脉滑等症。

[治疗]

1. 针灸

治法　以养心安神为主。根据辨证选取所属经脉原穴或背俞穴,毫针刺用补法或平补平泻法,或针灸并用。

处方　神门　三阴交

随证配穴　心脾亏损：心俞　厥阴俞　脾俞；心肾不交：心俞　肾俞　太溪；心胆虚怯：心俞　胆俞　大陵　丘墟；肝阳上扰：肝俞　间使　太冲；脾胃不和：胃俞　足三里

方义　本证主要为心、脾、肾三脏虚损引起,处方旨在养心安神,故取心经原穴神门调理心经经气,宁心安神,三阴交协调脾肾气机。根据不寐的不同原因,选取本经原穴或背俞穴。如心俞、脾俞可用补法或灸法补养心脾。心俞配肾俞能补益心肾,使水火相济。如因肝阳上扰而致心神不宁者,则取肝俞、太冲以泻肝。脾胃不和取胃俞、足三里以和胃安中。

2. 皮肤针

方法　皮肤针轻叩脊柱两旁(0.5~3寸)、骶部及头颞区,使局部皮肤潮红即可。每日或隔日一次。

3. 耳针

选穴　神门　心　脾　肾　脑　下脚端

方法　每次取2~3穴,捻转中、强刺激,留针20分钟。

[附注]

(1) 针灸对失眠症效果良好,治疗时间以下午为宜。(2) 由其他疾病引起失眠者,应同时治疗原发病。(3) 帮助病员解除烦恼,合理安排生活,坚持体育锻炼,开展正常文娱活动。

(十二) 脏躁

脏躁,类似今之癔病,是一种神经官能症,患者以青壮年和女性较多。其临床症状多种多样,诸如文献中记述的"奔豚气""梅核气"以及"厥证"和"郁证"等,均为本病证候类型。

[病因病机]

本病多由情志异常所致。心喜静,静则心神内守而神藏,若为忧伤、恼怒、郁结等七情所伤,可损及心营,营血不足则气盛火炎,导致心不宁静,神躁不安。或由于火热生痰,痰热上扰神明,引起躁扰不宁等症状。

[辨证]

主要症状为情志异常,如无故喜笑、悲泣、歌唱、呻吟或痴呆、沉默；其次如突然失语、失明、胸闷气逆,吞咽困难甚至突然晕厥者；或出现肢体麻木疼痛,瘫痪、振动等。

[治疗]

1. 针灸

治法　以安神宁心开窍为主,佐以随证配穴,毫针刺用平补平泻法或泻法。

处方　人中　内关　神门　丰隆　涌泉

随证配穴　失语：哑门　通里；吞咽困难：天突　廉泉；失明：睛明　光明；瘫痪：参照中风处方。

方义　本病以心神躁动为患。人中属督脉,具苏厥开窍之功。心藏神,包络为其外卫,取内关、神门清泄心火而安神。如属火热生痰,泻胃经之络穴丰隆以降火化痰。涌泉为肾经井穴,滋肾水而制火,以上五穴,可施予脏躁发作期。随证配穴,为局部与循经的配合,分别具有开心窍、利咽、明目的作用。

2. 耳针

选穴　神门　枕　心　胃　脑

方法　每次取2~3穴,捻转中、强刺激,留针15分钟。梅核气加咽喉、食道,失语加肾、脑点。

3. 电针

方法 随证选取肢体有关穴位,采用疏密波,通电 10~20 分钟。一般可连续应用 3~7 天。适用于癔病表现在精神、感觉、运动方面的抑制症状。

[附注]

(1) 本病临床症状复杂多变,每与某些实质性病变混淆,因此须注意鉴别。(2) 针灸治疗同时,重视思想开导,帮助树立战胜疾病的坚强信心。

(十三) 惊悸、怔忡

惊悸、怔忡是指病人自觉心动异常,心慌不安,甚则不能自主的一类症状。惊悸是因突然受惊而作,怔忡起因每与惊恐无关,两者在病情和病程方面有轻重、短长之分。鉴于惊悸、怔忡在病因病机和针灸治疗方面颇为相似,故合并叙述。

本证常见于部分心律失常、心脏神经官能症,冠状动脉硬化性心脏病,以及甲状腺功能亢进症、贫血等。

[病因病机]

本证的形成,常由平素体质虚弱,心虚胆怯,恼怒,或遇险临危,以致心悸神摇,不能自主,发为心悸;或因心血不足,心失所养而发病;或因水饮内停,心阳不振所致;或因痰热上扰,心气不宁等因而发作。

[辨证]

本证自觉心跳、心慌,时作时息,并有善惊易恐,坐卧不安,多梦易醒等症。心血不足者,兼见面色苍白,头晕目眩,舌质淡红,脉细弱或结代;痰火内动者,则见烦躁不宁,恍惚多梦,苔黄脉数;因水饮内停者,兼见胸脘痞满,眩晕吐涎,精神疲乏,肢冷苔白,脉细滑。

[治疗]

1. 针灸

治法 以手少阴、厥阴经穴为主,佐以背俞穴。毫针刺用平补平泻法。阳虚者可施灸法。

处方 郄门　神门　心俞　巨阙

随证配穴 心血不足:膈俞　脾俞　足三里;痰火内动:尺泽　内关　丰隆;水饮内停:脾俞　胃俞　三焦俞

方义 本证治法,以安神定悸为主。郄门为心包经的郄穴,神门为心经的原穴,两穴具有安神定悸的作用,心痛、心悸突然发作最为适宜。心俞、巨阙分别为心的背俞穴和心经募穴,两穴俞募相配,协调心经气机而收镇惊宁神之效。心血不足者,取血会膈俞和脾俞、足三里,用补法以充养心血;痰火内动者,取尺泽、丰隆,用泻法以清热化痰,使肺得清肃,内关通于阴维脉,善治烦躁心悸;水饮内停者,取脾俞、胃俞、三焦俞使其气机通畅,下行水气而定悸。

2. 水针

选穴 内关　郄门　心俞　厥阴俞

方法 采用丹参注射液注入上述穴位,每次 1~2 穴,每穴注射 0.5~1 毫升,每日或隔日一次,10 次为一疗程。本法适宜于心悸、胸闷、心绞痛。

3. 耳针

选穴 心　脑　下脚端　神门　小肠

方法 每次选择2~3穴,捻转轻刺激,留针20~30分钟。

[附注]

(1)针灸治疗心悸、怔忡效果较好,鉴于本证可发生于多种疾病,因此治疗时须明确诊断。(2)有饮酒、吸烟嗜好者宜戒绝。

(十四)疟疾

疟疾是感染疟原虫所引起的传染病,多发生于夏秋季节。明·李梃《医学入门》指出"疫疟一方,长幼相似,"说明本病具有传染性,可在一个地区引起流行。临床上以寒战、高热、出汗及周期性发作为本病的特征。

[病因病机]

疟疾多由感受疫疠之气兼受风寒暑湿等邪,伏于少阳半表半里,营卫相搏,正邪交争而发病。少阳为枢,邪入与阴争则寒,出与阳争则热,故寒热交作,起伏有时。如久疟不愈,耗伤气血,湿阻气机,津液凝结成痰,痰瘀结于少阳之络,乃致胁下结聚成块,称为"疟母"。

[辨证]

本病主要症状为寒热往来,发作有时。发病之初,毛孔栗起,呵欠乏力,旋即寒战鼓颔,肢体疲楚,继则内外皆热,体若燔炭,头痛如裂,面赤唇红,烦渴引饮,汗出后则热退身凉,舌苔白腻,脉象寒战时弦紧,发热时滑数。间时而作,有一日一发,二日一发,也有三日一发的。凡发作时间逐次提早的,是邪透阳分,有向愈的转归,如逐次推迟的,则病有加重的趋势。如久疟不愈,左胁下出现痞块,按之作痛或不痛,此为疟母。

[治疗]

1. 针灸

治法 以宣通阳气,祛邪解表为主。毫针刺用泻法,在发病前2小时左右针之。

处方 大椎 后溪 间使

随证配穴 热盛:商阳 关冲;痞块:章门 脾俞

方义 大椎是手足三阳经与督脉之会,可宣通诸阳之气而祛邪,为治疟之要穴。后溪是太阳经的输穴,通于督脉,能宣发太阳与督脉之气祛邪外出。间使属于手厥阴经,为治疟的经验效穴。三穴同用,可奏通阳祛邪之效。商阳、关冲分别为手阳明和手少阳经的井穴,热盛者用三棱针点刺出血,以清泄热邪。灸章门、脾俞,起温化痰湿、消散痞块的作用。

2. 发泡法

方法 用鲜毛茛或野薄荷或独头蒜适量捣烂,在发作前1~2小时,外敷在内关或间使穴上3~4小时,用胶布固定。

3. 耳针

选穴 脑 屏间 下屏尖 肝 脾

方法 在发作前1~2小时针刺,留针20~30分钟,间歇运针,连续针3天。

[附注]

(1)针灸治疗疟疾以间日疟效果较好。恶性疟宜配合药物治疗。(2)一般认为治疗时间在发作前2~3小时为宜,据临床观察,在疟疾发作时针刺同样有效。

(十五)感冒

感冒是常见的外感疾病,四时均可发生,尤以冬、春两季气候骤变时为多。根据病情的不同,轻者称为"伤风",重者称为"时行感冒"。

[病因病机]

本病的发生,主要由于体虚抗病力减弱,当气候急剧变化时,人体卫外功能不能适应,于是邪气由皮毛、口鼻而入,引起一系列肺经症状,由于外邪有偏寒偏热和人体反应的差异,因此,偏于寒则寒邪束表,肺气不宣,阳气郁阻,毛窍闭塞;偏于热则热邪灼肺,腠理疏泄,肺失清肃。

[辨证]

1. 风寒 头痛,四肢痠楚,鼻塞流涕,咽痒咳嗽,咯稀痰,恶寒发热(或不发热),无汗,脉浮紧,舌苔薄白。

2. 风热 发热汗出,微恶寒,头胀痛,咳嗽痰稠,咽痛,口渴,鼻燥,脉浮数,舌苔薄微黄。

[治疗]

1. 针灸

(1) 风寒:

治法 取手太阴、阳明和足太阳经穴为主。毫针浅刺用泻法;体虚者用平补平泻,并可用灸。

处方 列缺 风门 风池 合谷

方义 本方以祛散风寒表邪为主。肺合皮毛,寒邪束表,取肺经络穴列缺,毫针浅刺,以宣肺气而止咳嗽。太阳主一身之表,取风门以疏调太阳经气,散风寒解表邪以治恶寒发热,头痛肢楚。阳维主阳主表,所以取足少阳、阳维会穴风池以疏解表邪。太阴、阳明为表里,故取阳明原穴合谷以祛邪解表。四穴合用,以达到散风寒,宣肺气为目的。

(2) 风热:

治法 取手太阴、阳明、少阳经穴为主。毫针浅刺用泻法。

处方 大椎 曲池 合谷 鱼际 外关

方义 本方以散风热,肃肺气为主。督脉为阳脉之海,大椎属督脉经穴,又是诸阳之会,取之表散阳邪而解热。合谷、曲池分别为手阳明原穴和合穴,手阳明与手太阴相为表里,二穴并用,具有清肺气与退热的功用。鱼际为肺经荥穴,用以泻肺火利咽止痛。外关为手少阳之络,通于阳维,可疏散在表阳邪以解热。五穴共奏宣散风热,清肃肺气之功。

2. 拔火罐

选取大椎、身柱、大杼、风门、肺俞等穴拔火罐。本法适用于风寒型感冒。

3. 耳针

选穴 肺 内鼻 下屏尖 额

方法 中、强刺激,捻针2~3分钟,留针20~30分钟。咽痛加用咽喉、扁桃体穴。

[附注]

(1) 感冒与某些传染病早期症状相似,应加以鉴别。(2) 本病流行期,针刺足三里(双),每日一次,连续3天,有预防作用。

(十六) 咳嗽

咳嗽为呼吸系统疾患的主要症状,根据其发病原因,概分为外感咳嗽和内伤咳嗽两大类。外感咳嗽是由外邪侵袭而引起;内伤咳嗽则为脏腑功能失调所致。

咳嗽常见于上呼吸道感染,急、慢性支气管炎,支气管扩张,肺结核等疾病。

[病因病机]

本证之发生,其原因有二:一为外感风寒、风热之邪,从口鼻皮毛而入。肺合皮毛,开窍于鼻,肺卫受邪,于是肺气壅遏不宣,清肃之令失常。一为他脏病变,累及肺脏而致咳嗽者,如脾虚生湿,湿聚成痰,上渍于肺,肺气不得下降;或因肝气郁结,久而化火,火盛烁肺,气失清肃,均可导致咳嗽。

[辨证]

1. 外感

(1) 风热:咳嗽咯痰色黄,身热头痛,脉象浮数,舌苔薄黄。

(2) 风寒:咳嗽喉痒,痰液稀薄色白,头痛发热,形寒无汗,脉浮紧,苔薄白。

2. 内伤

(1) 痰湿侵肺:咳嗽黏痰,胸脘痞闷,胃纳减少,舌苔白腻,脉象濡滑。

(2) 肝火烁肺:咳嗽胸胁引痛,气逆作咳,痰少而稠,面赤咽干,苔黄少津,脉象弦数。

[治疗]

1. 针灸

(1) 外感:

治法　取手太阴、手阳明经穴为主。毫针浅刺用泻法。风热可疾刺,风寒留针或针后在背部肺俞等穴拔罐。

处方　肺俞　列缺　合谷

随证配穴　咽喉肿痛:少商　尺泽;发热:大椎　外关

方义　肺主皮毛,司一身之表,故宜浅刺。手太阴与手阳明相为表里,取其络穴列缺,原穴合谷,配以肺俞,三穴合取,能加强宣肺解表的作用,使肺气通调,清肃有权,肺之功能得以恢复。凡风热咽喉肿痛者,取少商点刺出血,泻尺泽,可清泄肺热以消肿利咽。发热者取大椎、外关用泻法,以疏泄热邪,使邪从外泄而热自解。

(2) 内伤:

① 痰湿侵肺:

治法　取手足太阴经穴为主。毫针刺用平补平泻法或加灸。

处方　肺俞　太渊　章门　太白　丰隆

方义　原穴为本脏真气所输注,故取肺原太渊与脾原太白,配合肺俞、章门,健运脾土而利肺气,因脾为生痰之源,故脾肺同取,为标本合治之法,丰隆为足阳明经的络穴,取其推动中焦脾胃之气,使气行津布,痰湿得化。

② 肝火烁肺:

治法　取手太阴、足厥阴经穴为主。针泻足厥阴经穴,平补平泻手太阴经穴,不灸。

处方　肺俞　尺泽　阳陵泉　太冲

方义　肺俞调肺气,尺泽为肺经合穴,泻之以清肺热;阳陵泉、太冲清泄肝胆二经邪热。以免肺阴受灼。

2. 水针

选穴　定喘　大杼　风门　肺俞

方义　采用维生素 B_1 100 毫克注射液,或胎盘注射液选注背部肺俞等穴,每次取穴一对,注射 0.5 毫升,由上而下,依次轮换取穴。隔日一次,20 次为一疗程。本法适用于慢性支气管炎。

3. 灸法

选穴　大椎　肺俞（或风门）　膏肓

方法　采用麦粒灸，3~5日治疗一次，五次为一疗程。或予艾条灸。每天治疗一次，每次约5~10分钟，以皮肤潮红为度，可和针刺配合应用。本法适用于慢性支气管炎。

[附注]

（1）咳嗽可见于多种呼吸系统疾病，因此，必须明确诊断，以便对其中某些病，配合药物治疗。（2）平时注意保暖，慎避风冷。嗜烟、酒者须戒绝。

（十七）哮喘

哮喘是一种常见的反复发作性疾患，哮与喘在症状表现方面有所区分，明·虞搏《医学正传》指出："大抵哮以声响名，喘以气息言。"可见哮是指喉中鸣响，喘为呼吸困难。两者每见同时举发，其病因病机，也大致相似，故合并叙述。

哮喘可包括支气管哮喘、喘息性支气管炎以及阻塞性肺气肿等病。

[病因病机]

本病之基本原因为痰饮内伏，小儿每因反复感受时邪而引起，成年者多由久病咳嗽而形成。亦有因脾失健运，聚湿成痰，或偏嗜咸味、肥腻或进食虾蟹鱼腥或因嗅吸异味，以及情志、劳倦等，均可引动肺经蕴伏之痰饮，阻塞气道，肺气升降失调，发为痰鸣喘咳。

发作期，可见气郁痰壅，阻塞气道，表现为邪实证。如反复发作，必致肺气耗损，久则累及脾肾，故在缓解期多见虚象。

[辨证]

主症为呼吸急促，喉间哮鸣声，甚至张口抬肩不能平卧。从邪实、正虚分为实证和虚证二类。

1. 实证　风寒外袭，症见咳嗽，咯吐稀痰，形寒无汗，头痛，口不渴，脉浮紧，苔薄白；如因痰热者，多见咳痰黏腻色黄，咯痰不爽，胸中烦闷，咳引胸胁，或见身热口渴，大便秘结，脉滑数，苔黄腻。

2. 虚证　病久肺气不足，证见气息短促，语言无力，动则汗出，舌质淡或微红，脉细数或软无力，如喘促日久，以致肾虚不能纳气，则神疲气不得续，动则喘息，汗出肢冷，脉象沉细。

[治疗]

1. 针灸

（1）实证：

治法　取手太阴经穴为主。毫针刺用泻法，风寒可酌用灸法；痰热可兼取足阳明经穴，不宜灸。

处方　膻中　列缺　肺俞　尺泽

随证配穴　风寒：风门；痰热：丰隆；喘甚：天突　定喘

方义　列缺、尺泽宣通肺气。风门、肺俞属足太阳经而位近肺脏，有宣肺祛风之效。膻中为气之会，丰隆为胃之别络，二穴泻之，可顺气化痰，痰热宜之。天突、定喘为降气平喘之效穴，属近部取穴法。

（2）虚证：

治法　调补肺肾之气为主，毫针刺用补法，可酌用灸。

处方　肺俞　膏肓　气海　肾俞　足三里　太渊　太溪

方义　肺原太渊,肾原太溪,补二穴以充肺肾真原之气。灸肺俞、膏肓以培补肺气。肾俞、气海补之以纳肾气。肺肾气充,则上有主而下能纳,气机得以升降。取足三里调和胃气,以资生化之源,使水谷精微上归于肺,肺气充则自能卫外。

2. 皮肤针

方法　哮喘发作期,可用皮肤针叩击鱼际及前臂手太阴经循行部位15分钟,两侧胸锁乳突肌15分钟,有缓解作用。

3. 水针

方法　在胸1~6夹脊穴,用胎盘组织液,每次取穴一对,每穴注射0.5~1毫升,由上而下,逐日更换。本法适用于支气管哮喘缓解期。

4. 灸法

选穴　大椎　风门　肺俞　膻中

方法　用麦粒灸,每穴每次灸3~5壮,10天灸1次,3次为一疗程。适用于支气管哮喘缓解期,一般都在伏天用此法治疗。

5. 敷贴法

方法　用白芥子、甘遂、细辛、延胡索各15克共研细末,使用时以生姜汁调制成药饼六只,上放少许丁桂散,敷于百劳、肺俞、膏肓上,持续敷2小时后擦掉药物。敷药时有热麻痛等感觉,局部皮肤发红,有时会起疱。本法在夏季初伏、中伏、末伏各进行一次。可连续敷贴3年。适用于儿童。

6. 耳针

选穴　平喘　下屏尖　肺　神门　脑　下脚端

方法　每次取2~3穴,捻转中、强刺激,留针20~30分钟。适用哮喘发作期,有平喘作用。

7. 头针

选取胸腔区,间歇捻针,留针15分钟。本法适用于支气管哮喘。

[附注]

(1)哮喘可见于多种疾病,发作缓解后,应积极治疗其原发病。(2)发作严重或哮喘持续状态,应配合药物治疗。(3)气候转变应注意保暖。属过敏体质,须避免接触致敏原和进食过敏食物。

（十八）肺痨

肺痨,今之肺结核,是一种慢性消耗性疾病,古代文献有"痨瘵""骨蒸""传尸"等名称。宋·严用和《济生方》指出"凡患此病者,传变不一,积年染疰,甚至灭门",说明本病呈慢性过程,而且具有传染性。

[病因病机]

本病多由禀赋不足,抗病力减弱以致感染痨虫,或常与肺痨病人接触而发病。其病变部位在肺,始则肺阴受损,肺失润养,症见咽燥、干咳。久延则耗损肾阴,以致肺肾同病,阴虚火旺,可见潮热面红。如虚火烁津,肺络损伤,可见盗汗、咯血。亦有肺病及脾者,则见神疲乏力、纳少、便溏等气阴两虚证候。

[辨证]

本病以咳嗽、咯血、潮热、盗汗等为主症,一般以阴虚为多见。初起咳嗽不已,精神不振,食欲减退,形体日见消瘦,胸中隐痛,时见痰中带血;继则咳嗽加剧,干咳少痰,午后潮热,两颧发赤,盗汗,甚至大量咯血,心烦失眠,男子失精,女子经闭,舌质红,脉细而数。如出现大肉削脱,声音嘶哑,大便溏薄,面浮肢肿,舌质光绛,脉微细者,为重证。

[治疗]

1. 针灸

治法 取手太阴经穴及背俞穴为主。阴虚多用针法,阳虚多用灸法。

处方 尺泽 肺俞 膏肓 足三里

随证配穴 纳少:脾俞 中脘;潮热:大椎 太溪;盗汗:阴郄 复溜;咯血:鱼际 膈俞;遗精:志室 关元 三阴交;经闭:血海 脾俞

方义 肺痨为虚火灼津,阴虚肺燥之候。因此其治以清虚热,养津液,润肺燥为主,兼予培中固本。取手太阴肺经合穴尺泽,配合肺俞,泻肺经之热而治阴虚肺燥之证。膏肓为治肺痨之要穴,取之以调补肺气。补胃经合穴足三里,意在培补后天之本。肺痨如见纳少,配脾俞、中脘健运中焦而醒脾;潮热配大椎、太溪养阴泄热;阴郄、复溜为治疗骨蒸盗汗之效穴;鱼际为手太阴的荥穴,膈俞为血会,可清泄肺热而治咯血。如遗精、经闭等症取穴之意,可参照各病证候。

2. 水针

选穴 结核穴 中府 肺俞 大椎。并可配用膏肓、曲池、足三里。

方法 选用维生素 B_1 100 毫克注射液或链霉素 0.2 克,每次选择 2~3 穴,轮替使用。

[附注]

(1) 本病应给予合理营养,忌食辛辣和烟酒等刺激物。(2) 病人的痰液、餐具等应进行消毒,以防止传染。(3) 针灸治疗同时,结合中草药和抗痨药物同用,可加强疗效。

(十九) 呕吐

呕吐是临床常见症状,可伴发于多种疾病。凡风寒温热诸邪,以及痰饮、食积、肝气等皆能引起。呕与吐在古代文献有所区别,以有声无物为呕,有物无声为吐。今合称为呕吐。

本证可见于急性胃炎、肝炎、贲门痉挛、幽门痉挛或梗阻、胰腺炎、胆囊炎等病。

[病因病机]

胃主受纳,熟腐水谷,与脾共司升清降浊。外邪犯及胃腑,致胃失和降,胃气上逆发为呕吐。如痰湿困于脾胃和过食生冷油腻,中焦升降失常,饮食阻遏不化;或因中虚气弱,运化无力,水谷无以消磨;或情志怫郁,肝气横逆犯胃,胃气不得下行,凡此均可使胃气上逆而发为呕吐。

[辨证]

寒客胃脘,时吐清水或稀涎,食久乃吐,苔白脉迟,喜暖畏寒,或大便溏薄;热邪内蕴,多食入即吐,呕吐酸苦热臭,口渴,喜寒恶热,大便燥结,脉数苔黄;痰饮停蓄,多见胸痞眩晕,呕吐痰涎,或见心悸,苔白脉滑;宿食不消,则见脘腹胀满或疼痛,食入更甚,嗳气厌食,便秘矢气,苔厚腻,脉滑实;肝气横逆,多见胁痛呕酸,脉弦;胃气虚弱,则呕吐时作,食不甘味,纳少,大便微溏,神疲肢软,脉弱无力,苔薄腻。

[治疗]

1. 针灸

治法 取足阳明经穴为主。寒证留针多灸,热证疾出不灸;肝气犯胃,泻足厥阴经穴,补足阳明经穴;中虚宜补脾气。

处方　中脘　胃俞　足三里　内关

随证配穴　热吐：合谷　金津　玉液；寒吐：上脘　胃俞；痰饮：膻中　丰隆；食积：下脘璇玑；肝气：阳陵泉　太冲；中虚：脾俞　章门

方义　中脘、胃俞，属俞募配穴，加足阳明胃经合穴足三里，可奏通降胃气之功；内关为手厥阴经之络，又为阴维交会穴，手厥阴经脉下膈络三焦，阴维主一身之里，故有宣通上中二焦气机的作用；公孙属足太阴脾经，又为冲脉交会穴，脾胃相为表里，取之能调中焦而平冲逆之气。上脘当胃之上部，灸之可以温胃散寒。合谷泻手阳明经气以达泄热目的。金津、玉液生津止呕，适用于热吐。丰隆运脾胃之气，膻中调气，使气行而痰化；下脘、璇玑，导气机而化宿食；阳陵泉、太冲并泻肝胆经气，制肝气之横逆；脾俞、章门，俞募相合，用以调补脾气，使中气得振，运化有权，水谷得以消磨，升降恢复常度。

2. 水针

选穴　足三里　至阳　灵台

方法　每次两穴，交替使用，每穴注射生理盐水 2 毫升，每日一次。

3. 耳针

选穴　胃　肝　下脚端　脑　神门

方法　每次取 2~3 穴，捻转强刺激，留针 20~30 分钟，每日或隔日一次。

[附注]

(1) 针灸治疗呕吐效果良好，因妊娠或药物反应引起的呕吐，亦可参照上述治法。
(2) 平时饮食适度，忌暴饮暴食、厚味生冷以及酸辣等物，以免戕害胃气。

(二十) 胃痛

胃痛，又称胃脘痛，是一种常见的反复发作性症状。由于痛及心窝部，故又名胃心病、心下痛，但是与《灵枢·厥论》篇所论述的"真心痛"应有所区别。

本证多见于胃炎、溃疡病及胃神经官能症。

[病因病机]

胃与脾相为表里，肝对脾胃具有疏泄作用，故胃痛与肝脾有密切关系。如属肝气犯胃，多由忧思恼怒，气郁伤肝，肝气失其条达，横逆犯胃，气机阻塞；若脾胃虚寒，则因禀赋不足，中阳素虚，内寒滋生，每因饮食不慎，思虑劳累，或触及寒邪均可引起胃痛发作。

[辨证]

1. 肝气犯胃　胃脘胀痛，攻痛连胁，嗳气频频，或兼呕逆酸苦，苔多薄白，脉象沉弦。
2. 脾胃虚寒　胃脘隐痛，泛吐清水，喜暖恶凉，按之痛减，神疲乏力，苔白，脉虚软。

[治疗]

1. 针灸

(1) 肝气犯胃：

治法　取足厥阴、阴明经穴为主。毫针刺用泻法。

处方　中脘　期门　内关　足三里　阳陵泉

方义　本方取中脘、足三里，疏通胃气以升降清浊。内关宽胸解郁，期门为肝之募穴合阳陵泉，以平肝胆之冲逆，使肝气平而胃气和降。

(2) 脾胃虚寒：

治法　取背俞、任脉经穴为主。毫针刺用补法，配合灸治。

处方　脾俞　胃俞　中脘　章门　内关　足三里

方义　本证为中阳不振,脾胃虚寒,故取背腹部俞募穴为主,肘膝以下腧穴为辅。如胃俞与中脘、脾俞与章门,属俞募配穴法,而辅以内关、足三里,和胃气而定痛。

2. 拔罐法

选用上腹部和背部穴位拔火罐,在针灸后进行。本法适用于虚寒性胃痛。

3. 水针

选穴　胃俞　脾俞　相应夹脊　中脘　内关　足三里

方法　选用红花注射液、当归注射液、阿托品 0.5 毫克或普鲁卡因 1% 注射液注射于上述穴位,每次 1~3 穴,每穴 1~2 毫升。

4. 耳针

选穴　胃　肝　下脚端　神门　脑

方法　每次取 2~3 穴,捻转强刺激,留针 20~30 分钟。适用于胃神经官能症。

[附注]

(1) 胃痛证候有时可与肝胆疾患及胰腺炎相似,须注意鉴别。(2) 溃疡病出血、穿孔等重症,应及时采取措施或外科治疗。(3) 饮食宜规律,忌食刺激性食物。

(二十一) 腹痛

腹痛是指脘腹和少腹部的疼痛,可伴发于多种脏腑疾患。其中泻痢、胃痛、疝气、肠痈及妇科经带病等另详各篇,可参照施治。本篇仅就寒邪内积、脾阳不振,以及饮食停滞等叙述如下:

[病因病机]

寒邪内积者,多由恣食生冷,损及脾胃阳气,积寒留滞;或露宿不慎,脐腹为寒邪侵袭;有因阳气素弱,脾阳不振,脾胃运化失职;或由饮食不节,暴饮暴食,或过食厚味辛辣,熟腐传导功能失常,清浊相干,气机阻滞不通,凡此均能导致急缓不等的腹痛。

[辨证]

1. 寒邪内积　痛势急暴,喜温怕冷,大便溏薄,四肢不温,舌淡苔白润,脉沉紧。
2. 脾阳不振　腹痛缠绵,时作时止,痛时喜按,大便溏薄,神疲怯冷,苔薄白,脉沉细。
3. 饮食停滞　脘腹胀满,痛处拒按,恶食,嗳腐吞酸,或腹痛欲泻,泻后痛减,苔腻,脉滑。

[治疗]

1. 针灸

(1) 寒邪内积:

治法　取任脉和足太阴、阳明经穴为主。毫针刺用泻法,配合隔盐灸神阙。

处方　中脘　神阙　关元　足三里　公孙

方义　取中脘以升清降浊,温通胃肠之腑气,配合足三里、公孙以健运脾胃,灸神阙、关元温暖下元而消积寒。

(2) 脾阳不振:

治法　取背俞、任脉经穴为主。毫针刺用补法,并灸。

处方　脾俞　胃俞　中脘　气海　章门　足三里

方义　取脾俞、胃俞配腑会中脘、脾募章门振奋脾胃之阳;合气海、足三里,以助其消谷运化之功能。

(3) 饮食停滞：

治法　取任脉和足阳明经穴为主。毫针刺用泻法，并灸。

处方　中脘　天枢　气海　足三里　里内庭

方义　本法取中脘、足三里、天枢、气海通调胃肠功能；里内庭为治疗伤食停滞的经验效穴，数穴合用，使消化和传导功能得以恢复。

2. 拔罐法

方法　采用大口径火罐，选取上述处方中腹部穴和背俞穴拔罐，每次 3~4 穴，每日 1~2 次。本法适用于寒邪内积和饮食停滞引起的腹痛。

3. 耳针

选穴　大肠　下脚端　小肠　肝　脑　脾

方法　每次取 3~5 穴捻转强刺激，留针 20~30 分钟。本法适用于急、慢性肠炎腹痛。

[附注]

针灸治疗腹痛效果较好。如属急腹症，在针灸治疗时应严密观察。凡适应手术的急腹症，须立即转科作出相应措施。

(二十二) 黄疸

黄疸，又称黄瘅。本病以目黄、肤黄、尿黄为主症。其发病原因，虽有外感和内伤之分，而病变脏腑多在肝胆脾胃。历来对黄疸分类和名称较为繁复，一般分为阳黄与阴黄两类。

本证可包括肝原性黄疸、阻塞性黄疸和溶血性黄疸等。

[病因病机]

黄疸的致病因素主要为湿邪。如外感湿热疫毒，蕴结脾胃，熏蒸肝胆，胆液不循常道，侵淫外溢于肌肤发为阳黄；若饮食失节，劳倦过度，以致脾胃虚弱，中阳不运，湿从寒化而内阻，胆液为湿所遏，渗溢肌肤而成阴黄，或由阳黄失治转变为阴黄者。

[辨证]

1. 阳黄　黄色鲜明，发热，口渴，小便黄而短赤，腹胀，大便秘结，胸闷呕恶，舌苔黄腻，脉滑数。

2. 阴黄　黄色晦暗，神疲乏力，食少便溏，畏寒，脘痞腹胀，舌质淡苔腻，脉沉迟。

[治疗]

1. 针灸

(1) 阳黄：

治法　疏泄肝胆，清化湿热。毫针刺用泻法。

处方　胆俞　阳陵泉　阴陵泉　内庭　太冲

随证配穴　胸闷呕恶：内关　公孙；腹胀便秘：大肠俞　天枢

方义　湿热客于胆府而发黄，故取胆俞、阳陵泉以泻其热，配太冲以疏肝胆经气。阴陵泉为足太阴经合穴，内庭乃足阳明荥穴，二穴相配，利小便而清脾胃湿热。内关、公孙为八脉交会穴，二穴相配具有和胃降逆的作用。大肠俞、天枢为俞募相配穴，泻之可下气通腑以治腹胀便秘。

(2) 阴黄：

治法　健脾利胆，温化寒湿。毫针刺用平补平泻法，并用灸法。

处方　至阳　脾俞　胆俞　中脘　足三里　三阴交

随证配穴　神疲畏寒：命门　气海；大便溏薄：天枢　关元。

方义　阴黄之病机偏于寒湿，故以健脾温运为主。至阳为督脉经气所注，针灸并用具温通阳气的作用，且为退黄之要穴。中脘为六腑之会，合足三里、脾俞，三穴用补法，健脾胃而化湿。取胆俞以通利胆腑，三阴交导湿下行，共起治疸退黄之功。命门、气海为强壮穴，取灸法以温壮肾阳。天枢、关元，二穴分别为大肠、小肠募穴，灸之以治虚寒泄泻。

2. 水针

选穴　肝俞　脾俞　中都

方法　采用板蓝根、田基黄、丹参或维生素 B_1、B_{12} 注射液，每穴 0.5~1 毫升，每次 2~4 穴，隔日一次，10 次为一疗程。

[附注]

针灸治疗急性黄疸型肝炎效果较好，在急性期应严格执行消毒隔离制度。其他原因引起之黄疸，应采用中药或中西医综合措施，针灸可配合应用。

(二十三) 泄泻

泄泻，又称腹泻，是指大便次数增多，便质稀薄，或呈水样而言。本证可见于多种疾病，受病脏腑主要为脾胃和大小肠。古代文献对本证的名称和分类较繁复，概分为急性泄泻和慢性泄泻两类。

本证乃指急、慢性肠炎，消化不良，过敏性结肠炎以及肠结核等。

[病因病机]

1. 急性泄泻　多由进食生冷不洁之物，或兼受寒湿暑热等邪，客于肠胃，邪滞交阻，气机不和，胃肠的运化与传导功能失常，以致清浊不分而成泄泻。

2. 慢性泄泻　脾胃素弱，或久病气虚，中焦健运衰退，食物难以消磨。或因肾阳不振，命门火衰，不能熟腐水谷，亦能导致泄泻。

[辨证]

1. 急性腹泻　发病较急，便次与数量增多，如偏于寒湿，则便质清稀，水谷相杂，肠鸣腹痛，口不渴，身寒喜温，脉迟，舌淡苔白滑；偏于湿热，则所下黄糜热臭，腹痛，肛门灼热，小便短赤，脉象濡数，舌苔黄腻，或兼身热口渴等证。

2. 慢性腹泻　发病势缓，或由急性泄泻转变而成，每日便泄次数较少。如脾虚则面色萎黄，神疲肢软，不思饮食，喜暖畏寒，大便溏薄，脉濡软无力，舌嫩苔白；如属肾虚每于黎明之前腹中微痛，痛即泄泻，或肠鸣而不痛，每晨一次或数次，腹部和下肢畏寒，脉沉细，舌淡苔白等。

[治疗]

1. 针灸

(1) 急性泄泻：

治法　以疏调肠胃气机为主。偏寒者可留针，并用艾条或隔姜灸；偏热者针刺用泻法。

处方　中脘　天枢　上巨虚　阴陵泉

方义　中脘为胃募，天枢为大肠募，募穴为脏腑之气所汇聚，故取二穴以调整胃肠之运化与传导功能。手阳明下合穴上巨虚，可通调胃肠气机，脾与胃相为表里，故又取阴陵泉疏调脾经经气，使脾气得运，水精四布，小溲通利，则湿滞化而大便转实。

(2) 慢性泄泻：

治法　以健脾胃与温肾阳为主。针用补法，可灸。

处方　脾俞　章门　中脘　天枢　足三里

随证配穴　肾泄：命门　关元

方义　脾俞与章门，为脾经的俞募穴，俞募相配可加强健脾益气的作用；复以大肠募天枢、胃募中脘与胃经合穴足三里，施以针补艾灸，使脾阳得伸运化有权。灸命门、关元为益命火，壮肾阳，以奏温养脾肾、熟腐水谷之功，属治本之法。

2. 拔火罐

选穴　天枢　关元　足三里　上巨虚　下巨虚　大肠俞　小肠俞

方法　按腧穴部位，选择不同口径火罐施拔罐法。本法适用于慢性虚寒性泄泻。

3. 耳针

选穴　大肠　小肠　下脚端　肺、脾

方法　每次选 2~3 穴，捻转中、强刺激，留针 20~30 分钟。本法适用于肠炎腹泻。

[附注]

(1) 急性泄泻治疗期间须控制饮食。(2) 泄泻频繁有失水现象者，可给予输液。(3) 平时注意饮食卫生。

(二十四) 痢疾

本病为常见的肠道传染病，多发生于夏、秋季节，以腹痛、里急后重、痢下赤白脓血为主症。古代文献将本病之传染性强而病情危重者称为"时疫痢"和"疫毒痢"。临床一般分为湿热痢、寒湿痢、噤口痢及休息痢等。

[病因病机]

痢疾的致病因素，为外感暑湿疫毒和饮食不洁，或过食生冷，外邪与食滞交阻肠腑，大肠传导功能失职，湿热相搏，气血凝滞，脏腑脉络受损，乃致痢下脓血。由于湿和热各有偏胜，热胜伤血，则赤多白少，湿胜伤气，则白多赤少。亦有因脾胃素虚，脏腑气弱，贪凉受寒，风冷暑湿乘虚而入，以致寒湿不化，成为寒湿痢者。若湿热蕴结中焦，秽浊阻于肠腑，脾胃失其升降，以致呕恶不能食者，是为噤口痢。若痢疾迁延日久，中虚气弱，正虚邪恋，每因受凉或饮食不当而反复发作，成为休息痢。

[辨证]

湿热痢主症为腹痛、下痢赤白，里急后重等，并兼见肛门灼热，小溲短赤，脉滑数，苔黄腻，或恶寒发热，心烦口渴等。寒湿痢则下痢黏滞白冻，喜暖畏寒，胸脘痞闷，口淡不渴，苔白腻，脉濡缓或迟。噤口痢主症为痢下赤白，饮食不进，食则呕恶。休息痢为下痢久延不愈，屡发屡息，或轻或重，神困气怯，临圊腹痛里急，舌质淡苔腻，脉濡细或虚大。

[治疗]

1. 针灸

治法　取手足阳明经穴为主。毫针刺用泻法，偏寒者加灸。久痢宜兼顾脾胃。

处方　合谷　天枢　上巨虚

随证配穴　湿热痢：曲池　内庭；寒湿痢：中脘　气海；噤口痢：中脘　内关　内庭；休息痢：脾俞　胃俞　关元　肾俞

方义　痢疾主因为暑湿之邪滞留肠腑，故取阳明之原合谷，大肠募穴天枢，下合穴上巨虚,三穴能通调大肠腑气,使气调而湿化滞行;曲池、内庭分别为大肠合穴和胃经荥穴,可清泄肠胃湿热;取中脘和胃气而达化湿降浊的目的;气海调气以行滞,灸之能温通散寒;内关为手厥阴之别络,取以通降三焦之逆气;脾俞、胃俞调补中气,以资生化之源;关元、肾俞针补或灸,培补肾中元阳,以化宿滞。如久痢脱肛灸百会,里急后重频数者可加刺中膂俞。

2. 水针

方法　用25％葡萄糖或维生素 B_1 50毫克注射液,分注两侧天枢穴,每穴1毫升,每日一次。

[附注]

(1)针灸治疗痢疾效果较好。但中毒型菌痢,病情急暴险恶,应采取综合治疗和抢救措施。(2)发病期间须控制饮食或禁食,并实行床边隔离。(3)注意饮食卫生,不吃不洁或变质的食物。

(二十五) 脚气

脚气,又称脚弱。本病以足胫麻木、痠痛、软弱无力为主症。隋·巢元方《诸病源候论》对本病作了细致的论述。临床根据其症状表现,主要分为干脚气、湿脚气和脚气冲心等。

本病主要是指维生素 B_1 缺乏所致的脚气病。此外,营养不良、多发性神经炎等具有类似症状的疾患,亦可参照本篇治疗。

[病因病机]

本病主因为水寒和湿热之邪侵袭下肢,流溢皮肉筋脉;或饮食失节,损伤脾胃,湿热流注足胫;或因病后体质虚弱,气血亏耗,经脉、经筋失于润养所致。如湿毒上攻,心神受扰则心悸而烦,循经窜犯肺胃则喘满呕恶。

[辨证]

本病初起仅觉两脚无力,渐渐痠重顽麻而纵缓,而后两下肢或见软细,或浮肿。因此可分为干、湿两类:湿脚气偏于实证,症见足胫肿大,甚则脚肿连膝,脉象濡缓,舌苔白腻;干脚气偏于虚证,症见足胫肌肤日渐瘦削,冷麻痠重逐渐加剧,形神萎弱,或兼见便秘溲黄,舌质淡红苔黄,脉弦或弦数。如见症气逆喘满,心悸烦热,神志昏聩者,名为"脚气冲心",实属凶险之候。

[治疗]

1. 针灸

治法　取足少阳、阳明与太阴经穴为主。偏实者针用泻法;偏虚者针用补法。

处方　阳陵泉　足三里　悬钟　三阴交

随证配穴　脚气冲心:巨阙　内关　郄门;脾胃虚弱:脾俞　胃俞;跗肿麻木:八风　太白

方义　伤于湿者,下先受之,湿邪滞留足胫,流溢肌肤,故取足三里、三阴交泻阳明、太阴之湿;补髓会绝骨,筋会阳陵,充养筋骨而使步履轻健。脚气冲心者,取心募巨阙,心包经内关,郄门以定悸除烦消满。脾俞、胃俞,施补法以健运化湿。八风、太白为治脚气之效穴,泻之使湿热下泄而消跗肿。

2. 电针

选穴　风市　足三里　伏兔　悬钟

方法　通电10~15分钟,采用疏波或疏密波刺激量和频率以病员耐受情况而定。每次选二对穴,每日或隔日一次。

3. 水针

选穴　曲池　外关　阴陵泉　足三里　悬钟

方法　采用维生素 B_1 100 毫克或维生素 B_{12} 100 微克注射液,每次取 2~4 穴,每穴注入 0.5~1 毫升,隔日一次,10 次为一疗程。

[附注]

(1)针灸治疗本病,还可配合药物和推拿疗法,以提高其疗效。(2)脚气冲心症发病急速,必须采取中西医综合治疗措施。(3)平时宜进食赤豆、米仁、花生、红枣之类食物,以调理脾胃。

(二十六)便秘

凡大便干燥,排便困难,秘结不通超过二天以上者称为便秘。本证概分为偏虚、偏实两类,分述如下:

[病因病机]

(1)便秘偏实的,多由素体阳盛,嗜食辛辣厚味,以致肠胃积热;或邪热内燔,津液受灼,肠燥腑气不通;或因情志不畅,气机郁滞,津不敷布,肠腑传导失常而致便秘。

(2)便秘偏虚的,多由病后,产后,气血未复;或年迈体衰,气血亏耗,气虚则传运无力,血虚则肠失润下;或下焦阳气不充,阴寒凝结,肠道腑气受阻导致便秘。

[辨证]

1. 实秘　便次减少,经常三五日一次或更长时间,临圊努责,燥结难下。如属热邪壅结,则见身热、烦渴、口臭喜冷,脉滑实,苔黄燥;气机郁滞者,每见胁腹胀满或疼痛,嗳气频作,纳食减少,脉弦,苔薄腻。

2. 虚秘　便秘如因气血虚者,则见面色唇爪㿠白无华,头晕心悸,神疲气怯,舌淡苔薄,脉象虚细等。如阴寒凝结,则见腹中冷痛,喜热畏寒,脉沉迟,舌质淡苔白润等症。

[治疗]

1. 针灸

治法　取大肠经俞、募穴及下合穴为主。实秘针用泻法,虚秘针用补法,寒秘可加灸。

处方　大肠俞　天枢　支沟　上巨虚

随证配穴　热结:合谷　曲池;气滞:中脘　行间;气血虚弱:脾俞　胃俞;寒秘:灸神阙　气海

方义　便秘之因各殊,而大肠传导功能失调则一,故取大肠募穴天枢与大肠俞,配大肠下合穴上巨虚,以疏通腑气,腑气通则传导功能自可复常。支沟宣通三焦气机,三焦气顺则腑气通调。曲池、合谷泻大肠腑气以泄其热。取腑会中脘通降腑气,肝郁气滞,泻行间以疏肝气。补脾俞、胃俞,扶助中气,脾胃气旺,自能生气化血,为虚秘治本之法。灸神阙、气海,温通下焦阳气而消阴寒。

2. 电针

选穴　① 大横　下巨虚;② 石门　支沟

方法　通电 10~20 分钟,采用疏密波。隔日一次。二组穴位可交替选用。

3. 耳针

选穴　直肠下段　大肠　脑

方法　捻转中、强刺激,留针 20~30 分钟。

[附注]

(1) 针灸治疗本病效果较好,如经治疗多次而无效者,须探明原因。(2) 平时应坚持体育锻炼和多食蔬菜,逐步养成定时排便习惯。

(二十七) 脱肛

脱肛,又名"直肠脱垂",是指肛管、直肠甚至乙状结肠下段自肛门脱出。多见于老年人,小儿和多产妇女。

[病因病机]

本病多由久泻久痢,妇女产育过多,咳嗽久延,以及长期便秘努责等,导致下元亏弱,中气下陷,升举收摄无力而引起。

[辨证]

发病缓慢,始则仅在大便时感觉肛门胀坠,时或脱出,便后能自行回纳。经久失治,则稍有劳累即发,垂脱后收摄无力,须以手助其回纳。或兼有神疲肢软,面色萎黄,头眩心悸等证,脉多濡细,舌淡苔白。

[治疗]

1. 针灸

治法　以督脉经穴为主。毫针刺用补法,可灸。

处方　百会　长强　大肠俞

方义　肛门为大肠连属部分,补大肠俞以充实大肠腑气。百会为督脉与三阳经的交会穴,故灸之使阳气旺盛,有升举收摄之力。长强为督脉之别络,又位近肛门,针刺本穴,可增强肛门的约束功能。三穴合用,乃陷者举之的意思。根据证候可酌取气海、足三里、肾俞、脾俞等穴。

2. 挑治

方法　在第三腰椎至第二骶椎之间,脊柱中线旁开 1.5 寸外的纵线上,任选一点进行挑治。

3. 皮肤针

选穴　大肠俞　天枢　百会　孔最　中髎　长强　中脘　梁丘　脊中　夹脊(9~17 椎)

备穴　关元　气海　承山　会阴　合谷　承扶

[附注]

针灸治疗脱肛效果较好,体质虚弱者须配合内服药。

(二十八) 癃闭

癃闭是以排尿困难,甚或小便闭塞不通为主症的疾患。癃与闭虽合称为一证,两者在病情方面有所区分。凡病势缓,小便不利,涓滴而下者谓之"癃";病势急,小便不通,欲溲而不下者谓之"闭"。

本证可包括膀胱、尿道的器质性和功能性病变,及肾功能减退所造成的排尿困难和尿潴留。

[病因病机]

本证因三焦气化功能失常所致。病变位置在膀胱。如因上焦肺热失宣,中焦湿热不化,热壅而下注膀胱,膀胱气化失司,以致水道不得通利。或因肾气受损,命门火衰,阳气无以化阴,导致膀胱气化无权而发为癃闭。亦有由跌仆外伤,以及外科手术后,膀胱气机受损,而致尿闭者。

[辨证]

1. 肾气不足　小便淋沥不爽,排尿无力,面色㿠白,神气怯弱,腰膝痠软,舌质淡,脉沉细而尺弱。

2. 湿热下注　小便量少,热赤,甚至闭塞不通,小腹作胀,口渴,舌质红,苔黄,脉数。

3. 外伤　小便不利,欲溲不下,小腹胀满,有外伤和手术史。

[治疗]

1. 针灸

(1) 肾气不足:

治法　以取足少阴经穴为主,辅以膀胱经背俞穴。毫针刺用补法,或用灸。

处方　阴谷　肾俞　三焦俞　气海

方义　肾气不足、命门火衰,治疗当以培补肾气为主。故取肾经合穴阴谷,配肾俞用补法以振奋肾经气机。又因肾气不足,导致三焦决渎无力,所以在培肾的同时,取三焦俞及其下合穴委阳以通调三焦气机。更灸任脉经穴气海以温补下焦,达到补肾气,理三焦,通尿闭的功效。

(2) 湿热下注:

治法　以取足太阴经穴为主。毫针刺用泻法,不灸。

处方　三阴交　阴陵泉　膀胱俞　中极

方义　本证由脾经湿热之邪,下注膀胱所致,膀胱为州都之官,气化所出,湿热蕴结,使膀胱气化失司,所以在分利脾经湿热的同时,取膀胱俞、中极,俞募配穴,以疏调下焦之气而利湿热。

(3) 外伤:

治法　以调膀胱气机为主。针灸酌情选用。

处方　中极　三阴交　血海

方义　外伤和手术,可使膀胱气机受到阻滞,而发生尿闭,故取膀胱经募穴中极,配足三阴经会穴三阴交,通调下焦之气机以利小便。外伤血瘀阻络,取血海用泻法,有化瘀开决之功。

2. 电针

刺双侧维道,针尖向曲骨,约 2~3 寸,采用断续波,刺激量逐渐加强,通电 15~30 分钟。

[附注]

(1) 膀胱过度充盈时,下腹部穴位宜浅刺,斜刺或横刺,忌深刺、直刺。(2) 如属机械性梗阻或神经损伤引起者,须明确发病原因,采取相应措施。

(二十九) 水肿

水肿,是指体内水液潴留,泛溢肌肤引起头面、眼睑、四肢、腹背甚或全身浮肿而言。根据虚实辨证,可分为阴水和阳水两大类。

水肿常见于急、慢性肾炎,充血性心力衰竭,肝硬化,以及营养障碍等疾患。

［病因病机］

人体内水液运行和调节,全仗肺气之通调,脾气之输布,肾气之蒸化,三焦之决渎,膀胱之气化畅行而小便通利,水气畅行。若三焦气化失职,气机不利,水液壅滞,排泄失常,渗于皮肤,溢于肌腠而发为水肿。如外感风邪,肺气不宣,不能通调水道,水湿流溢,病偏于阳;若内伤劳倦太过,损伤脾肾,脾肾阳虚不能蒸化水液,则病偏于阴。亦有水肿迁延,反复不愈转化而成阴水者。

［辨证］

1. 阳证　多为急性发作,初起面目微肿,继则遍及全身,皮肤光泽,阴囊肿亮,胸中烦闷,甚则呼吸迫促,小便短少而黄,脉象浮滑或滑数,舌苔白滑或腻。

2. 阴证　发病多由渐而始,初起足跗微肿,继而胫腹面部等渐见浮肿,肿势时起时消,气色晦滞,小便或清利或短涩,大便溏泄,喜暖畏寒,脉沉细或迟,舌淡苔白。

［治疗］

治法　通调三焦气机为主。阳证兼调肺与膀胱,毫针刺用泻法,一般不灸;阴证宜调补脾肾,毫针刺用补法,多灸。

处方　水分　气海　三焦俞　足三里
　　　阳证:肺俞　合谷　人中
　　　阴证:脾俞　肾俞　阴陵泉

方义　本方的作用,主要调节和加强水液的气化。取三焦俞以调整其气化功能,配气海以助三焦之气化。水分属任脉而位近小肠,功能分清浊而为治水之效穴。足三里为足阳明胃经合穴,与足太阴脾经相为表里,取其健运脾胃而制水。阳证属肺气不宣,水液失于输布,取肺俞以宣通肺气与足太阳经气。手阳明大肠与手太阴肺相为表里,取合谷是为助肺气而通调水液,下输膀胱。人中为手足阳明与督脉之会,是治疗面部浮肿的经验穴。阴证是因肾阳衰微,水液失于蒸化,脾气虚弱,中阳不运所致,取肾俞、脾俞施灸法,阴陵泉用补法,起温壮肾阳而健脾运,共奏温阳利水之功。

［附注］

(1) 针灸对退肿有一定的作用。治疗同时须诊查发病原因,以明确诊断。必要时并可采取药物作针对性治疗。(2) 水肿期应卧床休息,保暖,防止受凉引起感冒。饮食宜忌盐,少喝水。水肿消退后,可进低盐饮食。

(三十) 遗精

遗精可分为梦遗和滑精。凡睡梦中射精的名为"梦遗";无梦或清醒时精自滑出的为"滑精"。一般成年未婚男子,偶尔遗精属生理现象,不能作为病态。

［病因病机］

本病多属心、肾为患,如劳神过度,动念妄想,以致心阴亏耗,心火内炽,扰动精室;或因恣情纵欲,肾元受损,精关不固而泄;或因酗酒厚味、湿热下注,以及包茎异常等引起者。

［辨证］

梦遗指睡眠不深,伴有梦景,阳事易举而泄,如久遗而频繁者,可有头昏头晕、精神不振,耳鸣腰疫等证;滑精则不拘昼夜,动念则常有精液滑出,形体瘦怯,脉象细弱,甚或出现心悸、阳痿等证。

[治疗]

1. 针灸

治法　梦遗以交通心肾为主,毫针刺用平补平泻法;滑精以补肾为主,毫针刺用补法,或针灸并用。

处方　关元　大赫　志室

梦遗:心俞　神门　内关;滑精:肾俞　太溪　足三里。

方义　关元为足三阴与任脉之会,为人生元气的根本,用以振奋肾气,配志室、大赫以固摄精关。梦遗配心俞、神门、内关以降心火而交通心肾;滑精配肾俞、太溪以补肾,配足三里以充生化之源。

2. 水针

选穴　关元　中极

方法　采用维生素 B_1 50毫克注射液或当归注射液,选注关元、中极,每穴0.5~1.0毫升,进针后针感传向前阴时再推药。隔日一次,10次为一疗程。

3. 皮肤针

选穴　肾俞　心俞　志室　关元　三阴交　内关　神门　中极　会阴　夹脊(11~21椎)

备穴　太溪　京门　太冲　中封　大赫　气海

方法　上穴以皮肤针叩刺,每次约15分钟,每日或隔日一次。

[附注]

(1) 遗精多属功能性,因此在治疗同时认真对病员进行解释和鼓励,消除病员的疑虑,使其正确对待疾病。(2) 由于某些器质性疾病引起者,须同时治疗原发病。

(三十一) 阳痿

阳痿,又称阴萎,是指男子未届性功能衰退时期,出现阴茎不能勃起或勃起不坚而言。

[病因病机]

本病发生原因,多由早婚纵欲,或年少误犯手淫而伤肾气,以致命门火衰,精气亏乏所致;亦有因恐惧伤肾,而导致阳痿者。

[辨证]

阴茎萎软不举或勃举不坚。常伴头晕目眩,精神萎靡,心绪不畅,腰膝痠软,脉细弱,舌质淡红等症。

[治疗]

1. 针灸

治法　以补益肾气为主。毫针刺用补法,或针灸并用。

处方　肾俞　命门　三阴交　关元

方义　本病主要为肾气虚衰,故取肾俞、命门、三阴交培补肾气以振奋肾经功能;关元为元气所存之处,用补法可使真元得充,恢复肾气作强之功。

2. 电针

选穴　① 八髎　然谷;② 关元　三阴交

方法　二组穴可交替使用,用低频脉冲电,通电3~5分钟。

3. 水针

选穴　关元　中极　肾俞

方法　取用维生素 B_1 注射液 50 毫克或丙酸睾丸素 5 毫克,轮流注入上穴,每隔 2~3 天一次,四次为一疗程。

[附注]

(1)本病多数属功能性,因此在治疗同时,须做好患者的思想工作。(2)治疗期间应停止房事。

(三十二)疝气

凡体腔内容物向外突出,睾丸或阴囊肿胀疼痛,中医学统称为疝气。其发病多与任脉、足厥阴肝经有关。古代医家对本病的论述颇多,名类较繁,今就常见的寒疝、湿热疝、狐疝叙述如下。

[病因病机]

坐卧湿地、涉水或遭受雨湿风冷,以致任脉与足厥阴经络气血凝滞者为寒疝;湿热下注,侵及任脉与厥阴经者为湿热疝;劳伤过度,强力负重,以致气虚下陷者为狐疝。

[辨证]

本病以少腹痛引睾丸,或睾丸阴囊肿大胀痛为主症。

1. 寒疝　阴囊冷痛,睾丸坚硬拘急控引少腹,苔薄白,脉沉细。

2. 湿热疝　阴囊肿热,睾丸胀痛,或恶寒发热,溺黄,便秘,苔黄,脉弦数。

3. 狐疝　少腹"气冲"部与阴囊牵连胀痛,立则下坠,卧则入腹,久则不觉痛楚,形成阴囊偏大。

[治疗]

1. 寒疝

治法　取任脉和足厥阴经穴为主。毫针刺用泻法,并灸。

处方　关元　三阴交　大敦

方义　疝为任脉主病,足厥阴经绕络阴器,足三阴经交于任脉,故取任脉关元,足厥阴肝经大敦,足三阴经会穴三阴交,以疏通经脉,加灸则温经散寒,而缓解急痛。

2. 湿热疝

治法　取任脉和足厥阴、太阴经穴为主。毫针刺用泻法。

处方　中极　归来　太冲　阴陵泉　三阴交

方义　本方取中极与太冲相配,疏足厥阴经和任脉经气的郁热。阳明合于宗筋,故取归来为佐。阴陵泉、三阴交分利其湿热从水道而出,则肿胀热痛之势可逐步消退。

3. 狐疝

治法　取任脉经穴为主。用灸法。

处方　关元　三角灸　大敦

方义　取任脉关元,可培元补气,使气充而升举复常。配以三角灸,经常施灸,助关元以举下陷之气。大敦属肝经,肝经绕络阴器,为治疝气的常用穴。

[附注]

针灸治疗疝气可改善其症状,若发作较频,回纳困难者,可考虑手术。

2·2　妇、儿科病症

(一)月经不调

月经不调,是指月经周期、经量、经色等发生异常,并伴有其他症状而言。由气候、环境、生活和情绪波动等因素,引起月经周期的暂时改变,不能作病态论。本篇仅介绍经行先期、经行后期和经行不定期等。

[病因病机]

经行先期,多由忧思郁结,久郁化火,或热蕴胞宫,以致血热妄行而经期超前;经行后期,每因寒邪留滞胞宫,或阳虚血衰,影响冲任,经血不能应期来潮;如因生育过多,房事劳倦,或长期患有失血疾病,或脾胃素弱等,损及肝肾,以致冲任失职,均可导致经行错乱而无定期。

[辨证]

1. 经早　月经先期而至,甚至经行一月两次,经色鲜红或紫,伴有烦热、口干渴、喜冷饮等症,脉数,舌红苔黄。

2. 经迟　月经期推迟,经色淡晦,畏寒喜热,脉迟或细,舌淡润。

3. 经乱　经来先后无定期,经量或多或少,经色或紫或淡,体质虚弱,面色萎黄,脉象细涩,舌淡。

[治疗]

1. 针灸

治法　取任脉、足太阴经穴为主。经早宜针不灸,用平补平泻法;经迟、经乱、针灸并用。

处方　气海　三阴交

经早:太冲　太溪;经迟:血海　归来;经乱:肾俞　交信　脾俞　足三里

方义　本方配穴的主要作用是通调冲任,理气和血。任主胞胎,任脉经气畅旺,则月事调和。气海为任脉经穴,可调一身元气,以气为血帅,气充则能统血;脾胃为生血之本,脾气旺则血有所统,故配取三阴交穴。血热经早,加太冲清肝热,太溪益肾水而调经。经迟因血瘀者,泻血海、归来、气海等穴,以行气活血;血虚者用补法并灸,能温经养血。经乱为先天肾气和后天气血均虚,故配肾俞、交信以培本固元,脾俞、足三里扶助中焦而资气血生化之源。

2. 耳针

选穴　屏间　卵巢　子宫　肾　肝

方法　每次取2～4穴,捻转中、强刺激,留针15～20分钟。也可用耳穴埋针。

[附注]

(1) 注意经期卫生,忌食生冷或刺激性物品,避免精神刺激,减轻体力劳动。(2) 本病一般多在经前3～5天开始针治,连续3～5次,至下次月经来潮前再针。

(二) 痛经

妇女每逢经期或行经前后,少腹部疼痛,甚至剧痛难忍者,称为痛经。多见于青年妇女。

[病因病机]

本病可分为虚实两类。其发病原因,实证多由行经期受寒饮冷,以致血络凝滞,瘀血停滞胞中,经行受阻,不通则痛;或因情志郁结,气滞经行不畅而成。虚证每因体质素弱,或大病、久病之后,气血不足,渐至血海空虚,胞脉失养所致。

[辨证]

发病以经期或行经前后少腹疼痛为主症。根据发病原因、痛势、腹诊等以辨别虚实。

1. 实证　经行不畅,少腹胀痛较剧。如腹痛拒按,经色紫红而夹有血块,下血块后痛即缓解,脉象沉涩的为血瘀;胀甚于痛,或胀连胸胁,胸闷泛恶,脉弦的为气滞。

2. 虚证　腹痛多在经净后,痛势绵绵不休,少腹柔软喜按,经量减少,每伴有腰痠肢倦,纳食减少,头晕心悸,脉象弦细,舌淡等。

[治疗]

1. 针灸

(1) 实证:

治法　取任脉、足太阴经穴为主。毫针刺用泻法,酌量用灸。

处方　中极　次髎　地机

方义　本方配穴目的为通调冲任,行瘀止痛。中极属任脉经穴,可通调冲任脉气。地机为脾经郄穴,能疏调脾经经气而止痛。次髎为治疗痛经的经验有效穴。三穴合用,有通经止痛的功效。

(2) 虚证:

治法　取任、督脉、足少阴和足阳明经穴。毫针刺用补法,并灸。

处方　命门　肾俞　关元　足三里　大赫

方义　本方配穴主要作用为调补气血,温养冲任。命门属督脉,督脉总督一身之阳经,故取命门以补真阳。肾俞为肾之背俞穴,大赫为肾经穴,灸二穴有温壮肾阳之功;关元属任脉经穴,灸之可暖下焦而温养冲任。更取足三里补脾胃而益气血,气血充足,胞脉得养,冲任脉气自调。根据病情变化,可选取归来、脾俞、三阴交、太冲等穴。

2. 水针

方法　用1%普鲁卡因注射液1毫升注射于上髎、次髎穴的皮下,每天一次。

3. 耳针

选穴　子宫　卵巢　屏间　肾

方法　每次取2~4穴,捻转中、强刺激,留针15~20分钟。也可用耳穴埋针。

[附注]

(1) 注意经期卫生,避免精神刺激,防止受凉和过食生冷。(2) 痛经原因很多,必要时作妇科检查,以明确诊断。

(三) 经闭

凡发育正常的女子,年龄在14岁左右月经便按期来潮,如超过18周岁而尚未来潮,或已形成月经周期,复停止3个月以上(妊娠和哺乳期除外),均可称为经闭。

[病因病机]

本病分为虚实两类。由于多产,思虑过度,素体亏虚,久病体弱等原因致使脾胃生化功能减弱,阴血亏耗过甚,因而血源枯竭,无血以下,乃致血枯经闭;有因受寒饮冷,邪气客于胞宫,或情志抑郁气机不畅,瘀血凝结,经脉阻滞,成为血滞经闭。

[辨证]

根据发病原因、症状、脉象等,分为血枯经闭和血滞经闭二类。

1. 血枯经闭　经量逐渐减少,终乃闭止。多见纳减、便溏,唇爪色泽不荣,头眩心悸,精神疲倦,脉象细涩,舌淡。

2. 血滞经闭　月经闭阻,少腹作胀或兼疼痛,伴有烦热,胸闷等症。重症每于腹部出现癥瘕,大便燥结,皮肤甲错,口干,舌质暗红或紫点,脉象沉弦而涩。

［治疗］

1. 针灸

（1）血枯经闭：

治法　取任脉经穴及背俞穴为主。毫针刺用补法，并灸。

处方　脾俞　肾俞　气海　足三里

方义　本方的作用为调理脾胃，补益肾气。脾胃为后天之本，主消化水谷，化精微而为气血，血源充足，则经血自行，故取脾俞、足三里以健脾胃。肾为先天之本，肾气旺则精血自充，故取肾俞、气海以补肾气。

（2）血滞经闭：

治法　取任脉和足太阴经穴为主。毫针刺用泻法，一般不灸。

处方　中极　合谷　血海　三阴交　行间

方义　本方有疏气解郁，化瘀生新的作用。中极能理冲任而疏调下焦。血海为足太阴脾经穴，行间属足厥阴肝经穴，二穴能通调肝脾之气，奏行瘀化滞之功。合谷、三阴交可使气血下行而达通经的目的。

2. 皮肤针

（1）血枯经闭：肝俞　肾俞　脾俞　太冲　太白　期门　中脘　足三里　气海　三阴交　夹脊（11~12椎）

备用穴：关元　胃俞　京门　照海　膏肓　下脘　合谷

（2）血滞经闭：三阴交　血海　天枢　大肠俞　关元　中极　八髎（散刺）　合谷　腰眼　夹脊（11~21椎）

备用穴：肾俞　肝俞　中都　水泉　阴陵泉　行间　曲池　间使

［附注］

（1）经闭首先应与早期妊娠鉴别。（2）针灸同时必须进行有关检查，以明确发病原因，采取相应的治疗措施。

（四）崩漏

妇女非周期性子宫出血，称为崩漏。凡发病急骤，暴下如注，大量出血为崩；发病势缓，经血量少，淋漓不净为漏。崩和漏可互相转化，血崩经急救止血处理，有时可转变为漏下；漏下历时较久，也可转为血崩。青春期和更年期妇女较为多见。

［病因病机］

本病发生的原因，多由冲任损伤，肝脾失调所致。肾主闭藏，房劳过度则伤肾，损及冲任，不能固摄血脉，以致经血非时而下；如情志不舒，肝失条达，气血壅滞，郁结化热，藏血失职，以致邪热迫血妄行；如饮食失节，或久思积虑，脾虚不能统血，轻则漏下不止，重则崩注大量出血。

［辨证］

崩漏辨证，是依据血量多少，浓稀程度，血色气味，并审辨脉象、舌苔和全身症状，以判断其寒热虚实。

1. 实热　崩证始起，血量多，色紫红，气味臭秽，血浓稠夹有瘀块，腹痛拒按，大便秘结，口干作渴，脉弦数有力，舌红苔黄。

2. 阴虚　血色鲜红，兼有头晕耳鸣，心悸失眠，午后潮热，脉象细数无力，舌红无苔。

3. 气虚　病久漏下,血色淡或晦暗,少腹冷痛,面色㿠白,神疲乏力,倦怠嗜卧,胃纳减少,脉象迟细,舌苔白滑。

4. 虚脱　漏久不止,突然崩血过多,出现昏厥,面色苍白,冷汗淋漓,呼吸急促,四肢厥逆,脉微欲绝。

[治疗]

1. 针灸

治法　取任脉、足太阴经穴为主。实热针用泻法,不灸;虚寒针用补法,多灸。

处方　关元　三阴交　隐白

实热:血海　水泉;阴虚:内关　太溪;气虚:脾俞　足三里;虚脱:百会　气海

方义　本方主要作用,以调补冲任之气为主,并佐以清热化瘀。关元为足三阴、冲、任之会,可以调补冲脉、任脉之气,以加强固摄,制约经血妄行。三阴交为足三阴经之交会穴,有补脾统血之作用,为治疗妇科病的要穴。隐白为脾经之井穴,常用灸法治崩漏。

偏热加针血海、水泉,可泄血中之热,以止血热之妄行。气虚加足三里、脾俞,以培补中气,使气充而能摄血。

阴虚加内关、太溪,调养心肾而退虚热。灸百会、气海以扶元气,而收回阳固脱之功。

2. 皮肤针

选穴　血海　膈俞　脾俞　三阴交　太白　肝俞　隐白　心俞　百会　关元　独阴夹脊(11~12椎)八髎(散刺)

备穴　肾俞　承浆　公孙　内关　气海　三焦俞　大敦

3. 水针

选穴　关元　三阴交　中极　血海

方法　用5%当归或维生素B_{12} 100微克注射液每穴注入0.5毫升,1日一次,15次为一疗程。本法适用于功能性子宫出血。

4. 头针

选取生殖区左右两侧同时捻针,约3~5分钟,间歇5分钟左右,再捻第二遍,共捻三遍。

[附注]

(1) 绝经期妇女,如反复多次出血,需作妇科检查以明确诊断。(2) 大量出血时,出现虚脱应及时采取抢救措施。

(五) 带下

妇女阴道分泌物增多,连绵不断,并有色泽和质地等改变者,称为带下。临床上以带下色白较为多见,所以又称白带。

[病因病机]

带下的病因,多由任脉不固,带脉失约,以致水湿浊液下注而成。或饮食劳倦,损伤脾胃,运化失职,聚湿下行,发为带下。其中黄带多者为脾经湿热,白带多者属虚寒。亦有因情志不舒,肝气郁结,郁久化热,致血与热相搏,湿热下注,则成赤带或赤白带下。

[辨证]

本证以白带较多,白黄带相兼次之,赤带常夹于白黄带之间。辨证可概分为湿热与寒湿两类。

1. 湿热　新病带下,黏腻色黄,其气秽臭,大便干结,小便短赤,脉象濡数,舌苔黄腻;或带色兼红,口苦咽干,烦热,心悸失眠,急躁易怒,脉象弦数,苔黄。

2. 寒湿 久病带下,稀薄色白,气腥,伴有腰重痠痛,头晕神倦,肢体疲乏,食欲不振,脉象迟濡或沉迟,舌苔白滑。

[治疗]

1. 针灸

治法 取任脉、带脉和足太阴经穴为主。湿热,针用泻法,不灸;寒湿,针用平补平泻法,多灸。

处方 带脉 白环俞 气海 三阴交

随证配穴 湿热:行间 阴陵泉;寒湿:关元 足三里

方义 本方有健脾渗湿,调补任脉和带脉的作用。取带脉以固摄本经经气;白环俞、气海可通调任脉和膀胱之气而化湿邪。三阴交以健脾渗湿,调理肝肾。湿热偏盛,针泻肝经之荥穴行间而泄肝经之郁热,泻阴陵泉以清泄脾经之湿热;寒湿偏盛加灸关元、足三里,既可温固下元,又可健脾渗湿,二穴长期温灸,有增强体质、扶正祛邪之功。

2. 艾条灸

选穴 命门 神阙 中极 隐白 三阴交

方法 艾条熏灸,每穴5分钟,隔日一次,10~15次为一疗程。本法适用于虚寒带下。

[附注]

(1) 针灸治疗白带有一定疗效,如发现黄、赤带须作妇科检查。(2) 注意卫生,保持外阴部清洁。

(六) 胎位不正

正常胎位中,绝大多数为枕前位。如果妊娠30周后,经产前检查发现枕后位、臀位、横位等胎位异常,谓之胎位不正。常见于经产妇或腹壁松弛的孕妇。

[治疗]

选穴 至阴

方法 操作时须解松腰带,坐在靠背椅上或仰卧床上,以艾条灸两侧至阴穴15~20分钟。每天1~2次,至胎位转正后为止。据报道,成功率达80%以上,经产妇较初产妇效果更好,以妊娠七个月者成功率最高,八个月以上者次之,也有采用针刺或电针者,但多数用灸法。

[附注]

导致胎位不正的原因甚多,如骨盆狭窄、子宫畸形等,不属针灸纠正范围,应由产科处理。

(七) 滞产

自分娩开始至宫口完全开张为第一产程,在此期间如果子宫收缩不能逐渐增强,使第一产程延长,称为滞产。

[病因病机]

多由初产妇精神紧张,或临盆过早,致胞浆早破,下血过多。或因体弱气血不足,胞宫收缩无力等引起。

[症状]

临产浆水已下,阵痛减弱,胎儿不能娩出,产妇精神疲乏,情志忧郁,面色苍白,脉象沉细,甚或散乱。

[治疗]

治法 取手阳明和足太阴经穴为主。

处方 合谷 三阴交 至阴 独阴

方义 合谷为手阳明经原穴,三阴交为足三阴经之交会穴,补合谷泻三阴交,有补气调血下胎的作用。至阴乃足太阳经井穴,独阴为奇穴,均为催产之经验穴,灸之可引产下行。四穴合用可达催产、引产的目的。

[附注]

针灸对子宫收缩无力的滞产,具催产作用。如因子宫畸形,骨盆狭窄等引起的滞产,应作其他处理。

(八) 乳少

产妇分娩后 2~3 天开始分泌乳汁。如果乳汁分泌不足或至完全缺如者,称为乳少,或乳汁不行。

[病因病机]

乳汁为气血所化,如果产妇体质薄弱,脾胃运化功能减退,或临产失血过多,以致气血不足,不能生化乳汁;亦有因情志失调,如忧虑紧张,以致气机失畅,经脉运行受阻而乳汁不行者。

[辨证]

根据病情可分为虚证和实证。

1. 虚证 乳汁不足,甚至全无,乳房不胀,兼见面色苍白,纳少,气短便溏,唇爪无华,脉细,舌淡。

2. 实证 乳汁不行,乳房胀痛,或情志不畅,胸闷,便结,小便短亦。

[治疗]

1. 针灸

治法 取阳明经穴为主。虚者针用补法,可灸;实者针用平补平泻法。

处方 乳根 膻中 少泽

实证:期门;虚证:脾俞 足三里。

方义 乳房为足阳明经所过,乳根穴位在乳部,取之可疏阳明经气而催乳,膻中为气会,针之可调气以催乳,少泽为通乳之有效穴。三穴合用达催乳、通乳之功。实证取期门以疏肝理气;虚证针补脾俞、足三里,健脾胃而助乳汁生化之源。

2. 艾条灸

选穴 膻中 乳根

方法 艾条熏灸 10~20 分钟,每日二次。

3. 皮肤针

选穴 肝俞 胃俞 膻中 少泽 中脘 足三里 天宗 乳根 夹脊(胸 5~胸 9,腰 1~腰 5)乳房四周轻刺。

方法 每日一次,中刺激,10 次为一疗程。

[附注]

乳少在治疗同时宜补充营养,多饮汤类,并纠正哺乳方法。

（九）阴挺

阴挺，即子宫脱垂。正常子宫位置在盆腔中央，呈前倾前屈位，子宫底平耻骨联合，子宫颈平坐骨棘。凡子宫位置沿阴道下移，低于坐骨棘水平以下，甚至脱出阴道口外者，称为阴挺。

[病因病机]

发病原因主要是素体虚弱，产后气血未复，过早地参加体力劳动。或因多产伤气，以致气虚下陷，胞络松弛，不能收摄胞宫所致。

[症状]

本病有轻、中、重程度之分。轻者仅有腰痠，小腹胀沉，自觉阴道中有物下坠。较重者宫颈脱出阴道口外，重者宫体全部脱出，腰部痠楚加甚，兼见精神不振、脉弱舌淡等症。常因过劳、剧咳、排便努责等引起反复发作，如不及时治疗，往往久延不愈。

[治疗]

1. 针灸

治法　取任督经穴为主。毫针刺用补法，并留针多灸。

处方　百会　气海　大赫　维道　太冲　照海

方义　本方以升举阳气，固摄胞宫为目的。百会位于巅顶，取之乃"下病高取""陷者举之"之意。取气海以益气固摄。维道属足少阳、带脉之会，有收摄胞宫的作用。肝肾两经均循行少腹，系络胞宫，故取太冲、照海、大赫以调补肝肾。

2. 水针

选穴　脾俞　肝俞　提托穴　维胞

备穴　膻中　气门　三阴交

方法　用5%当归注射液，每穴注入0.5～1.0毫升，隔日一次，两侧交替取穴，进针0.8～1寸，注入药液，10次为一疗程。

3. 头针

选取两侧生殖区、足运感区，间歇捻针，留针15～20分钟。

[附注]

（1）针灸治疗不同程度的子宫脱垂均有效果。（2）体质虚弱或有继发感染者可配合药物治疗。（3）治疗期间不宜参加重体力劳动，并嘱患者作提肛肌运动锻炼。（4）气门在关元旁开3寸。

（十）急惊风

急惊风类似今之惊厥，为儿科常见急症之一。临床上以神昏、四肢抽搐、口噤、角弓反张等为主症。因其发病迅速，症情急暴，故称为急惊风。多见于三周岁以下的小儿。

本证常见于小儿高热、脑膜炎、脑炎、血钙过低、脑发育不全、癫痫等疾病。

[病因病机]

小儿形气未充，质属纯阳，如外感时邪，易致阳气不得宣泄，实热内郁，引动肝风；或因乳食不节，脾胃受损，以致水精布散失常，水液凝滞成痰，痰浊内蕴，生热化风而成；亦有暴受惊恐，而突发惊厥抽风者。

[症状]

本病初起壮热面赤，摇头弄舌，咬牙露齿，睡中惊悸，手足乱动，烦躁不宁；继即神志昏迷,两目直视,牙关紧闭,四肢抽搐、颤动,或阵发,或持续不已。呼吸迫促,便秘溲赤,脉象浮数或弦滑。

[治疗]

治法 取督脉和手阳明经穴为主,辅以足厥阴经穴。毫针浅刺,疾出不留,用泻法;或三棱针点刺出血。

处方 水沟 印堂 十宣 合谷 太冲

随证配穴 壮热:大椎 曲池;痰多:列缺 丰隆;口噤:颊车 合谷

方义 本方旨在熄风镇惊。水沟、印堂位居督脉,二穴有开窍醒脑镇惊作用。刺十宣出血能泄诸经邪热。合谷、太冲分别为大肠与肝之原穴,二穴合用,谓之开四关,能治小儿惊厥。热甚者配以大椎、曲池,共泻阳热之亢盛;惊厥每夹痰浊,取肺、胃别络列缺、丰隆,具宣肺化痰之功;口噤者,合谷与颊车相配,以松缓口颊。

[附注]

针刺对惊厥的缓解具有较好的效果,但须查明惊厥的原因,采取针对病因的治疗措施。

(十一) 遗尿

凡年满三周岁具有正常排尿功能的儿童,在睡眠时不能自行控制而排尿者,称为遗尿。偶因疲劳或临睡饮水过多而遗尿,不作病态论。

[病因病机]

尿液的正常排泄,主要决定于肾的气化和膀胱的制约功能。肾司固藏,主气化,膀胱有贮藏和排泄小便的功能,若肾气不足,下元不能固摄,每致膀胱约束无权,而发生遗尿。

[症状]

主要为睡梦中遗尿,轻者数夜一次,重者每夜一次或一夜数次。若迁延日久,可有精神不振,食欲减退,以及消瘦萎黄等全身症状。

[治疗]

1. 针灸

治法 以任脉经穴和膀胱经背俞穴为主。毫针刺用补法,可灸。

处方 关元 中极 三阴交 肾俞 膀胱俞

方义 本病主要原因为肾气不足,气化功能减弱。补关元、肾俞,有充益肾气,固摄下元的作用。三阴交为足三阴经会穴,取其调补脾肾。又因本病为膀胱失约,故取膀胱募穴中极和膀胱俞,属俞募配穴,用以振奋膀胱的机能。

2. 水针

方法 用1%普鲁卡因注射液,注射次髎或三阴交,每穴1毫升。二穴交替使用,隔日一次。

3. 皮肤针

选穴 肾俞 关元 气海 曲骨 三阴交 夹脊(11~21椎)

备穴 中极 膀胱俞 太溪 八髎

4. 头针

选取两侧足运感区,间歇捻针,留针15分钟。

[附注]

(1) 针刺治疗遗尿效果较好,但对某些器质性病变引起的遗尿,应治疗其原发病。

(2) 治疗期间家属应密切配合,如晚上控制患儿饮水,定时叫醒患儿小便,使其逐渐养成自觉起床排尿的习惯,并积极鼓励患儿消除自卑、怕羞心理,树立战胜疾病的信心。

(十二) 疳疾

疳疾是由多种慢性疾患引起的一种疾病,多见于三岁以下的乳幼儿。"疳"含有形体干瘦、津液干枯之意,因此临床以毛发稀疏、萎黄消瘦、肚腹膨隆为主症。

本证可见于小儿喂养不足、饮食失调以及慢性腹泻、肠寄生虫病、结核病等。

[病因病机]

多由饮食不节,断乳过早,喂养不当,病后失调,药物攻伐太过,以及虫积等因素,使脾胃功能受损,津液耗伤,不能消磨水谷,久之积滞生热,迁延成为疳疾。

[辨证]

发病缓慢,初起身微发热,或午后潮热,喜食香甘酸味等物,口干腹膨,便泻秽臭,尿如米泔,烦躁啼哭,不思饮食。继则积滞内停,肚大脐突,面色萎黄,形体消瘦,肌肤甲错,毛发稀疏。久延则见神疲肢软、面㿠气乏等虚败征象,舌绛苔黄腻或光剥,脉象细数或虚弱。

[治疗]

1. 针灸

治法　取足太阴、阳明经穴为主。毫针浅刺不留针,不灸。

处方　下脘　足三里　四缝　商丘

方义　疳疾的病理变化,关键在于脾胃运化失常所致。脾胃为后天之本,如脾胃功能旺盛,则食积得以化除,生化之源可以恢复,故取下脘以和胃理肠清热。足三里为阳明之合,可扶土以补中气。商丘为脾经的经穴,能健脾而化积消滞。四缝为奇穴,刺出黄水,是治疗疳疾的经验效穴。亦可点刺脾俞、胃俞、肝俞等穴。

随证配穴　虫积:百虫窝;潮热:大椎

2. 割治

方法　取鱼际部位,纵切约0.4厘米,取出脂肪0.3克左右,然后作外科包扎。

3. 皮肤针

方法　皮肤针叩刺下背部及骶部为主,亦可适当选用四肢穴,每次叩10~20分钟。

[附注]

(1) 疳疾患儿饮食须定时定量,不宜过饥过饱或过食香甜油腻。(2) 婴儿断乳时,应给予适量营养物。(3) 凡因肠寄生虫病或结核病引起的,须治疗原发病。

(十三) 小儿麻痹后遗症

小儿麻痹后遗症,又称"脊髓灰质炎后遗症"。本病是由脊髓灰质炎病毒引起的急性传染病,夏秋季节发病较高,四季中可见散发病例。患者多为儿童,尤以5岁以下的婴幼儿最多。

本病急性期,表现为头痛、发热、咽痛、呕恶等症状,属于"温热病"范畴;当其出现肢体瘫痪后,可归属于"痿证"。本节重点叙述瘫痪期。

温热之邪,侵犯肺胃,浸淫筋脉,邪热耗伤肺胃阴液,久则病及肝肾,引起肝肾阴血不足,以致筋脉,肌肉失养,萎弱弛缓而成痿证。肢体瘫痪呈弛缓性,以下肢为多见,或现单瘫、半身瘫痪。亦有腹肌、肋间肌、膈肌瘫痪者,病情比较严重。瘫痪肢体,在急性症状消失后,1~2周开始恢复,6个月以内恢复较为明显,过后则恢复缓慢。遗留肌肉萎缩、关节畸形等症。

[治疗]

1. 针灸

治法　以手足阳明经穴为主,辅以病部取穴。根据病情采用泻法和补法。并可采用电针。

处方　按部随证处方、配穴。

下肢瘫痪:肾脊(即腰 2 夹脊)　环跳　殷门　伏兔　足三里　阳陵泉

随证配穴　抬腿困难:髀关　健膝①;膝屈曲:阴市　健膝;膝反屈:承扶　委中　承山;下垂足:胫下②　解溪;内翻足:风市　昆仑　丘墟　悬钟　纠内翻③;外翻足:箕下④　阳陵泉　三阴交　太溪　纠外翻⑤;跟行足:承山　昆仑　太溪

上肢瘫痪:颈部夹脊穴(后正中线旁开 0.5 寸)　臑俞　肩髃　肩髎　曲池　手三里　合谷

随证配穴　举臂困难:天宗　举臂⑥　臂臑;伸屈肘无力:肱中⑦　臂中⑧　内关　外关;手内外旋:阳池　阳溪　后溪　四渎　少海;腕下垂:外关　四渎

腹肌瘫痪:夹脊　梁门　天枢　带脉

2. 水针

选穴　参照处方配穴。

方法　常选用10%葡萄糖注射液、维生素 B_1、盐酸呋喃硫胺、复方当归注射液、维生素 B_{12}、加兰他敏注射液等。10%葡萄糖须注在肌肉丰厚处,如殷门、伏兔、足三里等穴,每穴可注射 2～5 毫升。其他药液用量依病情增减,瘫痪轻者用 1 支,重者用 2 支,每次选 2～4 穴,每穴 0.5～1 毫升。每日或隔日一次,连续 10～20 次为一疗程。

3. 穴位埋线　参照处方配穴。

4. 皮肤针　参照处方配穴。

[附注]

本病近年来采用口服脊髓灰质炎减毒活疫苗进行预防,发病已明显减少。后遗症应及时治疗,并配合功能锻炼,关节严重畸形者,可考虑矫形手术。

2·3　外科病症

(一) 风疹

风疹,今称荨麻疹,是一种常见的过敏性疾患。名为风疹,因其遇风易发而言。古代文献有"瘾疹"之名,谓其疹块时隐时现故在。本病急性者短期发作后多可痊愈,慢性者常反复发作,可历数月或经久难愈。

[病因病机]

发病原因多由腠理空疏,风邪乘间侵袭,或因虫、虱刺咬,邪毒遏于肌表,流窜经络而成;有因肠胃积热,腑气不下,内不能泄,外不能达,郁于肌肤而发;亦有因进食鱼虾而诱发者。

[辨证]

本病以患者瘙痒异常,皮肤出现成块成片的风团为主症。发病颇为迅速,皮肤奇痒,搔

[注]　① 健膝:髌骨上缘正中 3 寸。② 胫下:解溪穴上 3 寸,胫骨外缘旁开 1 寸。③ 纠内翻:承山穴外开 1 寸。④ 箕下:箕门穴下 2 寸。⑤ 纠外翻:承山穴内开 1 寸。⑥ 举臂:肩峰前下 3.5 寸。⑦ 肱中:天泉穴下 2.5 寸。⑧ 臂中:腕横纹与肘横纹连线之中点,两骨之间。

之疹块凸起,有如蚊虫叮咬之疙瘩,多成块成片,此起彼伏,疏密不一,以肱股内侧较多,消退后不留疹迹。如同时发于咽喉可见呼吸困难;发于胃肠兼有恶心、呕吐、腹痛、腹泻等症状。顽固的风疹,往往时隐时现,缠绵难愈。

[治疗]

1. 针灸

治法　取手阳明、足太阴经穴为主。毫针刺用泻法。

处方　曲池　合谷　血海　委中　膈俞　天井

方义　本病为风邪遏于肌表,曲池、合谷同属阳明,善于开泄,血海属足太阴,主血分病,三穴用泻法以疏风邪而清血热。委中为血郄,膈俞为血之会穴,凡热毒隐疹,蕴于血分者,尤为相宜。天井属少阳之分,取之以调三焦经气而宣郁热。

随证配穴　呼吸困难:天突;恶心呕吐:内关;腹痛腹泻:天枢。

2. 皮肤针

选穴　风池　血海　夹脊(胸2~5,骶1~4)

备穴　曲池　风门　风府　委中　肺俞　三阴交　合谷

3. 耳针

选穴　肺　下屏尖　枕　神门　脾　平喘

方法　每次取2~3穴,捻转中、强刺激,留针20~30分钟。

[附注]

(1)针灸治疗风疹效果良好,慢性者尽可能查明其原因,针对病因治疗。(2)凡属过敏体质,忌食鱼腥等发物。便秘者宜保持大便通畅。

(二) 疔疮

疔疮是常见的外科急症,好发于面部和指端。因其初起形小根深,底脚坚硬如钉,故名疔疮。

[病因病机]

多因肌肤不洁,铁木刺伤而妄施针挑挤压,以致火毒乘隙侵袭,邪热蕴结肌肤;或因恣食膏粱厚味以及酗酒等因,引起脏腑积热,毒自内发所致。若毒邪盛则流窜经络,内攻脏腑则属危候。

[辨证]

本病初起状如粟粒,色或黄或紫,或起脓水疱、脓疱,根结坚硬如钉,自觉麻痒而疼痛轻微,继则红肿灼热,疼痛剧增,多有寒热。如见壮热烦躁,眩晕呕吐,神识昏聩者,为疔疮内攻之象,称为"疔疮走黄";如发生于四肢,患处有红丝上窜的,名为"红丝疔"。

[治疗]

1. 针灸

治法　取督脉经穴为主。毫针刺用泻法,或三棱针点刺出血。

处方　身柱　灵台　合谷　委中

方义　本方取督脉经穴为主,以督脉统率诸阳,泻身柱、灵台以疏泄阳邪火毒,二穴又为治疗疔疮之经验穴。合谷为手阳明经的原穴,阳明多气多血,泻之以泄阳明火毒,面唇疔疮尤为适宜。取郄穴委中,刺血以清泄血热。

本病还可根据患部所属经脉取穴。例如,生于面部手阳明经的,配取商阳、曲池;生于食指端者,取曲池、迎香;生于面部足少阳经的,配取阳陵泉、足窍阴;生于足小趾、次趾的取阳陵泉、听会。如系红丝疔,可沿红丝的止点,依次点刺到起点。

2. 挑治

方法　在背部脊柱两旁,寻取丘疹样突起处,用粗针挑治,每日一次。

［附注］

(1) 疔疮初起,切忌挤压、针挑。患部不宜针刺和拔罐。红肿发硬时忌手术切开,以免引起感染扩散。(2) 疔疮走黄,症情凶险,须及时抢救。疔疮如已成脓,应转外科处理。(3) 治疗时忌食鱼腥、虾、蟹等发物。

(三) 痄腮

痄腮,即流行性腮腺炎,俗称"蛤蟆瘟",是由病毒引起的急性传染病。本病以耳下腮部肿胀疼痛为主症。一般流行于冬春季节,以儿童为多见。成人发病,症状往往较儿童为重。

［病因病机］

本病是因外感时行温毒,更挟痰火积热,郁滞少阳,少阳经脉失于疏泄,以致耳下腮部肿大疼痛,并有恶寒、发热等症。肝与胆相为表里,肝脉络阴器,故常兼有睾丸肿痛。

［辨证］

轻证,仅觉耳下腮部痠痛,继而肿胀,如无其他见症,可在数日后逐渐消退。较重的,初起有恶寒、发热、头痛、呕吐等症,并渐见腮部焮热红肿,咀嚼困难。严重的,则见高热烦渴,并发睾丸肿大,脉象浮数或滑数,舌苔黄腻。

［治疗］

1. 针灸

治法　取手少阳经穴为主。毫针刺用泻法。

处方　翳风　关冲　外关　颊车　合谷

方义　本病患部属于少阳经,治宜清泄少阳经郁热为主。翳风为手足少阳经之会穴,能宣散局部气血的壅滞;手足阳明经脉亦上循面颊,故取合谷、颊车以疏泄邪热而解毒;远取外关、关冲以利少阳气机,可奏清热消肿之功。如睾丸肿大,可酌取太冲、曲泉等穴。

2. 灯火灸

方法　先将病侧角孙穴处头发剪短,常规皮肤消毒,取灯草蘸香油点燃,迅速触点穴位,闻及"叭"的响声,立即提起,灸治1~2次即可,若肿势不退,次日再灸一次。

3. 皮肤针

选穴　合谷　颊车　二间　翳风　列缺　外关　胸1~4夹脊

备穴　手三里　内庭　侠溪

［附注］

(1) 针灸治疗腮腺炎效果良好。如有严重合并症,应配合其他疗法。(2) 患者自起病至腮肿完全消退时必须进行隔离。(3) 流行季节针刺颊车、合谷,每日二次,可作为预防。

(四) 乳痈 (附: 乳癖)

乳痈,即急性乳腺炎。多发生于产后哺乳期,故有"产后乳痈"之称。发生于怀孕期的所谓"产前乳痈"较为少见。乳痈之严重者,名为"乳发",类似今之乳房部急性蜂窝组织炎。

[病因病机]

多由忧思恼怒,肝气失于疏泄,或进食厚味,胃腑积热,致使阳明经络阻滞,营气不和而成;或怀孕后血热内蕴,营气壅滞,而结肿成痈。亦有因乳头不洁,皮肤破裂,外邪火毒侵入乳房,火毒与积乳互凝而发为乳痈者。

[辨证]

本病以乳房红肿为主症,多发于产后尚未满月。初起乳房结块,肿胀疼痛,排乳不畅,常兼有畏寒发热、头痛、恶心烦渴等症,此时痈脓尚未形成;若乳部肿块增大,焮红疼痛,时时跳痛的,此为酿脓的征象。若发热延至一旬不退,肿块中央软陷,触之浮动者,势已成脓,可见乳头有脓液排出。

[治疗]

1. 针刺

治法　取阳明、厥阴经穴为主。毫针刺用泻法,针后不灸。

处方　足三里　梁丘　期门　内关　肩井

方义　乳痈之为病,乃胃热、肝郁、火毒所致。取胃经合穴足三里、郄穴梁丘,以泻血热,泻之以清阳明之结热。期门、内关同属厥阴,能疏肝解郁、宽胸利气。肩井为治疗乳痈的经验穴,该穴为手足少阳、足阳明经和阳维脉的交会穴,对乳房肿块具有消肿、散结的功效。

2. 灸法

方法　初起时用葱白或大蒜捣烂,铺患处,用艾条熏灸 10~20 分钟,每天 1~2 次。本方适用于乳痈尚未成脓。

3. 拔罐法

方法　选用适当大小玻璃火罐在溃破处吸拔脓液。本法适用痈脓形成阶段。

[附注]

(1)哺乳前后须洗涤乳头,保持清洁。(2)针刺对乳腺炎早期出现肿块而未化脓者有效。(3)初起可作热敷和配合推拿以加强疗效。若已化脓者须作外科治疗。

【附】　乳癖

乳癖类似今之乳腺小叶增生和乳房囊性增生,常见于中年妇女。本病发生原因目前尚不清楚,可能为孕激素与雌激素的比例失去平衡有关。中医学认为,多由郁怒、忧思,或冲任失调所致。

患者自觉乳房胀痛或刺痛,兼有胸闷、嗳气等症状。一侧或两侧乳房发生多个大小不等的圆形结节。结节与周围组织分界不很清楚,结节可以推动。症状在行经前增加,行经后减轻,亦可因情志喜怒而消长。

[治疗]

治法　取足阳明经穴为主,毫针刺用平补平泻法。

处方　①屋翳　膻中　足三里;②天宗　肩井　肾俞

随证配穴　肝郁:肝俞　太冲;血虚:血海　三阴交

方法　上述穴位均取双侧。进针后留针 20~30 分钟,留针期间运针 2~3 次。肝郁予泻法,血虚宜补法。8 次为一疗程,停针 2~3 日后,继续第二疗程,3 个疗程后进行复查。

（五）肠痈

肠痈可包括今之急慢性阑尾炎、阑尾周围脓肿等，是外科急腹症常见的一种疾病。本病的发生是与阑尾解剖特点、阑尾腔梗阻和细菌感染有关，临床上以右下腹固定压痛、肌紧张、反跳痛为特征。

[病因病机]

本病多由进食厚味、恣食生冷和暴饮暴食等因，以致脾胃受损，胃肠传化功能不利，气机壅塞而成；或因饱食后急暴奔走，或跌仆损伤，导致肠腑血络损伤，瘀血凝滞，肠腑化热，瘀热互结，导致血败肉腐而成痈脓。

[辨证]

初起脘部或绕脐作痛，旋即转移至右下腹，以手按之，其痛加剧，痛处固定不移，右腿屈而难伸，并有发热恶寒，恶心呕吐，便秘，尿黄，舌苔薄腻而黄，脉数有力等症。若痛势加剧，症见腹皮拘急，拒按，局部或可触及肿块，壮热自汗，脉象洪数等，则属重证。

[治疗]

1. 针灸

治法　取手足阳明经穴为主。毫针刺用泻法，留针时间 20～40 分钟，一般每日针刺 1～2 次，重证可每隔四小时针刺 1 次。

处方　足三里　阑尾　曲池　天枢

方义　本方的主要作用是通调手足阳明的经气，调整阳明腑气，达到散瘀消肿、消热止痛之效。根据"合治内府"的原则，取胃经之合穴足三里以疏导足阳明经腑气，阑尾为治疗阑尾炎之有效穴，且分布于胃经，可通泻肠腑之积热。曲池为大肠经合穴，泻之以疏泄肠中热邪，取大肠之募穴天枢，以通调肠腑之气机。

2. 水针

选穴　阑尾穴　腹部压痛点

方法　用 10% 葡萄糖注射液 2～5 毫升，注射深度 0.5～0.8 寸，每日一次。

3. 耳针

选穴　阑尾　下脚端　大肠　神门

方法　间歇捻针，留针 2～3 小时。

[附注]

（1）针灸治疗单纯性阑尾炎效果较好。若症状严重，有阑尾穿孔或坏死倾向者，须及时进行外科处理。（2）慢性阑尾炎可参照以上用穴，每天或隔天一次。局部并可采用艾条灸或隔姜灸。

（六）痔疮

本病为发生于肛肠部的一种慢性疾病，较多见于青年和壮年。临床上按痔核发生的位置，分为内痔、外痔和混合痔，统称为痔疮。

[病因病机]

痔疾发生的原因，多与长期坐位或站立工作，肩挑负重，跋涉远行，妊娠胎气；或久痢，久泄，便秘，嗜食厚味辛辣等因素，引起中气下陷，筋脉松弛，气滞血阻，燥热浊气，结聚肛肠而发为痔疾。

[症状]

首按痔核位置辨别内痔、外痔和混合痔。发生于肛门齿线以上者为内痔,齿线以下者为外痔,齿线上下均有者为混合痔。内痔主症:大便时出血,色鲜红或暗红,出血量不等,痔核脱垂于肛门外,如不及时复位,或因感染均可引起局部剧痛;如嵌顿时,可致肿胀、糜烂、坏死。外痔主症:自觉肛门处有异物感,剧烈疼痛或不痛,发炎时则肿痛。混合痔则兼有内痔和外痔的症状。

[治疗]

1. 针灸

治法　取足太阳经穴为主。毫针刺用泻法,适当深刺。

处方　次髎　长强　会阳　承山　二白

方义　次髎、会阳、承山同属足太阳膀胱经,膀胱经其别行经脉络于肛,取三穴用泻法深刺,能疏导膀胱经气而消瘀滞,近取长强以加强其作用。二白为治疗痔疮的经验穴。《玉龙歌》说:"痔漏之疾亦可憎,表里急重最难禁,或痛或痒或下血,二白穴在掌后寻。"取本穴治疗内痔出血有效。

2. 挑治

方法　痔点在第七胸椎两侧和腰骶部范围内寻找。每次选一痔点挑治,七天左右一次。

3. 耳针

选穴　直肠下段　大肠　神门　脑　脾

方法　每次取2~3穴,留针20~30分钟,每日一次。

[附注]　针灸对本病可改善症状,根本治疗须由专科处理。平时少食辛辣等刺激性食物。保持大便通畅。

(七) 扭伤(附:落枕)

扭伤是指近关节部的软组织损伤,如皮肤、肌肉、肌腱、韧带、血管等,而无骨折、脱位、皮肉破损等损伤症状。临床主要表现为损伤部肿胀疼痛和关节活动受限。

[病因病机]

多由持重不当或运动失度,不慎跌仆,牵拉以及过度扭转等原因,引起筋经、络脉及关节损伤,以致经气运行受阻,气血壅滞局部而成。

[辨证]

扭伤部因瘀阻而肿胀疼痛,伤处肌肤出现红、青、紫等色。如红色多系皮肉受伤,青色多系筋伤,紫色多系瘀血留滞。新伤局部微肿,肌肉压痛,表示伤势较轻;如红肿高耸,关节屈伸不利,表示伤势重。损伤部位常发生于肩、肘、腕、腰、髀、膝、踝等处。

[治疗]

1. 针灸

治法　以受伤局部取穴为主,毫针刺用泻法;陈伤留针加灸,或用温针。

肩部:肩髃　肩髎　肩贞

肘部:曲池　小海　天井

腕部:阳池　阳溪　阳谷

腰部:肾俞　腰阳关　委中

髋部：环跳　秩边　承扶
膝部：梁丘　膝眼　阳关
踝部：解溪　昆仑　丘墟

方义　扭伤取穴，一般是根据损伤部近取法的原则，以达到行气血通经络的目的，使损伤组织功能恢复正常。伤势较重的，可应用循经近刺和远刺相结合的方法。

2. 刺络拔罐

方法　皮肤针重叩压痛部至微出血，加拔火罐。适用于新伤局部血肿明显，陈伤瘀血久留，寒邪袭络等病证。

3. 水针

方法　用10%葡萄糖液10毫升，或加入维生素 B_1 注射液100毫克，注入压痛肌束，如原有放射痛者，针感要与其疼痛部位相一致，每日或隔日一次。本法适用于急性腰扭伤。

4. 耳针

选穴　相应敏感点　脑　神门

方法　捻转中、强刺激，留针10~30分钟，每日一次。适用各部急性扭伤，有明显止痛效果。

［附注］

（1）针灸治疗各部伤痛，可改善症状。但必须排除骨折、脱位、韧带断裂以及骨病等疾患。（2）必要时可配合应用推拿、药物治疗。

【附】　落枕

落枕，又称颈部伤筋。是由睡眠时颈部位置不当，或因负重颈部扭转，或风寒侵袭项背，局部脉络受损，经气不调所致。

一般常见头向患侧倾斜，一侧项背牵拉痛，甚则向同侧肩部及上臂扩散，颈项活动受限，并有明显压痛。

治法　取督脉、手足太阳经穴为主。取大椎、天柱、肩外俞、悬钟、后溪等穴，针用泻法，针后加灸，以达祛风散寒、舒筋活络之功。如不能前后俯仰，可配昆仑、列缺；不能左右回顾，加取支正以疏导太阳经气。并可在患部附近穴上，施用火罐。此外还可配用落枕穴。

［附注］

（1）针灸治疗落枕效果较好，针后也可配合推拿及热敷。（2）睡眠时枕头高低须适度，避免受冷。（3）中老年患者如反复发作者，应考虑颈椎病。

（八）肘劳

肘劳，类似今之肱骨外上髁炎，属伤筋范畴。本病多见于从事旋转前臂和屈伸肘关节的劳动者，如木工、钳工、水电工以及网球运动员等。

［病因病机］

本病主要是由慢性劳损引起。肘腕长期操劳，风寒之邪积聚肘节，以致劳伤气血或风寒敛缩脉道，筋经、络脉失和而成。

［症状］

起病缓慢，常反复发作，无明显外伤史。自觉肘关节外侧瘘痛无力，其痛有时可扩散至前臂或肩背。使劲做握拳前臂旋转动作（如绞毛巾）时瘘痛加重。局部肿胀不明显，肱骨外上髁附近压痛，关节活动正常，屈腕旋转试验多呈阳性。

[治疗]

1. 针灸

治法　舒筋通络。以局部取穴为主。毫针刺用泻法,并灸法。

处方　压痛点　曲池　肘髎　手三里　合谷

压痛点针刺可作多向透刺,或作多针齐刺以疏通经络。留针20分钟。每日或隔日一次,10~15次为一疗程。

2. 水针

方法　早期用醋酸氢化可的松0.5毫升,注入压痛点,每周一次。或用当归注射液2毫升注入压痛点,每周二次。后期用威灵仙注射液1毫升注入压痛点,隔日一次。

3. 刺络拔罐

方法　先用皮肤针叩刺局部出血,加拔火罐,每2~3日一次。适宜于局部肿胀者。

[附注]

(1)治疗期间,尽量减少肘部活动,勿提重物。(2)可配合敷贴,以加强疗效。

(九) 腱鞘囊肿

腱鞘囊肿好发于关节和腱鞘附近,常见于腕背和足背部。患者多为青壮年,女性较多。本病原因,尚不清楚,一般认为其与外伤、机械性刺激、慢性劳损等有关。

本病进程缓慢,囊肿部外观呈圆形隆起,无明显自觉症状,偶有轻微酸痛、乏力。触之呈球状,表面光滑,边缘清楚,质软,有波动感。囊液充满时,囊壁变为坚硬,局部压痛。

[治疗]

治法　局部针刺。

方法　先固定囊肿,常规消毒,然后用粗针或三棱针从囊肿顶部刺入,并向四周深刺,务使囊壁刺破,迅即用力挤压,可有囊液自针孔挤出。加压包扎3~5天。囊肿较大者,可用注射器抽吸囊液复针刺数孔,如法加压包扎。如囊肿再起,一周后再行针刺。

(十) 丹毒

丹毒是一种急性接触传染的感染性疾病。由于发病时皮肤突然变赤,状如涂丹,因此名为丹毒。本病好发于颜面和小腿,春、秋是其发病季节,多见于幼童和老年人。针刺治疗以下肢丹毒为主。

[病因病机]

本病多因皮肤破损,体表卫外失固,邪毒乘隙侵入,以致血分生热,郁于肌肤而发。如夹风则上窜头面,夹湿则下注足胫。故发于头面者,多偏于风热;发于下肢者,多偏于湿热。

[辨证]

发病急速,以皮肤红肿热痛,状如云片,边界分明为主症。初起恶寒发热,随即患部皮肤一片鲜红,按之灼热,边缘略高于正常皮肤,并很快向四周蔓延,其中间由鲜红转为暗红,可有小片表皮脱屑。或见黄色水疱,破烂流水,疼痛作痒,可有烦渴、身热、便秘、溲赤等症。如见壮热、呕吐、神昏谵语、时有痉厥,为邪毒内攻之证。

[治疗]

1. 针灸

治法　取用手阳明,足太阴经穴为主。毫针刺用泻法,辅以局部散刺出血。

处方　合谷　曲池　阴陵泉　血海　委中

方义　本方具有宣散风热和清利湿热的作用,达到清热解毒的目的。合谷、曲池疏散阳明风热,阴陵泉为足太阴合穴,用泻法以清利足胫之湿热,泻血海、委中和局部散刺出血,可清泄血中郁热,含"菀陈则除之"之意。

2. 刺络拔罐

方法　在红肿部用三棱针散刺或皮肤针叩刺出血,加拔火罐。每日1~2次。

[附注]

(1)针具应严格消毒,防止交叉感染。如因混合感染而形成溃疡,或出现败血症时,必须考虑中西医综合治疗。(2)平时注意保护皮肤,避免皮肤破损。

(十一)蛇丹

蛇丹,即带状疱疹,是由病毒引起的急性炎症性皮肤病。多见于胸背、面部和腰部,呈带状分布。多发生于春、秋两季。

[病因病机]

本病多由肝经郁火和脾经湿热内蕴,又复感受火热时邪,以致引动肝火,湿热蕴蒸,浸淫肌肤、脉络而发为疱疹。

[症状]

初起患部有束带状刺痛,局部皮肤潮红,伴有轻度发热、乏力、食欲不振等全身症状。皮疹呈簇集状水疱,水疱如绿豆或黄豆大小,中间夹以血疱或脓疱,排列如带状。皮疹多数发生在单侧,常见于肋间,次为头面部。疱疹在2~3周后,渐见干燥结痂,最后痂退而愈。愈后一般不留瘢痕。少数患者有时疼痛可延续较长时间。

[治疗]

1. 针灸

治法　循经远取为主,辅以局部取穴。毫针刺用泻法。

处方　① 曲池、合谷、支沟。② 血海、三阴交、太冲。

方法　上述两组穴位可交替选用。进针后采用提插泻法,得气后,留针20~30分钟。每日针治一次。局部沿疱疹分布带多针斜刺。

发于面部者,按部选取邻近穴位。施捻转泻法。

2. 耳针

选穴　相应敏感点　肺　肝　下屏尖　屏间

方法　取穴2~3穴,捻转强刺激,留针20~30分钟。

[附注]

针刺治疗带状疱疹镇痛效果明显。少数病例合并化脓感染者须外科处理。

2·4　五官科病症

(一)目赤肿痛

目赤肿痛,为多种眼疾患中的一个急性症状。古代文献根据发病原因、症状急重和流行性,有称"风热眼""暴风客热""天行赤眼"等。

本证常见于急性结膜炎、假膜性结膜炎以及流行性角结膜炎等。

[病因病机]

多因外感风热时邪,侵袭目窍,郁而不宣;或因肝胆火盛,循经上扰,以致经脉闭阻,血壅气滞,倏然发生目赤肿痛。

［辨证］

可见目赤肿痛、羞明、流泪、眵多等症。

如兼有头痛、发热、脉浮数等,为风热;如兼有口苦、烦热、便秘、脉弦滑者,属肝胆火盛。

［治疗］

1. 针灸

治法　取手阳明、足厥阴肝经穴为主。毫针刺用泻法。

处方　合谷　太冲　睛明　太阳

随证配穴　风热：少商　上星;肝胆火盛：风池　侠溪

方义　本方旨在清泄风热、消肿定痛。目为肝之外窍,阳明、太阳、少阳经脉均循行目部。合谷调阳明经气以泄风热。风池、侠溪、太冲三穴分属肝胆两经,上下相应,导肝胆之火下行。睛明为太阳,阳明交会穴,可宣泄患部之郁热。少商、太阳、上星点刺出血,以泄热消肿。

2. 挑治

可在肩胛间按压过敏点,或大椎两旁 0.5 寸处选点挑治,本法适用于急性结膜炎。

3. 耳针

选穴　眼　目$_1$　目$_2$　肝

方法　留针 20 分钟,间歇运针。亦可在耳尖或耳后静脉点刺出血。

［附注］

针刺治疗目赤肿痛取眼眶内穴位时,针具应严格消毒,进出针须缓慢,轻捻转不宜提插,以防止感染和出血。

（二）麦粒肿

麦粒肿,又名睑腺炎,是皮脂腺受感染而引起的一种急性化脓性炎症。中医学称之为"针眼""眼丹"等。

［病因病机］

本病每因脾胃蕴热,或心火上炎,又复外感风热,积热与外风相搏,气血瘀阻,火热结聚,以致眼睑红肿,熟腐化为脓液。

［辨证］

病起始则睑缘局限性红肿硬结,疼痛和触痛,继则红肿渐形扩大。数日后硬结顶端出现黄色脓点,破溃后脓自流出。或有口渴、便秘、苔黄等症。

［治疗］

1. 挑治

在两肩胛间,第 1~7 胸椎两侧,探寻淡红色疹点。采用三棱针点刺,挤出少量血液,用棉球擦去,可反复挤 3~5 次。亦可用缝衣针挑断疹点处的皮下纤维组织。

2. 耳针

选穴　眼　肝　脾

方法　间歇运针,留针 20 分钟,每日一次。

［附注］

（1）本病初起至化脓切忌挤压,以免细菌挤入血流,造成严重后果。（2）上述方法适用于红肿硬结,可促其消退,如已成脓应由眼科处理。

(三) 聤耳

聤耳,类似今之急、慢性化脓性中耳炎。临床以耳窍流脓为主症。患者大多为儿童。

[病因病机]

耳为肾之外窍,少阳经脉绕络耳周。童稚腠理娇嫩,风热之邪入袭耳窍,结聚少阳脉络,胆与三焦经气郁阻,化火成脓。如反复举发,延久损伤阴液,可见肾阴不足证候。

[辨证]

急暴者,症见怕冷、发热、头痛,耳底搏动作痛,数日后耳膜溃破,脓自耳道流出,为三焦气火夹风阳上扰,属实症;如时发时愈,迁延时日,症见头晕、耳鸣、听力减退、耳窍流脓稀少,为肾阴亏损,属虚证。

[治疗]

1. 针灸

治法 祛风清热。取少阳经穴为主。毫针刺以泻法为主。

处方 风池 听会 翳风 合谷

随证配穴 热盛:大椎 曲池;阴虚:肾俞 太溪

方义 风热结聚少阳,风池属少阳胆经,与合谷配以祛风清热。听会、翳风分属手足少阳经穴,两穴位近耳郭,泻之可消散局部瘀热。热盛者泻大椎、曲池以清泄阳邪。久延阴虚者,补肾俞、太溪充养肾气,使肾气上注耳窍,耳鸣、头晕自可向愈。

2. 耳针

选穴 肾 内耳 屏间 枕 外耳

方法 取2~3穴间歇运针,留针20分钟。每日或隔日一次。

[附注]

(1)针刺施术前,先用消毒棉签拭清耳道脓液,滴入双氧水清洗、拭净。(2)避免水液灌耳,擤鼻时,两鼻翼交替压紧。

(四) 耳鸣、耳聋

耳鸣、耳聋,是指听觉异常的两种症状,可有多种疾病引起。耳鸣以自觉耳内鸣响为主症,耳聋以听力减退或听觉丧失为主症。两者在病因病机及针灸治疗方面大致相同,故合并叙述。

[病因病机]

本证的发生,可分为内因和外因,内因多由恼怒、惊恐,肝胆风火上逆,以致少阳经气闭阻,或因肾虚气弱,精气不能上达于耳而成;外因每为风邪侵袭,壅遏清窍。亦有因突然暴响震伤耳窍引起者。

[辨证]

根据发病久暂、兼证和脉象变化等,分为虚证和实证。

1. 实证 暴病耳聋,或耳中觉胀,鸣声隆隆不断,按之不减。兼见风火上逆证候,如头胀、面赤、咽干、烦躁善怒、脉弦;外感风邪,可见畏寒、发热、脉浮数等症。

2. 虚证 久病耳聋,耳中如蝉鸣,时作时止,劳累则加剧,按之鸣声减弱。兼见头晕、腰膝痠软乏力、遗精、带下、脉虚细等症。

[治疗]

1. 针灸

治法 取手足少阳经穴为主。实证针用泻法;虚证兼取足少阴经穴,针用补法,并可用小艾炷灸患部腧穴。

处方　翳风　听会　侠溪　中渚

随证配穴　肝胆火盛：太冲　丘墟；外感风邪：外关　合谷；肾虚：肾俞　关元

方义　手足少阳两经经脉均绕行于耳之前后，因此取手少阳之中渚、翳风，足少阳之听会、侠溪，疏导少阳经气，四穴参合，为治疗本病之主方。肝胆火盛者，配取肝经穴太冲，胆经原穴丘墟，用泻法清泄肝胆之火，取"病在上，取之下"和"盛则泻之"之意。风邪外袭者，取外关、合谷以疏解表邪，外邪解则经气宣畅。肾开窍于耳，肾虚则精气不能上注于耳，故取肾俞、关元以调补肾经元气，使精气上输耳窍，奏止鸣复聪之效。

2. 水针

选穴　听宫　翳风　完骨　瘈脉

方法　采用654-2注射液，每次两侧各选一穴，每穴注射5毫克；或用维生素B_{12} 100微克注射液，每穴0.2~0.5毫升。进针0.5~1寸。

3. 头针

选取两侧晕听区，间歇运针，留针20分钟。每日或隔日一次。适用于神经性耳鸣、听力下降。

[附注]

耳鸣与耳聋的发生，其原因很多，针灸对神经性耳鸣、耳聋效果较好。

（五）鼻渊

鼻渊，是以鼻流腥臭浊涕，鼻塞、嗅觉丧失等为主症。本证之重者名为"脑漏"。常见于慢性鼻炎，急慢性副鼻窦炎。

[病因病机]

鼻为肺之外窍，因之鼻渊的发生，与肺经受邪有关。其急者，每因风寒袭肺，蕴而化热，或感受风热，乃致肺气失宣，客邪上干清窍而致鼻塞流涕。风邪解后，郁热未清，酿为浊液，壅于鼻窍，化为浓涕，迁延而发为鼻渊。

[辨证]

鼻流浊涕，色黄腥秽，鼻塞不闻香臭。急者兼见头痛、发热、纳呆、脉数等症；经久不愈，反复举发者，则兼见头昏、眉额胀痛、思绪分散以及记忆衰退等。

[治疗]

1. 针灸

治法　清热宣肺，通利鼻窍。取手太阴、阳明经穴为主。毫针刺用泻法。

处方　列缺　合谷　迎香　鼻通　印堂　风池

方义　鼻为肺窍，故取肺经络穴列缺，以宣肺气，祛风邪。手阳明与手太阴相为表里，其脉又上挟鼻孔，合谷、迎香可疏调手阳明经气，清泄肺热，其中迎香治鼻塞，不闻香臭最为有效。印堂位在督脉而近鼻部，鼻通居鼻之两侧，取两穴可散局部之郁热以通鼻窍。风池为治眼鼻病有效穴，具疏风利窍之功。各穴可按证选择应用。

2. 水针

选穴　合谷　迎香

方法　采用复合维生素B注射液注射，每穴0.2~0.5毫升，每次选用一穴，隔日一次。

3. 耳针

选穴　内鼻　下屏尖　额　肺

方法　取2~3穴间歇捻转,留针20~30分钟,或埋针一星期。适用于单纯性鼻炎。过敏性鼻炎可加平喘、屏间。

[附注]

针刺治疗慢性鼻炎有一定疗效。对副鼻窦炎效果较差,可作为辅助治疗。

(六) 牙痛

牙痛为口腔疾患中常见的症状,常见于各种牙病,如龋齿、牙髓炎、冠周炎等。中医学认为,牙痛原因主要与胃经郁火和肾阴不足有关,并分为虚证和实证。

[病因病机]

手足阳明经脉分别入上下齿,大肠、胃腑积热,或风邪外袭经络,郁于阳明而化火,火邪循经上炎而发为牙痛。肾主骨,齿为骨之余,肾阴不足,虚火上升亦可引起牙痛。亦有多食甘酸之物,口齿不洁,垢秽蚀齿而作痛的。

[辨证]

牙痛甚烈,兼有口臭、舌苔黄、口渴、便秘、脉洪等症,乃阳明火邪为患;如痛甚而龈肿,兼形寒身热,脉浮数等症者,为风火牙痛;如隐隐作痛,时作时息,口不臭,脉细或齿浮动者,属肾虚牙痛。

[治疗]

1. 针灸

治法　取手足阳明经穴为主。毫针刺用泻法,循经远取可左右交叉刺。

处方　合谷　颊车　内庭　下关

随证配穴　风火:外关　风池　阴虚:太溪　行间

方义　合谷清手阳明之热。颊车、内庭、下关,疏泄足阳明经气。外关、风池,疏解表邪,有祛风热作用。太溪补肾阴,行间泻肝火,故能治阴虚牙痛。

2. 耳针

选穴　上颌　下颌　神门　上屏尖　牙痛点

方法　取2~3穴,强刺激,留针20~30分钟。

[附注]

(1) 针刺除龋齿暂时止痛外,对一般牙痛效果良好。(2) 治疗时应与三叉神经痛相鉴别。(3) 平时注意口腔卫生。

(七) 咽喉肿痛

咽喉肿痛是口咽和喉咽部病变的一个主要症状,诸如"喉蛾""喉痹""喉痛"等均可发生。至于"石蛾""暴瘖"之类,在病因病机方面有类同之处,可参照治疗。

本证可包括急性扁桃体炎、急性咽炎和单纯性喉炎以及扁桃体周围脓肿等。

[病因病机]

咽接食管,通于胃;喉接气管,通于肺。如外感风热等邪熏灼肺系,或肺、胃二经郁热上壅,而致咽喉肿痛,属实热证;如胃阴亏耗,阴液不能上润咽喉,虚火上炎,亦可致咽喉肿痛,属阴虚证。

[辨证]

1. 实热证　咽喉赤肿疼痛,吞咽困难,如兼咳嗽、咽干、口渴、便秘,对有寒热头痛者,多为外感风热与肺胃实热。

2. 阴虚证　咽喉稍肿,色暗红,疼痛较轻,或吞咽时觉痛楚,微有热象,入夜则见症较重。

[治疗]

1. 针刺

（1）实热证：

治法　取手太阴、手足阳明经穴为主。毫针刺用泻法。

处方　少商　合谷　尺泽　陷谷　关冲

方义　本方通治咽喉肿痛之属于热证者。少商系手太阴的井穴,点刺出血,可清泄肺热,为治喉证的主穴。尺泽为手太阴经的合穴,泻肺经实热,取实则泻其子之意。合谷、陷谷分属手足阳明经,二穴能疏泄阳明之郁热。配以三焦经井穴关冲,点刺出血,加强清泄肺胃之热,达到消肿清咽的作用。

（2）阴虚证：

治法　取足少阴经穴为主。针用平补平泻法。

处方　太溪　照海　鱼际

方义　太溪是足少阴经原穴,照海为足少阴经和阴蹻脉的交会穴,两脉均循行于喉咙,取之能调两经经气。鱼际为手太阴的荥穴,可利咽清肺热。三穴同用,使虚火得清,不致灼伤阴液,故适用于阴虚的咽喉肿痛。

2. 耳针

选穴　咽喉　心　下屏尖

方法　留针 10~20 分钟,间歇捻转。适用于慢性咽喉炎。急性扁桃体炎可去心、下屏尖,加扁桃体、轮 1~6。中、强刺激,捻转 2~3 分钟。留针一小时,每天一次。

[附注]

（1）针刺治疗咽喉肿痛效果良好,如扁桃体周围脓肿,不能进食者应予补液,如已成脓则转科处理。（2）患者不宜吸烟、饮酒以及进食酸辣等刺激性食物。

（八）近视

近视,古代文献称为"能近怯远"症,其与远视、散光同属于屈光不正的一类眼病。本病原因,是由于先天禀赋不足和不良用眼习惯,如看书、写字目标太近,坐位姿势不正以及光线的强烈和不足等。临床表现为视近物正常,视远物则模糊不清。

[治疗]

针刺

治法　调节眼部经气。以近取与远取相结合为法。

处方　承泣　睛明　风池　翳明　合谷　足三里

方法　上述处方可分成两组,交替选用。眼区穴宜轻捻缓进,退针时至皮下疾出之,随即予棉球按压 1 分钟。合谷、足三里、风池、翳明可捻转或提插法,间歇运针。留针 20~30 分钟。其中风池、翳明两穴针感须扩散至颞及前额或至眼区。

[附注]

（1）针刺治疗假性近视效果良好。（2）注意用眼卫生。

2·5 急症

(一) 晕厥

晕厥,是指骤起而短暂的意识和行动的丧失。发生原因,其一为元气虚弱、病后气血未复,产后失血过多,每以操劳过度、骤起骤立,引起经脉气血不能上充,阳气不能达于四末而致;其二是情志异常变动,或外伤剧烈疼痛,以致气机逆乱,气血运行一时紊乱,清窍受扰而突然昏倒。

[症状]

始则自觉疲乏无力、眼前昏黑、泛泛欲吐,而致突然厥倒不省人事。同时出现面色苍白、汗出、四肢逆冷、脉细缓、血压下降等。

[治疗]

1. 针灸

治法　苏厥醒脑为主。

处方　人中　合谷　足三里　中冲

方义　人中属督脉,位居任督交接处,督脉入脑,上巅,取之以接续阴阳经气,施捻转法有开窍醒脑作用。中冲为手厥阴经的井穴,位在中指之端,刺之可调阴阳经气,为治疗昏厥之要穴。合谷、足三里分属手、足阳明经原、合穴,阳明系多气多血之经,针施补法,推动气血循经上注清窍而醒脑。如四肢逆冷者,可选取百会、气海,施灸法以温煦四末。

2. 耳针

选穴　心　脑　下屏尖　神门

方法　予短暂捻针,留针 20 分钟。

[附注]

(1) 迅速使患者平卧,解开衣扣,并注意保暖。(2) 针灸治疗同时,须进行详细检查,明确晕厥发生的原因,以便作出相应措施。(3) 针灸对情绪激动、外伤疼痛引起的晕厥效果良好,其他原因者也可作为临时措施。

(二) 虚脱

虚脱,类似今之休克。发病急暴、证候凶险。多由大汗不止、大吐、大泻、大量失血,或温热之邪久留,严重损伤气血津液;有因元阳素亏,寒邪深重,以致正不胜邪,阳气虚陷。两者均可导致阴阳的衰竭,亦就是亡阴和亡阳。

[辨证]

面色苍白,神志淡漠或昏迷,肢冷汗出,血压下降。如兼有呼吸气微,唇色发绀,舌质胖、脉细无力或芤大者为亡阳;兼烦躁不安,口渴,舌唇干红,脉细数或细数无力者为亡阴。若病情恶化,每可导致阴阳俱脱的危候。

[治疗]

1. 针灸

治法　醒脑开窍,回阳救逆。

处方　素髎　内关

随证配穴　神志昏迷:人中　中冲　涌泉;肢冷脉微:百会　神阙　关元俱灸。

方义　素髎位居督脉,内关属心包经,为阴维所系,两穴须持续运针,具有升压和改善心功能的作用,故选为主穴。人中属督脉,取之以开窍醒脑,亦具升压作用,治气厥、神昏最为适宜。中冲、涌泉,分属心包和肾经的井穴,有苏厥开窍泄热之功。百会、神阙、关元分属任督两脉,施灸法以回阳复脉。

2. 耳针

选穴　下屏尖　升压点　枕　心　脑

方法　两耳交替取 2~3 穴,间歇运针,留针 1~2 小时。

[附注]

虚脱可由多种原因引起,发病突然,病情复杂,须针对原因采取不同治疗方法。针灸可以作为抢救措施之一。

(三) 高热

凡口温超过 39℃ 时,称为高热。中医学文献所称 "壮热" "实热" "日晡潮热" 等,均属于高热的范畴。常见于急性感染、急性传染病、寄生虫病,以及中暑、风湿热、结核病、恶性肿瘤等。

高热是常见的急症,针刺可以作为处理高热的措施之一。本节扼要叙述如下:

[治疗]

治法　疏风清热

处方　大椎　曲池　合谷　少商

随证配穴　神昏:人中　十宣;烦躁:印堂　神门

方义　本方旨在疏风清热。大椎、曲池、合谷均用泻法,具有明显的退热作用。大椎清热益气,适用于热盛恶寒,曲池为阳明之合穴,治发热口渴。合谷清热、散风,善治头面风热。少商为肺经井穴,予点刺出血,可清肺热而利咽,风热咽痛者宜之。

神昏取人中,施短暂捻转,十宣点刺出血,具有开窍泄热的作用。印堂、神门为安神宁心的要穴,可治烦躁。

(四) 抽搐

抽搐,是指四肢不随意的肌肉抽动,或兼有颈项强直、角弓反张。抽搐同时常见意识丧失,或发作后昏迷。临床上分为发热性抽搐和无热性抽搐两类。发热性抽搐多由温热之邪损及营血,或热邪内犯心包,热盛动风;无热抽搐每以脾虚不运,津液凝聚成痰,或脾肾阳虚,久泄耗液,以致肝风内动、痰蒙络窍,发为抽搐昏迷。

本证常见于小儿惊厥、温热病邪入营入血、破伤风、癫痫、颅脑外伤以及癔病等。

[治疗]

治法　熄风定惊、清热开窍。取督脉穴为主。

处方　印堂　百会　大椎　筋缩　合谷　后溪　太冲　申脉

随证配穴　发热:大椎　曲池;神昏:人中　十宣;痰盛:内关　丰隆

方法　上述处方可选择应用,或分组交替使用。印堂、百会、人中均予横刺间歇运针。十宣均点刺出血。

[附注]

抽搐使用针刺,可作为对症治疗的应急方法。因此须查明病因,以便采取针对性治疗措施。

(五) 急痛

针刺治疗各种疼痛,其止痛效果,已被前人的长期实践与现今大量的临床资料和实验结

果所证实。本篇各节对头痛、牙痛、三叉神经痛、坐骨神经痛等已分别作了介绍,不再重复。今选择常见的几种急痛症扼要叙述如下:

1. 心绞痛

心绞痛是由心肌血液供应不足,以致心肌缺氧所引起。每突然发生,左侧胸骨后剧烈疼痛,可放射至左颈部、肩和上臂内侧,并有胸前紧缩感、出汗和恐惧情绪。

[治疗]

处方　内关　郄门　天突　膻中　心俞　厥阴俞

方法　每次选用2~3穴,进针后须持续捻转30秒至数分钟,留针15~20分钟。

2. 急性胆囊炎、胆石症

胆囊炎、胆石症可同时存在。发病时,右季肋部和右上腹中部突然作痛,呈持续性并阵发性加剧,疼痛常放射至右肩胛区。同时伴有恶心、呕吐。右上腹胆囊区有明显压痛和肌紧张,有时可摸到肿大的胆囊。如并发胆管炎时,可出现黄疸和高热。

[治疗]

处方　阳陵泉　中脘　胆俞

随证配穴　呕吐:内关　足三里;胁痛:日月　太冲

方法　每次选用2~4穴。均施泻法。留针30分钟至1小时,间歇运针。

3. 胆道蛔虫症

上腹中部和右上腹突然发生阵发性剧烈绞痛,剑突处有"钻顶"样特殊感觉,伴有呕吐,有时吐出蛔虫。痛作汗出淋漓,四肢发冷。疼痛时间数分钟到数小时,一日发作数次。间歇期腹部有闷胀感。按腹无肌紧张,仅有轻微深部触痛。

[治疗]

(1) 针灸

处方　迎香　胆囊穴　人中　阳陵泉

随证配穴　呕吐:内关　足三里;驱蛔:四缝　大横。

方法　每次选用2~4穴,均施泻法。留针30分钟。迎香透四白,用捻转法。

(2) 耳针

选穴　胆　下脚端　肝　十二指肠

方法　每次取2~3穴,用捻转泻法。留针20~30分钟。

4. 肾绞痛

绞痛突然发生,从后腰肾区、向腹前部、同侧阴囊、大腿内侧放射。同时伴有冷汗、恶心、呕吐。肾区有叩击痛。

[治疗]

(1) 针灸:

处方　肾俞　三阴交　志室　太溪　京门　阴陵泉

方法　选取腰部与下肢各1穴,可交替使用,施泻法,持续运针3~5分钟。亦可在肾俞、三阴交通电5~10分钟。

(2) 耳针:

选穴　肾　输尿管　脑　下脚端

方法　持续捻转3~5分钟。

[附注]

(1) 上述病症如出现如下情况应采取综合措施：心绞痛如持续发作有心肌梗死可疑时；肾绞痛针刺后疼痛不能缓解者。(2) 如胆囊积脓、化脓性胆管炎、巨大胆结石梗阻时应严密观察，及早争取手术。(3) 胆道蛔虫症腹痛缓解后，即行驱蛔治疗。

(六) 出血

出血即血证，是指机体不同部位各种出血的病症。如咯血、吐血、衄血、便血、尿血等，可见于各器官多种疾病。血证有虚实之分：实证多由胃热肺燥，心肝火盛，迫血妄行，渗溢络外；虚证主为肺肾阴虚，虚火妄动，络伤血溢，或由脾胃气虚，气失统摄所致。今就上述诸种出血，逐一叙述如下：

1. 咯血

凡因气管、支气管、肺组织出血，经口腔排出者，称为咯血。咯血轻者，仅痰中夹血；其重者，咯血量多或致满口鲜血。出血停止后，还可见持续性血痰。

[治疗]

处方　尺泽　孔最　鱼际　肺俞　足三里　太溪

方法　每次选用3~4穴，施平补平泻法。留针20~30分钟。

2. 吐血

吐血又称呕血，是上消化道出血的临床表现。常见于胃、十二指肠溃疡出血和肝硬化并发症。吐血其血色鲜红或呈褐色，常混有食物。并有黑色成形或糊状柏油样大便。

[治疗]

处方　上脘　大陵　郄门　神门　鱼际

方法　选用3~5穴，根据证之虚实，施补法或泻法。留针20~30分钟。

3. 衄血

鼻衄即鼻出血，是一种常见症状，可见于热病、血液病、高血压、肝硬化、尿毒症以及鼻腔本身疾病。其症轻者涕中夹血；重者鼻血不止。

[治疗]

处方　大椎　上星　迎香　合谷　少商

方法　选用2~4穴，施平补平泻法。留针20~30分钟。大椎、少商可针刺放血，上星可施灸法。

4. 便血

血液自肛门排出，称为便血。便血量多少不一，血色鲜红或暗红。常见于痔疮、脱肛、肛裂、肠道溃疡或炎症、直肠和结肠的肿瘤、息肉等。

[治疗]

处方　脾俞　大肠俞　中髎　长强　关元　三阴交

方法　选用3~4穴，施补或平补平泻法，留针20~30分钟。

5. 血尿

尿液中混有血液，称为血尿。少量血尿，用显微镜检查尿液才能发现者，称为显微镜血尿。常见血尿的原因有肾结核、尿路结石、肾炎、肿瘤等。

[治疗]

处方　命门　肾俞　关元　足三里　梁丘　三阴交

方法　选用3~4穴,施平补平泻或补法。留针20~30分钟。梁丘可施灸。

[附注]

(1)上述各种出血,均须详细诊查,明确原因,给予针对性治疗。(2)吐血如见汗出肢冷脉细、血压下降者,迅速采取综合措施。(3)针灸治疗出血,具有一定效果。

附篇 参考资料

1 针灸文献节录

1·1 《灵枢·九针十二原》

黄帝问于岐伯曰：余子万民，养百姓，而收其租税。余哀其不给，而属有疾病。余欲勿使被毒药，无用砭石，欲以微针通其经脉，调其血气，营其逆顺出入之会。令可传于后世，必明为之法。令终而不灭，久而不绝，易用难忘，为之经纪。异其章，别其表里，为之终始，令各有形，先立《针经》。愿闻其情。岐伯答曰：臣请推而次之，令有纲纪，始于一，终于九焉。请言其道。小针之要，易陈而难入，粗守形，上守神。神乎，神客在门，未睹其疾，恶知其原。刺之微，在速迟，粗守关，上守机。机之动，不离其空。空中之机，清静而微。其来不可逢，其往不可追。知机之道者，不可挂以发，不知机道，叩之不发。知其往来，要与之期。粗之暗乎，妙哉！工独有之。往者为逆，来者为顺，明知逆顺，正行无问。逆而夺之，恶得无虚？追而济之，恶得无实？迎之随之，以意和之，针道毕矣。凡用针者，虚则实之，满则泄之，宛陈则除之，邪胜则虚之。《大要》曰：徐而疾则实，疾而徐则虚。言实与虚，若有若无。察后与先，若存若亡。为虚与实，若得若失。虚实之要，九针最妙，补泻之时，以针为之。泻曰：必持内之，放而出之，排阳得针，邪气得泄。按而引针，是谓内温，血不得散，气不得出也。补曰：随之随之，意若妄之。若行若按，如蚊虻止，如留如还。去如弦绝，令左属右，其气故止，外门已闭，中气乃实，必无留血，急取诛之。持针之道，坚者为宝。正指直刺，无针左右。神在秋毫，属意病者。审视血脉者，刺之无殆。方刺之时，必在悬阳，及与两卫，神属勿去，知病存亡。血脉者，在腧横居，视之独澄，切之独坚。

九针之名，各不同形：一曰镵针，长一寸六分；二曰员针，长一寸六分；三曰鍉针，长三寸半；四曰锋针，长一寸六分；五曰铍针，长四寸，广二分半；六曰员利针，长一寸六分；七曰毫针，长三寸六分；八曰长针，长七寸；九曰大针，长四寸。镵针者，头大末锐，去泻阳气。员针者，针如卵形，揩摩分间，不得伤肌肉，以泻分气。鍉针者，锋如黍粟之锐，主按脉勿陷，以致其气。锋针者，刃三隅，以发痼疾。铍针者，末如剑锋，以取大脓。员利针者，大如氂，且员且锐，中身微大，以取暴气。毫针者，尖如蚊虻喙，静以徐往，微以久留之而养，以取痛痹。长针者，锋利身薄，可以取远痹。大针者，尖如梃，其锋微员，以泻机关之水也。九针毕矣。夫气之在脉也，邪气在上，浊气在中，清气在下。故针陷脉则邪气出，针中脉则浊气出，针太深则邪气反沉，病益甚。故曰：皮肉筋脉各有所处，病各有所宜，各不同形，各有任其所宜。无实无虚，损不足而益有余，是谓甚病，病益甚。取五脉者死，取三脉者恇；夺阴者死，夺阳者狂，针害毕矣。刺之而气不至，无问其数；刺之而气至，乃去之，勿复针。针各有所宜，各不同形，各任其所为。刺之要，气至而有效，效之信，若风之吹云，明乎若见苍天，刺之道毕矣。黄帝曰：愿闻五脏六腑所出之处。岐伯曰：五脏五腧，五五二十五腧；六腑六腧，六六三十六腧。经脉十二，络脉十五，凡二十七气，以上下，所出为井，所溜为荥，所注为腧，所行为经，所入为合，二十七气所行，皆在五腧也。节之交，三百六十五会，知其要者，一言而终，不知其要，流散无穷。所言节者，神气之所游行出入也，非皮肉筋骨也。睹其色，察其目，知其散复；一其形,听其动静,知其邪正。右主推之,左持而御之,气至而去之。凡将用针,必先诊脉,视气之剧易,乃可以治也。五脏之气已绝于内,而用针者反实其外,是谓重竭。重竭必死,其死也静。治之者,辄反其气,取腋与膺;五脏之气已绝于外,而用针者反实其内,是谓逆厥。逆厥则必死,其死也躁。治之者,反取四末。刺之害中而不去,则精泄;害中而去,则致气。精泄则病益甚而恇,致气则生为痈疡。五脏有六腑,六腑有十二原,十二原出于四关,四关主治五脏。五脏有疾,当取之十二原。十二原者,五脏之所以禀三百六十五节气味也。五脏有疾也,应出十二原,而原各有所出,明知其原,睹其应,而知五脏之害矣。阳中之少阴,肺也,其原出于太渊,太渊二。阳中之太阳,心也,其原出于大陵,大陵二。阴中之少阳,肝也,其原出于太冲,太冲二。阴中之至阴,脾也,其原出于太白,太白二。阴中之太阴,肾也,其原出于太溪,太溪二。膏之原,出于鸠尾,鸠尾一。肓之原,出于脖胦,脖胦一。凡此十二原者,主治五脏六腑之有疾者也。胀取三阳,飧泄取三阴。今夫五脏之有疾也,譬犹刺也,犹污也,犹结也,犹闭也。刺虽久,犹可拔也;污虽久,犹可雪也;结虽久,犹可解也……疾虽久,犹可毕也。言不可治者,未得其术也……阴有阳疾者,取之下陵三里,正往无殆,气下乃止,不下复始也。疾高而内者,取之阴之陵泉;疾高而外者,取之阳之陵泉也。

1·2 《灵枢·小针解》

所谓易陈者,易言也。难人者,难著于人也。粗守形者,守刺法也。上守神者,守人之血气有余不足,可补泻也。神客者,正邪共会也。神者,正气也。客者,邪气也。在门者,邪循正气之所出入也。未睹其疾者,先知邪正何经之疾也。恶知其原者,先知何经之病,所取之处也。刺之微在数迟者,徐疾之意也。粗守关者,守四肢而不知血气正邪之往来也。上守机者,知守气也。机之动不离其空中者,知气之虚实,用针之徐疾也。空中之机清净以微者,针以得气,密意守气勿失也。其来不可逢者,气盛不可补也。其往不可追者,气虚不可泻也。不可挂以发者,言气易失也。扣之不发者,言不知补泻之意也,血气已尽而气不下也。知其往来者,知气之逆顺盛虚也。要与之期者,知气之可取之时也。粗之暗者,冥冥不知气之微密也。妙哉!工独有之者,尽知针意也。往者为逆者,言气之虚而小,小者逆也。来者为顺者,言形气之平,平者顺也。明知逆顺正行无问者,言知所取之处也。迎而夺之者,泻也。追而济之者,补也。所谓虚则实之者,气口虚而当补之也。满则泄之者,气口盛而当泻之也。宛陈则除之者,去血脉也。邪胜则虚之者,言诸经有盛者,皆泻其邪也。徐而疾则实者,言徐内而疾出也。疾而徐则虚者,言疾内而徐出也。言实与虚若有若无者,言实者有气,虚者无气也。察后与先若亡若存者,言气之已下与常存。为虚与实若得若失者,言补者必然若有得也,泻则怳然若有失也。夫气之在脉也,邪气在上者,言邪气之中人也高,故邪气在上也。浊气在中者,言水谷皆入于胃,其精气上注于肺,浊溜于肠胃,言寒温不适,饮食不节,而病生于肠胃,故命曰浊气在中也。清气在下者,言清湿地气之中人也,必从足始,故曰清气在下也。针陷脉则邪气出者,取之上。针中脉则浊气出者,取之阳明合也。针太深则邪气反沉者,言浅浮之病,不欲深刺也,深则邪气从之入,故曰反沉也。皮肉筋脉各有所处者,言经络各有所主也。取五脉者死,言病在中,气不足,但用针尽大泻其诸阴之脉也。取三阳之脉者恇,言尽泻三阳之气,令病人恇然不复也。夺阴者死,言取尺之五里五往者也。夺阳者狂,正言也。睹其色,察其目,知其散复,一其形,听其动静者,言上工知相五色于目,有知调尺寸,小大缓急滑涩,以言所病也。知其邪正者,知论虚邪与正邪之风也。右主推之,左持而御之者,言持针而出入也。气至而去之者,言补泻气调而去之也。调气在于终始一者,持心也。节之交三百六十五会者,络脉之渗灌诸节者也。所谓五脏之气已绝于内者,脉口气内绝不至,反取其外之病处与阳经之合,有留针以致阳气,阳气至则内重竭,重竭则死矣。其死也,无气以动,故静。所谓五脏之气已绝于外者,脉口气外绝不至,反取其四末之输,有留针以致其阴气,阴气至则阳气反入,入则逆,逆则死矣。其死也,阴气有余,故躁。所以察其目者,五脏使五色循明,循明则声章,声章者,则言声与平生异也。

1·3 《灵枢·本输》

黄帝问于岐伯曰:凡刺之道,必通十二经络之所终始,络脉之所别处,五输之所留,六腑之所与合,四时之所出入,五脏之所溜处,阔数之度,浅深之状,高下所至。愿闻其解。岐伯曰:请言其次也。肺出于少商,少商者,手大指端内侧也,为井木;溜于鱼际,鱼际者,手鱼也,为荥;注于太渊,太渊,鱼后一寸陷者中也,为腧;行于经渠,经渠,寸口中也,动而不居,为经;入于尺泽,尺泽,肘中之动脉也,为合,手太阴经也。心出于中冲,中冲,手中指之端也,为井木;溜于劳宫,劳宫,掌中中指本节之内间也,为荥;注于大陵,大陵,掌后两骨之间方下者也,为腧;行于间使,间使之道,两筋之间,三寸之中也,有过则至,无过则止,为经;入于曲泽,曲泽,肘内廉下陷者之中也,屈而得之,为合,手少阴也。肝出于大敦,大敦者,足大指之端及三毛之中也,为井木;溜于行间,行间,足大指间也,为荥;注于太冲,太冲,行间上二寸陷者之中也,为腧;行于中封,中封,内踝之前一寸半,陷者之中,使逆则宛,使和则通,摇足而得之,为经;入于曲泉,曲泉,辅骨之下,大筋之上也,屈膝而得之,为合,足厥阴也。脾出于隐白,隐白者,足大指之端内侧也,为井木;溜于大都,大都,本节之后,下陷者之中也,为荥;注于太白,太白,腕骨之下也,为腧;行于商丘,商丘,内踝之下,陷者之中也,为经;入于阴之陵泉,阴之陵泉,辅骨之下,陷者之中也,伸而得之,为合,足太阴也。肾出于涌泉,涌泉者,足心也,为井木;溜于然谷,然谷,然骨之下者也,为荥;注于太溪,太溪,内踝之后,跟骨之上,陷中者也,为腧;行于复留,复留,上内踝二寸,动而不休,为经;入于阴谷,阴谷,辅骨之后,大筋之下,小筋之上也,按之应手,屈膝而得之,为合,足少阴经也。膀胱出于至阴,至阴者,足小指之端也,为井金;溜于通谷,通谷,本节之前外侧也,为荥;注于束骨,束骨,本节之后,陷者中也,为腧;过于京骨,京骨,足外侧大骨之下,为原;行于昆仑,昆仑,在外踝之后,跟骨之上,为经;入于委中,委中,腘中央,为合,委而取之,足太阳也。胆出于窍阴,窍阴者,足小指次指之端也,为井金;溜于侠溪,侠溪,足小指次指之间也,为荥;注于临泣,临泣,上行一寸半陷者中也,为腧;过于丘墟,丘墟,外踝之前下,陷者中也,为原;行于阳辅,阳辅,外踝之上,辅骨之前,及绝骨之端也,为经;入于阳之陵泉,阳之陵泉,在膝外陷者中也,为合,伸而得之,足少阳也。胃出于厉兑,厉兑者,足大指内次指之端也,为井金;溜于内庭,内庭,次指外间也,为荥;注于陷谷,陷谷者,上中指内间上行二寸陷者中也,为腧;过于冲阳,冲阳,足跗上五寸陷者中也,为原,摇足而得之;行于解溪,解溪,上冲阳一寸半陷者中也,为经;入于下陵,下陵,膝下三寸,胻骨外三里也,为合;复下三里三寸为巨虚上廉,复下上廉三寸为巨虚下廉也,大肠属上,小肠属下,足阳明胃脉也,大肠小肠,皆属于胃,是足阳明也。三焦者,上合手少阳,出于关冲,关冲者,手小指次指之端也,为井金;溜于液门,液门,小指次指之间也,为荥;注于中渚,中渚,本节之后陷者中也,为腧;过于阳池,阳池,在腕上陷者之中也,为原;行于支沟,支沟,上腕三寸,两骨之间陷者中也,为经;入于天井,天井,在肘外大骨之上陷者中也,为合,屈肘乃得之;三焦下腧,在于足大指之前,少阳之后,出于腘中外廉,名曰委阳,是太阳络也。手少阳经也。三焦者,足少阳太阴(一本作阳)之所将,太阳之别也,上踝五寸,别入贯腨肠,出于委阳,并太阳之正,入络膀胱,约下焦,实则闭癃,虚则遗溺,遗溺则补之,闭癃则泻之。手太阳小肠者,上合手太阳,出于少泽,少泽,小指之端也,为井金;溜于前谷,前谷,在手外廉本节前陷者中也,为荥;注于后溪,后溪者,在手外侧本节之后也,为腧;过于腕骨,腕骨,在手外侧腕骨之前,为原;行于阳谷,阳谷,在锐骨之下陷者中也,为经;入于小海,小海,在肘内大骨之外,去端半寸陷者中也,伸臂而得之,为合,手太阳经也。大肠上合手阳明,出于商阳,商阳,大指次指之端也,为井金;溜于本节之前二间,为荥;注于本节之后三间,为腧;过于合谷,合谷,在大指歧骨之间,为原;行于阳溪,阳溪在两筋间陷者中也,为经;入于曲池,在肘外辅骨陷者中,屈臂而得之,为合,手阳明也。是谓五脏六腑之腧,五五二十五腧,六六三十六腧也。六腑皆出足之三阳,上合于手者也。

缺盆之中,任脉也,名曰天突。一次任脉侧之动脉,足阳明也,名曰人迎。二次脉手阳明也,名曰扶突。三次脉手太阳也,名曰天窗。四次脉足少阳也,名曰天容。五次脉手少阳也,名曰天牖。六次脉足太阳也,名曰天柱。七次脉颈中央之脉,督脉也,名曰风府。腋内动脉,手太阴也,名曰天府。腋下三寸,手心主也,名曰天池。刺上关者,呿不能欠;刺下关者,欠不能呿。刺犊鼻者,屈不能伸;刺两关者,伸不能屈。足阳明挟喉之动脉也,其腧在膺中。手阳明次在其腧外,不至曲颊一寸。手太阳当曲颊。足少阳在耳下曲颊之后。手少阳出耳后,上加完骨之上。足太阳挟项大筋之中发际。阴尺动脉在五里,五腧之禁也。肺合大肠,大肠者,传道之府。心合小肠,小肠者,受盛之府。肝合胆,胆者,中精之府。脾合胃,胃者,五谷之府。肾合膀胱,膀胱者,津液之府也。少阳属肾,肾上连肺,故将两脏。三焦者,中渎之府也,水道出焉,属膀胱,是孤之府也。是六腑之所与合者。春取络脉诸荥大经分肉之间,甚者深取之。夏取诸腧孙络肌肉皮肤之上。秋取诸合,余如春法。冬取诸井诸腧之分,欲深而留之。此四时之序,气之所处,病之所舍,藏之所宜。转筋者,立而取之,可令遂已。痿厥者,张而刺之,可令立快也。

1·4 《灵枢·官针》

凡刺之要,官针最妙。九针之宜,各有所为,长短大小,各有所施也。不得其用,病弗能移。疾浅针深,内伤良肉,皮肤为痈;病深针浅,病气不泻,支为大脓。病小针大,气泻太甚,疾必为害;病大针小,气不泄泻,亦复为败。失针之宜,大者泻,小者不移。已言其过,请言其所施。

病在皮肤无常处者,取以镵针于病所,肤白勿取。病在分肉间,取以员针于病所。病在经络痼痹者,取以锋针。病在脉,气少当补之者,取以鍉针于井荥分输。病为大脓者,取以铍针。病痹气暴发者,取以员利针。病痹气痛而不去者,取以毫针。病在中者,取以长针。病水肿不能通关节者,取以大针。病在五脏固居者,取以锋针,泻于井荥分输,取以四时。

凡刺有九,以应九变。一曰输刺,输刺者,刺诸经荥输脏腧也。二曰远道刺,远道刺者,病在上,取之下,刺府腧也。三曰经刺,经刺者,刺大经之结络经分也。四曰络刺,络刺者,刺小络之血脉也。五曰分刺,分刺者,刺分肉之间也。六曰大泻刺,大泻刺者,刺大脓以铍针也。七曰毛刺,毛刺者,刺浮痹皮肤也。八曰巨刺,巨刺者,左取右,右取左。九曰焠刺,焠刺者,刺燔针则取痹也。

凡刺有十二节，以应十二经。一曰偶刺，偶刺者，以手直心若背，直痛所，一刺前，一刺后，以治心痹。刺此者，傍针之也。二曰报刺，报刺者，刺痛无常处也。上下行者，直内无拔针，以左手随病所按之，乃出针复刺之也。三曰恢刺，恢刺者，直刺傍之，举之前后，恢筋急，以治筋痹也。四曰齐刺，齐刺者，直入一，傍入二，以治寒气小深者。或曰三刺，三刺者，治痹气小深者也。五曰扬刺，扬刺者，正内一，傍内四，而浮之，以治寒气之博大者也。六曰直针刺，直针刺者，引皮乃刺之，以治寒气之浅者也。七曰输刺，输刺者，直入直出，稀发针而深之，以治气盛而热者也。八曰短刺，短刺者，刺骨痹，稍摇而深之，致针骨所，以上下摩骨也。九曰浮刺，浮刺者，傍入而浮之，以治肌急而寒者也。十曰阴刺，阴刺者，左右率刺之，以治寒厥。中寒厥，足踝后少阴也。十一曰傍针刺，傍针刺者，直刺傍刺各一，以治留痹久居者也。十二曰赞刺，赞刺者，直入直出，数发针而浅之出血，是谓治痈肿也。

脉之所居，深不见者，刺之微内针而久留之，以致其空脉气也。脉浅者勿刺，按绝其脉乃刺之，无令精出，独出其邪气耳。所谓三刺则谷气出者，先浅刺绝皮，以出阳邪；再刺则阴邪出者，少益深，绝皮致肌肉，未入分肉间也；已入分肉之间，则谷气出。故《刺法》曰：始刺浅之，以逐邪气而来血气；后刺深之，以致阴气之邪；最后刺极深之，以下谷气。此之谓也。故用针者，不知年之所加，气之盛衰，虚实之所起，不可以为工也。

凡刺有五，以应五脏。一曰半刺，半刺者，浅内而疾发针，无针伤肉，如拔毛状，以取皮气，此肺之应也。二曰豹文刺，豹文刺者，左右前后针之，中脉为故，以取经络之血者，此心之应也。三曰关刺，关刺者，直刺左右，尽筋上，以取筋痹，慎无出血，此肝之应也。或曰渊刺，一曰岂刺。四曰合谷刺，合谷刺者，左右鸡足，针于分肉之间，以取肌痹，此脾之应也。五曰输刺，输刺者，直入直出，深内之至骨，以取骨痹，此肾之应也。

1·5 《素问·缪刺论》

黄帝问曰：余闻缪刺，未得其意，何谓缪刺？岐伯对曰：夫邪之客于形也，必先舍于皮毛；留而不去，入舍于孙脉；留而不去，入舍于络脉；留而不去，入舍于经脉，内连五脏，散于肠胃；阴阳俱感，五脏乃伤。此邪之从皮毛而入，极于五脏之次也，如此则治其经焉。今邪客于皮毛，入舍于孙络，留而不去，闭塞不通，不得入于经，流溢于大络，而生奇病也。夫邪客大络者，左注右，右注左，上下左右，与经相干，而布于四末，其气无常处，不入于经俞，命曰缪刺。帝曰：愿闻缪刺，以左取右，以右取左，奈何？其与巨刺何以别之？岐伯曰：邪客于经，左盛则右病，右盛则左病，亦有移易者，左痛未已而右脉先病，如此者，必巨刺之，必中其经，非络脉也。故络病者，其痛与经脉缪处，故命曰缪刺。

帝曰：愿闻缪刺奈何？取之何如？岐伯曰：邪客于足少阴之络，令人卒心痛，暴胀，胸胁支满无积者，刺然骨之前出血，如食顷已；不已，左取右，右取左。病新发者，取五日已。邪客于手少阳之络，令人喉痹舌卷，口干心烦，臂外廉痛，手不及头，刺手中指次指爪甲上，去端如韭叶，各一痏。壮者立已，老者有顷已。左取右，右取右。此新病，数日已。邪客于足厥阴之络，令人卒疝暴痛，刺足大指爪甲上与肉交者，各一痏。男子立已，女子有顷已。左取右，右取左。邪客于足太阳之络，令人头项肩痛，刺足小指爪甲上，与肉交者各一痏，立已；不已，刺外踝下三痏，左取右，右取左，如食顷已。邪客于手阳明之络，令人气满胸中，喘息而支胠，胸中热，刺手大指次指爪甲上，去端如韭叶，各一痏。左取右，右取左。如食顷已。邪客于臂掌之间，不可得屈，刺其踝后，先以指按之痛，乃刺之。以月死生为数，月生一日一痏，二日二痏,十五日十五痏,十六日十四痏。邪客于足阳跷之脉,令人目痛,从内眦始,刺外踝之下半寸所,各二痏。左刺右,右刺左。如行十里顷而已。人有所堕坠,恶血留内,腹中满胀,不得前后,先饮利药。此上伤厥阴之脉,下伤少阴之络,刺足内踝之下、然骨之前血脉出血,刺足跗上动脉;不已,刺三毛上各一痏,见血立已。左刺右,右刺左。善悲惊不乐,刺如右方。邪客于手阳明之络,令人耳聋,时不闻音,刺手大指次指爪甲上,去端如韭叶,各一痏,立闻;不已,刺中指爪甲上与肉交者,立闻。其不时闻者,不可刺也。耳中生风者,亦刺之如此数。左刺右,右刺左。凡痹往来行无常处者,在分肉间痛而刺之,以月死生为数。用针者,随气盛衰,以为痏数,针过其日数则脱气,不及日数则气不泻。左刺右,右刺左。病已,止;不已,复刺之如法。月生一日一痏,二日二痏,渐多之,十五日十五痏,十六日十四痏,渐少之。邪客于足阳明之经,令人鼽衄,上齿寒,刺足中指次指爪甲上与肉交者,各一痏。左刺右,右刺左。邪客于足少阳之络,令人胁痛不得息,咳而汗出,刺小指次指爪甲上与肉交者,各一痏,不得息立已,汗出立止;咳者温衣饮食,一日已。左刺右,右刺左,病立已;不已,复刺如法。邪客于足少阴之络,令人嗌痛不可内食,无故善怒,气上走贲上,刺足下中央之脉,各三痏,凡六刺,立已。左刺右,右刺左。嗌中肿不能内,唾时不能出唾者,刺然骨之前出血,立已。左刺右,右刺左。邪客于足太阴之络,令人腰痛,引少腹控䏚,不可以仰息,刺腰尻之解、两胂之上是腰俞,以月死生为痏数,发针立已。左刺右,右刺左。邪客于足太阳之络,令人拘挛背急,引胁而痛,刺之从项始数脊椎侠脊,疾按之应手如痛,刺之傍三痏,立已。邪客于足少阳之络,令人留于枢中痛,髀不可举,刺枢中以毫针,寒则久留针,以月死生为数,立已。治诸经刺之,所过者不病,则缪刺之。耳聋,刺手阳明;不已,刺其通脉出耳前者。齿龋,刺手阳明;不已,刺其脉入齿中,立已。邪客于五脏之间,其病也,脉引而痛,时来时止,视其病,缪刺之于手足爪甲上,视其脉,出其血,间日一刺,一刺不已,五刺已。缪传引上齿,齿唇寒痛,视其手背脉血者去之,足阳明中指爪甲上一痏,手大指次指爪甲上各一痏,立已。左取右,右取左。邪客于手足少阴太阴足阳明之络,此五络皆会于耳中,上络左角,五络俱竭,令人身脉皆动,而形无知也,其状若尸,或曰尸厥。刺其足大指内侧爪甲上,去端如韭叶,后刺足心,后刺足中指爪甲上,各一痏,后刺手大指内侧,去端如韭叶,后刺手少阴锐骨之端,各一痏,立已;不已,以竹管吹其两耳,鬄其左角之发,方一寸,燔治,饮以美酒一杯,不能饮者灌之,立已。凡刺之数,先视其经脉,切而从之,审其虚实而调之,不调者经刺之,有痛而经不病者缪刺之,因视其皮部有血络者尽取之,此缪刺之数也。

2 针灸歌赋辑要

2.1 《标幽赋》

拯救之法,妙用者针。察岁时于天道,定形气于予心。春夏瘦而刺浅,秋冬肥而刺深。不穷经络阴阳,多逢刺禁;既论脏腑虚实,须向经寻。原夫起自中焦,水初下漏。太阴为始,至厥阴而方终;穴出云门,抵期门而最后。正经十二,别络走三百余支;正侧仰伏,气血有六百余候。手足三阳,手走头而头走足;手足三阴,足走腹而胸走手。要识迎随,须明逆顺,况夫阴阳,气血多少为最。厥阴、太阳,少气多血,太阴、少阴,少血多气。而又气多血少者,少阳之分;气盛血多者,阳明之位。先详多少之宜,次察应至之气。轻滑慢而未来,沉涩紧而已至。既至也,量寒热而留疾。未至也,据虚实而候气。气之至也,如鱼吞钩饵之浮沉;气未至也,似闲处幽堂之深邃。气速至而速效,气迟至而不治。观夫九针之法,毫针最微;七星上应,众穴主持,本形金也,有蠲邪扶正之道。短长水也,有决凝开滞之机,定刺象木,或斜或正;口藏比火,进阳补羸。循机扪塞以象土,实应五行而可知。然是三寸六分,包含妙理,虽细桢于毫发,同贯多歧。可平五脏之寒热,能调六腑之虚实。拘挛闭塞,遣八邪而去矣;寒热痛痹,开四关而已之。凡刺者,使本神朝而后入;既刺也,使本神定而气随;神不朝而勿刺,神已定而可施。定脚处,取气血为主意;下手处,认水木是根基。天地人三才也,涌泉同璇玑、百会。上中下三部也,大包与天枢、地机。阳跷、阳维并督带,主肩背腰腿在表之病,阴跷、阴维、任、冲脉,去心腹胁肋在里之凝。二陵、二跷、二交,似续而交五大。两间、两商、两井,相依而别两支。大抵取穴之法,必有分寸,先审自意,次观肉分。或伸屈而得之,或平直而安定。在阳部筋骨之侧,陷下为真;在阴分郄腘之间,动脉相应。取五穴用一穴而必端,取三经用一经而可正。头部与肩部详分,督脉与任脉易定。明标与本,论刺深刺浅之经;住痛移疼,取相交相贯之径。岂不闻脏腑病而求门、海、俞、募之微,经络滞而求原、别、交、会之道,更穷四根、三结,依标本而刺无不痊,但用八法五门,分主客而针无不效。八脉始终连八会,本是纪纲;十二经络十二原,是为枢要。一日取六十六穴之法,方见幽微;一时取一十二经之原,始知要妙。原夫补泻之法,非呼吸而在手指;速效之功,要交正而识本经。交经缪刺,左有病而右畔取;泻络远针,头有疾而脚上针。巨刺与缪刺各异,微针与妙刺相通,观部分而知经络之虚实,视浮沉而辨脏腑之寒温。且夫先令针耀而虑针损,次藏口内而欲针温。目无外视,手如握虎,心无内慕,如待贵人。左手重而多按,欲令气散;右手轻而徐入,不痛之因。空心恐怯,直立侧而多晕,背目沉掐,坐卧平而没昏。推于十干十变,知孔穴之开阖;论其五行五脏,察日时之旺衰。伏如横弩,应若发机。阴交、阳别而定血晕,阴跷、阳维而下胎衣。痹厥偏枯,迎随俾经络接续;漏崩带下,温补使气血依归。静以久留,停针待之。必准者,取照海治喉中之闭塞;端的处,用大钟治心内之呆痴。大抵疼痛实泻,麻痒虚补,体重节痛而俞居,心下痞满而井主。心胀咽痛,针太冲而必除,脾冷胃疼,泻公孙而立愈。胸满腹痛刺内关,胁疼肋痛针飞虎,筋挛骨痛而补魂门,体热劳嗽而泻魄户。头风头痛,刺申脉与金门;眼痒眼疼,泻光明与地五。泻阴郄止盗汗,治小儿骨蒸,刺偏历利小便,医大人水蛊,中风环跳而宜刺，虚损天枢而可取。由是午前卯后，太阴生而疾温；离左酉南，月朔死而速冷。循扪弹弩，留吸母而坚长；爪下伸提，疾呼子而嘘短。动退空歇，迎夺右而泻凉；推内进搓，随济左而补暖。慎之！大患危疾，色脉不顺而莫针；寒热风阴，饥饱醉劳而切忌。望不补而晦不泻，弦不夺而朔不济。精其心而穷其法，无灸艾而坏其皮；正其理而求其原，免投针而失其位。避灸处而加四肢，四十有九；禁刺处而除六俞，二十有二。抑又闻高皇抱疾未瘥，李氏刺巨阙而后苏；太子暴死为厥，越人针维会而复醒。肩井、曲池，甄权刺臂痛而复射；悬钟、环跳，华佗刺躄足而立行。秋夫针腰俞而鬼免沉疴，王纂针交俞而妖精立出。取肝俞与命门，使瞽士视秋毫之末；刺少阳与交别，俾聋夫听夏蚋之声。嗟夫！去圣逾远，此道渐坠。或不得意而散其学，或恣其能而犯禁忌。愚庸智浅，难契于玄言；至道渊深，得之者有几？偶述斯言，不敢示诸明达者焉，庶几乎童蒙之心启。

2·2 《百症赋》①

百症俞穴，再三用心。囟会连于玉枕，头风疗以金针。悬颅、颔厌之中，偏头痛止；强间、丰隆之际，头痛难禁。原夫面肿虚浮，须仗水沟、前顶；耳聋气闭，全凭听会、翳风。面上虫行有验，迎香可取；耳中蝉噪有声，听会堪攻。目眩兮支正、飞扬，目黄兮阳纲、胆俞。攀睛攻少泽、肝俞之所，泪出刺临泣、头维之处。目中漠漠，即寻攒竹、三间；目觉䀮䀮，急取养老、天柱。观其雀目肝气，睛明、行间而细推；审他项强伤寒，温溜、期门而主之。廉泉、中冲，舌下肿疼堪取；天府、合谷，鼻中衄血宜追。耳门、丝竹空，住牙痛于顷刻。颊车、地仓穴，正口㖞于片时。喉痛兮液门、鱼际去疗，转筋兮金门、丘墟来医。阳谷、侠溪，颔肿口噤并治。少商、曲泽，血虚口渴同施。通天去鼻内无闻之苦，复溜祛舌干口燥之悲。哑门、关冲，舌缓不语而要紧。天鼎、间使，失声嗫嚅而休迟。太冲泻唇㖞以速愈，承浆泻牙疼而即移。项强多恶风，束骨相连于天柱；热病汗不出，大都更接于经渠。且如两臂顽麻，少海就傍于三里；半身不遂，阳陵远达于曲池。建里、内关，扫尽胸中之苦闷；听宫、脾俞，祛残心下之悲凄。久知胁肋疼痛，气户、华盖有灵；腹内肠鸣，下脘、陷谷能平。胸胁支满何疗，章门、不容细寻；膈疼饮蓄难禁，膻中、巨阙便针。胸闷更加噎塞，中府、意舍所行；胸膈停留瘀血，肾俞、巨髎宜征。胸满项强，神藏、璇玑宜试；背连腰痛，白环、委中曾经。脊强兮水道、筋缩，目眩兮颧髎、大迎。痉病非颅息而不愈，脐风须然谷而易醒。委阳、天池，腋肿针而速散；后溪、环跳，腿疼刺而即轻。梦魇不宁，厉兑相谐于隐白；发狂奔走，上脘同起于神门。惊悸怔忡，取阳交、解溪勿误；反张悲哭，仗天冲、大横须精。癫疾必身柱、本神之令，发热仗少冲、曲池之津。岁热时行，陶道复求肺俞理；风痫常发，神道还须心俞宁。湿寒湿热下髎定，厥寒厥热涌泉清。寒慄恶寒，二间疏通阴郄暗；烦心呕吐，幽门开彻玉堂明。行间、涌泉，主消渴之肾竭；阴陵、水分，去水肿之脐盈。痨瘵传尸，趋魄户、膏肓之路；中邪霍乱，寻阴谷、三里之程。治疸消黄，谐后溪、劳宫而看；倦言嗜卧，往通里、大钟而明。咳嗽连声，肺俞须迎天突穴；小便赤涩，兑端独泻太阳经。刺长强与承山，善主肠风新下血；针三阴与气海，专司白浊久遗精。且如育俞、横骨，泻五淋之久积；阴郄、后溪，治盗汗之多出。脾虚谷以不消，脾俞、膀胱俞觅；胃冷食而难化，魂门、胃俞堪责。鼻痔必取龈交，瘿气须求浮白。大敦、照海，患寒疝而善蠲；五里、臂臑，生疬疮而能治。至阴、屋翳，疗痒疾之疼多；肩髃、阳溪，消瘾风之热极。抑又论妇人经事改常，

---

① 本篇出自明代高武《针灸聚英》。

自有地机、血海；女子少气漏血，不无交信、合阳；带下产崩，冲门、气冲宜审；月潮违限，天枢、水泉细详。肩井乳痈而极效，商丘痔瘤而最良。脱肛趋百会、尾骶之所，无子搜阴交、石关之乡。中脘主乎积痢，外丘收乎大肠。寒疟兮商阳、太溪验，痃癖兮冲门、血海强。夫医乃人之司命，非志士而莫为；针乃理之渊微，须至人之指教。先究其病源，后攻其穴道。随手见功，应针取效。此篇不尽，略举其要。

2·3 《玉龙歌》①

……中风不语最难医，发际顶门穴要知，更向百会明补泻，即时苏醒免灾危。鼻流清涕名鼻渊，先补后泻疾可痊，若是头风并眼痛，上星穴内刺无偏。头风呕吐眼昏花，穴取神庭始不差，孩子慢惊何可治，印堂刺入艾还加。头项强痛难回顾，牙疼并作一般看，先向承浆明补泻，后针风府即时安。偏正头风痛难医，丝竹金针亦可施，沿皮向后透率谷，一针两穴世间稀。偏正头风有两般，有无痰饮细推观，若然痰饮风池刺，倘无痰饮合谷安。口眼㖞斜最可嗟，地仓妙穴连颊车，㖞左泻右依师正，㖞右泻左莫令斜。不闻香臭从何治，迎香二穴可堪攻，先补后泻分明效，一针未出气先通。耳聋气闭痛难言，须刺翳风穴始痊，亦治项下生瘰疬，下针泻动即安然。耳聋之症不闻声，痛痒蝉鸣不快情，红肿生疮须用泻，宜从听会用针行。偶尔失声言语难，哑门一穴两筋间，若知浅针莫深刺，言语音和照旧安。眉间疼痛苦难当，攒竹沿皮刺不妨，若是眼昏皆可治，更针头维即安康。两睛红肿痛难熬，怕日羞明心自焦，只刺睛明鱼尾穴，太阳出血自然消。眼痛忽然血贯睛，羞明更涩最难睁，须得太阳针出血，不用金刀疾自平。心火炎上两眼红，迎香穴内刺为通，若将毒血搐出后，目内清凉始见功。脊背强痛泻人中，挫闪腰痠亦可攻，更有委中之一穴，腰间诸疾任君攻。肾弱腰疼不可当，施为行止甚非常，若知肾俞二穴处，艾火频加体自康。环跳能治腿股风，居髎二穴认真攻，委中毒血更出尽，愈见医科神圣功。膝腿无力身立难，原因风湿致伤残，倘知二市②穴能灸，步履悠然渐自安。髋骨能医两腿疼，膝头红肿不能行，必针膝眼膝关穴，功效须臾病不生。寒湿脚气不可熬，先针三里及阴交，再将绝骨穴兼刺，肿痛顿时立见消。肿红腿足草鞋风，须把昆仑二穴攻，申脉太溪如再刺，神医妙诀起疲癃。脚背疼起丘墟穴，斜针出血即时轻，解溪再与商丘识，补泻行针要辨明。行步艰难疾转加，太冲二穴效堪夸，更针三里中封穴，去病如同用手拿。膝盖红肿鹤膝风，阳陵二穴亦堪攻，阴陵针透尤收效，红肿全消见异功。腕中无力痛艰难，握物难移体不安，腕骨一针虽见效，莫将补泻等闲看。急疼两臂气攻胸，肩井分明穴可攻，此穴原来真气聚，补多泻少应其中。肩背风气连臂疼，背缝③二穴用针明，五枢亦治腰间痛，得穴方知疾顿轻。两肘拘挛筋骨连，艰难动作欠安然，只将曲池针泻动，尺泽兼行见圣传。肩端红肿痛难当，寒湿相争气血狂，若向肩髃明补泻，管君多灸自安康。筋急不开手难伸，尺泽从来要认真，头面纵有诸般症，一针合谷效通神。腹中气块痛难当，穴法宜向内关防，八法有名阴维穴，腹中之疾永安康。腹中疼痛亦难当，大陵外关可消详，若是胁疼并闭结，支沟奇妙效非常。脾家之证最可怜，有寒有热两相煎，间使二穴针泻动，热泻寒补病俱痊。九种心痛及脾疼，上脘穴内用神针，若还脾败中脘补，两针神效免灾侵。痔漏之疾亦可憎，表里急重最难禁，或痛或痒或下血，二白穴在掌后寻。三焦热气壅上

---

① 本篇为元代王国瑞所撰，辑录时作了部分删改。
② 二市：即风市、阴市二穴。
③ 背缝：在背部肩端骨下，直腋缝尖。

焦,口苦舌干岂易调,针刺关冲出毒血,口生津液病俱消。手臂红肿连腕疼,液门穴内用针明,更将一穴名中渚,多泻中间疾自轻。中风之症症非轻,中冲二穴可安宁,先补后泻如无应,再刺人中立便轻。胆寒心虚病如何,少冲二穴最功多,刺入三分不着艾,金针用后自平和。时行疟疾最难禁,穴法由来未审明,若把后溪穴寻得,多加艾火即时轻。牙疼阵阵苦相煎,穴在二间要得传,若患反胃并吐食,中魁奇穴莫教偏,乳蛾之症少人医,必用金针疾始除,如若少商出血后,即时安稳免灾危。如今瘾疹疾多般,好手医人治亦难,天井二穴多着艾,纵生瘰疬灸皆安。寒痰咳嗽更兼风,列缺二穴最可攻,先把太渊一穴泻,多加艾火即收功。痴呆之症不堪亲,不识尊卑枉骂人,神门独治痴呆病,转手骨开得穴真,连日虚烦面赤妆,心中惊悸亦难当,若将通里穴寻得,一用金针体便康。风眩目烂最堪怜,泪出汪汪不可言,大小骨空皆妙穴,多加艾火疾应痊。妇人吹乳痛难消,吐血风痰稠似胶,少泽穴内明补泻,应时神效气能调。满身发热痛为虚,盗汗淋淋渐损躯,须得百劳椎骨穴,金针一刺疾俱除。忽然咳嗽腰背疼,身柱由来灸便轻,至阳亦治黄疸病,先补后泻效分明。肾败腰虚小便频,夜间起止苦劳神,命门若得金针助,肾俞艾灸起邅迍。九般痔疾最伤人,必刺承山效若神,更有长强一穴是,呻吟大痛穴为真。伤风不解嗽频频,久不医时劳便成,咳嗽须针肺俞穴,痰多宜向丰隆寻。膏肓二穴治病强,此穴原来难度量,斯穴禁针多着艾,二十一壮亦无妨。腠理不密咳嗽频,鼻流清涕气昏沉,须知喷嚏风门穴,咳嗽宜加艾火深。胆寒由是怕惊心,遗精白浊实难禁,夜梦鬼交心俞治,白环俞治一般针。肝家血少目昏花,宜补肝俞力便加,更把三里频泻动,还光益血自无俞。脾家之症有多般,致成反胃吐食难,黄疸亦须寻腕骨,金针必定夺中脘。无汗伤寒泻复溜,汗多宜将合谷收,若然六脉皆微细,金针一补脉还浮。大便闭结不能通,照海分明在足中,更把支沟来泻动,方知妙穴有神功。小腹胀满气攻心,内庭二穴要先针,两足有水临泣泻,无水方能病不侵。七般疝气取大敦,穴法由来指侧间,肾气冲心何所治,关元带脉莫等闲。传尸劳病最难医,涌泉出血免灾危,痰多须向丰隆泻,气喘丹田亦可施。浑身疼痛疾非常,不定穴中细审详,有筋有骨须浅刺,灼艾临时要度量。劳宫穴在掌中寻,满手生疮痛不禁,心胸之病大陵泻,气攻胸腹一般针。哮喘之症最难当,夜间不睡气遑遑,天突妙穴宜寻得,膻中着艾便安康。鸠尾独治五般痫,此穴须当仔细观,若然着艾宜七壮,多则伤人针亦难,气喘急急不可眠,何当日夜苦忧煎,若得璇玑针泻动,更取气海自安然。肾强疝气发甚频,气上攻心似死人,关元兼刺大敦穴,此法亲传始得真。水病之疾最难熬,腹满虚胀不肯消,先灸水分并水道,后针三里及阴交。赤白妇人带下难,只因虚败不能安,中极补多宜泻少,灼艾还须着意看。吼喘之证嗽痰多,若用金针疾自和,俞府乳根一样刺,气喘风痰渐渐磨。伤寒过经犹未解,须向期门穴上针,忽然气喘攻胸膈,三里泻多须用心。脾泄之症别无他,天枢二穴刺休差,此是五脏脾虚疾,艾火多添病不加。口臭之疾最可憎,劳心只为苦多情,大陵穴内入中泻,心得清凉气自平……

2·4 《肘后歌》

头面之疾针至阴,腿脚有疾风府寻,心胸有病少府泻,脐腹有病曲泉针。肩背诸疾中渚下,腰膝强痛交信凭,胁肋腿痛后溪妙,股膝肿起泻太冲。阴核发来如升大,百会妙穴真可骇。顶心头痛眼不开,涌泉下针定安泰。鹤膝肿劳难移步,尺泽能舒筋骨疼,更有一穴曲池妙,根寻源流可调停;其患若要便安愈,加以风府可用针。更有手臂拘挛急,尺泽刺深去不仁,腰背若患挛急风,曲池一寸五分攻。五痔原因热血作,承山须下病无踪,哮喘发来寝不得,丰隆刺入三分(一作三寸)深。狂言盗汗如见鬼,惺惺间使便下针。骨寒髓冷火来烧,灵道妙穴分明记。疟疾寒热真可畏,须知虚实可用意,间使宜透支沟中,大椎七壮合圣治,连日频频发不休,金门刺深七分是。疟疾三日得一发,先寒后热无他语,寒多热少取复溜,热多寒少用间使。或患伤寒热未收,牙关风壅药难投,项强反张目直视,金针用意列缺求。伤寒四肢厥逆冷,脉气无时仔细寻,神奇妙穴真有二,复溜半寸顺骨行。四肢回还脉气浮,须晓阴阳倒换求,寒则须补绝骨是,热则绝骨泻无忧;脉若浮洪当泻解,沉细之时补便瘳。百合伤寒最难医,妙法神针用意推,口禁眼合药不下,合谷一针效甚奇。狐惑伤寒满口疮,须下黄连犀角汤。虫在脏腑食肌肉,须要神针刺地仓。伤寒腹痛虫寻食,吐蚘乌梅可难攻,十日九日必定死,中脘回还胃气通。伤寒痞气结胸中,两目昏黄汗不通,涌泉妙穴三分许,速使周身汗自通。伤寒痞结胁积痛,宜用期门见深功,当汗不汗合谷泻,自汗发黄复溜凭。飞虎一穴通痞气,祛风引气使安宁。刚柔二痉最乖张,口禁眼合面红妆,热血流入心肺腑,须要金针刺少商。中满如何去得根,阴包如刺效如神,不论老幼依法用,须教患者便抬身。打扑伤损破伤风,先于痛处下针攻,后向承山立作效,甄权留下意无穷。腰腿疼痛十年春,应针不了便惺惺,大都引气探根本,服药寻方枉费金。脚膝经年痛不休,内外踝边用意求,穴号昆仑并吕细,应时消散即时瘳。风痹痿厥如何治?大杼、曲泉真是妙,两足两胁满难伸,飞虎神针七分到,腰软如何去得根,神妙委中立见效。

2·5 《通玄指要赋》①

必欲治病,莫如用针。巧运神机之妙,工开圣理之深。外取砭针,能蠲邪而扶正,中含水火,善回阳而倒阴。原夫络别支殊,经交错综,或沟池溪谷以歧异,或山海丘陵而隙共。斯流派以难揆,在条纲而有统。理繁而昧,纵补泻以何功;法捷而明,自迎随而得用。且如行步难移,太冲最奇。人中除脊膂之强痛,神门去心性之呆痴。风伤项急,始求于风府。头晕目眩,要觅于风池。耳闭须听会而治也,眼痛则合谷以推之。胸结身黄,取涌泉而即可;脑昏目赤,泻攒竹以偏宜。若两肘之拘挛,仗曲池而平扫;四肢之懈惰,凭照海以消除。牙齿痛吕细堪治,头项强承浆可保。太白宣导于气冲,阴陵开通于水道。腹膜而胀,夺内庭以休迟;筋转而疼,泻承山而在早。大抵脚腕痛,昆仑解愈;股膝疼,阴市能医。痫发癫狂兮,凭后溪而疗理;疟生寒热兮,仗间使以扶持。期门罢胸满血臌而可已,劳宫退胃翻心痛亦何疑。稽夫大敦去七疝之偏坠,王公谓此;三里却五劳之羸瘦,华老言斯。固知腕骨祛黄,然骨泻肾。行间治膝肿目疾,尺泽去肘疼筋紧。目昏不见,二间宜取;鼻窒无闻,迎香可引。肩井除两臂难任,丝竹疗头疼不忍。咳嗽寒痰,列缺堪治;眵䁾冷泪,临泣尤准(头临泣穴)。髋骨将腿痛以祛残,肾俞把腰疼而泻尽。以见越人②治尸厥于维会③,随手而苏;文伯④泻死胎于阴交⑤,应针而陨。圣人于是察麻与痛,分实与虚。实则自外而入也,虚则自内而出欤。是故济母而裨其不足,夺子而平其有余。观二十七之经络⑥,一一明辨;据四百四之疾证⑦,件件皆除。故得夭

---

① 本篇为金·窦汉卿撰,一名《流注指要赋》。
② 越人:即秦越人,号扁鹊,战国时人。见《史记·扁鹊仓公列传》。
③ 维会:即百会穴。
④ 文伯:姓徐,南齐时人。
⑤ 阴交:指三阴交穴,见《针灸大成》。
⑥ 二十七之经络:即指十二经、十五络。
⑦ 四百四之疾证:喻人周身各种疾患。

枉都无,跻斯民于寿域;几微已判,彰往古之玄书。抑又闻,心胸病,求掌后之大陵;肩背患,责肘前之三里。冷痹肾败,取足阳明之土;连脐腹痛,泻足少阴之水。脊间心后者,针中渚而立痊;胁下肋边者,刺阳陵而即止。头项痛,拟后溪以安然;腰脚疼,在委中而已矣。夫用针之士,于此理苟能明焉;收袪邪之功,而在乎捻指。

2.6 《金针赋》

观夫针道,捷法最奇,须要明于补泻,方可起于倾危。先分病之上下,次定穴之高低。头有病而足取之,左有病而右取之。男子之气,早在上而晚在下,取之必明其理;女子之气,早在下而晚在上,用之必识其时。午前为早属阳,午后为晚属阴,男女上下,凭腰分之。手足三阳,手走头而头走足;手足三阴,足走腹而胸走手。阴升阳降,出入之机。逆之者为泻、为迎,顺之者为补、为随。春夏刺浅者以瘦,秋冬刺深者以肥。更观元气厚薄,浅深之刺犹宜。

原夫补泻之法,妙在呼吸手指。男子者,大指进前左转,呼之为补,退后右转,吸之为泻,提针为热,插针为寒;女子者,大指退后右转,吸之为补,进前左转,呼之为泻,插针为热,提针为寒。左与右各异,胸与背不同,午前者如此,午后者反之。是故爪而切之,下针之法;摇而退之,出针之法;动而进之,催针之法;循而摄之,行气之法。搓而去病,弹则补虚。肚腹盘旋,扪为穴闭。重沉豆许曰按,轻浮豆许曰提。一十四法,针要所备。补者一退三飞,真气自归;泻者一飞三退,邪气自避。补则补其不足,泻则泻其有余。有余者为肿为痛,曰实;不足者为痒为麻,曰虚。气速效速,气迟效迟……

且夫下针之法,先须爪按重而切之,次令咳嗽一声,随咳下针。凡补者呼气,初针刺至皮内,乃曰天才;少停进针,刺至肉内,是曰人才;又停进针,刺至筋骨之间,名曰地才。此为极处,就当补之,再停良久,却须退之至人之分,待气沉紧,倒针朝病,进退往来,飞经走气,尽在其中矣。凡泻者吸气,初针至天,少停进针,直至于地,得气泻之,再停良久,却须退针,复至于人,待气沉紧,倒针朝病,法同前矣。其或晕针者,神气虚也,以针补之,以袖掩之,口鼻气回,热汤与之,略停少刻,依前再施。

及夫调气之法,下针至地之后,复人之分,欲气上行,将针右捻;欲气下行,将针左捻;欲补先呼后吸,欲泻先吸后呼。气不至者,以手循摄,以爪切掐,以针摇动,进捻搓弹,直待气至。以龙虎升腾之法,按之在前,使气在后,按之在后,使气在前。运气走至疼痛之所,以纳气之法,扶针直插,复向下纳,使气不回。若关节阻涩,气不过者,以龙虎龟凤通经接气,大段之法,驱而运之,仍以循摄爪切,无不应矣。此通仙之妙。

况夫出针之法,病势既退,针气微松,病未退者,针气如根,推之不动,转之不移,此为邪气吸拔其针,乃真气未至,不可出之;出之者其病即复,再须补泻,停以待之,真候微松,方可出针豆许,摇而停之。补者吸之去疾,其穴急扪;泻者呼之去徐,其穴不闭。欲令凑密,然后调气,故曰下针贵迟,太急伤血;出针贵缓,太急伤气。已上总要,于斯尽矣。

考夫治病,其法有八:一曰烧山火,治顽麻冷痹,先浅后深,用九阳而三进三退,慢提紧按,热至,紧闭插针,除寒之有准。二曰透天凉,治肌热骨蒸,先深后浅,用六阴而三出三入,紧提慢按,徐徐举针,退热之可凭,皆细细搓之,去病准绳。三曰阳中隐阴,先寒后热,浅而深,以九六之法,则先补后泻也。四曰阴中隐阳,先热后寒,深而浅,以六九之方,则先泻后补也。补者直须热至,泻者务待寒侵,犹如搓线,慢慢转针,盖法在浅则用浅,法在深则用深,二者不可兼而混之也。五曰子午捣臼,水蛊膈气,落穴之后,调气均匀,针行上下,九入六出,左右转之,千遭自平。六曰进气之诀,腰背肘膝痛,浑身走注疼,刺九分,行九补,卧针五七吸,待气上行,亦可龙虎交战,左捻九而右捻六,是亦住痛之针。七曰留气之诀,痃癖癥瘕,刺七分,用纯阳,然后乃直插针,气来深刺,提针再停。八曰抽添之诀,瘫痪疮癞,取其要穴,使九阳得气,提按搜寻,大要运气周遍,扶针直插,复向下纳,回阳倒阴,指下玄微,胸中活法,一有未应,反复再施。

若夫过关过节催运气,以飞经走气,其法有四:一曰青龙摆尾,如扶船舵,不进不退,一左一右,慢慢拨动。二曰白虎摇头,似手摇铃,退方进圆,兼之左右,摇而振之。三曰苍龟探穴,如入土之象,一退三进,钻剔四方,四曰赤凤迎源,展翅之仪,入针至地,提针至天,候针自摇,复进其原,上下左右,四围飞旋,病在上吸而退之,病在下呼而进之。

至夫久患偏枯,通经接气之法,已有定息寸数。手足三阳,上九而下十四,过经四寸,手足三阴,上七而下十二,过经五寸,在乎摇动出纳,呼吸同法。驱运气血,顷刻周流,上下通接,可使寒者暖而热者凉,痛者止而胀者消。若开渠之决水,立时见功,何倾危之不起哉?虽然,病有三因,皆从气血,针分八法,不离阴阳。盖经络昼夜之循环,呼吸往来之不息,和则身体康健,否则疾病而生。譬如天下国家地方,山海田园,江河溪谷,值岁时风雨均调,则水道疏利,民安物阜。其或一方一所,风雨不均,遭以旱涝,使水道涌竭不通,灾伤遂至。人之气血,受病三因,亦犹方所之于旱涝也。盖针砭所以通经脉,均气血,蠲邪扶正,故曰捷法最奇者哉。

嗟夫!轩岐古远,卢扁久亡,此道幽深,非一言而可尽。斯文细密,在久习而能通。岂世上之常辞,庸流之泛术,得之者若科之及第,而悦于心;用之者如射之发中,而应于目。述自先贤,传之后学,用针之士,有志于斯,果能洞造玄微,而尽其精妙,则世之伏枕之疴,有缘者遇针,其病皆随手而愈矣。

2·7 《十二穴主治杂病歌》①

三里内庭穴,曲池合谷接,委中配承山,太冲昆仑穴,环跳与阳陵,通里并列缺。合担用法担,合截用法截,三百六十穴,不出十二诀……

1. 三里

三里膝眼下,三寸两筋间。能通心腹胀,善治胃中寒。肠鸣并泄泻,腿肿膝胻酸。伤寒羸瘦损,气蛊疾诸般。年过三旬后,针灸眼便宽。取穴当审的,八分三壮安。

2. 内庭

内庭次趾外,本属足阳明。能治四肢厥,喜静恶闻声。瘾疹咽喉痛,数欠及牙疼。疟疾不能食,针着便惺惺。

3. 曲池

曲池拱手取,屈肘骨边求。善治肘中痛,偏风手不收。挽弓开不得,筋缓莫梳头。喉闭促欲死,发热更无休,偏身风癣癞,针著即时瘳。

4. 合谷

合谷在虎口,两指岐骨间。头疼并面肿,疟病热还寒。齿龋鼻衄血,口噤不开言。针入五分深,令人即便安。

5. 委中

委中曲䐐里,横纹脉中央。腰痛不能举,沉沉引脊梁。痠疼筋莫展,风痹复无常。膝头

---

① 本篇为宋代马丹阳所撰。

难伸屈,针入即安康。

6. 承山

承山名鱼腹,腨肠分肉间。善治腰疼痛,痔疾大便难。脚气并膝肿,辗转战疼痠。霍乱及转筋,穴中刺便安。

7. 太冲

太冲足大趾,节后二寸中。动脉知生死,能治惊痫风。咽喉并心胀,两足不能行。七疝偏坠肿,眼目似云朦。亦能疗腰痛,针下有神功。

8. 昆仑

昆仑足外踝,跟骨上边寻。转筋腰尻痛,暴喘满冲心。举步行不得,一动即呻吟。若欲求安乐,须于此穴针。

9. 环跳

环跳在髀枢,侧卧屈足取。折腰莫能顾,冷风并湿痹。腿胯连腨痛,转侧重欷歔。若人针灸后,顷刻病消除。

10. 阳陵泉

阳陵居膝下,外臁一寸中。膝肿并麻木,冷痹及偏风。举足不能起,坐床似衰翁。针入六分止,神功妙不同。

11. 通里

通里腕侧后,去腕一寸中。欲言声不出,懊恼及怔忡。实则四肢重,头腮面颊红。虚则不能食,暴喑面无容,毫针微微刺,方信有神功。

12. 列缺

列缺腕侧上,次指手交叉。善疗偏头患,遍身风痹麻。痰涎频壅上,口噤不开牙,若能明补泻,应手即如拏。

3 子午流注针法

"子午流注针法"是以井、荥、俞、经、合五俞穴配合阴阳五行为基础,运用于支配合脏腑,干支计年计月计日计时,以推算经气流注盛衰开合,按时取穴的一种治疗方法。

气候变化,对人体气血运行有直接影响。《灵枢·顺气一日分为四时》:"春生夏长,秋收冬藏,是气之常也,人亦应之。以一日分为四时,朝则为春,日中为夏,日入为秋,夜半为冬。"人与自然界是息息相关的。如果生病,也会因时空变化而产生"旦慧、昼安、夕加、夜甚"的病情变化。子午流注针法,便根据自然界变化对人体的影响,推算每天气血运行盛衰与经穴开合,进行针灸治疗。它的理论,早在《内经》时期已有萌芽。《灵枢·九针十二原》:"知机之道者,不可挂以发,不知机道,叩之不发。知其往来,要与之期。"《素问·刺法论》:"木欲发郁,亦须待时,当刺足厥阴之井……火欲发郁,亦须待时,君火相火,当刺包络之荥……土欲发郁,亦须待时,当刺足太阴之俞……金欲发郁,亦须待时,当刺手太阴之经……水欲发郁,亦须待时,当刺足少阴之合。"这些都是待时取穴最早运用的经验总结。《灵枢·本输》:"肺出于少商,少商者,手大指端内侧也,为井木。""大肠上合手阳明,出于商阳,商阳,大指次指之端也,为井金。"这是"阴井木,阳井金"五行刚柔相济的最早依据,在《难经·第六十四难》已作了全面的说明。

子午流注针法,完善于金元以后。窦汉卿著《标幽赋》"一日取六十六穴,方见幽微",是"纳支法"的具体提出。徐凤的"子午流注按时定穴歌"是"纳干法"的具体推法。下面从子午流注的意义、子午流注针法的组成、临床运用等三个方面作概要的介绍。

3·1 子午流注的意义

"子午"二字,具有时辰、阴阳和方位等含义。从时辰看,天十二时辰,用子午以分昼夜,子时是夜半,午时是中午;从一年看,子是一年中农历的十一月,为冬至节所在,代表一年的冬季,午是农历五月,是夏至节所在,代表一年的夏季。

从阴阳变化来看,子时为阴盛时,阴极生阳,是一阳初生的半夜,午为阳盛之时,阳极生阴,是一阴初生的中午。

从方位看,《灵枢·卫气行》:"岁有十二月、日有十二辰,子午为经,卯酉为纬。"经指南北(上下),纬指东西(左右)。因此,子午所涉及的时、空概念是比较广泛的。

"流注"二字,从狭义上讲,是形容自然界水的流动转注。《诗经》"如川之流,丰水东注"正是这个意思。广义来看,它涉及宇宙万物的变化。所以,"子午流注"是根据自然界一切事物的周期变化,研究时空同步的科学理论,给多种学科提出研究方向。结合针灸医学来说,是用它来说明人体气血运行,有着与自然界周期同步运行不息的关系。

3·2 子午流注针法的组成

"子午流注针法",是由五输穴配合阴阳五行,与天干地支配合脏腑时辰两大部分组成的,分别介绍于后。

3·2·1 五输穴配合阴阳五行

《灵枢·本输》提出五输穴的部位,并指出"阴井木、阳井金"的阴阳五行配合关系。《难经·六十四难》作了全面补充。历代医家都重视五输穴的临床运用,例如《千金要方》提出十要穴,其中八个是五输穴。《玉龙歌》一百二十穴中,就有三十五个五输穴。《胜玉歌》六十六穴,就有二十三个五输穴。《马丹阳天星十二穴》有八个是五输穴。足以说明五输穴的临床使用价值。现在把十二经的五输穴与五行配合关系列表 4-1 如下,以便参考。并附五输穴歌,便于记忆运用。

表 4-1 五输穴与脏腑阴阳五行分配表

阳 经 六 腧							阴 经 五 腧					
五输穴 经别	井金	荥水	输木	原	经火	合土	五输穴 经别	井木	荥火	输土	经金	合水
胆(木)	窍阴	侠溪	临泣	丘墟	阳辅	阳陵泉	肝(木)	大敦	行间	太冲	中封	曲泉
小肠(火)	少泽	前谷	后溪	腕骨	阳谷	小海	心(火)	少冲	少府	神门	灵道	少海
胃(土)	厉兑	内庭	陷谷	冲阳	解溪	足三里	脾(土)	隐白	大都	太白	商丘	阴陵泉
大肠(金)	商阳	二间	三间	合谷	阳溪	曲池	肺(金)	少商	鱼际	太渊	经渠	尺泽
膀胱(水)	至阴	通谷	束骨	京骨	昆仑	委中	肾(水)	涌泉	然谷	太溪	复溜	阴谷
三焦(相火)	关冲	液门	中渚	阳池	支沟	天井	心包(君火)	中冲	劳宫	大陵	间使	曲泽

【附】 六十六穴歌

少商鱼际与太渊,经渠尺泽肺相连。
商阳二三间合谷,阳溪曲池大肠牵。
厉兑内庭陷谷胃,冲阳解溪三里连。
隐白大都足太阴,太白商丘并阴陵。
少冲少府属于心,神门灵道少海寻。
少泽前谷后溪腕,阳谷小海小肠经。
至阴通谷束京骨,昆仑委中膀胱焉。
涌泉然谷与太溪,复溜阴谷肾经传。
中冲劳宫心包络,大陵间使曲泽联。
关冲液门中渚焦,阳池支沟天井言。
窍阴侠溪临泣胆,丘墟阳辅阳陵泉。
大敦行间太冲看,中封曲泉属于肝。

3·2·2 天干地支

天干起于甲而终于癸,即甲、乙、丙、丁、戊、己、庚、辛、壬、癸十数,地支起于子而终于亥,即子、丑、寅、卯、辰、巳、午、未、申、酉、戌、亥十二数。天干第一为甲,地支第一为子,干支配合,便成甲子、乙丑、丙寅、丁卯……由于天干是十数,地支是十二数,于是二者配合,以六轮天干、五轮地支,便成六十环周,称为一个花甲,具有周期循环的意义。干支在"子午流注针法"中,必须掌握以下五个方面的基本知识,为推算运用打下基础。

3·2·2·1 干支配合成六十环周,是干支纪年、月、日、时的必用符号。列表4－2如下。

表4－2 干支配合六十环周表

甲子	乙丑	丙寅	丁卯	戊辰	己巳	庚午	辛未	壬申	癸酉
甲戌	乙亥	丙子	丁丑	戊寅	己卯	庚辰	辛巳	壬午	癸未
甲申	乙酉	丙戌	丁亥	戊子	己丑	庚寅	辛卯	壬辰	癸巳
甲午	乙未	丙申	丁酉	戊戌	己亥	庚子	辛丑	壬寅	癸卯
甲辰	乙巳	丙午	丁未	戊申	己酉	庚戌	辛亥	壬子	癸丑
甲寅	乙卯	丙辰	丁巳	戊午	己未	庚申	辛酉	壬戌	癸亥

3·2·2·2 干支分阴阳 干支分阴阳,根据运用的地方不同,具有两方面的含义。在十二经开井穴时,提出阳进阴退规律,那是以天干为阳,地支为阴提出来的。另外就是根据奇数偶数来分阴阳。关于阳进阴退,详见"纳干法"临床运用。下面讨论按奇偶分阴阳的问题。

天干十数,以1、3、5、7、9为阳,2、4、6、8、10为阴;地支十二数,1、3、5、7、9、11为阳,2、4、6、8、10、12为阴,列表4－3如下:

表4－3 阴阳干支区别表

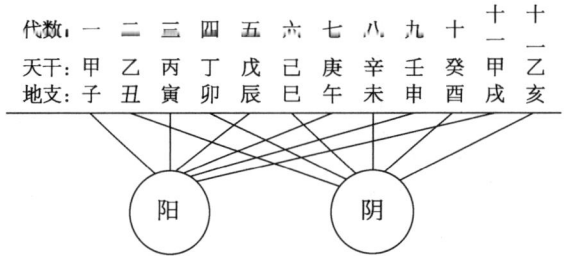

上图的数字与干支的关系是很重要的,因为在计算日干支时,按公式求出的"余数"就要根据代表数来确定干支,特别是天干更为重要。例如通过计算,余数是1,便代表甲;2,代表乙;3,代表丙;4,代表丁;5,代表戊;6,代表己;7,代表庚;8,代表辛;9,代表壬;10,代表癸。

3·2·2·3 天干合化五行 天干合化五行,是根据刚柔相济的精神,按五行相生排列,它是纳干法合日互用的依据,图示如下(图179):

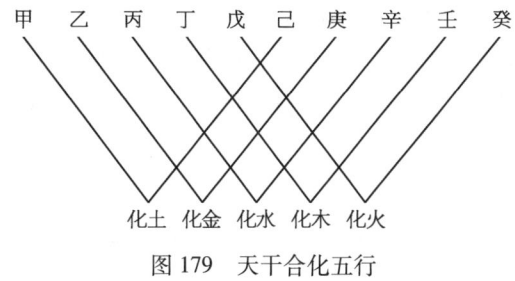

图179 天干合化五行

3.2.2.4 一天十二时辰与24小时的分配 每天24小时,用十二地支来代表,每一个时辰便是2小时。子时是夜半,代表23~1点钟,依此顺推,则丑时为1~3点钟,寅时为3~5点钟,卯时为5~7点钟,辰时为7~9点钟,巳时为9~11点钟,午时为11~13点钟,未时为13~15点钟,申时为15~17点钟,酉时为17~19点钟,戌时为19~21点钟,亥时为21~23点钟(表4-4)。

表4-4 时辰与时间关系表

时辰	子	丑	寅	卯	辰	巳	午	未	申	酉	戌	亥
时间	23~1	1~3	3~5	5~7	7~9	9~11	11~13	13~15	15~17	17~19	19~21	21~23

以上的时间,是以当地时间为准,因为各个地区相距有差异。1884年国际会议划分时区的办法,规定每隔经度15°算一个时区,全球分24个时区,把通过英国伦敦格林威治天文台原址那条经线定为0度经线,作为0度中央经线,从西经7.5度至东经7.5度为中时区,向东划分十二个时区,向西划分十二时区。

地理经度和时间关系,因地球每24小时自转一周(360度)则每小时自转360÷24=15度,每经度一度时刻差为60÷15=4分钟,作为地区时差计算基础。

我国北京时间是全国统一的标准时,使全国人民能正常地进行生产、工作、学习和生活,是非常必要的。但作为时空影响人体的自然变化,又应当以北京时间为基础,按照时区加以运算。例如:北京约位于东经116度,哈尔滨是东经126度,则两地时差为(126-116)×4=40分钟。成都位于东经104度,(116-104)×4=48分钟。

3.2.2.5 年、月、日、时干支推算法 子午流注针法开穴,首先要将病人来诊治的年、月、日、时推算出来,才能按照当开腧穴进行治疗,其中特别是"日、时"干支的推算更为重要,分别介绍于后。

① 年干支推算法,比较容易,只要掌握前面提出的"干支配合六十环周表",按照顺序即可推出。例如1983年为癸亥,则1984年为甲子,1985年为乙丑,余可类推。

② 月干支推算法,按照农历计算,每年正月都是"寅",五月都是"午",冬月都是"子",根据当年的年干来推算。记住下列的歌诀即可推算。甲己之年丙作首,乙庚之年戊为头,丙辛之年庚寅上,丁壬壬寅顺行流,若言戊癸何方起,甲寅之上去寻求。这歌是根据五虎遁编的,即是甲年己年的正月都是丙寅,乙年庚年的正月都是戊寅,丙年辛年的正月都是庚寅,丁年壬年的正月都是壬寅,戊年癸年的正月都是甲寅。余月顺次类推。

③ 日干支推算法。日干支的推算,比较复杂。由于农历变化比较繁杂,所以用阳历进

行推算。运用时有几个先决条件：① 当年元旦干支的代数；② 每月干支应加应减数；③ 闰年自三月起都加一；④ 当天的日数。有了这四点，便可推算任何一天的干支。

当年元旦干支代数：除参考前面"干支分阴阳"之外，下面把 1980—2039 年六十年的元旦干支列表 4-5，以供参考。

表 4-5 1980—2039 年元旦干支表

闰　　年		平　　年					
年　份	元旦干支	年　份	元旦干支	年　份	元旦干支	年　份	元旦干支
1980	癸酉	1981	己卯	1982	甲申	1983	己丑
1984	甲午	1985	庚子	1986	乙巳	1987	庚戌
1988	乙卯	1989	辛酉	1990	丙寅	1991	辛未
1992	丙子	1993	壬午	1994	丁亥	1995	壬辰
1996	丁酉	1997	癸卯	1998	戊申	1999	癸丑
2000	戊午	2001	甲子	2002	己巳	2003	甲戌
2004	己卯	2005	乙酉	2006	庚寅	2007	乙未
2008	庚子	2009	丙午	2010	辛亥	2011	丙辰
2012	辛酉	2013	丁卯	2014	壬申	2015	丁丑
2016	壬午	2017	戊子	2018	癸巳	2019	戊戌
2020	癸卯	2021	己酉	2022	甲寅	2023	己未
2024	甲子	2025	庚午	2026	乙亥	2027	庚辰
2028	丙戌	2029	辛卯	2030	丙申	2031	辛丑
2032	丁未	2033	壬子	2034	丁巳	2035	壬戌
2036	丁卯	2037	癸酉	2038	戊寅	2039	癸未

各月干支应加应减数：

各月干支加减数，是根据日数与六十环周关系推算得出的。即一、五双减一，二、六加零、六、三减二、加十，四减一、加五，七加零、九加二，八上加一、七，十上加二、八，冬三、腊三、九，闰年三月起，余数均加一（表 4-6）。

例如：1984 年元旦（查元旦干支表）为甲午，甲的代表数是 1，午的代表数是 7，因为 1984 年是闰年，便可通过下列的公式求出本年十二个月的一日干支。

表4-6 各月干支加减表解

月数 干支加减 年别	一月		二月		三月		四月		五月		六月		七月		八月		九月		十月		十一月		十二月	
	干	支	干	支	干	支	干	支	干	支	干	支	干	支	干	支	干	支	干	支	干	支	干	支
平年	减一	减一	加零	加六	减二	加十	减一	加五	减一	减一	加零	加六	加零	加零	加一	加七	加二	加二	加二	加八	加三	加三	加三	加九
闰年											余数加一													

【附】推算公式

$$求日干\frac{(元旦天干)+(日期)+(各月天干加减数、润年三月以后加一)}{10}=商……余数$$

$$求日支\frac{(元旦地支)+(日期)+(各月地支加减数、润年三月以后加一)}{12}=商……余数$$

表4-7 1984年各月1日干支推算表（闰年、元旦甲午）

月 日	推 算 公 式	日 干 支
二月一日	干：1+1+0=2 支：7+1+6=14	乙 丑
三月一日	干：1+1+1-2=1 支：7+1+1+10=19	甲 午
四月一日	干：1+1+1-1=2 支：7+1+1+5=14	乙 丑
五月一日	干：1+1+1-1=2 支：7+1+1-1=8	乙 未
六月一日	干：1+1+1+0=3 支：7+1+1+6=15	丙 寅
七月一日	干：1+1+1+0=3 支：7+1+1+0=9	丙 申
八月一日	干：1+1+1+1=4 支：7+1+1+7=16	丁 卯
九月一日	干：1+1+1+2=5 支：7+1+1+2=11	戊 戌
十月一日	干：1+1+1+2=5 支：7+1+1+8=17	戊 辰
十一月一日	干：1+1+1+3=6 支：7+1+1+3=12	己 亥
十二月一日	干：1+1+1+3=6 支：7+1+1+9=18	己 巳

④ 时干支推算法。时干支推算，是运用五门十变的道理，把天干化生五行，用五鼠遁推算日上起时。它的歌诀是：

甲己起甲子，

乙庚起丙子，
丙辛起戊子，
丁壬起庚子，
戊癸起壬子。

就是甲日己日的十二时辰，都是从甲子开始，乙日庚日从丙子开始，丙日辛日从戊子开始，丁日壬日从庚子开始，戊日癸日从壬子开始。

⑤ 天干配脏腑。《素问·脏气法时论》："肝主春，足厥阴少阳主治，其日甲乙……心主夏，手少阴太阳主治，其日丙丁……脾主长夏，足太阴阳明主治，其日戊己……肺主秋，手太阴阳明主治，其日庚辛……肾主冬，足少阴太阳主治，其日壬癸……"

天干配脏腑是"纳干法"的基础之一，在逐日开穴时，按照井、荥、输原、经、合的流注次序，根据当时的天干，依次取所属脏腑俞穴，应记住下列口诀：

甲胆乙肝丙小肠，丁心戊胃己脾乡。
庚属大肠辛属肺，壬属膀胱癸肾脏。
三焦阳府须归丙，包络从阴丁火旁。
阳干宜纳阳之府，脏配阴干理自当。

⑥ 地支配脏腑。地支配脏腑，是以一天十二地支与脏腑相配，是"纳支法"的基础之一，以十二时辰代表十二经来取穴。人身气血运行，从中焦开始，上注于肺经，经过大肠、胃、脾、心、小肠、膀胱、肾、心包、三焦、胆、肝，再流注于肺。这个流注，是从寅时开始，所以十二时便以肺寅大卯相配合。记住下面的歌诀，便能运用自如。

肺寅大卯胃辰宫，脾巳午心小未中。
申膀酉肾心包戌，亥焦子胆丑肝通。

3·3 子午流注针法临床运用

子午流注针法的临床运用，分"纳干法"、"纳支法"两大类，分别介绍如后。

3·3·1 纳干法

"纳干法"是运用天干配脏腑的一种按时开穴的子午流注针法，必须掌握下面的八个方面的基本内容。

3·3·1·1 在天干配脏腑（见前干支基础3·2·2·5⑤）的基础上，熟悉阳进阴退规律，这里的阳指天干，阴指地支。就是说天干按顺序推进，而地支则从戌时起，按酉申未午巳辰卯寅的倒退次序与天干配合开各经井穴，列表4-8如下：

表 4-8 子午流注按时开"井穴"表

日干	甲	乙	丙	丁	戊	己	庚	辛	壬	癸
时辰	甲→戌…→	乙→酉…→	丙→申…→	丁→未…→	戊→午…→	己→巳…→	庚→辰…→	辛→卯…→	壬→寅…→	癸亥
经脉	胆	肝	小肠	心	胃	脾	大肠	肺	膀胱	肾
井穴	窍阴	大敦	少泽	少冲	厉兑	隐白	商阳	少商	至阴	涌泉

注：→阳进；…→阴退。

从上表可以看出天干为阳主顺序前进,而地支则为阴主逐次后退,这是开井穴必须掌握的内容。

3·3·1·2　阳日开阳府井穴,转注阴日,按井、荥、输、经、合次序继续开阳时。例如:甲日甲戌时开胆经井穴足窍阴,下一时辰乙亥为阴时不开穴,甲日十二时辰已完,便应转注到乙日开丙子阳时,继续开小肠经荥穴前谷。

3·3·1·3　阴日开阴脏井穴,转注阳日,按五输次序继续开阴时。例如:乙日乙酉时开肝经井穴大敦,下一阴时是丁亥,开心经荥穴少府,乙日十二时辰已完,便应转注丙日己丑继续开脾经输穴太白。

3·3·1·4　逢输过原,就是每逢开输穴的同时,就要开井穴所属的原穴。例如前面提出的丙日己丑时开脾经,太白是脾经的输穴,因为是从乙日乙酉时开肝经的井穴大敦,所以这时就是开肝经的原穴太冲(阴经以输为原)。

3·3·1·5　气纳三焦,开生我穴:三焦主持诸气,气为阳,所以凡是阳经开到合穴,下一阳时便应气纳三焦,开生我穴。这里"我"指"井"穴所属的经。例如甲日戌时开胆井窍阴,转注乙日继续开阳时,到了壬午开合穴,下一阳时甲申,便要开三焦属水的荥穴液门,因为胆属木,水生木就是生我的关系,余可类推。

3·3·1·6　血归包络,开我生穴:血归包络,血为阴,所以凡是阴经开到合穴,下一阴时就要血归包络,开我生穴。例如乙日酉时开肝经井穴大敦,下一阴时丁亥开心经荥穴少府,转注丙日继续开阴时,到癸巳时开肾经合穴阴谷后,下一阴时己未,便要血归包络,开心包经我生穴。肝属木,木生火,所以开心包经荥穴劳宫,余可类推。

在以上六点基础上,结合前面的"子午流注针法的组成"各点,便可进行推算运用。在"纳干法"运用中,这里介绍两种推算方法:

3·3·1·7　子午流注逐日按时定穴歌(第一法)

(1) 甲日戌时胆窍阴,丙子时中前谷荥,
　　戊寅陷谷阳明俞,返本丘墟木在寅。
　　庚辰经注阳溪穴,壬午膀胱委中寻,
　　甲申时纳三焦水,荥合天干取液门。

(2) 乙日酉时肝大敦,丁亥时荥少府心,
　　己丑太白太冲穴,辛卯经渠是肺经,
　　癸巳肾宫阴谷合,乙未劳宫火穴荥。

(3) 丙日申时少泽当,戊戌内庭治胀康,
　　庚子时在三间俞,本原腕骨可祛黄,
　　壬寅经火昆仑上,甲辰阳陵泉合长,
　　丙午时受三焦火,中渚之中仔细详。

(4) 丁日未时心少冲,己酉大都脾土逢,
　　辛亥太渊神门穴,癸丑复溜肾经通,
　　乙卯肝经曲泉合,丁巳包络大陵中。

(5) 戊日午时厉兑先,庚申荥穴二间选,
　　壬戌膀胱寻束骨,冲阳土穴必还原,
　　甲子胆经阳辅是,丙寅小海穴安然,

戊辰气纳三焦脉,经穴支沟刺必瘥。

(6) 己日巳时隐白始,辛未时中鱼际取,
癸酉太溪太白原,乙亥中封内踝比,
丁丑时合少海心,己卯间使包络止。

(7) 庚日辰时商阳居,壬午膀胱通谷之,
甲申临泣为俞木,合谷金原返本归,
丙戌小肠阳谷火,戊子时居三里宜,
庚寅气纳三焦合,天井之中不用疑。

(8) 辛日卯时少商本,癸巳然谷何须忖,
乙未太冲原太渊,丁酉心经灵道引,
己亥脾合阴陵泉,辛丑曲泽包络准。

(9) 壬日寅时起至阴,甲辰胆脉侠溪荥,
丙午小肠后溪俞,返本京骨本原寻,
三焦寄有阳池穴,返本还原似的亲,
戊申时注解溪胃,大肠庚戌曲池真,
壬子气纳三焦寄,井穴关冲一片金,
关冲属金壬属水,子母相生思又深。

(10) 癸日亥时井涌泉,乙丑行间穴必然,
丁卯俞穴神门是,本寻肾水太溪原,
包络大陵原并过,己巳商丘内踝边,
辛未肺经合尺泽,癸酉中冲包络连,
子午截时安定穴,留传后学莫忘言。
根据以上取穴歌,按十天干进行推算。

3·3·1·8　1、4、2、5、3、0 反克取穴法(第二法)

根据六甲周期,阳进阴退开井穴和阳日阳时开阳经,阴日阴时开阴经和地支顺时推进等基础,进行推算,解决癸日十时不开的不足,此法系运用反克规律推算而来,介绍其开穴列表4-9如下:

表4-9

常规		1	4	2	5	3	0
五输纳穴		井	经	荥	合	输	纳、归
六甲	干支	甲日,甲戌	己日,甲子	戊日,甲寅	丁日,甲辰	丙日,甲午	乙日,甲申
	穴名	窍阴	阳辅	侠溪	阳陵泉	临泣	液门
六乙	干支	乙日,乙酉	己日,乙亥	己日,乙丑	戊日,乙卯	丁日,乙巳	丙日,乙未
	穴名	大敦	中封	行间	曲泉	太冲	劳宫
六丙	干支	丙日,丙申	庚日,丙戌	庚日,丙子	己日,丙寅	戊日,丙辰	丁日,丙午
	穴名	少泽	阳谷	前谷	小海	后溪	中渚
六丁	干支	丁日,丁未	辛日,丁酉	庚日,丁亥	庚日,丁丑	己日,丁卯	戊日,丁巳
	穴名	少冲	灵道	少府	少海	神门	大陵

（续表）

常 规		1	4	2	5	3	0
五输纳穴		井	经	荥	合	输	纳、归
六戊	干支	戊日,戊午	壬日,戊申	辛日,戊戌	辛日,戊子	庚日,戊寅	己日,戊辰
	穴名	厉兑	解溪	内庭	足三里	陷谷	支沟
六己	干支	己日,己巳	癸日,己未	壬日,己酉	辛日,己亥	辛日,己丑	庚日,己卯
	穴名	隐白	商丘	大都	阳陵泉	太白	间使
六庚	干支	庚日,庚辰	甲日,庚午	癸日,庚申	壬日,庚戌	壬日,庚子	辛日,庚寅
	穴名	商阳	阳溪	二间	曲池	三间	天井
六辛	干支	辛日,辛卯	乙日,辛巳	甲日,辛未	癸日,辛酉	壬日,辛亥	壬日,辛丑
	干支	少商	经渠	鱼际	尺泽	太渊	曲泽
六壬	穴名	壬日,壬寅	丙日,壬辰	乙日,壬午	甲日,壬申	癸日,壬戌	癸日,壬子
	穴名	至阴	昆仑	通谷	委中	束骨	关冲
六癸	干支	癸日,癸亥	戊日,癸丑	丁日,癸卯	丙日,癸巳	乙日,癸未	甲日,癸酉
	穴名	涌泉	复溜	然谷	阴谷	太溪	中冲

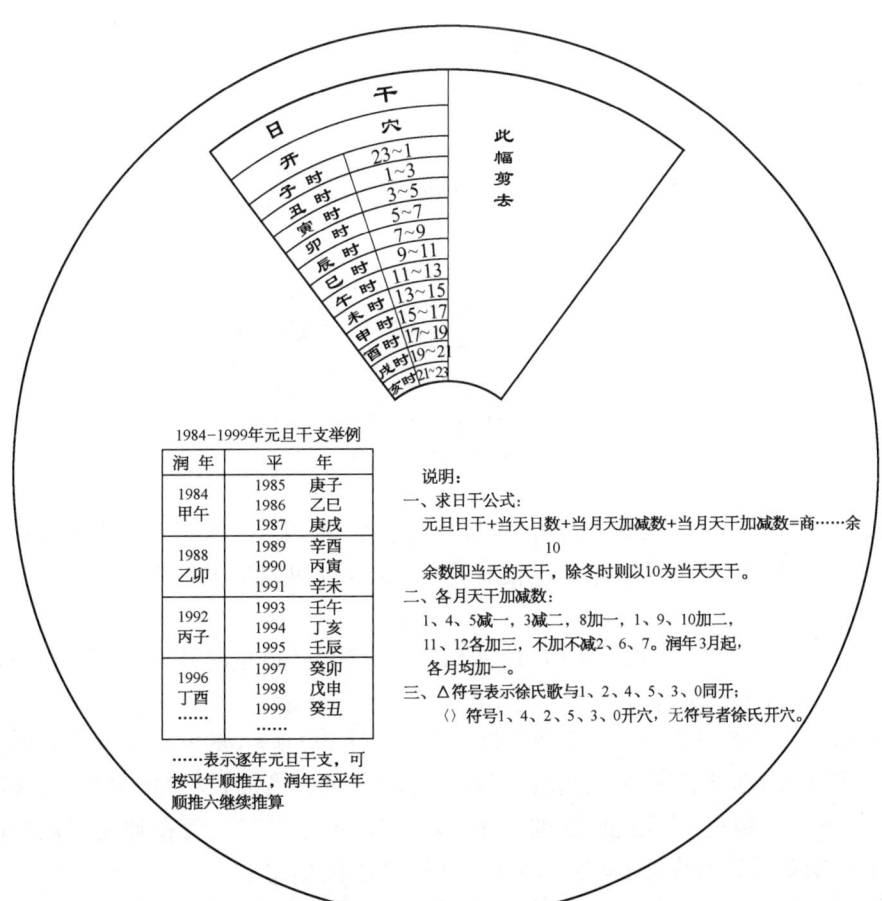

图180 子午流注计算盘（一）

根据前面"子午流注逐日按时定穴歌"等所叙述规律,互相补充,设计"子午流注计算盘",便于临床运用,附图于后。

制盘时,剪去时间后的空白(有剪去说明),把盘(一)放在盘(二)上面,其剪去的空白即可露出一天应开穴名(图180、图181)。

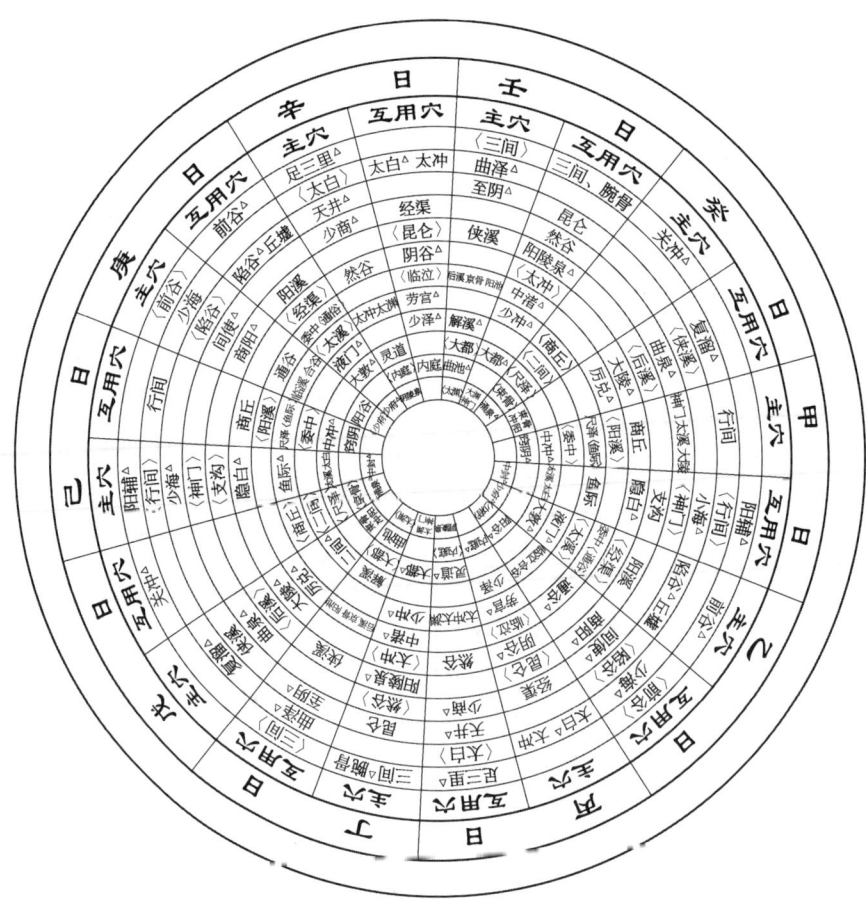

图181 子午流注计算盘(二)

计算盘是根据前面第一、第二两法,相互补充而成。其中有"△"号者,为两法共通取穴,凡有〈 〉号者,为第二法独有的取穴。没有符号的是第一法独有的取穴。

3·3·2 纳支法

"纳支法"是以一天十二时辰配合脏腑(见前地支配脏腑)按时开穴,临床上有两种运用方法。一种是补母泻子,一种是一日六十六穴,分别介绍于后:

3·3·2·1 补母泻子取穴 以本经经脉的五行属性和五输穴的五行属性为基础,以推算母子关系,按照"虚则补其母,实则泻其子"进行按时取穴。例如手太阴肺经生病,肺属金,它的母穴是属土的太渊穴,子穴是属水的尺泽穴。如果肺经邪气实,就在肺气方盛的寅时,取尺泽穴行泻法;如果正气虚,又应当在肺气方衰的卯时取太渊穴行补法。

若本经开穴时间已过,或不虚不实的病证,可取本经同一属性的经穴,又称本穴,或取本经原穴进行治疗。例如肺经本穴为经渠,原穴为太渊。现在把十二经补母泻子取穴列表4-10如下:

表 4-10 十二经补母泻子、本穴、原穴表

经别	五行	流注时间	病候举例	补法 母穴	补法 时间	泻法 子穴	泻法 时间	本穴	原穴
肺	辛金	寅	咳嗽、心烦、胸满	太渊	卯	尺泽	寅	经渠	太渊
大肠	庚金	卯	牙痛、咽喉痛	曲池	辰	二间	卯	商阳	合谷
胃	戊土	辰	腹胀、腹痛	解溪	巳	厉兑	辰	三里	冲阳
脾	己土	巳	腹胀满、腹泻	大都	午	商丘	巳	太白	太白
心	丁火	午	咽干、舌痛、掌热	少冲	未	神门	午	少府	神门
小肠	丙火	未	项强、颔肿	后溪	申	小海	未	阳谷	腕骨
膀胱	壬水	申	头痛、目眩、癫疾	至阴	酉	束骨	申	通谷	京骨
肾	癸水	酉	心悸、腰痛	复溜	戌	涌泉	酉	阴谷	太溪
包络	丁火	戌	痉挛、心烦、胁痛	中冲	亥	大陵	戌	劳宫	大陵
三焦	丙火	亥	耳聋、目痛	中渚	子	天井	亥	支沟	阳池
胆	甲木	子	头痛、胁痛	侠溪	丑	阳辅	子	临泣	丘墟
肝	乙木	丑	胁痛、疝气	曲泉	寅	行间	丑	大敦	太冲

3.3.2.2 一日六十六穴法　纳支法的运用比较灵活,所以临床上都很重视。由于虚则补其母,实则泻其子取穴尚不完善,阴经一天只取 20 穴,阳经一天只取 24 穴,还有 22 穴没有取用。所以窦汉卿氏在《标幽赋》里提出了"一日取六十六穴之法,方见幽微"。就是说应按十二时辰所属脏腑,阴经开井、荥、输、经、合五穴,阳经开井、荥、输、原、经、合六穴。

临床运用,根据病因、病性、病势,在相关经络经气旺时,灵活取用本经五输穴,进行治疗。

4 灵龟八法(附：飞腾八法)

灵龟八法又名"奇经纳卦法"，它是运用古代哲学的九宫八卦学说，结合人体奇经八脉气血的会合，取其与奇经相通的八个经穴，按照日时干支的推演数字变化，采用相加、相除的方法，作出按时取穴的一种针刺法，此法和子午流注针法有着相辅相成的意义。兹将灵龟八法的八脉、八穴和八卦干支等，分述如下。

4·1 灵龟八法的组成

4·1·1 九宫八卦

八卦是古人取阴阳之象，结合自然界的天、地、水、火、风、雷、山、泽作成的。即：乾为天作☰形，坤为地作☷形，坎为火作☵形，离为火作☲形，巽为风作☴形，震为雷作☳形，艮为山作☶形，兑为泽作☱形。把八卦的名称和图象结合四方，即成九宫。由于八卦各有方位，配合九宫，根据戴九履一，左三右七，二四为肩，八六为足，五十居中的九宫数字，每宫再配上一条奇经及其配属的穴位，就成为坎一联申脉，照海坤二五，震三属外关，巽四临泣数，乾六是公孙，兑七后溪府，艮八系内关，离九列缺主。此八穴的代表数字，在灵龟八法的推算中，占有极为重要的地位，所以运用本法必须牢记。

4·1·2 八脉交会

八脉指任、督、冲、带、阴维、阳维、阴跷、阳跷。它具有统帅和调整十二经脉气血的作用。而十二经脉本身又有上下循行，交错相会的特性，所以在四肢部位的十二经上有八个经穴与八脉相通。即：小肠经后溪通于督脉，肺经列缺通于任脉，脾经公孙通于冲脉，胆经临泣通于带脉，肾经照海通于阴跷，膀胱经申脉通于阳跷，心包经内关通于阴维，三焦经外关通于阳维。另外这八个经穴彼此之间又有着密切的联系和贯通。如公孙与内关相通合于心、胸、胃；后溪与申脉相通合于目内眦、颈项、耳、肩膀、小肠、膀胱；临泣与外关相通合于目锐眦、耳后、颈项、肩；列缺与照海相通合于肺系、咽喉、胸膈等，这样就使八脉八穴分为四组，相互结合，有着一致的主治范围。

4.1.3 八法逐日干支代数

灵龟八法的组成，除八脉、八穴、八卦外，尚有日时的干支数字作为八法取穴的依据，干支代数字的来由，是根据五行生成数和干支顺序的阴阳定出的，它是演算灵龟八法穴位的基本数字，一般宜牢记下列歌诀，并附表解(表 4 — 11)。

甲己辰戌丑未十，乙庚申酉九为期，
丁壬寅卯八成数，戊癸巳午七相宜，
丙辛亥子亦七数，逐日干支即得知。

4·1·4 八法临时干支代数

每日时辰的干支，亦各有一个代数，这个代数与逐日干支的代数有着同样的意义，是推演八法必须掌握的内容，一般宜牢记下列歌诀，以利推算(表 4 — 12)。

表 4-11 八法逐日干支数字表

代　数	10	9	8	7
天　干	甲　己	乙　庚	丁　壬	戊癸　丙辛
地　支	辰丑　戌未	申　酉	寅　卯	巳午　亥子

甲己子午九宜用，乙庚丑未八无疑，
丙辛寅申七作数，丁壬卯酉六须知，
戊癸辰戌各有五，巳亥单加四共齐，
阳日除九阴除六，不及零余穴下推。

表 4-12 八法临时干支数字表

代　数	9	8	7	6	5	4
天　干	甲　己	乙　庚	丙　辛	丁　壬	戊　癸	
地　支	子　午	丑　未	寅　申	卯　酉	辰　戌	巳　亥

4·2 灵龟八法的应用

运用灵龟八法，是将日、时的干支数字，共同加起来，得出四个数字的和数，然后按照阳日用九除，阴日用六除的公式，去除干支的和数，再将它的余数，求得八卦所分配的某穴的数字，就是当时应开的腧穴。它的公式是：（日干+日支+时干+时支）÷9（阳）或6（阴）=商……（余数）。

如欲求甲子日的子、丑等时，所开穴位，首先要从甲子日上起出时干来；甲子时按五虎建元（日上起时干）推算，则仍起于"甲子"，再按六十花甲子的顺序排列，第二个时辰就是"乙丑"。

八法逐日干支代数，甲为十，子为七；八法临时干支代数，甲为九，子亦为九。四数相加的总和为三十五，由于天干的甲属阳，故用九除，所剩的余数是八，八为内关穴所应，所以我们知道甲子日的甲子时为"内关"穴当开。

如果遇到阳日除尽无余数时，当以九数计算，开列缺穴。例如甲子日戊辰时，按日干支代数，甲为十，子为七，时干支代数，戊为五，辰为五，四数相加为二十七，甲为阳日除以九，商三无余数，则开列缺穴；又如乙丑日辛巳时，日干支代数，乙为九，丑为十，时干支代数辛为七，巳为四，四数相加为三十，阴日除六，商五无余数，则开公孙穴。

以上是按开穴公式的计算方法。临床上还可用"八法交会歌"，公孙配内关，外关配足临泣，列缺配照海，后溪配申脉运用，以提高疗效。

为便于掌握和运用灵龟八法开穴，兹绘灵龟八法逐日按时开穴环周盘（图182），以便临床应用。

304　附篇　参考资料

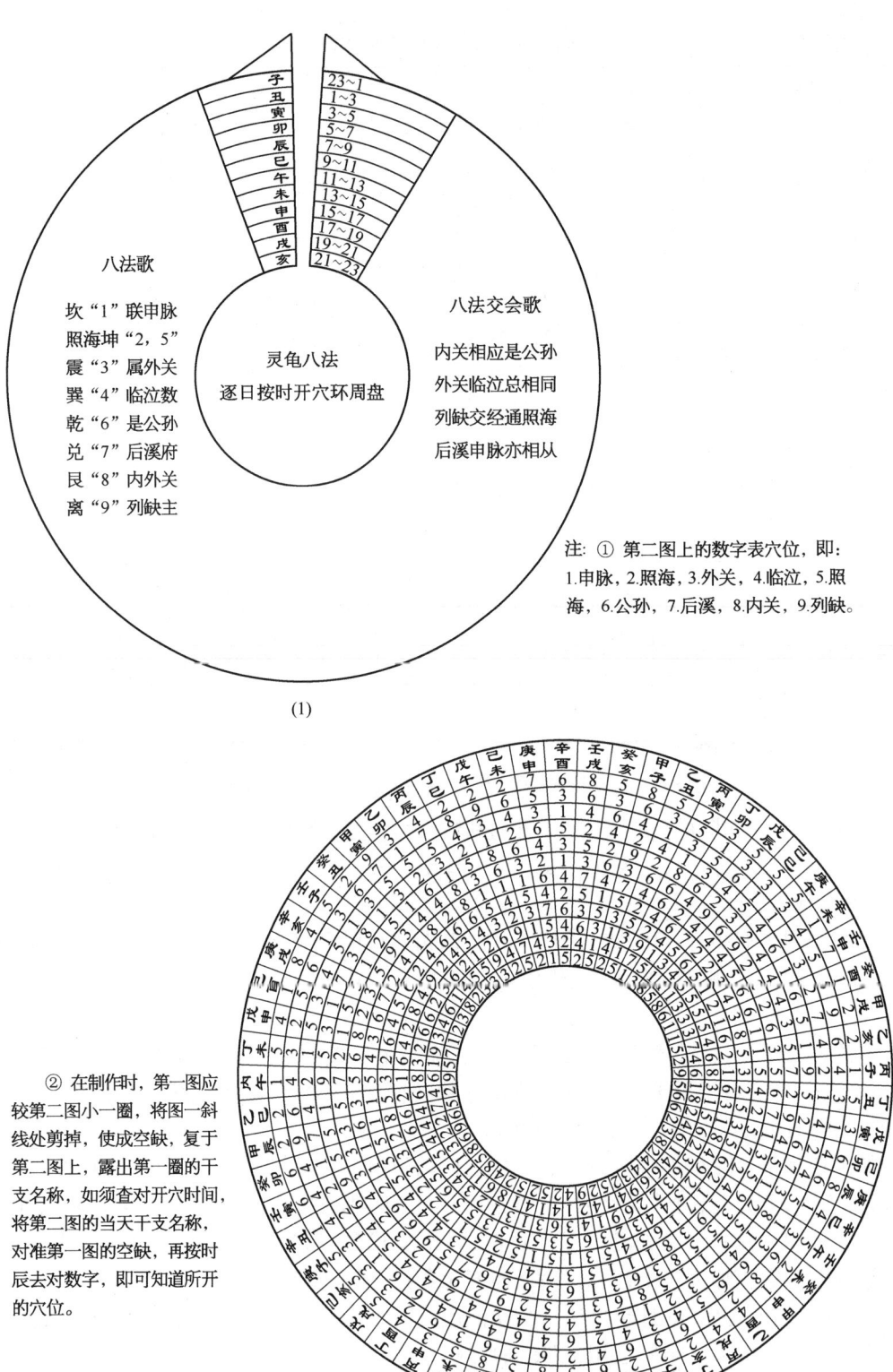

八法歌

坎"1"联申脉
照海坤"2，5"
震"3"属外关
巽"4"临泣数
乾"6"是公孙
兑"7"后溪府
艮"8"内外关
离"9"列缺主

灵龟八法
逐日按时开穴环周盘

八法交会歌

内关相应是公孙
外关临泣总相同
列缺交经通照海
后溪申脉亦相从

注：① 第二图上的数字表穴位，即：1.申脉，2.照海，3.外关，4.临泣，5.照海，6.公孙，7.后溪，8.内关，9.列缺。

② 在制作时，第一图应较第二图小一圈，将图一斜线处剪掉，使成空缺，复于第二图上，露出第一圈的干支名称，如须查对开穴时间，将第二图的当天干支名称，对准第一图的空缺，再按时辰去对数字，即可知道所开的穴位。

图182　灵龟八法逐日按时开穴环周盘

【附】 飞腾八法

飞腾八法也是以八脉八穴为基础，按时开穴的一种取穴方法。它的运用和灵龟八法略有不同。本法不论日干支和时干支，均以天干为主，不用零余方法。其运用方法应牢记飞腾八法歌，并列表4-13说明。

表4-13 八穴八卦天干配合表

壬甲	丙	戊	庚	辛	乙癸	己	丁
公孙	内关	临泣	外关	后溪	申脉	列缺	照海
乾	艮	坎	震	巽	坤	离	兑

飞腾八法歌

壬甲公孙即是乾，丙居艮上内关然，
戊为临泣生坎水，庚属外关震相连，
辛上后溪装巽卦，乙癸申脉到坤传，
己土列缺南离上，丁居照海兑金全。

例如：本日天干是甲或是己，按"五虎建元"法推算，即是"甲己之日起丙寅"，丙寅应取内关穴，因丙配艮卦内关（其他如丙申、丙戌、丙子、丙辰、丙午皆同）。它如戊辰时取临泣，己巳时取列缺等，均同此例。

【说明】 子午流注，灵龟八法在按时、定时取穴基础上，必须根据病性，病势，按照本书中篇要求，运用补写手法。

5 古代体表部位名词解释

首：又称头，指颈项以上的部位。
颠：同"巅"，又称顶巅，俗称头顶，为头中央之最高处。
囟：〔xìn 信〕：与"囟"通，顶巅前为囟，婴儿脑骨未合谓囟门；已合称囟骨。
发际：头发之边缘。前额处为前发际；项部为后发际。
王宫：指鼻梁部位。
兑发：指鬓发尖狭部位。
额：又写作额，又称额颅，又名颡〔sǎng 嗓〕，发下眉上之处，俗称前额。额之两侧近发际处称额角，简称角。
颜：额之中部，又称天庭、庭。一说指眉目之间；一说指面部前中央。

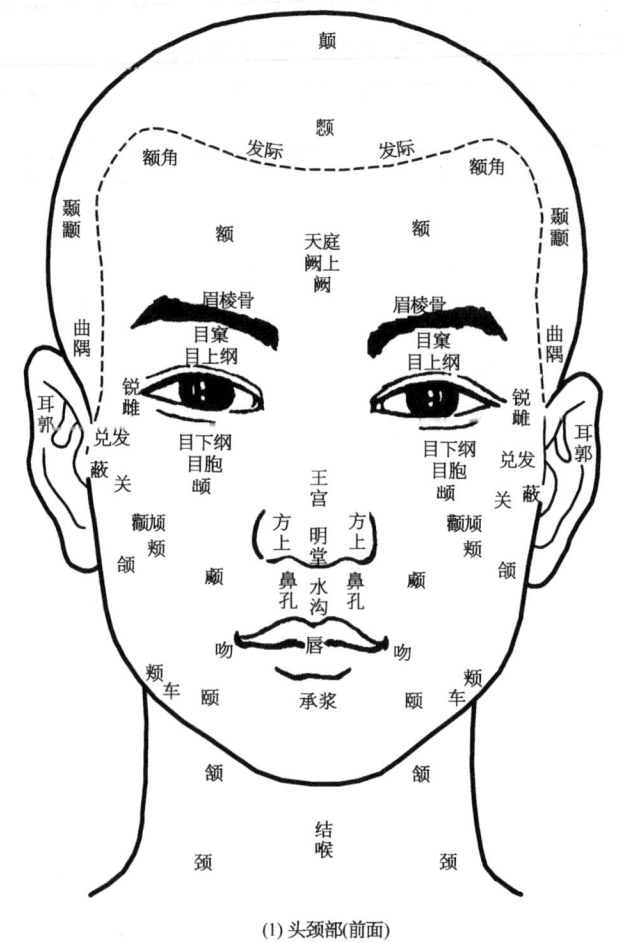

(1) 头颈部(前面)

图183 体表部位图

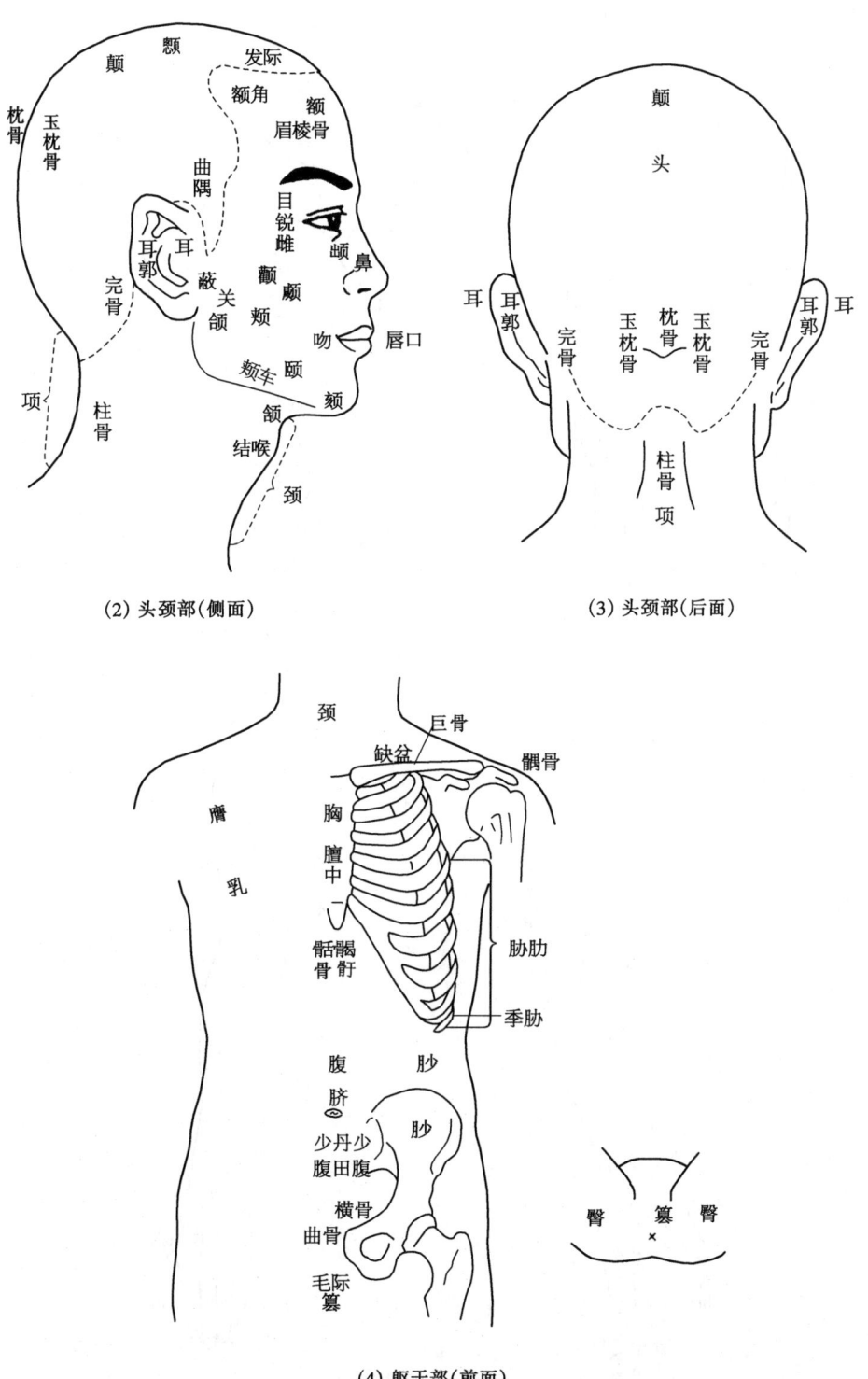

(2) 头颈部（侧面）　　　　　　(3) 头颈部（后面）

(4) 躯干部（前面）

图 183　体表部位图（续）

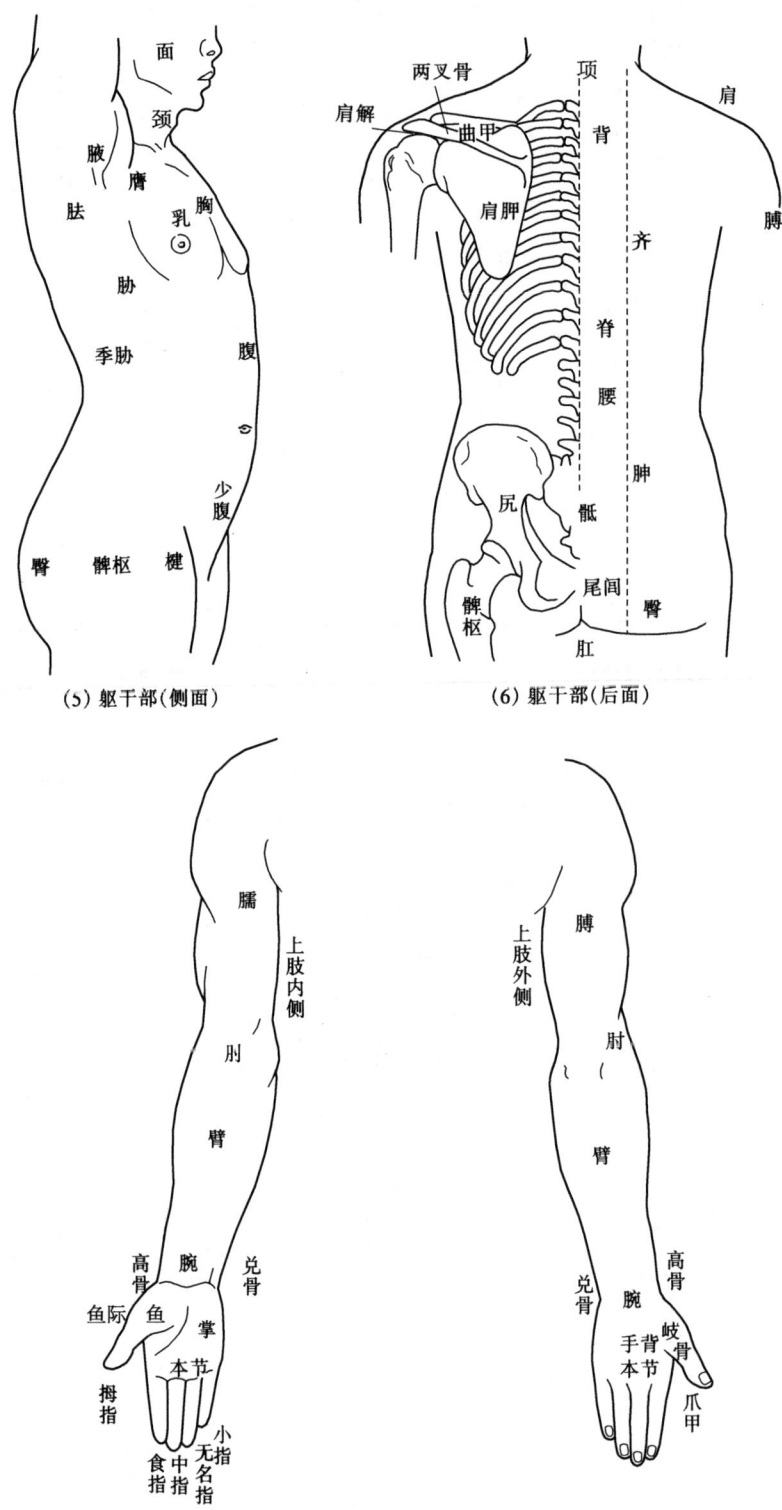

图 183 体表部位图(续)

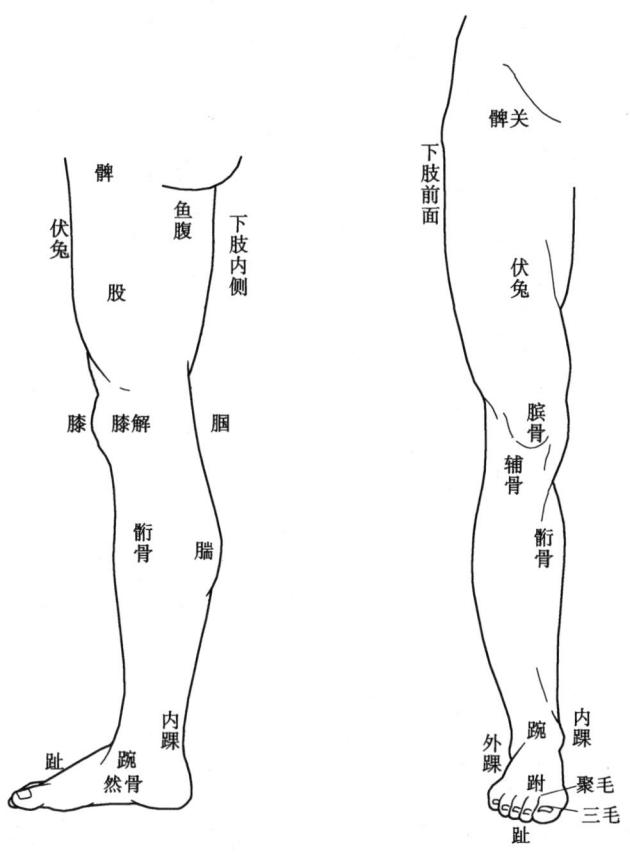

(8) 四肢部（下肢前面、内侧）

图 183　体表部位图（续）

阙〔quē 缺〕：两眉之间，一名印堂，俗称眉心。两眉之间微上方称阙上；两眉之间称阙中，现称眉间；阙之下曰下极。

明堂：即鼻。亦有将鼻尖称明堂，又称鼻尖为鼻准、年寿，俗称鼻头。鼻之下端两孔称鼻孔；鼻之两旁称面旁；鼻尖之两旁，鼻孔之上称方上，现称鼻翼。

頞〔è 扼〕：两目间，鼻之凹陷处，俗称鼻梁、山根，现称鼻根。頞之下，鼻准之上称王宫，又称明堂骨，俗称鼻柱。一说鼻柱即鼻中骨。现称鼻骨。頞即阙中之下方。下极在頞之下。

水沟：鼻下唇上中央之凹陷，亦称人中。

承浆：唇下颏上中央凹陷处。

吻：一说口之四周皆称吻，即唇。现多以两口角称吻。

眉棱骨：两眉棱起之弓形骨，现称眉弓。

眉本：眉毛内侧近阙之处，俗称眉头。

目胞：一名目窠，一名裹，俗称眼胞，现称眼睑，上面称上眼胞（上眼睑），下面称下眼胞（下眼睑）。

目纲：纲或作网，即眼胞（眼睑）之边缘生毛处，又称眼弦，现称睑缘，上面叫上弦（上睑缘），下面叫下弦（下睑缘），其毛称睫毛。

目内眦〔zì 字或 jì 剂〕：内眼角，又称大角。

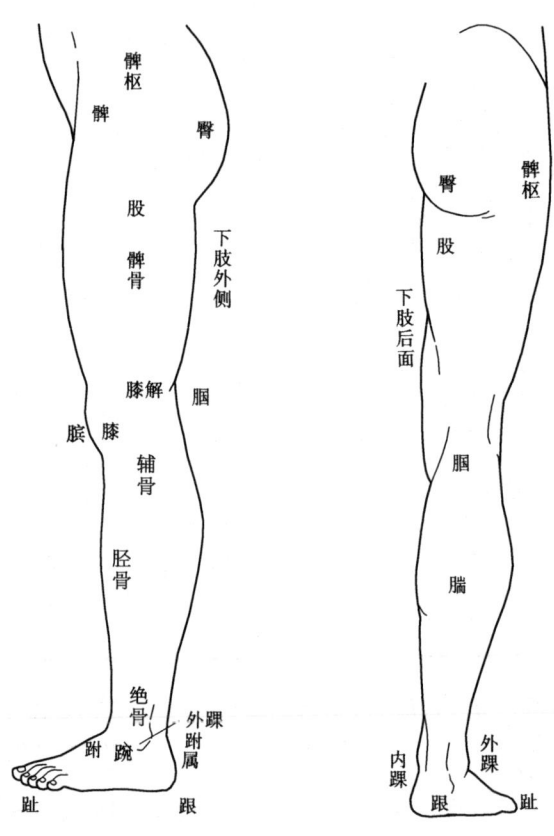

(9) 四肢部(下肢后面、外侧)

图183 体表部位图(续)

目外眦：外眼角，又称锐眦、小眦。

頄〔zhuō 拙〕：目眶骨(现称眶下缘)之下部。

颧：亦称䪼〔qiú 求〕，亦称面頄骨，眼眶外下侧之高骨，现称颧骨。

关．耳前核起之骨。

颇〔kǎn 砍〕：口旁颊前肉之空软处，俗称腮。

颐〔yí 宜〕：口角后，腮之前。

颏〔kē 科〕：承浆之下，颊骨之前部，又称地阁，俗称下巴壳，现称下颌骨体。

颔〔hàn 汗〕：颏下结喉上，两侧肉之空软处，下颌底与甲状软骨之间。

颈：肩上头下之前方为颈，即舌骨到胸骨体上缘的部位。

结喉：颈间喉外隆起之骨，女子不甚明显，现称甲状软骨。

颞䫙〔nièrú 聂如〕：在眉棱骨(眉弓)外侧，耳前动处，俗称太阳。现称翼点。

曲隅：额角下两旁，耳上发际之处，又名曲角、曲周，俗称鬓角。

蔽：耳前小珠，俗称耳门，现称耳屏。

颌〔hé 合〕：耳下骨，又称辅车，即下颌骨支。

颊：面两旁称颊，开下骨称颊车，又名牙车或下牙床，因其曲向前，故又称曲颜或曲牙。

耳郭：俗称耳朵或耳轮。

枕骨：后头中央隆起之骨，俗称后山骨，现称枕骨结节。

玉枕骨：枕骨两旁高起之骨，现称枕骨之上项线。
完骨：耳后之高骨，又称寿台骨，现称乳突。
柱骨：大椎上接脑下之椎骨，即颈椎。
项：肩上头下之后方，即从枕骨到大椎之间。
缺盆：在颈之下，巨骨之上凹陷处如盆。现称锁骨上窝。
胸：缺盆下，腹之上。
骺骨：胸骨之端之骨也。
膺〔yīng 应〕：胸前两旁肌肉隆起之处，即胸大肌处。
膻中：两乳之间。
髃骬〔héyú 合于〕：或写作髃骭，胸骨下端蔽心之骨。又称鸠尾、蔽骨。一说即缺盆下骨。现称胸骨剑突。
腹：胸以下，脐之上下左右都称腹，俗名肚子。又脐以上称上腹；脐以下称少腹或小腹。又说脐下称小腹，脐下两旁为少腹。又说脐以下称小腹。
丹田：脐下正中之处。
横骨：两股之间横起之骨，即耻骨联合与耻骨上枝一部分的上缘。
曲骨：横骨屈曲之处，现称耻骨联合，其下称耻骨弓。
毛际：阴毛丛生之处。
篡〔cuàn 窜〕：前后二阴之间，即会阴。
巨骨：肩端横于膺上之大骨，又称缺盆骨，现称锁骨。
髃〔yú 于〕骨：亦写作腢骨，亦有写成颙骨，又称肩端骨，为肩胛之上部（肩胛岗）与巨骨之结合处，俗名肩头，即肩胛岗之肩峰突。
䏚〔miǎo 秒〕：腋下无肋骨之空软处，即腹部九分法之腰部。
肩：颈项之下，左右两侧都称肩，是上肢和躯干的连属处。
腋：在肩下胁上之陷窝。俗称胳肢窝。
胁：腋下到肋骨尽处统称为胁。肋骨即胸胁部的小横骨。
胠〔qū 区〕：腋下胁上，是胁肋的总称。
季胁：胁之下缘，胁下软肋的部分。
楗〔jiān 健〕：髀骨上，横骨下，股外之中，侧立摇动筋动应手处。楗骨指髂骨，一说指股骨，一说指坐骨。
肩胛：肩下成片之骨，现称肩胛骨。
肩解：肩端之骨节解处，现称肩关节。
两叉骨：肩胛与肩端相连，即肩锁关节处。
曲甲：肩胛骨上三分之一，弯曲突出之处，现称肩胛岗。
背：躯干之后部统称为背。
腰：躯干两旁及背部之空软处，在肋骨与楗骨之间统称为腰。
膂〔lǚ 旅〕：脊旁劲起之肉，脊柱两侧之肌群。腰以下称胂〔shēn 申〕。膂骨指脊骨（一指脊柱之统称，一指第一胸椎棘突）。
骶：脊骨之最末一节，又称尾骶、尾闾、尻〔kào〕骨、穷骨，现称尾骨。又说指骶骨。
臀：腰以下二股之上，尻旁大肉，即臀大肌的部位。

膊：上肢上节外侧，现称上臂外侧面。

臑〔nào 或 rú〕：上肢上臂。臑骨即肱骨。

肘：膊臑与臂相连之关节，即肘关节。

臂：肘以下，腕以上，亦称小臂，现称前臂，一说肩至腕通称臂。

腕：臂与手相连之关节。

兑骨：小指侧臂骨下端之高骨，又称锐骨。

高骨：凡高起之骨统称高骨。一指大指侧臂骨下端，亦有将兑骨与高骨称为手踝骨。

掌：指、腕之间内侧面，俗称手心。其对侧叫手背。

鱼：大指后侧隆起之肉。其外方赤白肉分界处叫鱼际。亦有称拇指侧为大鱼，小指侧为小鱼。

岐骨：凡骨之分岐处皆称岐骨，如锁骨肩峰与肩胛岗肩峰端之分岐处；第一、二掌骨之分岐处，胸骨下端与肋软骨结合处等。

本节：手足指（趾）最上一节，即掌指关节与跖趾关节处。

拇指（趾）：即大指（趾）又称首指（趾）。

食指：次指，古称大指次指。

将指：俗称中指。

无名指：又称环指，即第四指，古称小指次指，即小指侧之次指。

爪甲：指（趾）甲。

髀〔bì 闭〕：一说指股之上端；一说膝上通称髀。髀骨即膝上之大骨，现称股骨。髀枢乃髀之上，指大转子，髀厌为髀枢之中，指股关节而言。

股：膝以上通称股，俗称大腿。一说包括大腿和小腿。

髀关：大腿前上端交纹处，即鱼腹股外侧，伏兔之上方，即股四头肌之上端。鱼腹股：大腿内侧，当阴股之下，其形如鱼腹故曰，即内收肌群处。

伏兔：大腿前隆起之肉，形如兔伏，即股四头肌之隆起处。

辅骨：膝两侧之骨，其内名内辅，其外名外辅。外辅骨还指腓骨。

骭〔háng 杭〕骨：亦作胻，又叫足胫、骭〔gān 干〕，即胫骨，一说指胫骨之下端。

膝解：膝骨分解处。

踠：胫下尽处之曲节，一名腕，现称踝关节。

踝：足上胫下隆起之骨，内侧为内踝，为胫骨之下端，外侧为外踝，是腓骨之下端。

腨〔zhuān 专〕：又称腓肠，俗称小腿肚。

然骨：内踝下前隆起之大骨，现称舟骨。

覈〔hé 核〕骨：足大趾内后侧半圆骨，又名核骨。

三毛：足大指爪甲后为三毛。

聚毛：三毛后为聚毛，又称丛毛。

腘：膝后曲处，俗称膝弯。

膝：大腿与小腿之交接关节处，其关节称膝解又名骸〔hái 孩〕关。

膑：膝前的圆形骨，亦称膝盖骨、连骸骨、骸胫骨。现称髌骨。

跗：足背，又称跌或足跌。

绝骨：外踝上之骨（腓骨）的凹陷处。

6 经络针灸近代研究简介

6.1 关于经络实质的研究

经络的实质究竟是什么？学者们已做了大量的工作，从循经感传现象、针刺作用传导途径、内脏与体表的相关、经络的形态学基础等方面开展了研究，积累了不少资料，为进一步深入研究并阐明经络实质打下了基础。

6.1.1 循经感传现象的研究

针刺经穴"得气"后，产生酸、麻、胀、重等感觉沿着经络循行路线传导的现象称之为循经感传现象。类似这种现象在古代文献就有记载。《三国志·华佗传》载："下针言：'当引某许，若至，语人。'病者言：'已到'，应便拔针，病亦行差。"《千金方·针灸》说："经络所行往来处，引气运入抽病。"说的均是针刺经穴，引发经气循经感传到达病灶部位，能获得良好疗效。近代对经络感传现象的研究，我国是在20世纪50年代初开始的。1972年以后，全国20多个省、市、自治区的有关单位在统一方法和标准的基础上，对循行感传现象作了大量调查。方法是采用低频电脉冲刺激井穴或原穴引起感传，刺激后如果有两条经以上的感传能超过肘、膝关节或一条经以上感传能超过肩、髋关节者，即定为循经感传阳性。其在人群中出现的百分率，称为循经感传的出现率；如果有六条经以上感传能通达经脉的全程，则列为显著型，其在人群中所占的百分率，称为显著型感传出现率。据对63 000多人的调查分析，大部分单位的调查感传的出现率在12%~24%之间。显著型感传出现率在0.2%以上者占一半单位。不同民族、不同年龄、不同性别和不同健康状况的人群中均可出现循经感传现象。

有学者在莫桑比克工作时，对203例莫桑比克人进行了循经感传现象的调查，结果是感传显著者是1.5%；较显著者30%；稍显著者占50.3%；感传出现率达81.8%。说明不同种族的人群中均存在循经感传现象。

6.1.1.1 循经感传现象的特征

① 感传路线：感传的路线与《灵枢·经脉》所载的经络路线基本一致。但也有表现超过、不及或另出旁支，也有《灵枢》所无的路线。一般四肢部多一致；躯干部常有偏离；头面部则变异较大；也有感传到表里经或其他经的"串经"现象。

② 感传速度：经络感传的速度较神经明显为慢。有学者报道：躯体神经的传导速度是100米/秒；植物神经的传导速度是1米/秒；而经络的传导速度是0.1米/秒。

③ 双向与回流：除井穴的感传是向心性单向传导外，其余躯体部穴位引发的感传，一般多从穴位开始同时向上下方循经双向传导。在感传的过程中，如果突然停止穴位刺激，则感传往往即停止。一部分停止感传后就此"淡化"而消失。但有相当一部分例数，在停止后，即以反方向"回流"，直至刺激穴位处或其近处才消失。

④ 宽度与深度：多数的感传宽度为线状、绳索状（粗细约2~5毫米），部分为横径1~3厘米的带状。一般四肢远端部较窄，近端与躯干部较宽。感传的深度，一般肌肉浅薄处较浅，肌肉丰厚处较深。躯干部，有深行于体腔内，或浅行于皮下体壁层。

⑤ 感传性质：与个体及刺激方法有关，有多种多样，有酸、麻、胀感、痒感、水流感、蚁行感、虫样蠕动感。针刺时多为酸、麻、胀感；灸时多为热流感；电针时多为电麻感；水针时多为水流感等。

⑥ 可阻滞性：感传延伸的前方如有手术切口、瘢痕、肿瘤、脓肿等时，感传可被阻断。在感传线上或其前方施加机械压迫、注射液体、冷冻降温或皮肤刺激干扰（如软毛刷反复轻刷）等，常可阻断感传。

此外，循经感传还具有穴位的"个性"和趋病性的特征。

6·1·1·2 可见的经络现象

① 在针刺穴位时，有沿经络路线出现乳白色的线状改变，持续时间有几十秒钟到几小时，也有循经出现红线的。

② 循经出现皮丘带、湿疹样线、线状出汗，线状神经性皮炎，扁平苔癣等。

6·1·1·3 经络的隐性感传现象 "气至病所"能提高疗效，这已为针灸临床家所公认。但事实上很多病人针刺时"得气"后，并未循经感传，也获得良好疗效。这种"传而未感"的情况，使学者考虑到可能存在一种"隐性感传"现象。1977年有人开始对隐性感传现象进行研究。方法：先在井穴行电脉冲刺激，受试者没有感觉到有循经感传现象，然后用小型叩诊锤从原穴以上各个不同穴位水平沿与经脉垂直线体表给以连续叩击。结果每个水平上都出现阳性点；叩击此点，受试者就会有一种特殊的麻胀感向井穴放散。如把这些阳性点以一条假想线联结起来，恰好和古典该经循行路线相吻合。由于在电脉冲刺激过程中如不附加叩击，受试者并不能觉察感传线的存在，故称此线为隐性循经感传线。对循经感传显著者用同样方法检查，结果表明隐性感传线就是显性感传线的继续，而且均能贯通全经。对于显性感传者，不给井穴电刺激，仅用叩击方法即可查出隐性循经感传线。对200例患者的调查中，有107例可查到隐性循经感传线，检出率为68.5%。隐性感传现象在正常人中也存在。有人对100个正常人用同样方法进行测定，结果：观察到隐性循经感传阳性者94人，占94%；不稳定性者4例，占4%；没有隐性感传者2例，占2%。表明正常人较患者的隐性循经感传线更为显著，经络感传现象在正常人群中普遍存在，是一种正常的生理现象，而不是病理现象。经络感传还可用针刺手法、电锟针、循经加热、药物循经导入等方法进行激发。

6·1·1·4 感传与五官脏腑的联系 《灵枢·海论》篇说："夫十二经脉者，内属于腑脏，外络于肢节。"网络连缀了人体各部组织，当经络功能发生变化，都可在相应脏器有反应。从经络敏感人的观察中得到了生动的体现。

① 感传至五官时的变化：当感传循着经络至颊部时，受试者觉下齿发酸；至迎香时，觉鼻内发酸；至唇部时，觉嘴唇"变厚"；至眼部时觉眼花或视觉明亮；至耳时觉得耳鸣；至咽喉部时觉得咽干，言语困难；至面部时，面肌抽跳，同时可记录到肌电发放等。

② 感传至脏腑时的变化：当感传到肺时，受试者每分钟肺通气量从5.250毫升增加到7.300毫升；刺激脾经腧穴感传到达腹部时、受试者腹内觉灼热感；当刺激心包经有关穴位时，一位冠心病的受试者，原来心区闷重不舒，当感传沿心包经至心区时，即刻感到心区豁然开畅；感传到达肾区时则腰部感觉酸胀；感传到达外阴部时，受试者觉得有尿意等。

6·1·1·5 感传与疾病的关系 当针刺穴位循经感传到痛症部位时，能提高镇痛疗效。例如：心绞痛患者，当针刺"内关"穴感传循经到胸前时，疼痛即可缓解或显著减轻；胆绞痛，针刺"阳陵泉"穴感传循经到达右胁部时，疼痛就减轻或消失；月经痛患者，针刺"太冲"穴感传循经到达小腹部时,痛经常获得缓解等。这就是"气至病所""气至而有效"也。关于循经感传的客观指标,近年来不少学者也在积极探索,有用肌电图进行观察的,有用皮肤电阻测定的,有用血流图与血管容积脉波观察的,有用红外热象图、辐射场照相术进行观察的,尚处在初步探索阶段,有待进一步努力。

6·1·2 经络的形态学研究

《灵枢·经水》说:"若夫八尺之士,皮肉在此、外可度量切循而得之,其死可解剖而视之。其脏之坚脆,腑之大小,谷之多少,脉之长短,血之清浊……皆有大数。"有力地证明,古人对人体是进行过解剖研究的。有学者根据《内经》有关经络学说的记载,认为:① 经脉循行路线,包括"目可视之""切可得之""刺可出血""行于脉内"的营血循行与"外可度之""刺可出气""行于脉外"的卫气循行两大体系。② 营血循行体系,相当于现代医学的血液循环系统的范畴。卫气循行体系,是与现代神经系统有关的体内感传结构,是目前研究经脉实质的重要对象和主要途径……并提出:理论研究应运用现代科学理论方法,向体内感传结构进军,特别要从感觉神经生理、病理,尤其是功能等方面深入探索。

6·1·2·1 经络与神经系统的关系

《灵枢·经筋》说:"手太阳之筋,起于小指之上,结于腕,上循臂内廉,结于肘内锐骨之后,弹之应小指之上,入结于腋下。"从手太阳经筋之循行分布,尤其是用指弹之感应能到达小指来看,手太阳经筋与尺神经实际上是同一组织结构;又:"足少阳经筋……左络于右,故伤左角,右足不用,命曰维筋相交。"这同运动神经"锥体交叉"的情况极相类似。又从经筋的病变表现来看,如"口僻""转筋""筋弛纵缓"等,与神经的关系颇为密切。

腧穴是经络之气输注的部位,腧穴与经络的关系是密切不能分割的。有学者在尸体对腧穴进行形态的观察,发现324个腧穴0.5厘米针周范围内,有脑或脊神经分布者占323个穴位(99.6%),其中与浅层皮神经有关的304穴(93.8%),与深部神经有关的155穴(47.8%),与深浅神经均有关的137穴(42.3%)。说明经络与神经系统的关系是比较密切的。并且发现经穴与相关脏器的神经分布同属一脊髓节段,或在该脏器所属的神经节段范围内,表里两经也基本上隶属相同脊髓节段。

有学者运用组织化学方法对动物及在外科手术过程取到小块人的组织,包括躯体深浅部位的结缔组织,膝关节囊、骨骼肌、内脏浆膜、内脏器官取下的新鲜组织做成切片或恒冷箱切片,检查结果:不论人或动物,在上述各个器官的结缔组织中的小血管周围,用显微镜都可以看到有肾上腺素能和胆碱能神经终末分布。但它们只分布在阻力血管,并且是双重神经分布。在同一细小动脉双重分布的肾上腺素能和胆碱能神经走行不仅有相同的,而且有相异的。研究者认为"营行脉中,卫行脉外",小血管并行的卫气,是它们的肾上腺素能和胆碱能神经。交感两种节后纤维和阻力血管密不可分与古人从临床实践提出气血和经脉密不可分是一致的。因此研究者认为:交感神经系统是经络实质的重要组成部分。

6·1·2·2 经络与血管的关系

《灵枢·本脏》篇说:"经脉者,所以行血气而营阴阳,濡筋骨,利关节者也。"《灵枢·九针论》说:"人之所以成生者,血脉也。"《难经》更明确指出:"十二经皆有动脉。"从以上所举,古人已知经络与血管的密切关系。并且对动脉与静脉血亦有描写。如《灵枢·经水》篇就提到"血之清浊";《灵枢·血络论》:"血气俱盛而阳气多者,其血滑,刺之则射。阳气蓄积,久留而不泻者,其血黑以浊,故不能射。"前者刺之则射,是刺中动脉,后者血黑以浊,不能射,是指静脉血。有学者对309个穴进行了观察,正当动脉干者为24穴(占7.26%),旁有动脉的262穴(占84.36%)。从腧穴部位来看,经络与血管是密切有关。有人发现穴区动脉的配布有一定的形式。如规则性的辐辏型与放射排列型以及不规则排列型。一般辐辏型排列者,穴点常位于其中央部。

6·1·2·3 经络与淋巴管的关系 《灵枢·寒热》篇说:"寒热瘰疬在于颈腋者,皆何气使生?……此皆鼠瘘寒热之毒气也。留于脉而不去者也。"此处所说瘰疬、鼠瘘,是颈及腋下淋巴结肿大,乃寒热之毒气留于脉所致。明确地指出了经脉与淋巴管的关系。有学者研究,认为可以看到人体的经脉与淋巴管收集丛或与淋巴管和淋巴结有关。督脉、任脉和带脉与淋巴收集丛有关。手太阴肺经,足阳明胃经、手少阴心经,下肢的足太阴脾经和足太阳膀胱经几乎与分布在该处的深的或浅的淋巴管完全一致。有学者按中医经典理论,对12个胎儿尸体的下肢,在三条阴经的近趾端穴位,包括下肢的支脉分布终末处,注入绘图墨水,观察到显示的淋巴管循下肢阴经而走,在三阴交处有交会或靠拢,位置在胫骨后缘,内踝上3.11±0.10同身寸,深度在1/4～1/3同身寸,与三阴交穴位相一致。

此外,有学者在针麻手术中直接刺激一些组织,发现刺激神经多引起麻感,刺激血管多引起痛感,刺激肌肉、肌腱或骨膜多引起痠胀感。

6·1·2·4 经络与皮肤电阻的关系 皮肤电阻测定的资料表明:在经络穴位上呈现有电阻低和通电量高的特点,故又称"良导点"。并在测定中发现:经穴导电量高,非经穴导电量低;气血旺盛者导电量高,气血虚弱者导电量低。认为经穴是人体导电的门户,经络是电子流动的路线。但是,用皮肤电现象来解释研究经络学说,还有学者持不同的看法,因为实际研究的结果,常因局部出汗、干湿度、温度、测定探头的压力,环境的安静、精神情绪等均会影响测定值的变化,即使是同一个人体,在不同的时间中,测定值的波动也很大。

6·1·3 针刺作用传导途径的研究

研究针刺作用的传导途径,也是研究经络的一个方面。

6·1·3·1 传入途径探讨 实验证明,当有关神经通路的某一部分受到阻滞、切断或破坏后,针刺效应就相应的消失。如切断动物的眶下神经,观察人中穴的传入途径,发现切断神经以后,针刺该穴不再引起升高血压的效应;封闭正中神经及阻断臂丛神经,或切断颈6、7、8脊髓后根,都能直接影响针刺内关效应的产生。因此,认为针刺人中发生的作用是眶下神经传入的,针刺内关的作用是正中神经传入的。进一步用记录动物腧穴部位神经细束的生物电变化,人体针刺得气时的肌电变化以及定位损毁或切割脊髓的实验证明,针刺信号经外周神经传入脊髓,并在脊髓的腹外侧部传至高级中枢与痛、温觉的传导通路有密切关系,"得气"感觉的持续与深感觉传导通路关系较大,深部感受器是产生针感的主要感受装置。实验证明:"足三里"穴的主要传入途径有躯体神经和血管壁神经,单独切断坐骨神经的隐神经,或单独阻断股动、静脉管壁的传导,均不能使电针"足三里"对电刺激内脏神经引起的皮层诱发电位A1、A2波的抑制作用消失。如果两种措施合并,则在多数动物这种抑制作用消失,少数动物还存在轻微的抑制作用。如果再切断大腿上部全部躯体神经(除上述神经外,又切断股背侧皮神经、股外侧皮神经、股神经、闭孔神经)并高位(鼠蹊部)阻断股动脉、股静脉和闭孔动脉血管壁的神经传导,电针"足三里"对皮层诱发电位的抑制作用完全消失,这表明穴位电针传入冲动,最后是通过躯体神经和血管壁神经丛两条道路传入的。有学者研究认为:各经穴的主治症(尤其是四肢部),绝大部分同节段反射联系是一致的。穴位有相对的特异性：穴点就是内脏病理生理状态在体表的机能感应点。躯体内脏神经的节段性联系是其物质基础。

6·1·3·2　传出途径探讨　有不少学者研究认为，针刺引起的某些效应是通过植物性神经起作用的。如切断动物颈交感神经和内脏大神经，或用药物阻滞植物神经的传递，针刺人中、足三里、公孙等穴的效应不再出现。当切断动物迷走神经或注射药物阻断副交感神经后，原先针刺不同穴位产生的各种效应，如足三里使心率加快，内庭增加小肠运动，素髎、人中升高血压等，都大为减弱或消失。因此认为，植物性神经可能是针刺效应的传出环节。

6·1·3·3　中枢部位关系的探讨　《灵枢·海论》篇说："脑为髓之海，其输上在于其盖，下在风府……髓海有余，则轻劲多力，自过其度。髓海不足，则脑转耳鸣，胫疭眩冒，目无所见，懈怠安卧。"从经脉循行来看，督脉循行"……并于脊里，上至风府，入脑"，足太阳经脉循行"从巅入络脑"，其病变有"脊强反折""狂、癫疾、头颔项痛"等脑部疾患。说明经络与脑部的联系是密切的。科学工作者通过微电极技术观察单个神经元的电活动，观察到强烈的痛刺激能使脑细胞产生放电现象，这时如果给猫的肢体上某穴施以电针，或者直接刺激神经干，就会发现这种非痛刺激可以减弱上述这种电反应，说明针刺能明显地降低机体对痛刺激的反应，而这种针刺的效应是针感和痛感在脑内进行相互作用的结果。在丘脑、脑干和脊髓水平上都可看到痛觉冲动和针刺传入冲动相互作用，针刺冲动对痛觉冲动产生抑制作用。

6·1·3·4　与神经－体液关系的探讨　主要是神经介质及激素的研究两方面，针刺的效应可以从体液成分的改变反映出来。通过狗的肢体灌流和猫的交叉循环实验，结果发现电针狗的肢体"足三里"等穴，可使另一侧肢体的血管对某些伤口血徐缓激肽和组织胺等致痛物质的舒血管反应受到抑制；通过甲乙两只猫的交叉循环实验，在21次实验中，电针甲猫能使乙猫内脏大神经皮层诱发电位被抑制的有7次，部分被抑制的有8次，没有变化的有6次，抑制率达71.4%。说明被针刺猫的体液因素，通过血液循环作用于未针刺之猫。

6·1·3·5　针刺与神经介质的关系　实验研究表明，用优降宁增加脑内5－羟色胺的水平，能加强电针的镇痛效果；如用对氯苯丙氨酸（PCPA）降低脑内5羟色胺的含量，结果使间脑和低位脑干的5－羟色胺明显降低，同时电针和吗啡的镇痛作用也明显减弱。说明5－羟色胺在针刺镇痛中具有重要作用。有学者用密胆碱（CH_3）注射至动物脑室内，以降低脑内乙酰胆碱的生物合成，结果发现脑内乙酰胆碱（ACh）含量明显降低，使针刺的镇痛效应也明显减弱。说明5－羟色胺和乙酰胆碱作为中枢神经介质在针刺镇痛中具有重要的作用。实验研究表明，针刺的作用与单胺类物质有关，与吗啡的作用类似。当用利血平耗竭脑内单胺类物质以后，吗啡或电针的镇痛作用均不能再出现。若用乙酰胆碱在脑室内注射，可以提高痛阈，乙酰胆碱加电针则痛阈显著上升，两者有协同作用。有学者用电针刺激大白鼠"水沟""承浆"穴后，使其皮肤痛阈明显升高，同时丘脑内真性及假性胆碱酯酶活性也有一定程度的加强，并认为电针后真性酶活性加强，可能代表丘脑内乙酰胆碱含量有所增加，而假性酶活性的加强，则有助于脑内乙酰胆碱含量的调节。多数实验研究结果，认为5－羟色胺和儿茶酚胺是矛盾的两个方面，这两者数量的增减，直接影响到针刺的镇痛效果，镇痛效果好的，外周血5－羟色胺含量增加，5－羟色胺增加量与临床镇痛效果呈线状关系。例如，针麻效果好的病人，血中儿茶酚胺显著下降。另有学者报道，使用多巴胺受体阻滞氟哌啶有加强电针镇痛的作用，临床应用氟哌啶或氟哌啶醇能显著提高针麻效果。脑室内注射单胺类递质可以出现痛阈明显提高，具有增强针刺镇痛的效果。有人认为：脑室内注射去甲肾上腺素,具有镇痛作用,但比 5-羟色胺为弱;也有报道认为去甲肾上腺素引起痛阈明显升高;有的认为去甲肾上腺素能够提高痛阈,但无统计学意义,若去甲肾上腺素加电针,则痛阈显著上升。科学家在近年发现,当针刺镇痛时,动物脑内内啡肽含量明显增加,而且与镇痛效应相关。延缓脑啡肽的降解可以大大延长针刺镇痛效应。在临床观察到,用针刺镇痛时,人脑脊液中内啡肽的含量显著增加。并在人体和动物实验中证明,针刺镇痛效应可以部分地被吗啡拮抗剂纳洛酮所对抗。

6·1·3·6 针刺与内分泌的关系　针刺对脑垂体-肾上腺皮质系统的影响:针刺能加强肾上腺皮质系统的功能,表现在:针刺可使血液中的加氢皮质素和组织胺的含量升高,还可使肾上腺的类脂质、胆固醇和抗坏血酸的含量明显减少,核糖核酸、碱性磷酸酶等含量增多,以及使血中嗜酸性粒细胞的数量显著降低。针刺的效应是由于激活脑垂体前叶释放促肾上腺皮质激素,从而影响肾上腺皮质的机能。

针刺对交感神经-肾上腺髓质系统的影响:表现在针刺能使肾上腺髓质中的肾上腺素细胞和去甲肾上腺素的数目增加,胞体增大,胞质反应加深等。针刺休克动物,能使其血糖上升,血液中乳酸、丙酮酸等含量显著增多,而肝内、肌内的糖原相应减少。如将动物腰部的交感神经链抽去,或用药物阻滞其针刺部位的神经传导,此时原肾上腺素的释放效应则完全消失。因此学者的结论是:针刺使机体释放肾上腺素的效应是通过整个神经反射弧而产生的。

针刺对脑垂体-甲状腺系统的影响:临床上观察到针刺合谷、天突等穴可促进甲状腺素的功能活动,故针刺治疗对单纯性甲状腺肿有效。研究者还发现针刺或电针后,原血糖高者下降,低者上升,说明针刺对甲状腺机能有调节作用。

针刺对脑垂体-性腺系统的影响:针刺能使生乳激素分泌增强。临床观察到针刺还可以治疗不孕症及继发性闭经病,使病员排卵过程与月经周期恢复正常。动物实验表明,针刺后家兔卵巢的间质细胞普遍出现黄体化,还可以看到性器官形态学的改变。研究者认为,这些变化可能是在中枢神经系统的主导下,通过垂体释放促性腺激素与黄体生成素的作用所致。

针刺对脑垂体后叶的影响:针刺素髎穴使休克兔的血压回升,这是由于针刺该穴能增强脑垂体后叶功能的缘故,如切断垂体柄,则血压升高的效应基本消失。针刺或电针还能引起脑垂体后叶抗利尿激素的形成与释放。

6·1·4 内脏与体表相关的研究

经络内联脏腑,外络肢节。针刺体表穴位通过经络可以治疗内脏疾病;反之,内脏病变也可通过经络影响体表。例如,在体表(包括耳郭等局部)出现压痛点、敏感点、低电阻点等等。从研究内脏影响体表的途径着手,也是探讨经络的一个方面。这方面的工作多数是在临床进行观察的。例如,胆囊穴常在胆囊疾病时出现压痛过敏现象,阑尾穴在阑尾炎时出现压痛过敏现象,中府穴常在肺病时出现压痛过敏现象等。近年来研究者观察到:胃病时在足三里、胃俞、阳陵泉、中脘可出现反应;肝病时阳陵泉、足三里、肝俞、曲泉、太冲可出现反应。反应可分两类:一类是感觉过敏,有压痛、痠或麻;一类是形态改变,有松弛、凹陷或出现反应物(结节、条索)。足三里和阳陵泉穴位以出现条索状反应物为特点。胃俞、肝俞、太冲等穴。主要在病变较严重时才出现反应物,以结节为主。虚证时,背俞松弛或凹陷。150例中有 149 例出现穴位反应。无胃病无肝病的 10 例对照组患者反应均呈阴性。还观察到病情程度和穴位反应程度呈平行关系。功能性病变的患者,其穴位反应一般较轻;如癌症病例,则其穴位反应较强烈。动物实验说明:胃与耳郭之间存在着一定的联系,当胃部受刺激或胃有病变时,耳郭上低电阻点增加,研究者认为这一联系过程,是有耳郭的交感神经及胃的迷走神经参与。实验研究说明:头痛可影响耳穴导电量,在耳郭的头区额、枕及或颊穴反映出来。针刺这些部位可使导电量降低。导电量的数值不仅可反映头痛,并可作为预测及判断耳针治疗头痛的客观指标,有利于疗效的提高。

有关穴位的研究,穴位又称腧穴,它是脏腑经络之气输注聚集于体表的部位,是针刺"得气"产生感应的地方。研究穴位的组织结构及生理功能,亦是研究经络实质的一个重要方面。

《灵枢·经脉》篇说:"经脉十二者,伏行分肉之间,深而不见。""诸脉之浮而常见者,皆络脉也。"说明经脉循行多在深部组织内,只是少数经脉,络脉有在浅表者。许多学者的研究结果认为:针刺"得气"的感应产生于穴位深部组织中,在针刺皮肤或皮下时往往感到痛而没有感应或极少遇到有痠、麻、胀感应者(头部及耳郭部例外)。实验也证明,用普鲁卡因封闭穴位深部组织后,原来所看到的针刺效应就不再出现,若封闭皮肤或皮下则不影响针刺效应或者影响不大。多数实验表明,腧穴"得气"后感应的产生,主要来源于腧穴深部的几种感受器。研究者以人的需截肢的肢体为研究对象。用自行设计的活动同心电极"蓝点法",作腧穴针感定位标记。共观察了足三里等14个腧穴的44个针感点的形态结构。见痠、麻、胀、痛(不包括刺皮肤时的痛)、痠胀、痠麻、痠痛、胀麻、胀痛、痠胀痛及无针感等11种性质不同的感应,分别定位于肌肉、肌间结缔组织、肌腱、骨膜、关节囊、关节囊内的结缔组织及皮下结缔组织中。发现一种结构可产生不同性质的针感;而同性质的针感又可分别出现于几种不同的结构中。从总体看,体针腧穴针感主要形成于深部组织中。并以穴次为单位,定性计数了血管、神经和各类感受器等微细结构,从分布、数量,出现频数的平行关系以及病理等几方面,分别评价了针感点中各种微细结构作为针感形态学基础的可能性。见到神经干、支、血管(管壁的神经装置,下同)和游离末梢在所有腧穴中普遍存在,数量最多。其中神经干、支和血管为100%;游离末梢在54%以上。在24个定位于肌肉的针感点中,它们的出现频数与肌肉的各种性质的针感频数呈平行关系。肌梭在肌肉丰厚的腧穴中,仅次于游离末梢,出现频数亦基本上与针感频数平行。其余的感受器,如腱梭、环层小体、克氏终球等为数较少,但在某些部位,并不完全排除它们作为针感结构的可能性。研究者认为:血管、神经干、支,游离末梢三者与腧穴所在部位为主的感受器,共同组成针感的形态学基础。有人在任脉、督脉及胸腹背腰等处腧穴观察到,这些腧穴的分布,与神经支分布间有一定的规律性,这些腧穴的针感感受器以游离神经末梢为主。以痛为主的耳穴,其感受器也是浅部神经末梢。有人对头皮部位的腧穴进行形态学观察,如百会、上星、印堂、丝竹空等穴,在尸体上做连续切片,没有发现带有包囊的感受器,也很难区别腧穴与非腧穴的不同,因此认为头皮部腧穴的针感,可能是刺激毛囊神经网或骨膜上的感受器所产生。有学者在需要截肢的肢体上,探讨穴位针感的组织结构。他们在术中分别刺激血管、神经、肌肉、肌腱、骨膜等组织,引起多种类型的感觉,结果表明:针刺神经干多数引起"麻"的感觉,刺激肌腱、骨膜多数引起"痠"的感觉,刺激肌肉多数引起"痠""胀"的感觉,而刺激血管则往往引起"疼痛"感。

6·1·5 其他一些研究和设想

从发生学观点探讨经络实质:研究者认为人体结构的基本形式是以体节为基础,人和高等动物在胚胎早期,体节均呈纵轴横向排列,很有规则,每个体节由三部分组成:躯体部,形成未来的四肢、躯体的皮肤、肌肉和骨骼;内脏部,形成未来的空腔和实质的内脏;神经节段,形成未来的神经系统。再逐渐变成超分节的高级中枢及保持节段或有节段痕迹的脊髓和脑干,每个体节内的神经节段分别发出躯体神经和内脏神经,通过这些神经的联系,从而构成一个机能性的局部单位,以后不论机体如何变形、分化,其神经分布仍保持原节段所支配。研究者认为:躯体—神经节段—内脏的联系,是体表—穴位、经络—内脏联系的基础。因此,内脏的病变,往往能反应于相关的体表,而体表功能的变化也能影响相同节段的内脏。从经穴分布形式来看,很大程度上同节段支配的关系是一致的,尤其在躯干腹背侧更为典型。研究者认为:针灸腧穴所以能治疗相应内脏的疾病,正是机体在发生学上和结构上有其内在联系的缘故。腧穴可能是内脏病理、生理状态在体表上的机能感应点,而躯体、内脏神经的节段性联系,可能是经络传导的物质基础。但是临床还有不少现象,不是神经节段所能解释,如针灸"光明""太冲"可治眼病,针灸"内庭"可治鼻部疼痛等。因此以发生学解释经络,也存在局限性。

从生物控制论观点进行探讨:控制论是一门研究各种控制过程共同规律的,关于控制系统基本理论的新兴的一门边缘科学,它包括生物控制论、工程控制论等分支。生物控制论,把人体看成是一个自动控制的系统。在生物进化的过程中,人体已逐渐成为一个自行协调、自动平衡的多级控制系统。有研究者认为,经络是人体的控制系统,人体内部各种调节与控制过程,比如对体温、血压、血糖等生理参数的调节与稳定,都有一个自动调节的过程,而测定经络的平衡状态可以帮助疾病的诊断;调节经络的平衡状态,则有助于疾病的治疗,经络学说与控制论有许多类同之处。研究者认为,针麻与针灸治病都是在特定条件下的生物控制过程。但是,控制论只能从总体上解释人体的某些生理功能,具体细节问题还缺乏实验的依据。因此,用控制论来阐明经络的本质还处于假说的阶段。

第三平衡系统假说:研究者认为,现代生理学已知的人体平衡机构大约有三:躯体神经系统、植物神经系统、内分泌系统。前二者的反应较快,是以秒计的,后一种反应较慢,是以分计的。按反应速度计,似乎植物神经系统和内分泌系统之间还存在一个中间系统,它比神经慢,比内分泌快。因此人体有四种平衡系统,其速度与作用是:第一平衡系统骨骼神经,速度100米/秒,作用,快速姿式平衡;第二平衡系统植物神经,速度1米/秒,作用,内脏活动平衡;第三平衡系统经络,速度0.1米/秒,作用,体表内脏间平衡;第四平衡系统内分泌,速度以分计,作用,全体慢平衡。研究者认为经络的活动很像神经,更像植物神经。但由于经络速度远比已知植物神经慢,因此考虑第三种结构,这种结构也许是神经系统的一部分,也许不是。即使是分支,也可自成个系统。并认为第三平衡系统将是未来神经生理学者广扩开拓的新场所。但是也有学者认为:经络实质的研究,既是以针刺感传现象为目标,尤应以经脉循行路线为基础。临床方面:应该重新验证十二经脉与奇经八脉以及十二经脉循行的真实情况及其相互关系,作为深入研究经脉的先决条件。理论研究方面:应广泛运用现代科学理论方法,向体内感传结构进军,特别要从感觉神经生理、病理,尤其是功能等方面做深入一步的探索。并认为:如能对针刺"大椎"的针感直达腰骶,针刺"关元""中极"的针感直达阴部以及针感可随针尖方向移动放射等作用机理,从其与感觉传导有关的神经生理、病理,尤其是功能方面,在新的发现中得到突破,将对目前神经学说不易解决的针感放射机理,有所阐明,进而体内感传结构,也将随之得到证实。将此结果与临床重新验证出来的十二经脉与奇经八脉以及十二经别等相关的经线,相互合参,则对经脉实质,可能得到相应的结果。

6·2 关于针灸作用及其原理的研究

关于针灸对机体的作用,综合针灸的适应证,大致可以归纳为三个方面,即镇痛、对机体各系统功能的调整和增强机体的防御免疫等三个方面的作用。关于针灸治病和针麻的原理,经多学科进行大协作,已做了大量的研究工作。从学术观点看,主要有经络和神经、体液两种观点。有的其原理已基本阐明,有的仍有待深入研究。这里将针灸治疗的三大作用及原理研究概况作一简要介绍。

6·2·1 针灸镇痛作用

从丰富的针灸学文献及近代大量的临床实践总结资料来看,针灸具有良好的镇痛效果。如临床常见的头痛、胁痛、胃痛、腹痛、腰痛、三叉神经痛、坐骨神经痛、痛经、手术后疼痛等,都有良好的镇痛作用。针刺麻醉就是在针灸具有良好镇痛作用的基础上发展起来的。实验研究证明,针刺内关、足三里、三阴交、大横、期门、天枢等穴,可使腹部对感应电刺激引起的痛阈(即刚能引起痛觉的刺激强度)升高。动物实验说明:在30只家兔双侧的相当于"合谷""内庭"穴针刺,用电击兔鼻中隔前部引起头的移动作为指标,结果针刺后出现局麻作用者为15只,成功率50%。这15只有效的家兔的痛阈,比针刺前有不同程度的提高,但不是家兔完全麻醉,因此认为,针刺并不是起完全麻醉的作用,而是提高痛阈,即镇痛的作用。由于针刺具有提高痛阈的作用,故增加了疼痛的耐受力,降低了痛觉的敏感性。研究者用猴的操作式条件反射为指标,这种反应必须有神经系统的高级部位参与才能完成,因此更接近于"痛"知觉,研究结果肯定了针刺镇痛的作用。很多研究者通过对人和多种实验动物,应用不同的致痛或伤害性因子,采用各种痛阈判定指标,都肯定了针刺可以提高皮肤的痛阈。

针刺为什么能镇痛?科学工作者在近年来已做了大量的研究。祖国医学有"脑为元神之府""气出于脑""制其神,令气易行"及"通则不痛"的论述,说明针刺可能转移或抑制与疼痛有关的"神"的活动,"经气"通畅可使达到镇痛的效果。学者们周密地研究观察了神经系统在针刺镇痛中的作用。外周神经的作用:电针直接刺激传导痛觉的神经,既可以使这类神经中痛觉纤维的传导发生阻滞,同时又可使脊髓背角细胞对伤害性刺激的反应受到抑制。外周神经是针刺信号的传入神经,研究者认为Ⅱ、Ⅲ、Ⅳ类纤维都有参与的可能。中枢神经的作用,大量的电生理学研究结果,已初步揭示了中枢神经系统各级水平,如脊髓、脑干、丘脑、尾核和皮层等参与镇痛过程的概貌。研究者证明,针刺刺激可以使脊髓背角内发生突触后抑制。并进一步证明针刺信号由脊髓腹外侧索向上到延脑,激活内侧网状结构,再经脊髓背外侧索下行,引起脊髓较细传入纤维末梢的去极化而发生突触前抑制,部分地阻断细纤维的传入冲动。脑干在针刺镇痛中的作用,中脑网状结构痛敏神经元的活动可以被电针抑制;电刺激中缝核不但能提高动物的痛反应阈,还可以增强针刺的镇痛效应;损毁蓝斑可以明显地增强针刺的镇痛作用,而刺激蓝斑则可以使电针的抑制效应减弱。实验研究表明:中脑导水管周围灰质、脑干网状结构内侧部的巨细胞核以及中缝核群,在接受针刺信号以后可以发出冲动,下行抑制脊髓背角中转递痛觉信号神经元活动,上行抑制丘脑束旁核痛敏细胞放电,而这些脑干结构本身又可以受伏核、隔核、缰核等高位结构的控制。学者的研究结果认为丘脑束旁核是痛觉信号传递的一个重要驿站,针刺信号可以通过高位(如尾核、皮层)、低位(如中缝核)多方面对它产生抑制性影响。研究者观察到,刺激尾核可以提高动物的痛阈,加强电针的镇痛作用,而损毁尾核则电针的镇痛作用就减弱。总起来说,疼痛信号进入中枢神经系统以后,须经过一个漫长的通路后到达大脑,其中脊髓的背角和丘脑的束旁核是传递和感受疼痛的两个关键部位。同时,中枢神经系统中的尾核,中脑导水管周围灰质,中缝核群和它们的下行抑制通路兴奋的时候,可以抑制疼痛信号的传递和感受。针刺的信号通过脊髓入脑,经过复杂的整合活动,可兴奋这个内在的镇痛系统,一方面上行抑制束旁核,另一方面下行抑制背角,从而发挥镇痛效应。

研究者认为中枢神经介质在针刺镇痛中有重要作用。动物实验表明:脑内5-羟色胺含量增加或减少,可相应地增强或减弱针刺的镇痛效果;儿茶酚胺的作用恰相反,用药物阻断儿茶酚胺类递质的受体,能增强针刺镇痛作用;而受体激动剂则使针刺镇痛作用减弱。阻断脑内乙酰胆碱合成或阻断胆碱能受体,都能降低针刺的镇痛效应。人和动物的实验检查表明,当针刺镇痛时,脑脊液或脑内的内啡肽明显增加。研究者观察到:神经系统和神经递质的作用并不是孤立的,而是相互配合的。例如,针刺信号使脑内吗啡样物质增多,而它又可作用于中脑导水管周围灰质,再转而兴奋中缝核,通过下行纤维释放5-羟色胺,抑制脊髓背角等。有学者报告,针刺能使外周血液中的致痛物质,如钾离子、组织胺、徐缓激肽的浓度降低。研究者认为:心理因素对于针刺镇痛是有作用的,但不是针麻效果的决定性因素。

综合上述,说明针刺镇痛是在针刺刺激作用下,在机体内发生的一个从外周到中枢各级水平,涉及神经、体液许多因素,包括致痛与抗痛,这对立而统一的两个方面的复杂的动态过程。但针刺镇痛的作用机理中还有不少问题有待于深入地研究探索和进一步阐明。

6·2·2 针灸对机体各系统功能的调整作用

针灸对人体各系统许多器官和组织具有明显的调整作用,它可以使人体机能由不正常恢复到正常。这方面的内容相当丰富,只能举例作些介绍。

6·2·2·1 对器官和组织的调整

研究者报道:针刺"膻中""内关""足三里"等穴治疗621例冠心病心绞痛,总有效率为89.2%,显效率为47.8%,硝酸甘油停减率93.6%;对578例冠心病人针刺前后的心电图进行观察对比,有效率为53.2%;对100例冠心病人在心电示波下连续观察,其中30例病人于针刺后1~20分钟心电图明显好转,说明针刺能改善冠脉循环;100例冠心病人针刺前后的超声心动图观察结果表明,针刺后左室后壁振幅及心搏量较针前有非常显著差异$P<0.001$,说明针刺可改善冠心病人的左室功能;50例冠心病人针刺后的脑血流图各项参数变化较之针前有非常显著的差异$P<0.001$,说明针刺可能改善冠心病人的脑循环。研究者报道:用心电图检查为客观指标,针刺治疗心律失常46例,总有效率为87%,疗效以激动起源失常者为佳。又有报道针刺治疗心脏过早搏动42例,有效率为85.7%。研究者认为针刺对正常人的心脏没有明显影响,对有病的心脏有良性调整作用。

针灸对血压的影响具有两向性的调整作用,原血压水平较高者针灸有降低血压的作用,原血压水平较低者,针刺可使血压升高。有人报道,针灸治疗230例高血压患者,有效率达77.3%。研究者对54例高血压患者施用瘢痕灸法,除血压显著下降外,并观察到灸前和灸后的"血液黏度"和"脑血流图"有着显著差异,证明疤痕灸对血液黏度能起到改善作用,对血管有一定的扩张作用,从而获得在降低血压的基础上达到减少暴发中风症的效果。动物实验的结果说明,针刺对各种急、慢性高血压也有降低血压的效果,如家兔给注射肾上腺素造成高血压状态,然后针刺"足三里"和"内关",均见血压下降。至于针刺的升压作用,通过针刺治疗休克,已得到充分证实。某医院用针刺治疗休克160例,针刺"素髎""内关"等穴后,有升压作用的达87.5%。有学者进行动物实验,以24只家兔及23只猫人工造成出血性休克,然后针刺"足三里""涌泉"等穴,发现针后引起呼吸明显兴奋,血压升高,家兔血压升高12~44 mmHg,平均24.9±4.0 mmHg,猫血压升高42~64 mmHg,平均51.6±10.1 mmHg。关于针刺升压的途径,多数学者认为针刺通过相应的穴位传入神经,将冲动传至中枢(主要是脑干网状结构),然后通过植物神经,尤其是交感神经的兴奋,反射地引起某些脏器的小血管收缩,外周阻力增加,心脏收缩功能加强,而使血压上升;另外垂体后叶加压素,抗利尿素和肾上腺皮质激素可能续发地参与作用,进而加强与巩固升压的效应。至于针灸的降压作用。多数认为针刺是通过迷走神经的兴奋性提高,使血液中的乙酰胆碱含量上升,儿茶酚胺含量降低,引起小血管扩张和血压下降。有学者通过动物实验研究降压机制,发现与内啡肽有关,当动物血压针刺后下降时,内啡肽明显升高。

针灸治疗呼吸系统方面的疾病,有人用化脓灸法治疗299例哮喘,均在夏季灸"大椎""肺俞"等穴,隔日灸一次,三次为一疗程,每年作一疗程。有效率为70.6%,显效率为29.1%。有人报道治疗支气管哮喘116例,针灸"大椎""肺俞""天突""膏肓""中府""气户"等穴,治愈27例(三年内未发作),显著好转50例(次数减少,发作轻微),无效者39例。研究者认为,支气管哮喘时呼吸困难的发生,是由于迷走神经的过度紧张,导致支气管痉挛,引起管道阻力增高的缘故。针刺可使迷走神经的紧张度降低,交感神经兴奋性增高,从而使支气管痉挛解除,支气管黏膜的血管收缩,渗出减少,故使气道阻力减低,通气功能得到改善。

针灸治疗急、慢性胃炎,胃神经痛,胃痉挛,胃下垂,胃及十二指肠溃疡等,都有较好的疗效。近年来,某医院针刺治疗急性胃穿孔,获得满意的疗效。动物实验也证明,针刺对实验性胃溃疡和胃穿孔有促进修复和愈合的作用。如用电针或针刺"足三里"可促进家兔大网膜对实验性胃穿孔和胃溃疡有促进修复作用。针刺对胃产生怎样的影响呢?这方面的报道较多,如针刺中脘、合谷、曲池、胃俞、足三里、承山等穴,可使痉挛的胃趋向弛缓,胃不蠕动的发生蠕动,蠕动过强者则可变慢,以及幽门开放。某医院在对10例营养不良患者针刺"四缝"穴后,发现胃液分泌机能有加强及调整作用,在胃蛋白酶方面针前都是降低状态,针后全部病例均增高;在胃酸方面,针灸前较高水平的针后下降,针前较低者,针后均升高。以上说明针灸对胃的运动、胃液的分泌都有明显的调整作用,这也就是针灸能够治疗许多胃部疾病之原因。

针刺作用下对阑尾的影响,针刺正常人阑尾穴可引起阑尾蠕动加强,表现为不同程度的阑尾移动及紧张度的增强以及阑尾排空。

针刺对小肠、盲肠、大肠等肠道功能的影响,多数学者认为:针刺有促进肠运动功能正常化的作用,即肠运动功能低者,促使其增加运动,而运动功能亢进者则促使其缓解。

针刺对胆囊和胆道的影响,某医院用电针疏密波以病人最大的耐受量,刺激"期门""日月"等穴60分钟,起针后口服50%硫酸镁40毫升,每日一次,10次为一疗程。电针组522例,分稳定型、急性发作型和休克型三类。临床观察结果:排石率分别为稳定型35%,急性发作型89.7%,休克型50%,总排石率为78.4%。对照组,急性发作型73例,只用50%硫酸镁40毫升口服,每日一次,排石率为27.4%,本组与电针治疗组急性发作型排石率相比有显著差异,$P<0.01$。电针治疗组的排石率明显地高于单纯服硫酸镁组的排石率,研究者采用50%胆影葡胺20毫升加10%葡萄糖液100毫升作静脉点滴注入,于一小时内注完,滴完后

15分钟于皮下注射吗啡5毫克,以使胆道口括约肌痉挛,待胆道显影清楚后即进行针刺,并从行针、留针及起针后三个不同阶段进行定时性连续摄片观察。针刺组取穴有右"不容""阳陵泉""足三里"和"巨阙",对照组不针刺,两组的观察方法相同。结果:针刺组41例,经针刺后有改变者37例,无改变者4例,有效率为90%。对照组14例,只有4例有改变,占28%。二者有非常显著差异(P<0.01)。研究结论是:① 针刺"巨阙"、右"不容"、"阳陵泉"、"足三里"等穴,对胆道口括约肌有明显的解痉作用,且能促进胆总管的收缩。在行针时作用强,留针时渐减弱,起针后则消失。② 针刺除有上述作用外,还能促进胆汁分泌,且有良好的镇痛作用,均有利于胆道结石的排出。并提出若增强针刺的刺激量和增加行针次数或延长时间,有可能提高疗效。有人对胆总管引流病员进行胆道造影术(在注射吗啡条件下),发现针刺丘墟、阳陵泉、日月等穴后30分钟,胆总管出现规律性收缩,蠕动明显增强,迫使造影剂不断通过胆道口括约肌进入十二指肠;又发现在2例因胆石症而行胆总管或胆囊造瘘术后的病员,针刺"丘墟""阳陵泉""日月"等穴,见到胆汁流出量有明显增加,说明针刺对胆囊蠕动,胆汁排出量及胆汁的分泌具有明显的调整或增强作用。

据某单位报道,针刺治疗急性黄疸型病毒性肝炎212例。主穴取用"太冲透涌泉""足三里";操作方法,手法组进针快,留针半小时,每五分钟行针一次,以加强针感;电针组,两极导线分别接于针刺主穴上,用疏密波通电半小时。临床治愈177例,进步34例,无效1例。又有人报道针灸治疗急性病毒性肝炎55例,黄疸型取"足三里""阳陵泉透阴陵泉";无黄疸型取"足三里""阴陵泉""三阴交";操作方法快速进针,得气后予以强刺激,留针30~40分钟,每隔15分钟捻转一次,每日针灸一次,直至痊愈。无黄疸型结合灸法治疗。以主要症状,肝脏肿大情况,肝功能,黄疸指数等为指标,55例全部达到治愈。说明针灸对肝肿大和肝功能的改变有良好的疗效。

针灸对肾与膀胱功能具有调整作用,对遗尿,尿失禁,尿潴留,排尿困难等具有良好的作用。有人报道:用"气海""关元""中极""水道""三阴交"等穴,电针15~30分钟,正极接任脉经穴,负极接下肢穴,治疗外科手术后尿潴留100例,其中硬膜外麻醉手术61例中有效率为95%;腰麻手术29例中,有效率为89.6%。说明针刺对硬膜外麻醉手术后尿潴留要比腰麻手术后尿潴留的效果稍好。有人报道以针刺为主辅以中药治疗泌尿系结石29例,治愈15例,有效5例,无效9例。有人报道:在肾炎时针刺肾俞穴,可使病员肾脏泌尿机能明显增高,酚红的排出量比针前也明显增多,病员尿中红、白细胞和蛋白质也减少甚至消失,血压降低,浮肿减轻。

环-磷酸腺苷(cAMP)是细胞对外源性刺激反应的一个关键性中间递质,影响着细胞的分泌、通透、合成及神经传导、激素作用,免疫反应等,与针刺的镇痛作用亦有关。研究者通过外刺肾经及膀胱经的复溜、志室两穴对5例健康人的影响,观察尿中环-磷酸腺苷,肌酐及尿量的变化,结果3例的尿量,肌酐,cAMP的排出量显著升高峰,1例尿量及肌酐有升高峰,其中3例在增后还有降低的趋势,反映了针刺志室、复溜对肾脏活动有调整作用。至于针刺对肾脏的泌尿功能的影响,一方面可能通过神经反射机理影响肾小球的滤过率,另一方面可能通过抗利尿素的分泌,影响肾小管的重吸收过程。关于尿蛋白含量的作用机理,可能是针刺作用调节了毛细血管通透性的缘故。针刺对膀胱的影响,主要是通过调整膀胱的紧张度。对原膀胱处于低紧张状态的,针刺可引起收缩,若原处于高紧张状态的,针刺可使之舒张。这是针刺所以既能治疗尿闭症,又能治疗遗尿症的基本原因。

研究者报道针灸有加强子宫收缩的作用。针灸催产、引产 219 例,其中催产 134 例,有效率 81.4%;引产 85 例,有效率 65.8%。取用穴位,远道组有"合谷""三阴交""足三里";局部组有"秩边"或"曲骨""横骨";远近结合组有"秩边""合谷""三阴交"。并认为加强子宫收缩作用的机理是:针刺秩边等局部穴宫缩反应迅速上升,起针后往往立即下降,具有明显的神经反应特征,并经动物实验证明。合谷、三阴交等远道穴,针刺后宫缩反应迟缓,往往与滴催产素的时效相同,约 20 分钟以后,而且较持久或正规,其作用可能是通过垂体后叶素分泌增加的关系。

针刺对神经功能亦具有调整作用,如给狗皮下注射苯甲酸钠咖啡因等,使狗的大脑皮层处于兴奋状态,反射性地引起唾液分泌量减少,再进行电针,发现开始时唾液进一步减少,几乎趋于零,但以后逐渐恢复正常,甚至比原来还多。说明电针能对大脑皮质的兴奋与抑制过程有明显的调整作用。如针刺癫痫病人的"神门""阴郄""通里""百会""大陵"等穴,可使大部分癫痫大发作病员的脑电图趋向规律,或者使病理性的脑电波电位降低。上述结果说明针灸能影响大脑皮质的神经活动过程,具有使兴奋过程与抑制过程恢复平衡的调整作用。

6·2·2·2 对血液成分的调整　血液在维持人体各个器官与组织的正常生理活动及防卫疾病的侵袭方面,居于非常重要的地位。各种内外因素对机体的刺激,常可影响血液成分的改变,针灸具有调整血液成分的作用。例如对白细胞、红细胞、血小板、血沉、血糖、血钙等都具有比较明显的调整作用。

某医院放射科单纯用针灸治疗放射反应引起的白细胞减少症 29 例,开始时白细胞最低者 $650/mm^3$,最高者 $3\,800/mm^3$,结果治愈者(即白细胞升至 $5\,000\sim7\,000/mm^3$)12 例,有明显疗效者(针治后白细胞在 $4\,000\sim5\,000/mm^3$ 之间或上升 $2\,000/mm^3$ 以上者)9 例。效果差者(上升不到 $2\,000/mm^3$,或针后白细胞仍在 $4\,000/mm^3$ 以下者)3 例,无效或恶化者 3 例(皆有明显的肝功能不全),有效率达 90%。据报道,针"大椎""肝俞""足三里"等穴治疗热带嗜酸性粒细胞增多症,针后嗜酸性粒细胞逐渐下降,有效率达 100%。

有人对 8 例健康人捣刺双侧"合谷""足三里",于针刺前后不同时间化验白细胞总数,结果 3 例针前白细胞总数在 $6\,000/mm^3$ 以上者,针后 3 小时均见下降,5 例针前在 $6\,000/mm^3$ 以下者,针后 3 小时均见上升,且原白细胞总数愈低者,上升越著。以上提示,针刺对健康人的白细胞总数有趋于正常的调整作用。

研究者用普鲁卡因穴位封闭或切断与穴位有关的神经干,或造成动物全身麻醉以抑制神经中枢,这样针刺后就不发生白细胞数量的增减及质量的改变。因此认为针刺必须在传入、传出和中枢神经机能与结构完整的条件下才能产生效应。也有认为针刺是通过血管周围交感神经纤维传入刺激冲动,在神经、内分泌结构及功能完整条件下,有垂体、肾上腺以及植物性神经系统的参与作用和影响下,对白细胞的生成与分配的综合调节完成的。

针灸对红细胞的影响,研究者通过针灸治疗缺铁性贫血,发现针治后外周血液内网状红细胞数剧增。家兔造成实验性贫血状态后,为针刺"膈俞""膏肓",结果与对照组比较,大大提前纠正贫血状态,迅速恢复正常。有人针刺治疗脾性全血细胞减少症,以及红细胞过多症,均获得一定疗效。说明针灸对红细胞数目的增减也有调整作用。

针灸对某些炎症患者的血沉增快,随着针治后症状的好转,血沉也明显趋向正常。

有人报道,针刺"大椎""足三里""内关""曲池"等穴治疗 8 例切脾后血小板过多症,全部病例血小板数目随针治而渐趋下降、至恢复正常。研究者以皮肤针叩刺颈动脉搏动区治疗 109 例肺结核咯血症，叩刺 10~20 分钟后，咯血即停止，可维持 4~6 小时之久。并认为血小板数目的增多，对止血具有重要意义。说明针灸对血小板的数量增减，具有良性而明显的调整作用。

研究者针刺"脾俞""膈俞""足三里"等穴治疗糖尿病 24 例，证明针刺有降低血糖的作用，其中显效 11 例，良效和改善各 4 例。无效 5 例，总有效率为 79.16%。又有报道针治糖尿病 30 例，取"列缺""气冲""太白"等穴，并分别测定血糖含量及血管通透性。发现针后血糖明显降低，毛细血管通透性增高。有人报道针刺"素髎"穴对休克病人有升高血糖作用。动物实验，给家犬分别注以胰岛素造成低血糖状态以及注射肾上腺素造成高血糖状态，然后施以电针，结果使高血糖者降低而低血糖者升高。有学者测定在高血压状态时针刺与电针前后血内胰岛素及肾上腺素的分泌水平，结果发现伴随血糖含量的下降胰岛素分泌量增加。因此可以认为针刺使血糖水平趋向于平衡。可能是通过胰岛素分泌的神经反射作用而完成的。

研究者报道针刺具有增高血钙的作用，针刺治疗 12 例血钙过低所引起的痉挛，每日针治一次，留针 10 分钟，三次针治后，发现全部病员血钙增高，痉挛症状也消失，血磷酸盐减低。研究者认为针刺 C_5~C_6 棘突之间及大杼穴，可能影响甲状旁腺的功能，调整机体钙磷的代谢。有学者针治营养不良合并佝偻病患者"四缝"穴后，发现血清钙、磷均有上升，碱性磷酸酶活性降低，促进了患儿骨骼的发育和生长。有的单位发现，辨证为阳虚型的病员，针刺前血液乳酸的含量明显地高于其他病员，针刺后血液乳酸和血浆钾含量明显下降，故针麻效果以阳虚型者为好，而阴虚型则未见明显的改变。并认为由于血钾浓度的降低，致使神经及痛觉感受器的兴奋性降低，可能与产生针刺镇痛作用的原理有关。

研究者在观察 22 例血中钠、钾的改变时发现，一般针后 30 分钟尿钠排量增加，故血钠降低，同时尿钾排量减少，血钾相对升高。由此可见针刺对血液中电解质有一定的调整作用。如钙、磷、钠、镁等，特别是血钙作用更加明显。这可能就是针刺所以能治疗手足搐搦症及营养不良佝偻病的原因之一。

针刺能降低肝炎患者血中的转氨酶；心血管病患者，针治后血清胆固醇和 β 脂蛋白能使之下降，血液黏度降低；治疗阑尾炎每可因增强血液胆碱酯酶的活性以致使血内乙酰胆碱含量下降。针刺对血液中乳酸、丙酮酸、柠檬酸、组织胺均有调整作用。血液的这种变化均有利于病情的好转。

总之，针刺对血液的各种有形成分、化学成分、血液酶系和各种电解质等，有使之趋向生理平衡的作用。针刺的这种调节作用，对维持机体内在环境的平衡，具有非常重要的意义。针刺对血液的调整作用，都与临床症状的改善相平行。针刺对正常人血象的观察结果表明，增减范围不大，且多呈一时性，增减也无一定规律。在病理情况下的血象改变，则有明显的良性调整作用，使之趋于生理平衡。

6·2·3 针灸的防御免疫作用

针灸能增强体质，预防疾病。如感冒流行季节，针灸可预防感冒，针灸能预防疟疾的复发，预防哮喘的复发。针灸能治病毒引起的感冒，腮腺炎，黄疸或无黄疸型肝炎等病，能治细菌引起的痢疾，肠炎，破伤风等病，又能治原虫引起的疟疾，还能治各种急慢性炎症，如急慢性咽喉炎、阑尾炎、胃炎、结膜炎、中耳炎、乳腺炎……针灸对炎症的三大病理过程，有良好的影响，对发烧者有明显降温作用。这都是增强机体抗病能力实现的。

针刺治疗急性细菌性痢疾 645 例，大便培养均为阳性，针"气海""天枢""上巨虚""曲池""合谷"等穴,用紧提慢按结合捻转的泻法,留针30~60分钟,每日1~3次,10天为一疗程。一个疗程治愈者596例,治愈率为92.4%。研究者对50例住院患者,进行了血清蛋白电泳,血清总补体含量,免疫球蛋白含量,血浆杀菌力的观察,特异性抗体滴度,粪便中SIgA含量,血清中溶菌酶含量,肝脏网状内皮系统吞噬能力等八项免疫指标的实验研究表明,在针刺治疗过程中机体的免疫能力不断增强,针刺治疗急性细菌性痢疾,所以能取得良好的疗效,其原理是与患者体液免疫功能(包括特异性的和非特异性的)增强有关。有学者用针灸治疗急性菌痢33例,结果全部治愈或临床治愈。在治疗过程中进行了实验研究,结果表明:针治前全血胆碱酯酶活力普遍低于正常值,治疗后64.7%的患者恢复了其活力;针治前清蛋白下降,球蛋白升高,治疗后清蛋白继续下降;淋巴细胞转化率,针治前非常显著地低于正常值,治疗后又非常显著地高于正常值。作者认为:针灸能调整物质代谢障碍和恢复机能紊乱,提高免疫功能。

某单位以十三只兔子做实验,针刺一侧"足三里",针刺后2~3小时白细胞总数增加者达60%,中性粒细胞增加和淋巴细胞减少者达36%,24小时后恢复至接近正常。有人以100名健康人为实验对象,针刺"足三里""合谷"穴,观察白细胞对金黄色葡萄球菌的吞噬能力由48.16%上升至71.25%,而对照组无明显的改变,说明针刺后白细胞的吞噬作用增强了。动物实验表明:针刺雄性大白鼠"大椎""命门"穴后,可引起肝脏网状内皮系统吞噬活动显著增强,第一周增长速度最快,第二周速度减慢。证明针刺有激活网状内皮系统吞噬功能的作用。针刺能够调动人体免疫生理功能。血清调理素是人体非特异性免疫因素之一,当针刺家兔"足三里"穴后,发现实验组家兔针刺后血清调理素促进吞噬指数、促进吞噬率和促进吞噬细胞吞噬细菌平均最高数均比针前有一定程度的提高。而对照组则未见增高现象。说明针刺能调动机体免疫生理功能,防御外来的致病因素的侵袭。研究者对针灸治疗急性阑尾炎过程中,血浆蛋白纸上电泳分析的结果,亦观察到机体防卫免疫功能增强的客观指标。研究者用艾灸观察实验动物体液免疫的影响,结果表明:艾灸能促进家兔的凝集素和溶血素的产生,艾灸后动物血清中的IgG含量明显上升,艾灸动物其溶血空斑数量显著高,于对照动物,认为艾灸对体液免疫的促进作用可能与增强抗体产生细胞的活力有关,实验结果还提示以"大椎"穴灸2壮效果较好。有单位在针刺治疗乳腺增生获得良好疗效的基础上,对乳腺增生20例患者针刺前后细胞免疫功能的变化进行了实验观察,结果表明针刺具有促进活性E-玫瑰花结和总E-玫瑰花结形成的作用。有实验报告,针刺后组织中与防卫机制密切相关的硫氢基含量增高。

丰富的临床经验总结和实验研究的结果说明,针灸具有良好的防御免疫作用,但它是怎样产生的?研究者以松节油在兔耳造成炎症,针刺"合谷"等穴后,兔耳的炎症面积及厚度均比对照组小得多,说明针刺有明显的抗炎作用。但当切断脊神经后根或颈上神经节,就不再发生这种作用。研究者认为针刺对兔耳炎症作用途径可能是经由支配针刺局部皮肤,肌肉,血管的后根(C_5-T_1)传入脊髓,最后经由胸段侧角→颈上神经节→节后纤维以达到兔耳炎症灶;认为针刺效应主要是通过神经的反射作用完成的。动物实验发现,针刺组肾上腺皮质类脂质、胆固醇以及维生素C含量均减少,而核糖核酸、碱性磷酸酶却较多,说明肾上腺皮质功能因针刺而增强,但如阻断神经通路或切除双侧肾上腺,则针刺后就无效应产生。

总之,针灸对防御免疫的影响是多方面的,网状内皮系统功能活动增强,机体内各种特异性和非特异性免疫抗体的增加,对于增强机体防卫抗病能力,具有非常重要的意义。这些功能的产生,都可能与神经-体液的作用因素有关。

综上所述,针灸对机体具有三大作用,但须了解针灸对机体产生的作用是相互关联而不是孤立的。功能调整的结果将提高机体的抗病力(包括产生镇痛效应和提高防御免疫力),提高机体抗病能力的本身就是一种功能调整的反映。针灸在临床治病的疗效更是通过针灸对机体的许多作用而实现的。例如:针刺的抗炎作用,就是针刺对植物神经,局部血液循环、细胞免疫以及内分泌腺等功能影响的综合结果。

6·2·4 与针灸有关的几个问题

针灸治病有一定适应范围。并非"万病皆治",这与其他各科是一样的。在临床上应注意是否适应针灸治疗的问题。在此前提下并注意以下几个问题。

6·2·4·1 穴位特异性问题 穴位是具有相对特异性的。例如:睛明能治青少年的近视,但至阴就无此作用;至阴能纠正胎位,睛明则无此作用。四缝可治小儿疳疾,如果针刺八风,疗效就不及四缝。素髎可使休克患者血压上升,针刺曲池,其升压作用就无素髎为佳。例子很多,说明穴位是具有相对特异性的。

6·2·4·2 操作方法问题 针刺手法不同,针刺的效应就有差异。例如,针刺治疗休克就须持续运针、留针一小时左右或更长时间,才能收到较好疗效;针刺治疗急性菌痢须用"泻法"较强的针感,并留针30分钟左右,才能取得较满意疗效。如果上述两种疾病,针刺"得气"后较快即起针,就难取得较佳的疗效。对初起的周围性面神经麻痹,以"得气"后针感较轻者效佳,如果用强针感,或用电针强而持续时间较长的刺激,效果常不理想。针刺操作要注意浅深、补泻、留疾,辨证运针,这对提高针刺疗效,具有重要意义。

6·2·4·3 针刺治疗时机问题 掌握治疗时机与疗效关系非常密切。例如,针灸治疗面瘫,中风后偏瘫,如能在发病后及早针灸治疗,效果显著地提高;如果延至3~6个月或更长时间才开始针灸,疗效就大为降低。又如疟疾,在疟疾发作前2小时左右针治效果就较好。如在疟疾发作后针治,疗效就明显降低。

此外,针具的质料、粗细等也与疗效有一定关系。如温针灸时,银针的温度明显高于不锈钢针或钢针,其临床效应就不一样。